毛发镜图谱

——皮肤镜在毛发和头皮疾病中的应用

Atlas of Trichoscopy

Dermoscopy in Hair and Scalp Disease

原著主编 Lidia Rudnicka
Malgorzata Olszewska
Adriana Rakowska

主 译 周 城 徐 峰

主 审 张建中 杨勤萍

北京大学医学出版社

MAOFAJING TUPU——PIFUJING ZAI MAOFA HE TOUPI JIBING ZHONG DE YINGYONG

图书在版编目（CIP）数据

毛发镜图谱——皮肤镜在毛发和头皮疾病中的应用/
（波）莉迪亚·路德尼卡（Lidia Rudnicka）原著；周城，徐峰主译.
—北京：北京大学医学出版社，2017.7（2020.12 重印）
书名原文：Atlas of Trichoscopy. Dermoscopy in Hair and Scalp Disease
ISBN 978-7-5659-1627-4

Ⅰ.①毛… Ⅱ.①莉…②周…③徐… Ⅲ.①皮肤病—镜检
—图谱 Ⅳ.①R751.04-64

中国版本图书馆 CIP 数据核字（2017）第 126566 号

北京市版权局著作权合同登记号：图字：01-2016-9842

毛发镜图谱——皮肤镜在毛发和头皮疾病中的应用

主　　译：周　城　　徐　峰
出版发行：北京大学医学出版社
地　　址：（100083）北京市海淀区学院路 38 号　北京大学医学部院内
电　　话：发行部 010-82802230；图书邮购 010-82802495
网　　址：http://www.pumpress.com.cn
E - mail：booksale@bjmu.edu.cn
印　　刷：北京金康利印刷有限公司
经　　销：新华书店
责任编辑：王智敏　　**责任校对：**金彤文　　**责任印制：**李　啸
开　　本：889mm×1194mm　1/16　　**印张：**22.5　　**字数：**648 千字
版　　次：2017 年 7 月第 1 版　　2020 年 12 月第 2 次印刷
书　　号：ISBN 978-7-5659-1627-4
定　　价：239.00 元

译者名单

主　译

周　城（北京大学人民医院）
徐　峰（复旦大学附属华山医院）

主　审

张建中（北京大学人民医院）
杨勤萍（复旦大学附属华山医院）

译　者（以姓氏拼音为序）

何家喻（复旦大学附属华山医院）
胡瑞铭（复旦大学附属华山医院）
黄海艳（北京大学深圳医院）
金　彦（北京大学人民医院）
李福伦（上海中医药大学附属岳阳中西医结合医院）
李彦波（复旦大学附属上海市第五人民医院）
刘孟国（复旦大学附属华山医院）
吕小岩（四川大学华西医院）
罗　莎（中日友好医院）
马晓蕾（北京大学国际医院）
冒丹丹（北京大学人民医院）
缪　盈（复旦大学附属华山医院）
慕彰磊（北京大学人民医院）
芮文龙（复旦大学附属华山医院）
沈佚葳（首都医科大学附属北京世纪坛医院）
宋子贤（复旦大学附属华山医院）
孙青苗（浙江大学医学院附属第一医院）
王利娟（北京大学人民医院）
王上上（复旦大学附属华山医院）

王婷琳（民航总医院）
王晓艳（首都医科大学附属北京世纪坛医院）
温广东（北京大学人民医院）
修冰玉（首都医科大学附属北京儿童医院）
徐宏俊（民航总医院）
杨顶权（中日友好医院）
杨淑霞（北京大学第一医院）
姚雪妍（北京大学人民医院）
尹慧彬（复旦大学附属华山医院）
于　聪（北京大学人民医院）
张　峥（复旦大学附属华山医院）
赵　俊（复旦大学附属华山医院）
赵　琰（北京大学人民医院）
郑其乐（福建医科大学附属第一医院）
禚风麟（首都医科大学附属北京友谊医院）

学术秘书

慕彰磊（北京大学人民医院）
姚雪妍（北京大学人民医院）

原著名单

Leonardo Spagnol Abraham Department of Hair Diseases, Instituto de Dermatologia Prof. Rubem David Azulayl, Rio de Janeiro, Brazil

Alexandre Abramavicus Department of Dermatology, Unit of Skin Tumors, São Paulo Hospital, São Paulo, Brazil

Giuseppe Albertini Dermatology and Skin Cancer Unit, Arcispedale Santa Maria Nuova IRCCS, Reggio Emilia, Italy

Giuseppe Argenziano Dermatology and Skin Cancer Unit, Arcispedale Santa Maria Nuova IRCCS, Reggio Emilia, Italy

Barbara Borkowska Department of Dermatology, CSK MSW, Warsaw, Poland

Joanna Czuwara Department of Dermatology, CSK MSW, Warsaw, Poland

Franco Dinotta Dermatology Clinic, University of Catania, Catania, Italy

Bruna Duque-Estrada Department of Dermatology, Instituto de Dermatologia Prof. Rubem David Azulayl, Rio de Janeiro, Brazil

Shigeki Inui Department of Regenerative Dermatology, Osaka University School of Medicine, Yamadaoka Suita-shi, Osaka, Japan

Agnieszka Kardynal Department of Dermatology, CSK MSW, Warsaw, Poland

Elzbieta Kowalska-Oledzka Department of Dermatology, CSK MSW, Warsaw, Poland

Marta Kurzeja Department of Dermatology, CSK MSW, Warsaw, Poland

Francesco Lacarrubba Dermatology Clinic, University of Catania, Catania, Italy

Malgorzata Lukomska Department of Dermatology, CSK MSW, Warsaw, Poland

Malgorzata Maj Department of Dermatology, CSK MSW, Warsaw, Poland

Magdalena Majsterek Department of Dermatology, CSK MSW, Warsaw, Poland

Giuseppe Micali, M.D. Dermatology Clinic, University of Catania, Catania, Italy

Mariya Miteva Department of Dermatology and Cutaneous Surgery, University of Miami Health System, Miami, FL, USA

Elvira Moscarella Department of Dermatology, University of Modena and Reggio Emilia, Modena, Italy

Malgorzata Olszewska Department of Dermatology, Medical University of Warsaw, Warsaw, Poland

Ana Maria Costa Pinheiro Department of Internal Medicine, Hospital Universitario de Brasilia, Brasilia, Brazil

Adriana Rakowska Department of Dermatology, CSK MSW, Warsaw, Poland

Ewa Ring Department of Dermatology, CSK MSW, Warsaw, Poland

Alfredo Rossi Medicina Interna e Specialità Mediche Sapienza, University of Rome, Rome, Italy

Lidia Rudnicka Faculty of Health Sciences, Medical University of Warsaw, Poland

Department of Dermatology, CSK MSW, Warsaw, Poland

Magdalena Rusek Department of Dermatology, CSK MSW, Warsaw, Poland

Justyna Sicinska Department of Dermatology, CSK MSW, Warsaw, Poland

Monika Slowinska Department of Dermatology, CSK MSW, Warsaw, Poland

Catherine Stefanato Department of Dermatopathology, St. John's Institute of Dermatology, St. Thomas' Hospital, London, UK

Jacek C. Szepietowski Department of Dermatology, Venereology, and Allergology, Medical University (University Hospital), Wroclaw, Poland

Elzbieta Szymanska Department of Dermatology, CSK MSW, Warsaw, Poland

Antonella Tosti Department of Dermatology and Cutaneous Surgery, University of Miami Health System, Miami, FL, USA

Ralph M. Trüeb Center for Dermatology and Hair Diseases, Wallisellen, Switzerland

Irena Walecka Department of Dermatology, CSK MSW, Warsaw, Poland

Olga Warszawik-Hendzel Department of Dermatology, CSK MSW, Warsaw, Poland

Iris Zalaudek Department of Dermatology, Medical University of Graz, Graz, Austria

中文版序

由北京大学人民医院的周城医生和复旦大学附属华山医院的徐峰医生主译，张建中教授和杨勤萍教授主审的《毛发镜图谱——皮肤镜在毛发和头皮疾病中的应用》中文版与我国广大皮肤科医生见面了。本书由国际知名的波兰毛发镜学家Lidia Rudnicka主编，是一本难得的毛发镜培训教材和临床工具书。周城和徐峰两位青年皮肤科医生，组织了国内一批有志于毛发镜领域研究的中青年医生，历时半年余高质量地完成了本书的翻译工作，令人欣喜，参加本书翻译和审校的人员都付出了辛勤的劳动，向他们表示感谢和祝贺！

近年来，随着皮肤科学临床诊疗技术的进步和推广，皮肤镜作为一种简便实用的技术，在国内外的临床实践中获得了广泛应用。皮肤镜的"适应证"也从色素性皮肤肿瘤的辅助诊断逐渐扩展至非色素性皮肤肿瘤、毛发疾病以及炎症性皮肤病等。毛发疾病的诊断有时并不容易，需要精细的检测和全面的评估。皮肤镜在毛发领域的应用具有无创、简便易行的特点，在毛发疾病的诊断和鉴别诊断、评估、疗效监测以及临床研究等方面都发挥着重要的作用。

本书是一本权威而实用的毛发镜专著，对毛发镜的原理、基本概念和多种毛发及头皮疾病的特征进行了详细的阐述。图文并茂、条理清晰、由浅入深、内容丰富，尤其是绘制了大量非常精美的3D示意图，对多种毛干形态学异常、毛囊开口、头皮血管模式等进行了非常准确和形象的讲解，易学易记。另外还提出了一套非常实用的毛发镜诊断方法、大量的小技巧和临床使用经验，方便读者学习和临床实际应用。本书中文版的问世，给我们国内皮肤科医生系统地了解、学习毛发镜领域最新进展提供了一个重要途径，一定会受到我国皮肤科医生的欢迎。强烈推荐给全国的皮肤科同道！

参加本书翻译的包括北京大学人民医院和复旦大学附属华山医院等国内十多家医院皮肤科的中青年医生，他们对毛发疾病和皮肤镜热情高、干劲足、水平佳，通过大家的努力完成了本书的翻译和校对工作，这是大家共同努力的成果，是集体智慧的结晶。我为我国年轻一代皮肤科医生这种团结协作、奋发拼搏的精神感到无比高兴。

张建中教授和杨勤萍教授是我国毛发疾病研究领域的权威专家，他们对本书进行了悉心审校，是翻译质量的重要保证。从他们身上看到了我国皮肤科学家们对年轻人的积极培养和扶持，对皮肤科事业和毛发研究工作的认真负责、一丝不苟，令人感动，他们的努力也使得这本书成为"信、达、雅"的高水平译著。

做事情就有可能犯错误，翻译国外学术著作更是这样，尽管经过反复推敲和讨论，仍可能会有这样那样的问题和错误，希望国内同行在读这本书的过程中，能够发现问题并反馈给译者，使他们能够在再版时改正。

陈洪铎

2017 年 6 月 12 日于沈阳

译者前言

皮肤病学是一门以形态学为主的学科，在皮肤病临床诊疗中非常重要的一点就是对皮损的观察，从中挖掘出疾病诊断的线索，毛发疾病也不例外。毛发疾病是皮肤科门诊的常见病，我国有超过 1.5 亿的患者饱受脱发问题的困扰。在毛发疾病诊疗中，对患者进行全面、细致的观察和评估非常重要。然而脱发疾病种类多、临床症状重叠度较高、各种脱发可能合并存在，单纯的肉眼观察诊断有时较为困难。此外，头皮的组织病理学检查取材相对困难，制片技术要求高，需要专门培训的毛发病理医生诊断，很难广泛开展和应用。

如果说裸眼观察和皮肤病理是皮肤科医生的两只眼睛，那么皮肤镜就是皮肤科医生的第三只眼。皮肤镜大大增加了皮肤科医师对多种色素性、血管性疾病和毛发疾病的诊断能力。当皮肤镜用于毛发检查时称为毛发镜。毛发镜并不是简单地用一个放大镜去观察毛发，而是在一个全新的视角对毛发和头皮进行精细的分析，不仅可以观察到肉眼不可见的细微的毛干形态和结构变化，还可以对毛囊开口、毛周皮肤以及深达真皮浅层的变化进行全面评估。此外，毛发镜还具有以下优势：无创性，患者接受度高；高效性，可一次性进行多部位和大面积的检查，漏检率低；实用性，可精细化评估毛发的数量、直径和颜色等的变化，用于疗效监测及临床研究。

近年来随着皮肤镜在我国皮肤科的临床应用日渐普及，毛发疾病的皮肤镜诊断需求越来越高，迫切需要一本内容全面、翔实的临床毛发镜专著。故我们为国内同道推荐、引进和翻译一部优秀的国外毛发镜专业书籍，希望能够帮助对毛发及皮肤镜有兴趣的皮肤科医生更好地学习和研究毛发镜。

《毛发镜图谱——皮肤镜在毛发和头皮疾病中的应用》一书是由国际知名的波兰毛发镜专家 Lidia Rudnicka 主编，是一部集专业性、实用性、可读性于一身的毛发皮肤镜专著。本书有以下几大特色：

第一，内容全面丰富。涵盖了几乎所有的毛发和头皮疾病的毛发镜特点。

第二，讲解由浅入深。从毛发镜下的基本模式、基本改变到不同毛发疾病特点的详细讲解，并将这些表现与病理学改变进行联系，由表及里，令人受益匪浅。

第三，图文并茂。准确定义并详细描述了毛发疾病的皮肤镜模式与特征，并通过大量精美的 3D 示意图进行说明，尤其是毛干的形态学异常、毛囊开口、毛周改变和头皮血管结构等，极大地方便了初学者的学习、理解。

第四，言简意赅。通过大量的图表总结了各种毛发疾病的核心特征及鉴别诊断，并通过典型病例的临床照片和毛发镜图像的对比分析，易于读者的记忆和运用。

第五，临床实用性强。提出了一套非常实用的毛发镜诊断方法，极大地提高了毛发镜诊断效率；此外本书还指出不同人种的毛发镜特征的差异，不同结构和疾病在使用或不使用浸润液时的差异，使用偏振光和非偏振光时的差异，以及大量作者自己使用毛发镜的小技巧，为读者临床实际应用提供了指导。

我们相信，该著作的引进能够帮助皮肤科医师在临床工作中更好地学习和应用毛发镜，从而提高毛发疾病的诊治水平，推动我国毛发镜领域的研究和发展。

我们由衷地感谢参与本书翻译的全国各地的皮肤科同仁，没有他们的热情与奉献，就没有这本经典著作中文版的面世。特别要感谢北京大学人民医院皮肤科张建中教授、复旦大学附属华山医院皮肤科杨勤萍教授对译稿的细心审读、指导和鼓励。

最后，尽管这本译著是多方面共同努力的成果，凝结了很多人的心血，但由于译者水平有限，部分专业名词目前尚缺乏规范和统一的中文翻译，译著中难免存在疏漏、错误和不尽如人意之处，在此真诚希望各位读者、专家指正，提出宝贵意见和建议。

周城　徐峰

2017年7月

原著前言

这本书写给毛发镜初学者和在日常临床工作中使用毛发镜的医师。因为该书由一群对毛发镜无比热爱的人所写，所以我确定学习本书方法的皮肤科医师也会爱上它，就像我们一样。

我在日常临床工作中会使用毛发镜，这就像影像科医师使用超声成像或心脏病专家使用心电图一样。对我来说，很难想象没有毛发镜的世界会是怎样的。Antonella Tosti 曾说，诊断毛发及头皮疾病时，不使用毛发镜将造成专业实践上的差距，对此我非常同意。

很难确定“毛发镜”一词究竟是什么时候诞生的。是 Steven Kossard 和 Sam Zagarella 在 1993 年发表的著作中描述皮肤镜下瘢痕性秃发的白点征时？还是来自 Giuseppe Micali 的团队在 2004 年的文章中提出使用视频皮肤镜可以增加脱发疾病的诊断能力时？还是在来自于意大利、日本、波兰的皮肤病学家制定首个标准、诊断标准以及方法（algorithms）时？或是当“毛发镜”一词在 2006 年首先出现时？

不管什么时候诞生，毛发镜此时仍处于它的幼年期，关于毛发和头皮疾病还有很多领域有待学习。最近几年，关于毛发镜的原创性的研究、新的个案报道、分析综述、还有一些虽未出版但被广泛分享的经验技巧等纷纷涌现，取得了累累硕果。而且，当我正写下这些文字的时候，世界范围内的毛发镜知识正在迅速发展更新。我相信本书的读者一定会有属于您自己的新发现，我也鼓励每个人都跟大家分享在这个迅速发展的领域中的经验。如果您有关于本书的任何建议或疑问。请随时联系我（lidia.rudnicka@euderm.eu）。

我希望这本图谱对您的日常临床工作有所帮助。请记住，我们只能找到那些我们了解并试图去找寻的东西。我希望这本书能够帮助您明确在毛发和头皮疾病领域中寻找的目标。

Lidia Rudnicka

（姚雪妍译）

原著致谢

我们要感谢家人们的支持，感谢同事们的帮助，并感谢全世界给予我们灵感、鼓励我们编写此书的皮肤科医生们。

Lidia Rudnicka
Malgorzata Olszewska
Adriana Rakowska
（姚雪妍译）

目　录

第一部分

概　述

1 概　述

Lidia Rudnicka，Magdalena Rusek，and Barbara Borkowska

杨淑霞　译　周城　审校

摘　要

任何类型的皮肤镜都可以当做毛发镜来使用。本章主要介绍不同种类的皮肤镜的特点，例如手持式皮肤镜、初级数码皮肤镜、iPhone的皮肤镜附件和高级数码皮肤镜（视频皮肤镜）。本章介绍了毛发镜操作的基本信息。

关键词

皮肤镜 • 灰发 • 染发 • 洗发 • 浸润液 • 放大 • 非偏振光 • 偏振光 • 视频皮肤镜

任何手持式皮肤镜（handheld dermoscope）都可以用作毛发镜（trichoscopy）检查。数码皮肤镜（视频皮肤镜）也可以使用。这些设备具有拍摄方便和放大倍数更高的优点，但比较耗时并且昂贵。

在手持皮肤镜中，有些设备需要使用浸润液，另一些使用偏振光，目的是消除角质层的反射光。偏振光皮肤镜可以使用接触性或非接触性镜片。也有可同时接触性和非接触性使用的皮肤镜（混合型皮肤镜）。可以根据个人喜好和需求选择适宜的设备。

关于皮肤肿瘤在不同类型皮肤镜（非偏振光、偏振光和非接触性偏振光）下的差别的研究显示，非偏振光对角化结构的观察更好，而非接触性偏振光皮肤镜最利于观察血管[1-2]。鉴于多数已发表的毛发镜照片都是用非偏振光拍摄的，所以使用这种类型的皮肤镜似乎比偏振光皮肤镜更利于学习毛发镜。

多数手持式皮肤镜可以将皮肤表面放大10倍来观察，而数码皮肤镜可以放大20倍至100倍以上。低倍镜有助于观察较大面积的头皮，而高倍镜能够观察细节。这本图谱中的大多数图像放大20或70倍（FotoFinder 2 dermoscope；FotoFinder Systems GmbH，Bad Birnbach，Germany）。

毛发镜与用于皮肤肿瘤的皮肤镜的区别在于需要对较大的区域进行检查。在弥漫性脱发中，应该检测额部和枕部区域。在局限性秃发中，应该检测脱发区域和非脱发区域的交界处。在一些疾病中，对眉毛的检查也可提供一些信息。

使用接触性皮肤镜时，利用滚动（roll-on）技术将镜片放置在头皮表面可以提供最好的图像分析。滚动技术是将镜片的一侧边缘以大约 45° 角放在头皮表面，然后镜片"滚动（rolled）"直到整个镜片都和皮肤表面接触[3]。该技术可以在施加不同压力过程中更好地显示细节结构。当使用浸润液时，该技术也可挤出界面中的空气（气泡）。

非偏振光皮肤镜需要浸润液。多种浸润液可供使用：酒精溶液、水溶液、凝胶和油[3-4]。我们喜欢用一种酒精性皮肤消毒液（如 70% 乙醇），因为它可以从皮肤表面迅速蒸发，并且具有抗菌性。水溶液包括蒸馏水和生理盐水（0.9% 氯化钠）。对于曲面的观察，凝胶是最方便的，当需要轻压镜片显示血管时，也需要使用凝胶。油不适用于毛发镜。非偏振光皮肤镜也可以不使用浸润液[5]。这种方法，被称为"干性毛发镜"，可以更好地显示毛囊周围鳞屑。

洗发一般不影响毛发镜结果。染发也不会干扰毛发镜的分析；甚至更有利于浅黄色或灰色头发的发干结构异常（扭曲发）的分析和发干直径的测量。

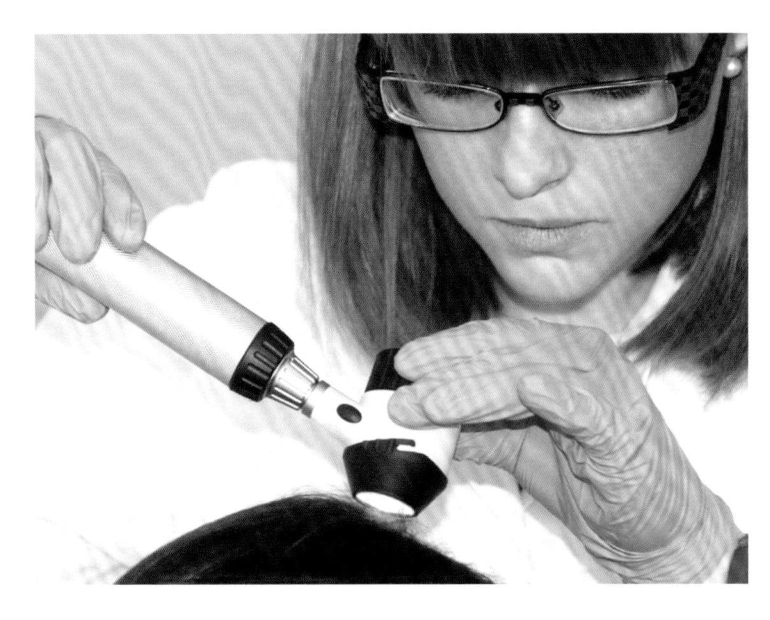

图 1.1 Borkowska 医生使用手持式皮肤镜进行毛发镜检测。任何手持式皮肤镜都可以用做毛发镜。这不需要任何额外的镜片或装置。你可以像诊断黑色素瘤一样使用你的皮肤镜

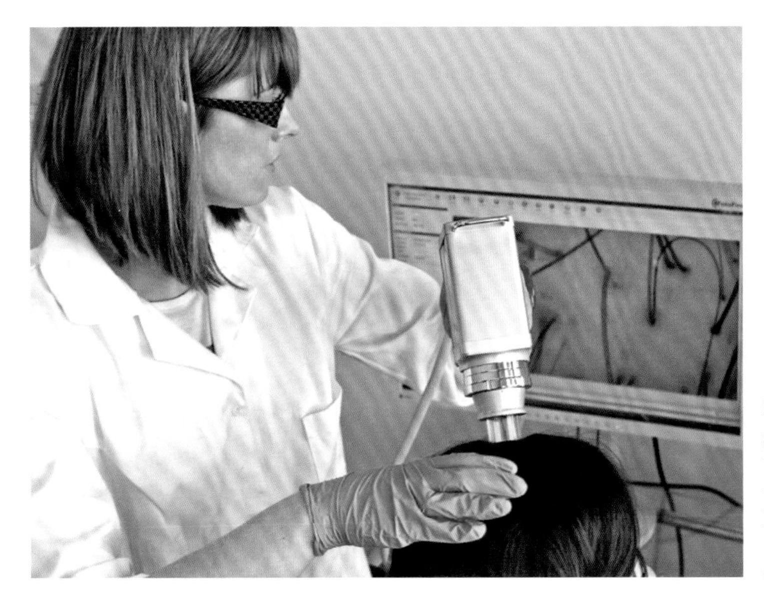

图 1.2 Borkowska 医生使用数码皮肤镜（视频皮肤镜）进行毛发镜检测。数码皮肤镜（视频皮肤镜）具有操作舒适度更好、放大倍数更高和易于照相的优点。然而，这种皮肤镜耗时更多而且更贵，因此它很少在诊所中使用。以前所说的视频皮肤镜指的是使用数码皮肤镜的皮肤镜检查

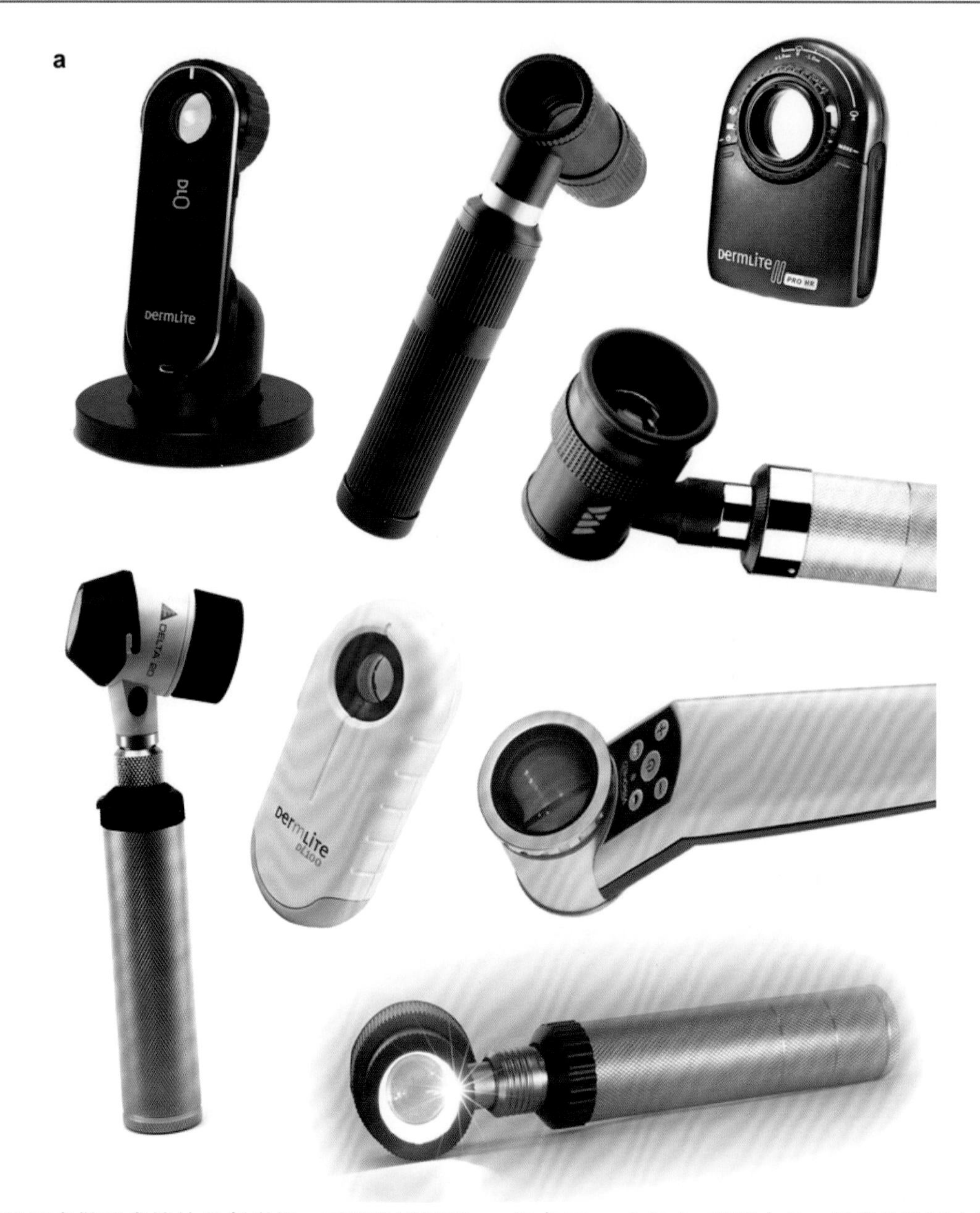

图 1.3 可以用来做毛发镜的设备举例。可以选用以下设备：（**a**）手持式皮肤镜，（**b**）初级数码皮肤镜和摄像设备，或（**c**）高级数码皮肤镜。手持式皮肤镜可以分成三类：接触式皮肤镜，偏振光接触式皮肤镜和偏振光非接触式皮肤镜。也有既可以接触式操作又可以非接触模式操作的手持式皮肤镜，这些皮肤镜称为混合型皮肤镜。选择哪种皮肤镜是一个个人喜好的问题，用于毛发和头皮检测的皮肤镜并没有首选的类型。手持式皮肤镜的标准放大倍数是 ×10；其价格浮动于 700 美元至 1800 美元之间（**a**）。市场上的新设备包括可以连接电脑的简易数码皮肤镜（如通过 USB）和能够使特定皮肤镜连接到普通相机或 iPhone 4/4S 的成套装备。皮肤科医生喜欢在他们日常工作中拍摄毛发镜照片，这些设备对他们来说是一个非常好的解决办法。通常放大倍数是 ×10 至 ×80，具体取决于不同的设备。虽然可以放大更高的倍数，但是现在可用的设备通常不能提供充足的光源。这些设备的价格在 400 美元至 2000 美元之间（不包括计算机、相机或 iPhone）（**b**）。那些大的、昂贵的数码皮肤镜（视频皮肤镜）可以用来拍摄高倍、高质量的照片。这些设备的价格差异很大，取决于是否具有软件，而这些软件对毛发镜不是必需的。多数公司现在提供的与设备配套的都是笔记本电脑，而不是台式计算机。这种数码皮肤镜可以提供多种放大倍数，从 ×20 到 ×70（或 ×100）甚至更高倍数。其价格从 10 000 美元到 20 000 美元不等（**c**）。这些图片是到我们写这章时市场上可选购的各种皮肤镜示例（Courtesy of 3Gen LLC，San Juan Capistrano，CA；AnMo Electronics Corp.，New Taipei City，Taiwan；Bechtold & Co，Lodz，Poland；Consultronix S.A.，Krakow，Poland；Delasco Dermatologic Lab & Supply，Inc，Council Bluffs，IA；Derma Medical Systems GmbH，Vienna，Austria；DermoScan GmbH，Regensburg，Germany；FotoFinder Systems GmbH；Medit Inc.，Winnipeg，MB，Canada；IDCP B.V.，Naarden，The Netherlands；Schuco International Ltd.，London，UK.）

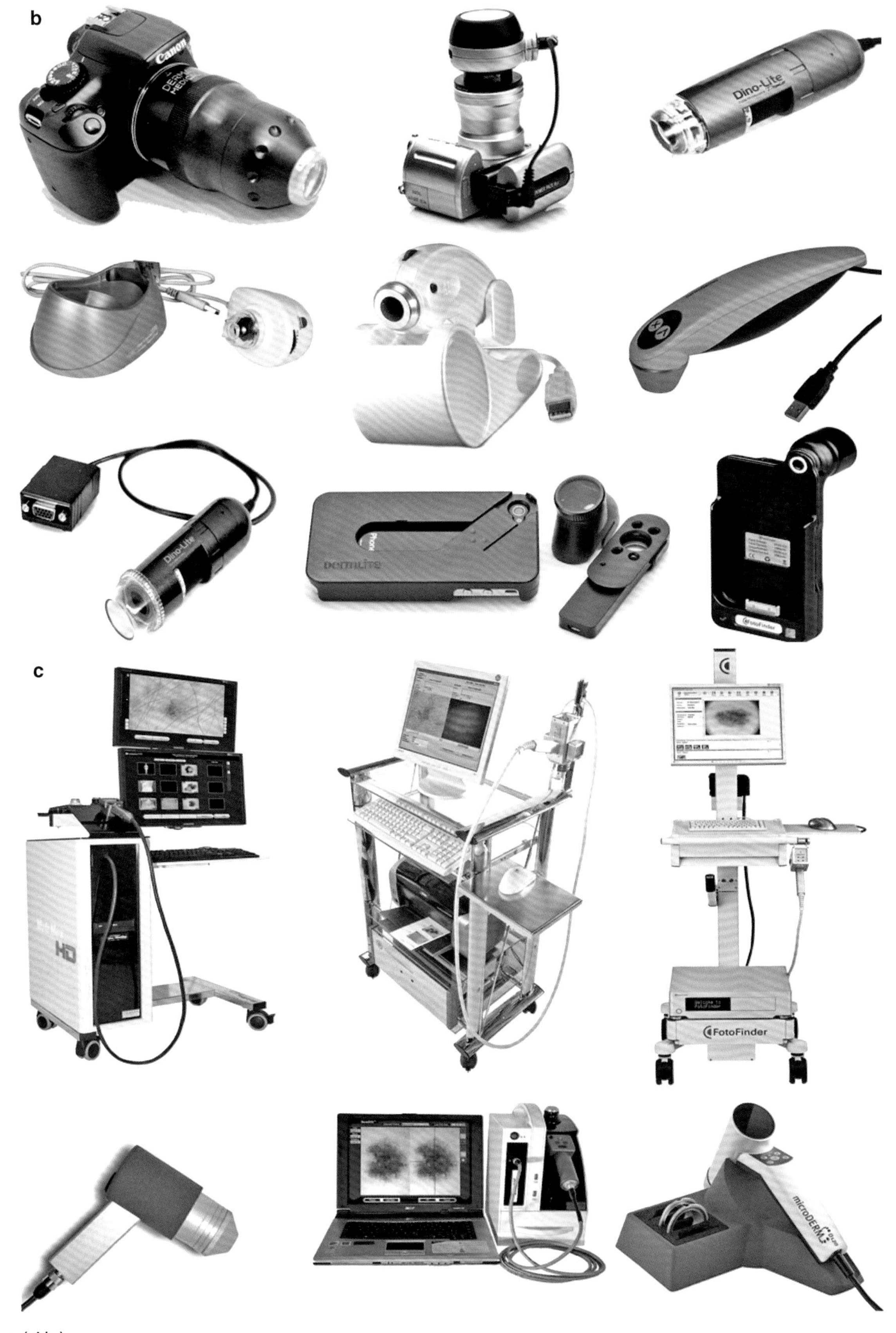
b
Canon
Dino-Lite
Dino-Lite
DermLite
FotoFinder
c
HD
FotoFinder
microDERM

图 1.3（续）

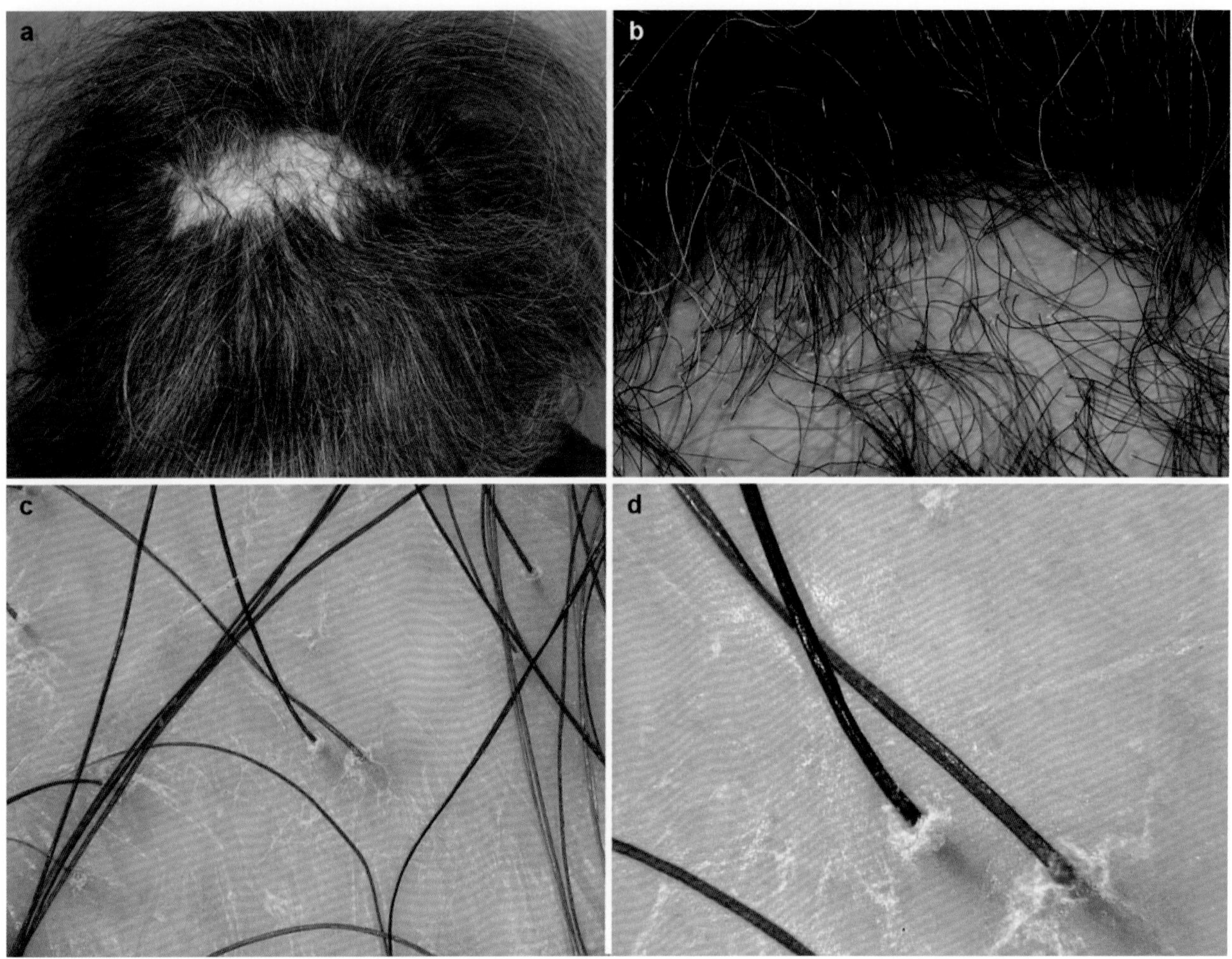

图 1.4 皮肤镜不是一个放大镜。很显然，毛发镜不是像有些人所认为的是用一个放大镜去评估毛发。皮肤镜是从一个全新的视角对毛发和头皮进行精细分析。这些图片显示同一个瘢痕性秃发患者分别在临床评估（**a**）、放大镜（**b**）、手持式皮肤镜（**c**）和数码高倍皮肤镜（**d**）下的表现

参考文献

1. Liebman TN, Jaimes-Lopez N, Balagula Y, Rabinovitz HS, Wang SQ, Dusza SW, et al. Dermoscopic features of basal cell carcinomas: differences in appearance under non-polarized and polarized light. Dermatol Surg. 2012;38(3):392–9.
2. Benvenuto-Andrade C, Dusza SW, Agero AL, Scope A, Rajadhyaksha M, Halpern AC, et al. Differences between polarized light dermoscopy and immersion contact dermoscopy for the evaluation of skin lesions. Arch Dermatol. 2007;143(3):329–38.
3. Gewirtzman AJ, Saurat JH, Braun RP. An evaluation of dermoscopy fluids and application techniques. Br J Dermatol. 2003;149(1):59–63.
4. Tasli L, Oguz O. The role of various immersion liquids at digital dermoscopy in structural analysis. Indian J Dermatol Venereol Leprol. 2011;77(1):110.
5. Inui S, Nakajima T, Itami S. Dry dermoscopy in clinical treatment of alopecia areata. J Dermatol. 2007;34(9):635–9.

第二部分

毛发镜下的基本结构和模式

2 毛 干

Lidia Rudnicka, Adriana Rakowska, Malgorzata Olszewska, Monika Slowinska, Joanna Czuwara, Magdalena Rusek, and Ana Maria Costa Pinheiro

周城 译 张建中 审校

摘 要

正常的毛干的粗细和颜色是均匀一致的。毛发镜可以检测多种毛干的异常，包括多种类型的断发、缩窄、结节样结构、扭曲或卷曲、条带和短发。本章我们提出一种毛干异常的分类方法，这些异常是可以在毛发镜下观察到的。

关键词

块状发・扫帚样发・卷曲发・逗号样发・螺旋状发・惊叹号样发・火焰状发・毛发管型・发干・i 形发・髓质・念珠状发・摩斯码样发・猪尾样发・环纹发・扭曲发・再生发・锥形发・毛发纵裂症・裂发症・套叠性脆发症・结节性脆发症・郁金香样发・毳毛・羊毛状发・Z 形发

通过毛发镜观察，大多数头发都是终毛，直径＞55 μm，粗细和颜色均匀一致[1-2]。毛干的直径可以通过手持式皮肤镜来粗略估计（细、正常、粗）。很多数字皮肤镜还配套软件，可以对毛干的直径进行精确的评估。尽管毛干直径的准确测量并不是诊断所必需的，但是在临床疗效监测和临床试验中可能很有用。通过毛发镜观察正常的毛干，可以看到髓质。髓质可以表现连续性、间断性、片断性、缺失[3]。毛发镜下观察到的“片断性”髓质实际上是被细的髓质分隔开后的粗的髓质，而细的髓质在毛发镜下是不可见的。一般认为，髓质是否可见以及髓质的直径对于毛干的性质没有影响[3]。正常人头皮毛发约有 10% 为毳毛，为少色素、无髓质、直径小于 30 μm、长度小于 2～3 mm 的毛发[1-2]。毳毛比例增加是男性型和女性型雄激素性秃发的特征，在疾病毛囊微小化过程中，毳毛将逐渐替代终毛[4-5]。较高比例的毳毛和中间发将导致毛发粗细的异质性，这是雄激素性秃发的重要特征[4，6]。毳毛需要和新的、再生中的细短的毛发进行鉴别，与毳毛不同的是这些再生的毛发颜色深，外观坚韧而且末端尖细。

多种毛干结构异常都可以通过毛发镜来检查。惊叹号样发是斑秃的一个重要特征（但不特异）。毛发镜可以观察到 1 ～ 2 mm 长的惊叹号样发，有些作者把它称为“微惊叹号样发”[7]。另一种情况是从毛囊中逐渐长出的非常长的惊叹号样发，是因为毛囊只是部分受到斑秃的影响，毛发随着生长而变细。这种毛发被称为“锥形发”（tapered hairs）或“弯管发”（coudability hairs），来源于法语词 *coude*[8-9]。

Slowinska 等[10]描述的逗号样发（短的弯曲的毛发），是头癣的特征性表现。后来的研究还发现，螺旋状发[11-12]和 Z 形发[13]，也是头癣的特征性改变。

大多数的遗传性毛干营养不良，如念珠状发、套叠性脆发症、结节性脆发症、扭曲发和环纹发等[14]都可通过毛发镜进行诊断[15]。

另一个可以通过毛发镜来评估的是一个毛囊单位中的毛发数量，通常同一个毛囊开口可以有 1 ～ 3 根毛发长出[1，16]。正常情况下，单根毛发的毛囊的比例＜ 30%，在多种脱发中，其比例可升高（译者注：此处原文为“下降”，有误），尤其是休止期脱发和雄激素性秃发。

本章我们提出一种毛干异常的分类方法，这些异常是可以在毛发镜下观察到的。这种分类方法与光镜下的观察有部分是一致的[14，17-18]。

毛干异常的毛发镜分类见表 2.1。

表 2.1 毛干异常的毛发镜分类

1. 断裂
毛发纵裂症，Trichoptilosis
裂发症，Trichoschisis/trichoclasis
机械外力导致的不规则断裂，Irregular fractures caused by mechanical force
高尔夫球座样发（套叠性脆发症），Golf tee hairs（trichorrhexis invaginata）
2. 缩窄
念珠状发，Monilethrix
念珠状发样先天性少毛症，Monilethrix-like congenital hypotrichosis
念珠状发样毛发（Pohl-Pinkus 缩窄），Monilethrix-like hairs（Pohl-Pinkus constriction）
假性念珠状发，Pseudomonilethrix
锥形发，Tapered hairs
惊叹号样发，Exclamation mark hairs
3. 结节状外观
结毛症，Trichonodosis
结节性脆发症，Trichorrhexis nodosa
竹节状发（套叠性脆发症），Bamboo hairs（trichorrhexis invaginata）
毛发管型，Hair casts
4. 卷曲和扭曲
猪尾样发（圆形或卵圆形）型，Pigtails hairs（circular or oval）
卷曲发，Coiled hairs
逗号样发，Comma hairs
螺旋状发，Corkscrew hairs
Z 形发，Z-hairs（zigzag hairs）
扭曲发，Pili torti
羊毛状发，Woolly hairs
5. 条带
间断性髓质，Interrupted medulla
连续性髓质，Continuous medulla
环纹发，Pili annulati
间断发（摩斯码样发），Interrupted（Morse code-like）hairs
6. 短发
直立的再生发，Upright regrowing
毳毛，Vellus hairs
黑线，Dark lines
郁金香样发，Tulip hairs
块状发，Block hairs
i 形发，i-Hairs
扫帚样发，Broom hairs
扫帚纤维样发，Broom fibers
火焰状发，Flame hairs

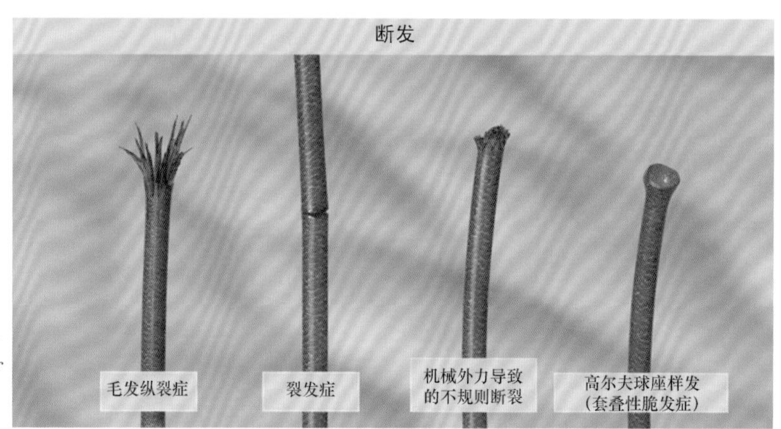

图 2.1 毛干断裂的毛发镜表现（*Graphic by* Dr. Wawrzyniec Podrzucki，*Journal of Dermatological Case Reports*［JDCR］）

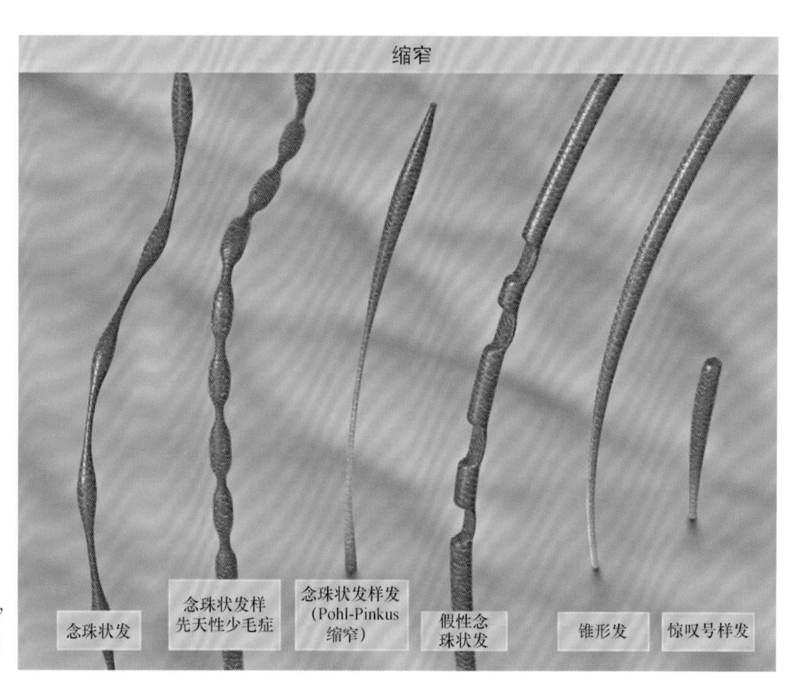

图 2.2 毛干缩窄的毛发镜表现（*Graphic by* Dr. Wawrzyniec Podrzucki，*courtesy of* JDCR）

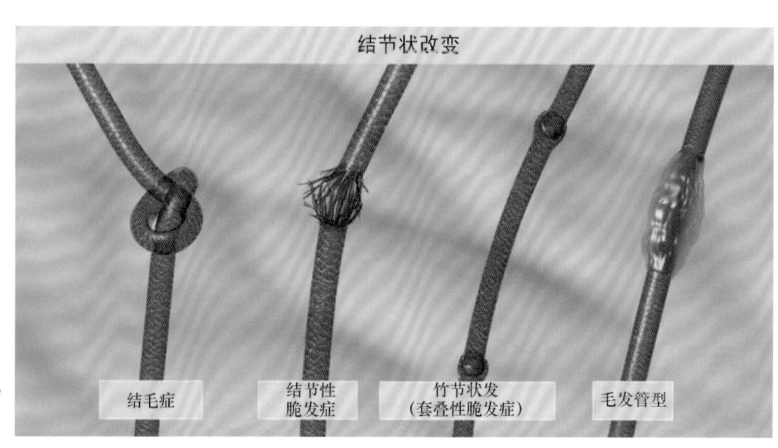

图 2.3 毛发镜下的结节状改变（*Graphic by* Dr. Wawrzyniec Podrzucki，*courtesy of* JDCR）

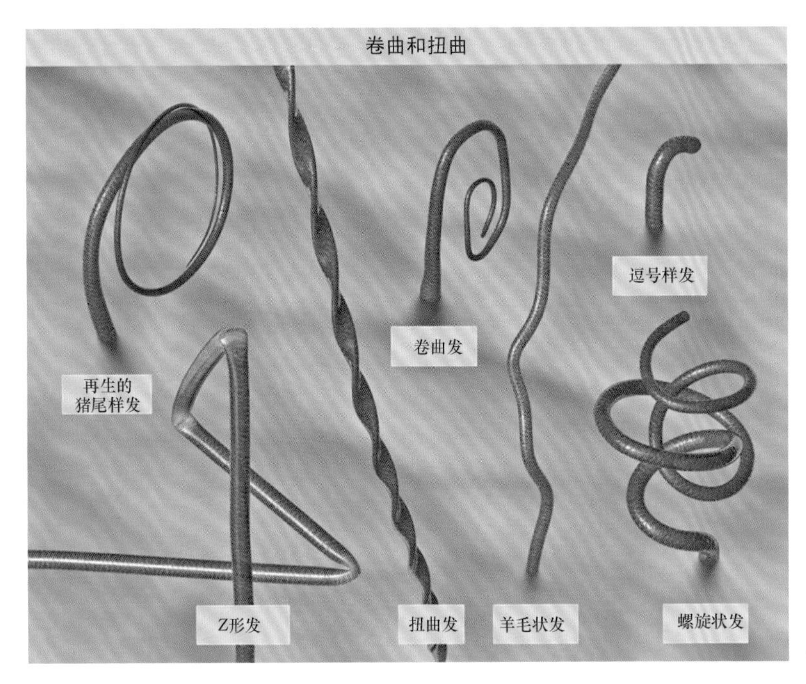

图 **2.4** 毛干卷曲和扭曲的毛发镜表现（*Graphic by* Dr. Wawrzyniec Podrzucki，*courtesy of* JDCR）

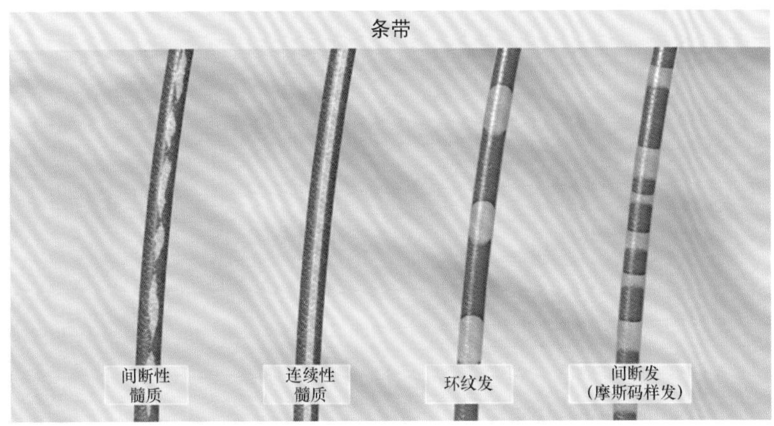

图 **2.5** 毛干条带的毛发镜表现（*Graphic by* Dr. Wawrzyniec Podrzucki，*courtesy of* JDCR）

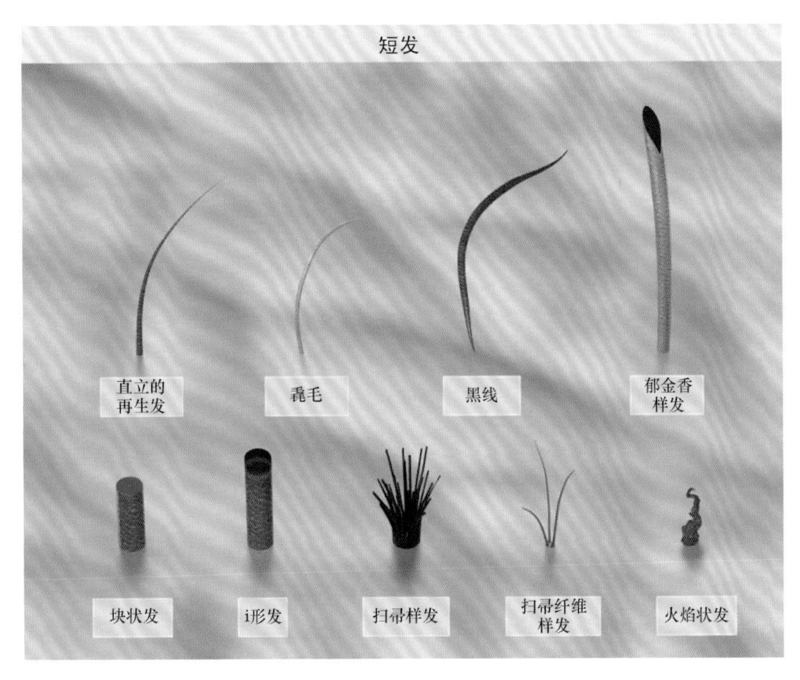

图 **2.6** 短发的毛发镜表现（*Graphic by* Dr. Wawrzyniec Podrzucki，*courtesy of* JDCR）

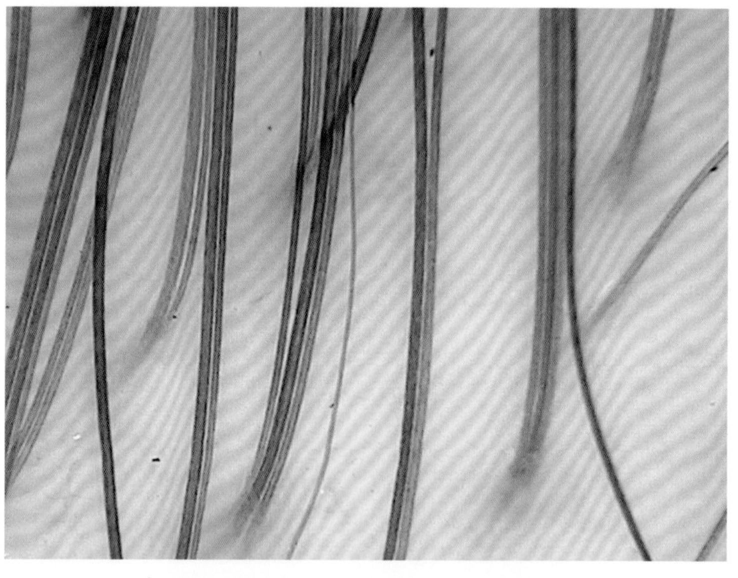

图 2.7　正常的终毛。正常人整根头发的毛干直径和颜色是均匀一致的。正常头发直径>55 μm[1]，但不同头发的直径在不同人群，甚至是同一个人也有可能会有不同（参见图 2.9）。头发花白的人，不同毛发的颜色不同可以是一种正常的改变。在儿童和年轻人，同时出现黑发和白发的情况很少见，如出现提示可能存在白癜风、外胚叶综合征或是各种原因导致的过早白发[19]。在毛发镜下，黑发往往比金发和白发更易观察。使用干性毛发镜或高放大倍率的电子皮肤镜能够更好地观察浅色毛发。该图为一名中欧女性的暗金色头发的毛发镜照片（×70）

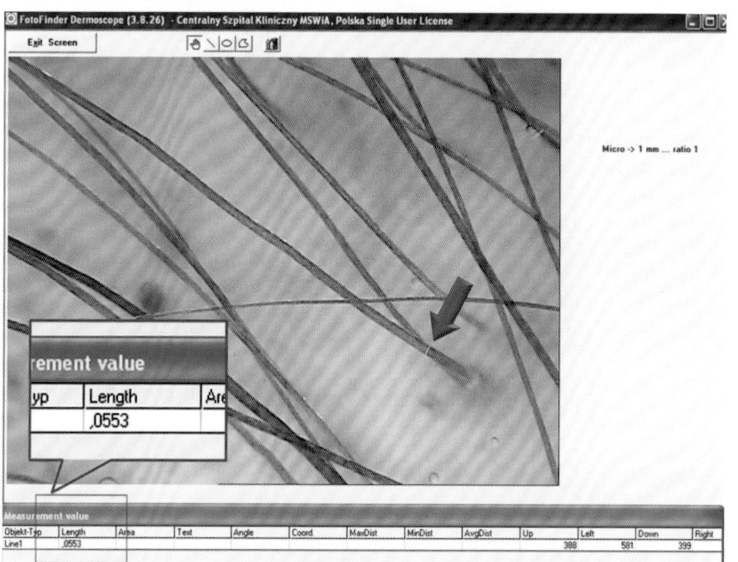

图 2.8　测量毛干直径。有经验的检查者可以通过手持皮肤镜来粗略估计毛干粗细（细、中、粗）。一些电子皮肤镜有配套软件进行毛干直径测量，可以精确到微米。该图为用 FotoFinder Dermoscope Ⅱ，model 2008（FotoFinder Systems GmbH，Bad Birnbach，Germany）测量毛干直径的截屏。箭头所指为毛干测量直径的部位（**白线**）。毛发直径为 55.3 μm（**框**）。临床中，我们测量毛干直径主要是为了评价雄激素性秃发的疗效。其对于科研和临床试验也非常有用。根据 Rakowska 等[1]建立的方法，我们测量前额部 20 根、头顶部 20 根、枕部 20 根的平均毛干直径。2011 版的 FotoFinder 皮肤镜没有该功能

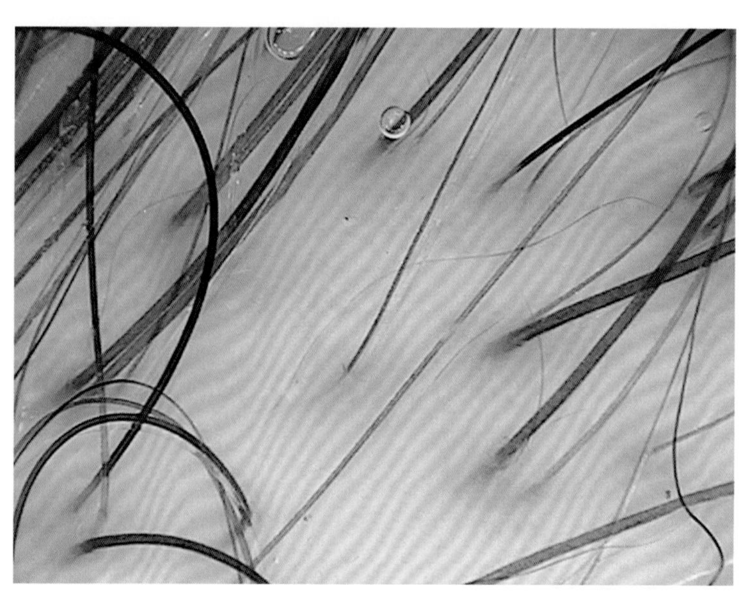

图 2.9　女性型雄激素性秃发中头发直径的异质性。雄激素性秃发的非同步的毛囊微小化导致头发同时出现粗发、中间发、细发和毳毛，这是雄激素性秃发的一个重要特征。这个特征在男性和女性的雄激素性秃发中是相同的。只在某些区域出现细发和毳毛比例增加，而其他区域正常则提示亚临床阶段的雄激素性秃发（×70）

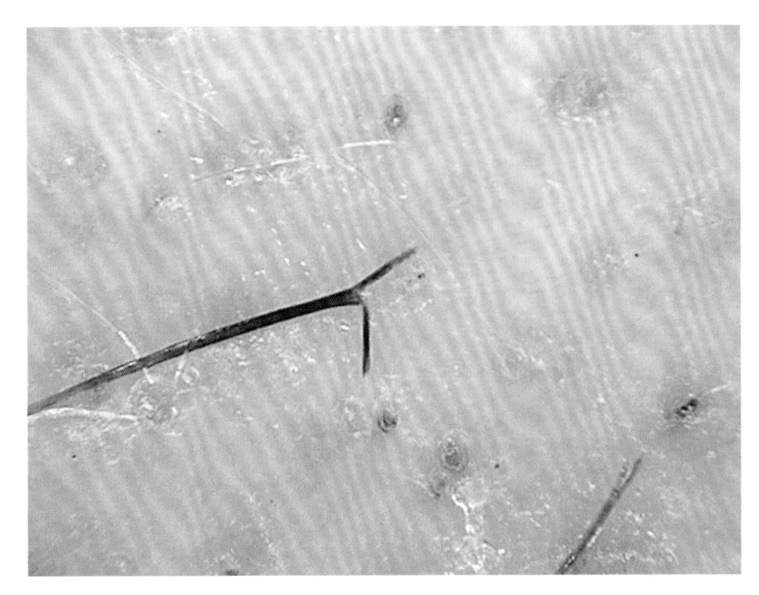

图 2.10 斑秃的毛发纵裂症。毛发纵裂症是指毛干远端的纵向裂开。该表现通过毛发镜可以非常容易地观察到，但它并不是任何一种脱发的特异表现，在正常人中也可以见到（×70）

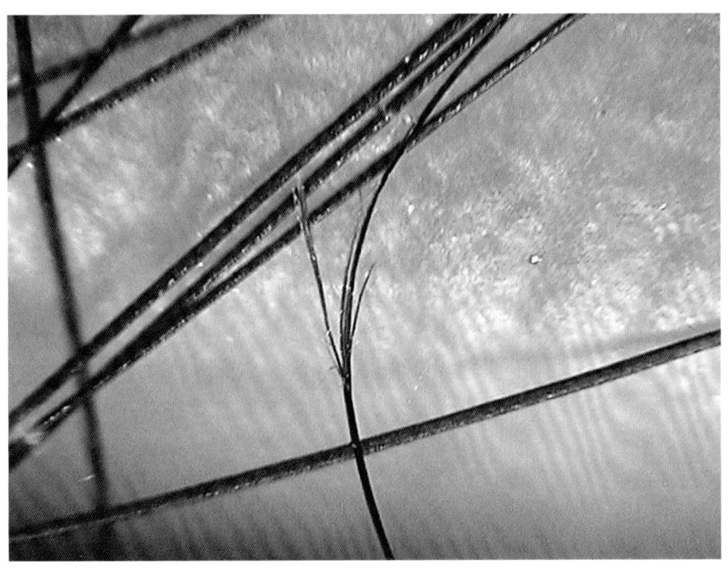

图 2.11 做发型导致的毛发纵裂症。该图可见一个由做发型导致的长的纵向的破损。毛发纵裂症是毛发受损（毛发风化）的表现，可能由致毛发损伤的环境因素和美发操作导致（×70）

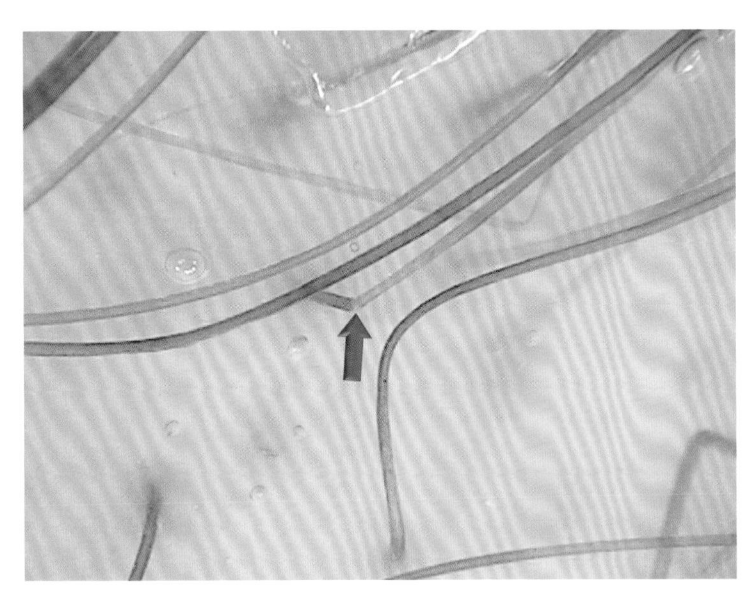

图 2.12 斑秃中的裂发症。裂发症是一种毛干的横向断裂（箭头）。可以继发于某些导致毛发脆弱的因素，也可以是特发性的。该图显示一根毛发毛干横向的完全断裂，仅剩部分皮质连接。一些作者认为 trichoschisis 和 trichoclasia 两个词是可互换的；有的则认为断裂处皮质消失为 trichoschisis，而皮质完整则称为 trichoclasia（×70）

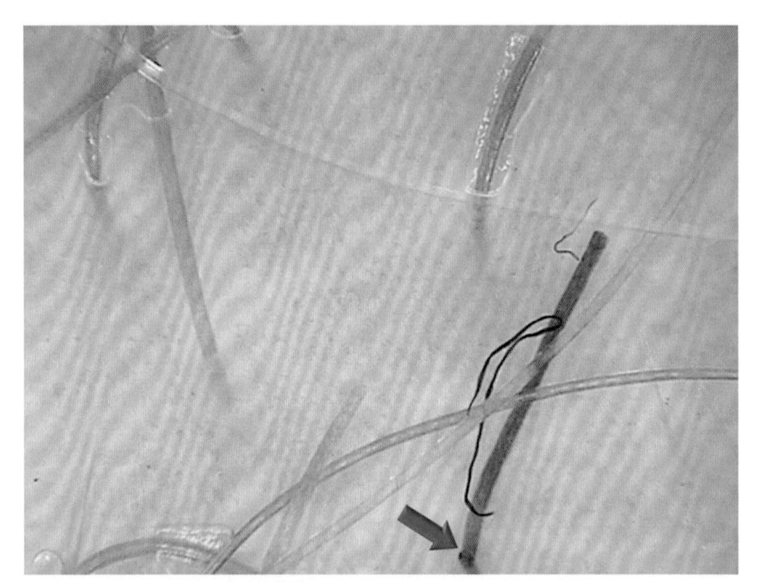

图 2.13 毛发硫营养不良中的裂发症。因毛干皮质缺损导致毛干的横断（**箭头**）。裂发症在毛发硫营养不良中很常见。毛发硫营养不良是一种罕见的常染色体隐性遗传病，以毛发硫含量低下、毛发脆弱和多系统异常为特点（×70）

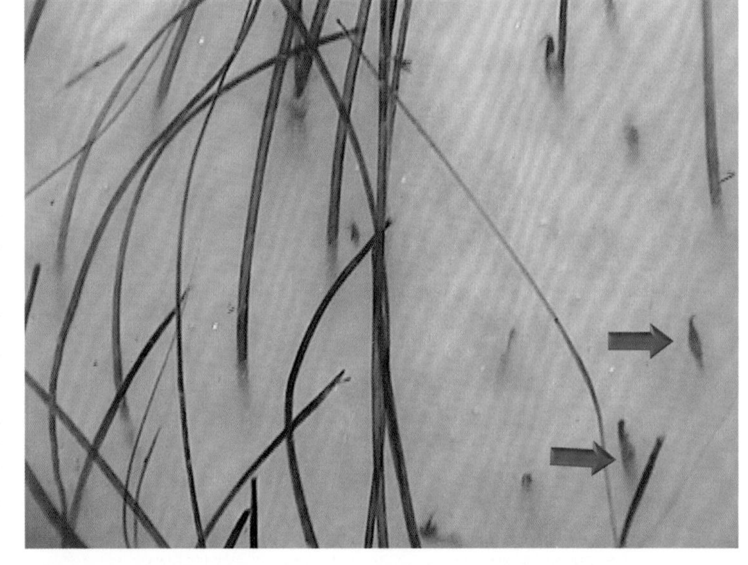

图 2.14 拔毛癖中断裂的头发。该图显示一个拔毛癖患者因机械外力导致的多根头发毛干断裂（**箭头**）。毛干断裂端不规则、呈锯齿状，这与毛发纵裂症（该图中也可见到）中的整齐规则的劈裂不同。头发断裂的高度不同。牵拉性脱发中可以见到类似表现，毛发镜下无法与拔毛癖进行区分。在某些导致毛干严重脆弱的情况下，如斑秃，也可以见到断发。与拔毛癖不同，斑秃头发通常在离头皮的同一高度处断裂。斑秃断裂毛干的长度，与疾病活动距检查的时间长短有关（×70）

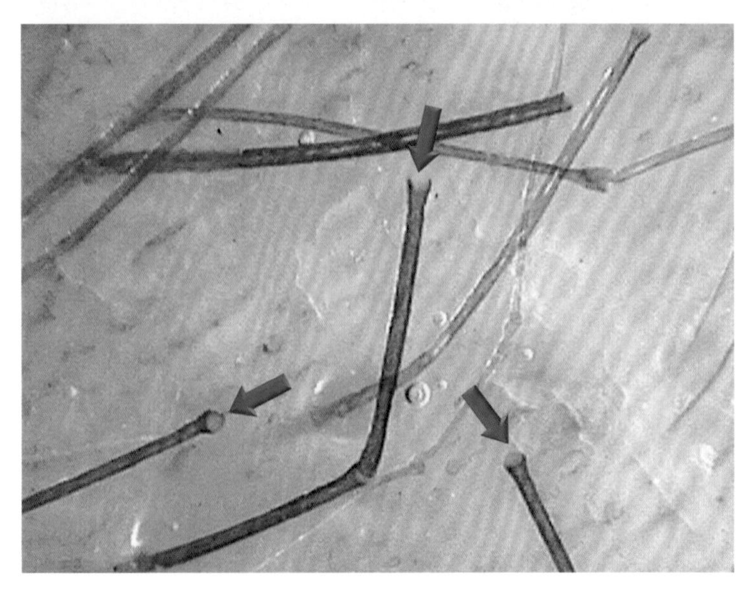

图 2.15 Netherton 综合征中的高尔夫球座样发。在套叠性脆发症中，毛干自身发生套叠。毛干损害的近端凹陷，远端凸出膨胀。当毛干在损害处断裂时，断裂头发的远端末梢则出现一个凹陷的杯状外观（**箭头**），因为和支撑高尔夫球的塑料底座非常相似，也称为“高尔夫球座”样发[20]。在缺乏典型的竹节状发表现时，套叠性脆发症可以通过高尔夫球座样发诊断（×70）

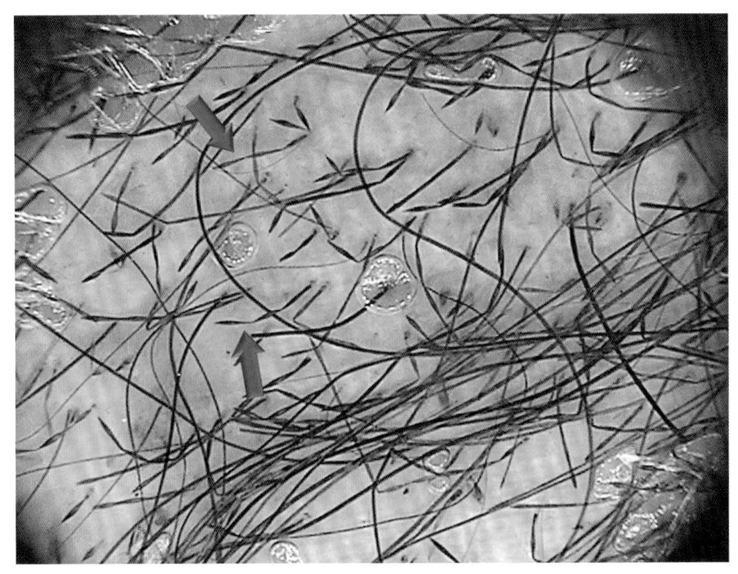

图 2.16 念珠状发。毛干可见典型的规律分布的结节和结节间区（*箭头*）。结节为直径正常的部位，而结节间区为缩窄。毛干向不同方向弯曲，而且容易在缩窄处发生断裂

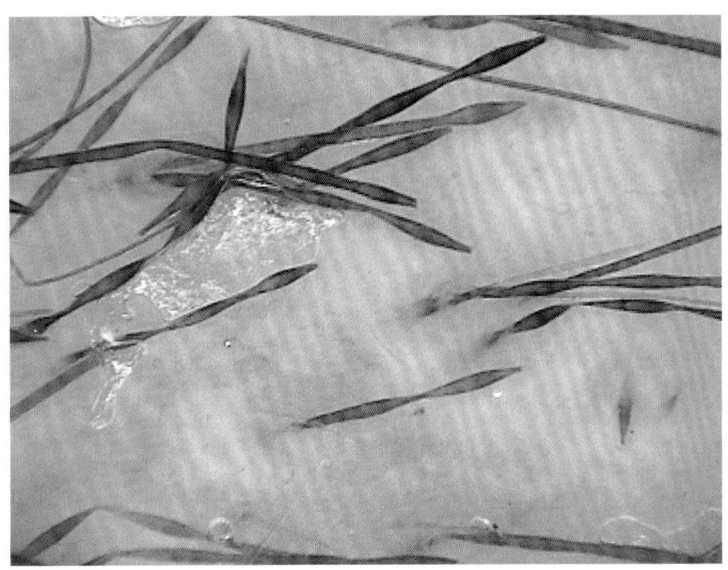

图 2.17 典型的念珠状发有规律分布的结节和结节间区。该图中几乎所有毛干都有这种异常改变。但一般情况下，只有少部分的头发受累。当患者有念珠状发改变的头发的数量很少时，最容易出现的部位是枕部和顶部头皮。少数情况下，睫毛可受累（×70）

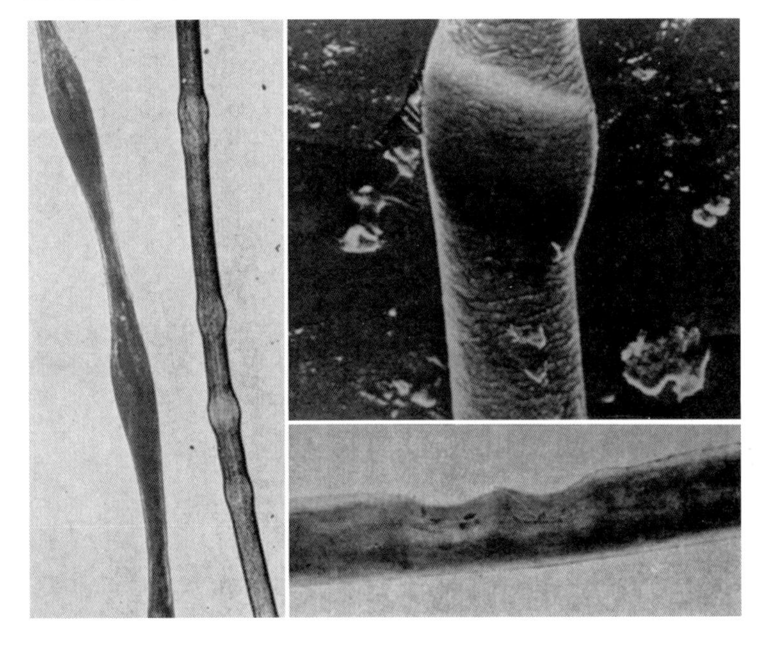

图 2.18 假性念珠状发。该图来源于最初由 Bentley-Phillips 等报道的 4 个南非德班的假性念珠状发家系[18]。光镜下可见两根毛干，一根为典型的念珠状发的规则分布的缩窄，另一根为假性念珠状发不规则的结节（*左图*）。与念珠状发不同的是，该病的结节比正常的发干要粗，而结节间区和正常发干相同。作者认为这是一种光学上的假象。使用扫描电镜（*右上图*）和光镜（*右下图*）进行详细的检查发现在毛发一边有矩形的压痕。假性念珠状发中的这种矩形压痕需要和化疗后或由于斑秃等慢性疾病造成的不规则的梭形缩窄（Pohl-Pinkus 缩窄）鉴别。一项超过 100 万张毛发镜照片的回顾性分析中，我们未能发现这种改变（Image reprinted from Phillips et al.[18]；with permission）

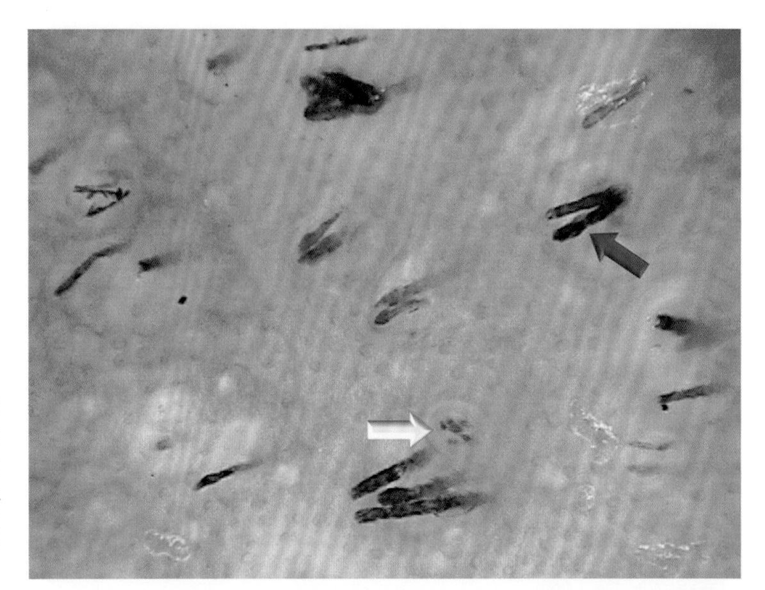

图 2.19　念珠状发样先天性少毛症。在念珠状发样先天性少毛症中，缩窄之间的区域非常短（**白色箭头**），在较粗的头发中几乎见不到（**蓝色箭头**）。头发非常容易在结节间区断裂，因此临床上脱发的表现比念珠状发要重（×70）

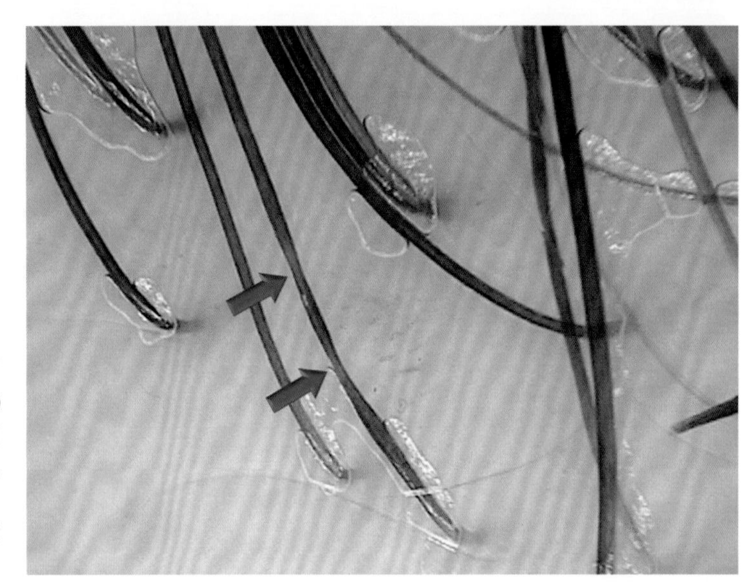

图 2.20　斑秃中有念珠状发样改变的毛发。不规则的梭形缩窄（Pohl-Pinkus 缩窄；**箭头**）可由多种慢性、获得性或先天性疾病引起。在斑秃、瘢痕性秃发、局限型遗传性少毛症、化疗或 α-2c 干扰素治疗后可观察到这种异常。该图显示一个斑秃患者出现的念珠状发样改变的毛发（×70）

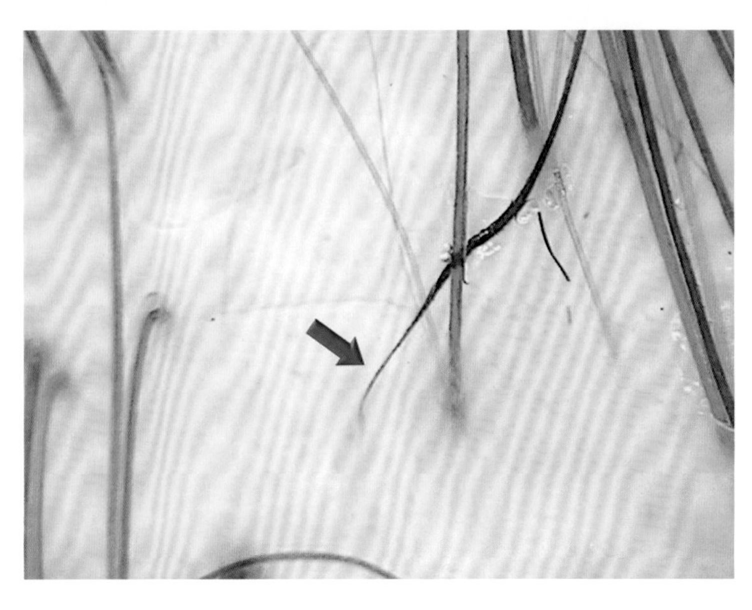

图 2.21　锥形发。锥形发用来描述非常长的惊叹号样发（**箭头**）。它们是斑秃最重要的特征，是因为毛囊受到斑秃的部分影响而产生的。这些毛发向外生长，随着病情的活动而逐渐变细。锥形发相当于是非常长的 Pohl-Pinkus 缩窄。当毛发长度超过一个皮肤镜视野，毛干在近端变细，远端逐渐正常时，称为锥形发（×70）

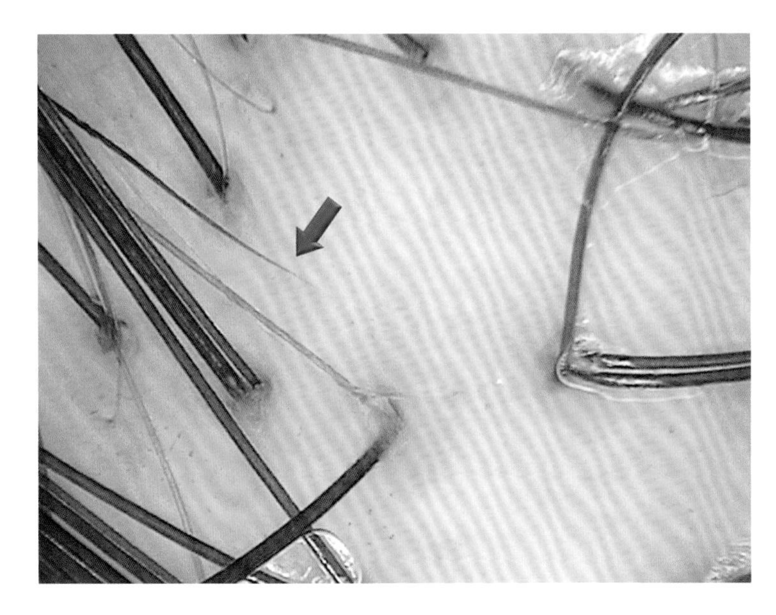

图 2.22 斑秃中的锥形发。锥形发毛干近端变细（**箭头**）。有些病例可以非常细，在毛发镜下甚至都看不见毛囊开口。锥形发在斑秃中很常见，但是并不特异（×70）

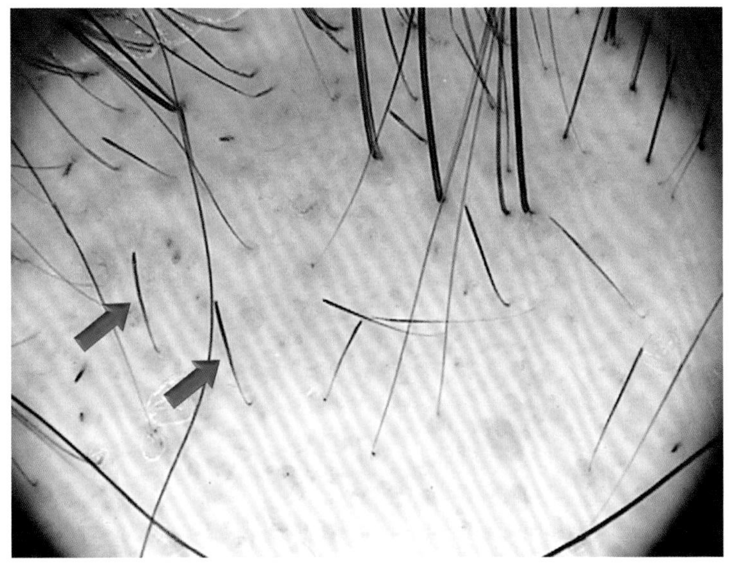

图 2.23 斑秃中的惊叹号样发。惊叹号样发一词用于描述一种短的头发，近端细小、色素减少，远端较粗、色素较多（**箭头**）。毛发镜可以观察到长度短于 1 ～ 2 mm 的惊叹号样发（微惊叹号样发）。惊叹号样发是斑秃最特征性的改变，但也不特异。此外还可见斑秃特征性的黑点征和规则分布的黄点征（×20）

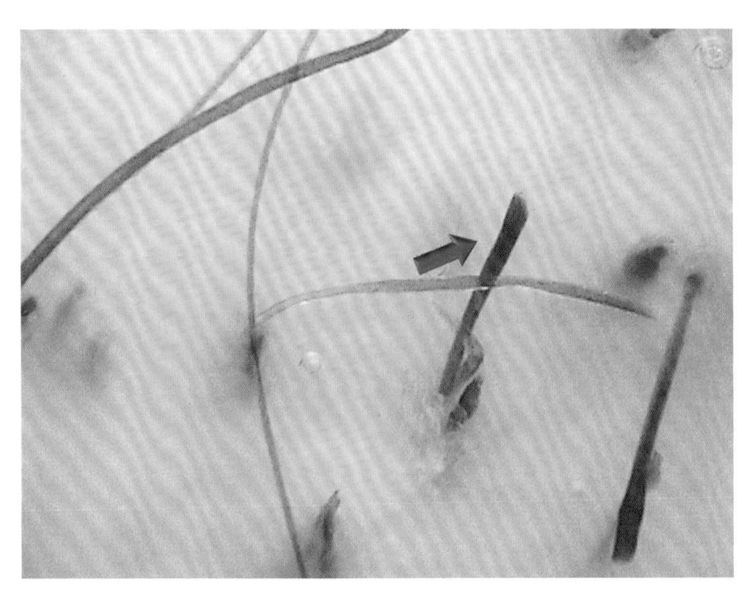

图 2.24 拔毛癖中的惊叹号样发。惊叹号样发常常被认为是斑秃特异性的改变，因此可能会导致一些疾病误诊为斑秃。该图显示一个拔毛癖患者的惊叹号样发（**箭头**）。一项使用光镜的研究显示斑秃患者绝大多数的惊叹号样发远端末梢呈扫帚样，而拔毛癖的惊叹号样发远端末梢较钝[21]，这种不同在毛发镜下是无法观察到的。我们的经验是斑秃中的惊叹号样发常常近端颜色浅，远端末梢较尖；而拔毛癖中的惊叹号样发近端颜色深，远端末梢较平。当患者同时存在斑秃和拔毛癖时鉴别非常困难（×70）

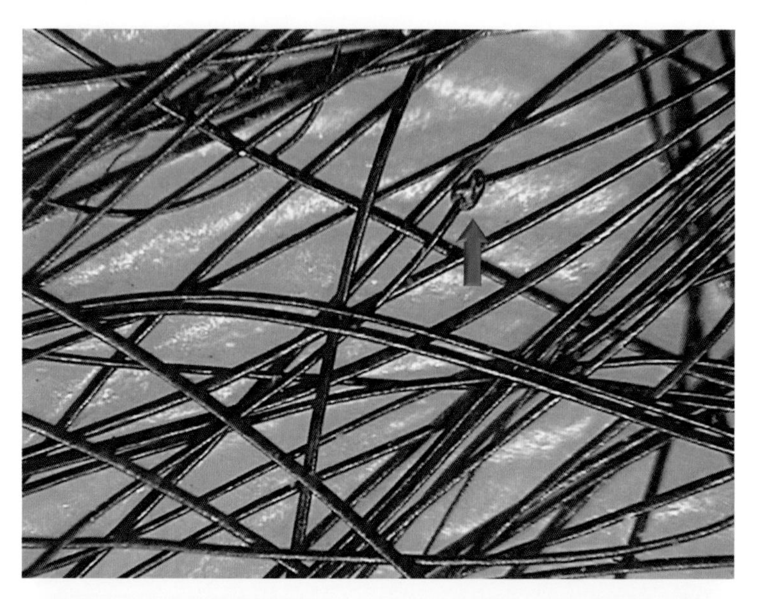

图 2.25　结毛症。结毛症是一种获得性的暂时性的改变，是在发干上出现一个或两个结（**箭头**），可以是自发的或是搔抓引起。在有卷曲短发的患者中可以见到。结毛症临床不明显，常常是一种偶然的发现（×70）

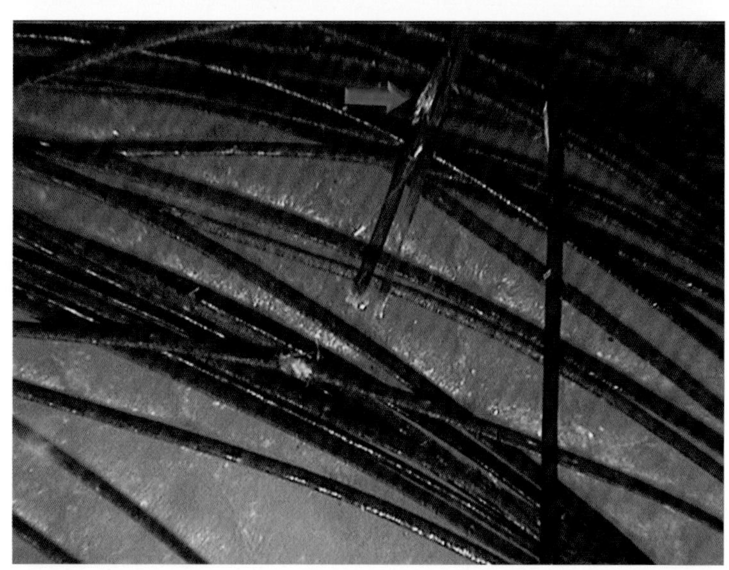

图 2.26　结节性脆发症。在结节性脆发症发干的一定区域里，毛干纵裂成很多细小的纤维。外层的纤维向外膨出，导致局部毛发直径增粗。根据毛发镜的技术和放大倍率获得的照片略有不同。高倍的干性毛发镜下，裂开的毛干像两个白色笔刷头对头连接排列（**箭头**），低倍毛发镜可见沿着发干的结节状增粗。在黑色头发上这种增粗颜色较浅（×70）

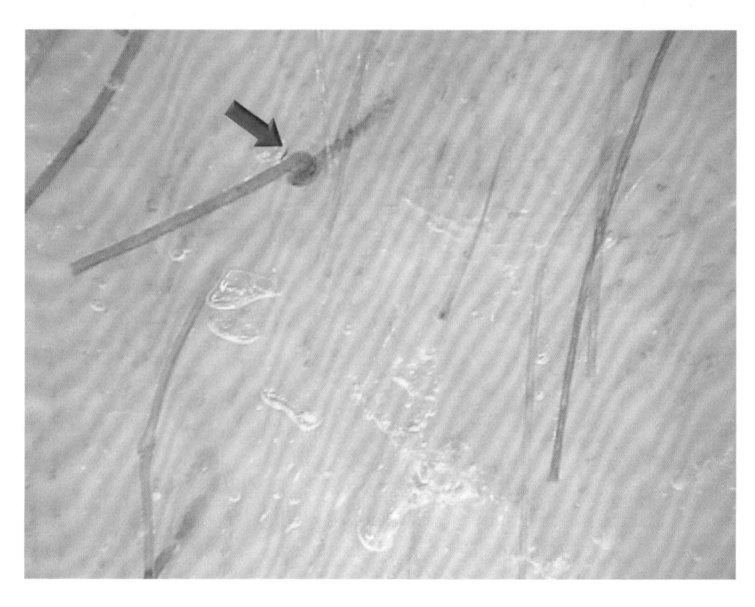

图 2.27　Netherton 综合征中的竹节状发。竹节状发是套叠性脆发症的一个表现，是 Netherton 综合征的特征性改变。套叠性脆发症中，发干自身发生套叠（**箭头**）。异常部位的近端部分凹陷，远端部分凸出膨大，形成发干的一个结节性膨大，呈“杯中球”的表现。沿着毛干出现多个这种结节，则形成一种竹节样的外观（×70）

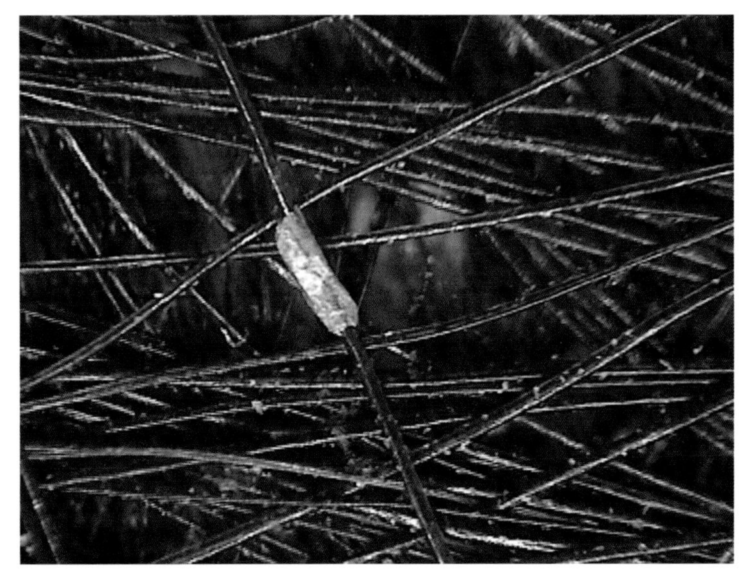

图 2.28 扁平苔藓的毛发管型。毛发管型（毛发周围角质套）是一种坚硬的、白色的、可以沿毛发自由移动的包绕毛干的管状物。过去也叫“假虱卵病”，因为肉眼观察这些结构容易误诊为头虱。毛发管型可以继发于银屑病、脂溢性皮炎或扁平苔藓。特发性毛发管型也可以在正常人头皮观察到。该图为一位活动期扁平苔藓患者的一个毛发管型（×70）

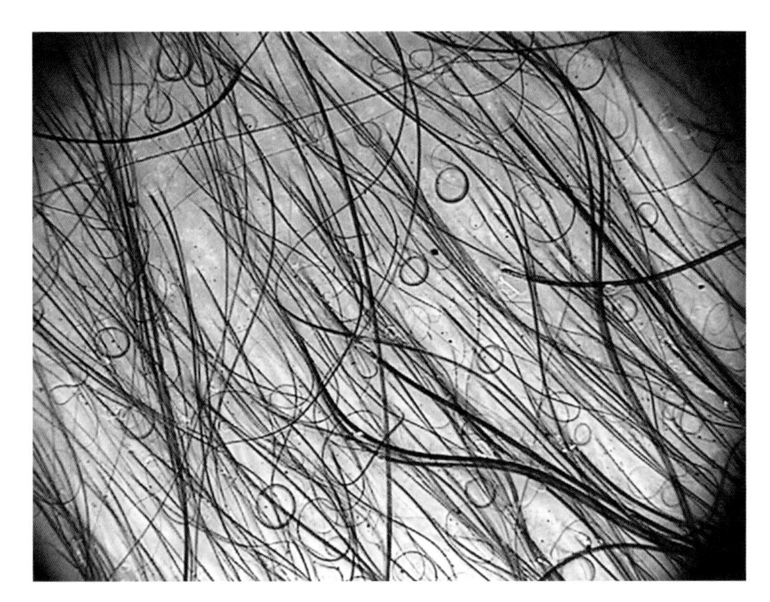

图 2.29 斑秃的猪尾样发。再生的猪尾样发一般较短、规则卷曲、末端变细，和猪尾巴非常相似。可以是圆形或者卵圆形。该图为一位斑秃患者，在使用曲安奈德局部封闭治疗后出现毛发周期同步的再生。在瘢痕性脱发中也可以见到单发的再生性猪尾样发（×20）

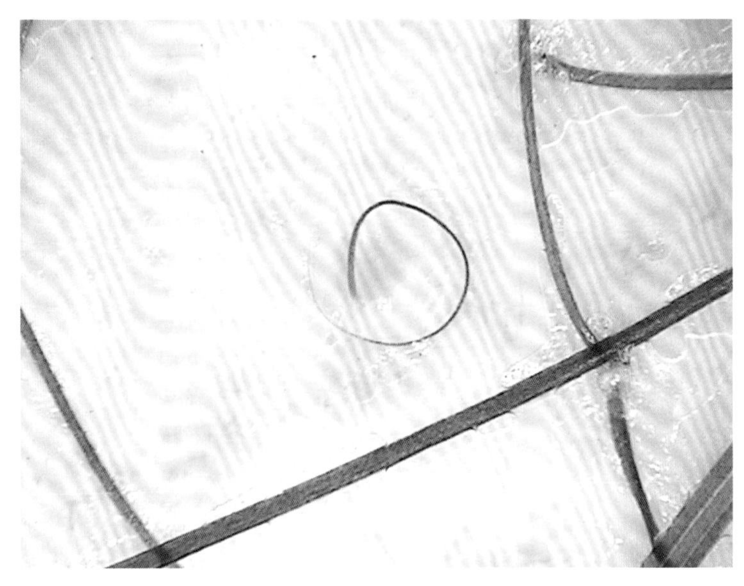

图 2.30 扁平苔藓的猪尾样发。再生性猪尾样发最有可能是因为在毛囊完全恢复正常前出现的毛发快速再生。尽管猪尾样发是斑秃的特征，但也可以见于瘢痕性秃发。该图显示一个扁平苔藓患者的再生性猪尾样发，头发出现规则的卷曲，远端末梢变细呈针尖样。这与不规则的卷曲发是不同的（×70）

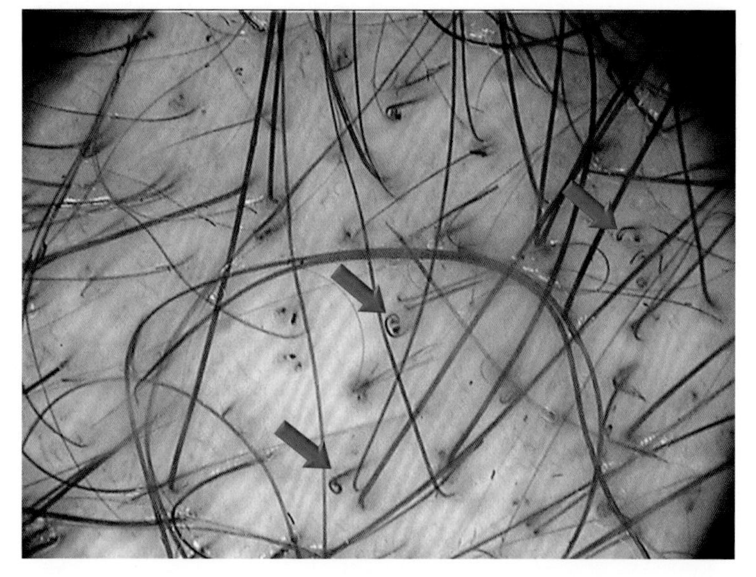

图 2.31 拔毛癖中的卷曲发。拔毛癖中由于毛发牵拉张力造成毛发不规则的卷曲。毛发断裂后，残留的部分在断裂部位发生不规则的卷曲（**箭头**）。卷曲发的外观与张力、牵拉力的方向、残留毛发的长度和牵拉后毛发的生长都有关。患者如果有多发的卷曲发，每个卷曲发的形态是不同的（×20）

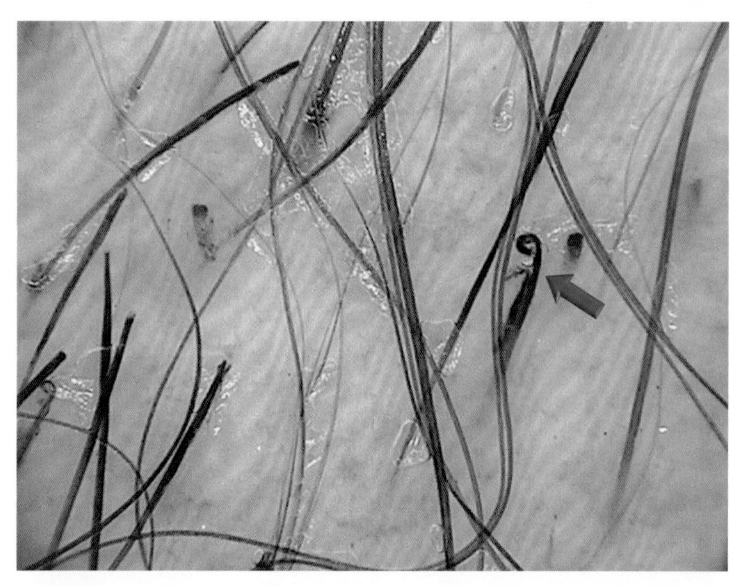

图 2.32 拔毛癖中的卷曲发。不规则的卷曲发是拔毛癖最具特征性的表现，但是在少数的牵拉性脱发患者和正常人做发型的过程中也可以出现。这种断裂的、不规则的卷曲发和再生的猪尾样发不同，常常不规则、卵圆形外观、末端较钝。少数情况下，也可以呈钩状（**箭头**）（×70）

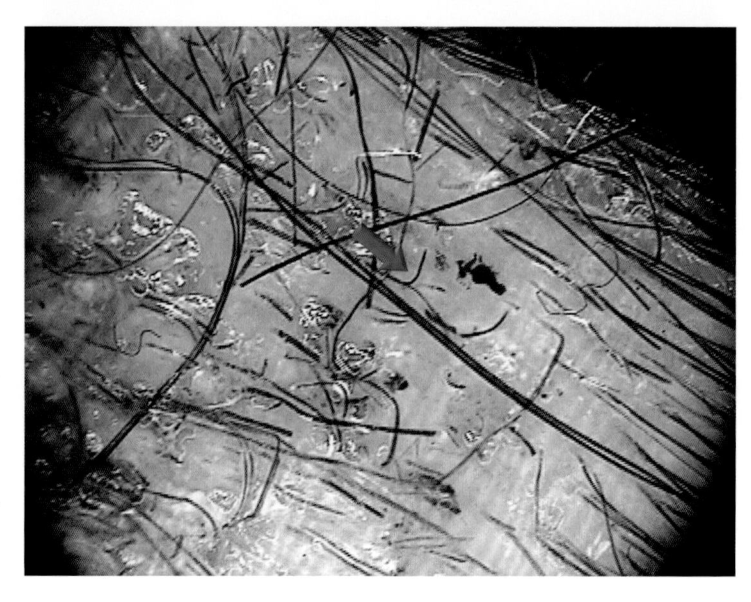

图 2.33 头癣中的逗号样发。这些短的逗号样发特点是毛干的粗细和颜色均一、有斜的锋利末端（**箭头**）。Slowinska 等[10]首次提出在局限性脱发中出现多发的逗号样发是头癣的特异性表现。在头发非常短的正常人和斑秃头发再生过程中，偶尔也可见到单根头发弯曲呈逗号样结构（×20）

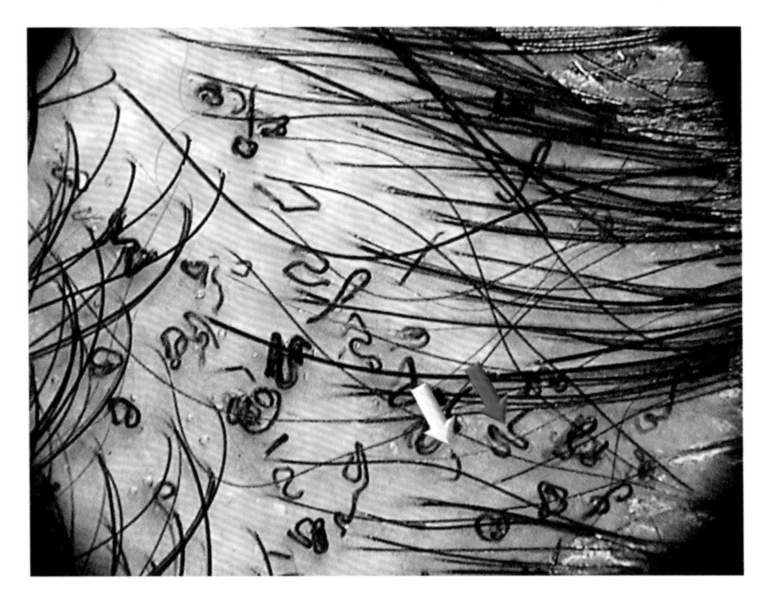

图 2.34 头癣中的螺旋状发。Hughes 等[12]最早在法国一个患有头癣的黑人儿童身上发现并报道了这种头发弯曲呈螺旋状的结构。我们的经验表明螺旋状发（**蓝色箭头**）是所有皮肤类型的头癣患者的特征性改变。但是在黑色皮肤类型的患者中，这种弯曲更为常见和显著。这些螺旋状发不应与光镜下观察到的外胚叶发育不全儿童的头发相混淆[22-24]。逗号样发（**白色箭头**）常常和螺旋状发同时存在，但是更短、且弯曲比螺旋发少（×20）

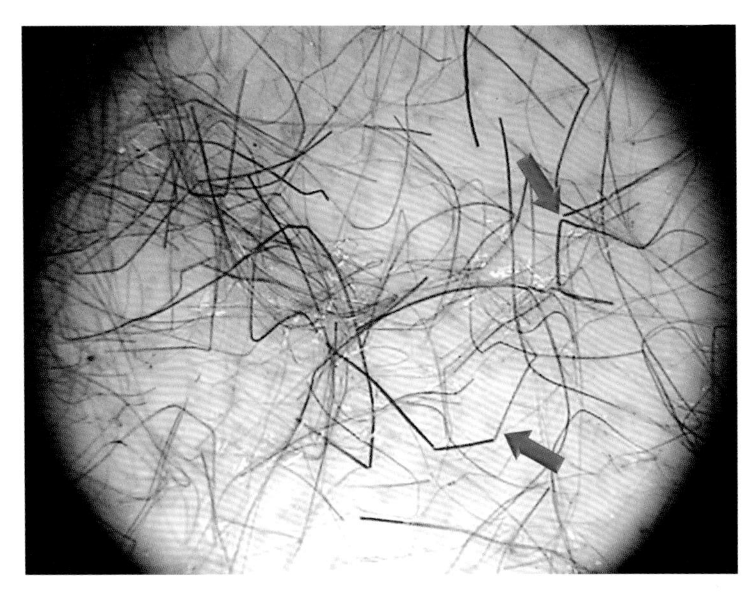

图 2.35 头癣中的 Z 形发。在头癣、斑秃、结节性脆发症和其他可以导致毛干局部脆弱的疾病[13]可以见到 Z 形结构（**箭头**）。Z 形发并不是头癣特异的改变（×20）

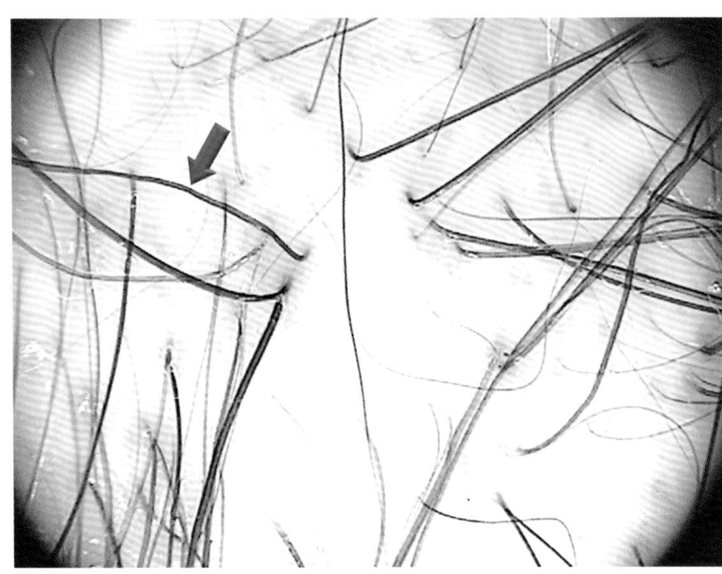

图 2.36 扭曲发。在扭曲发中，受累头发扁平，沿着自身的长轴扭转，间隔不规则，常常为 180°角（**箭头**）。扭曲发有很多原因，包括遗传性和获得性，详见第 11 章（×20）

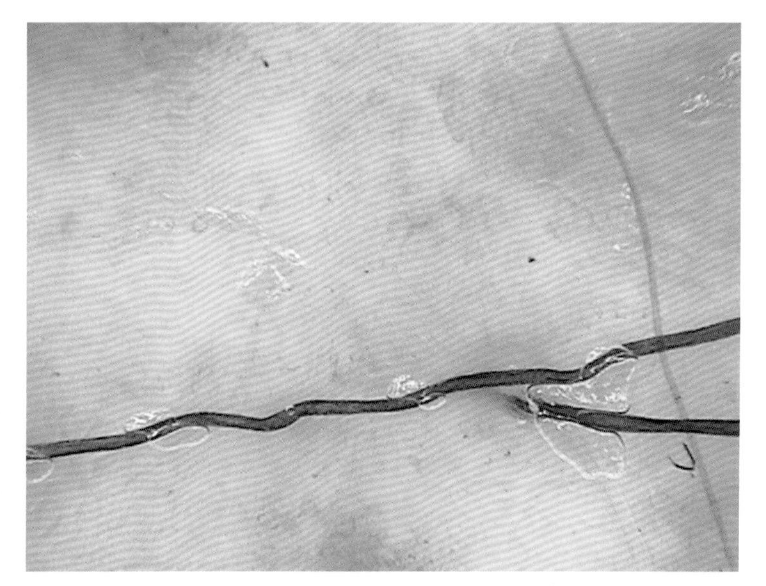

图 2.37　羊毛状发。羊毛状发是指毛发异常的紧密的螺旋状卷曲。头发通常较细，颜色较浅。根据临床和光镜下的表现，羊毛状发可以分为三种不同的亚型：局限型羊毛状发痣、常染色体显性遗传羊毛状发和常染色体隐性遗传羊毛状发。通过毛发镜的观察发现，符合羊毛状发定义的头发远比过去报告的常见（×70）

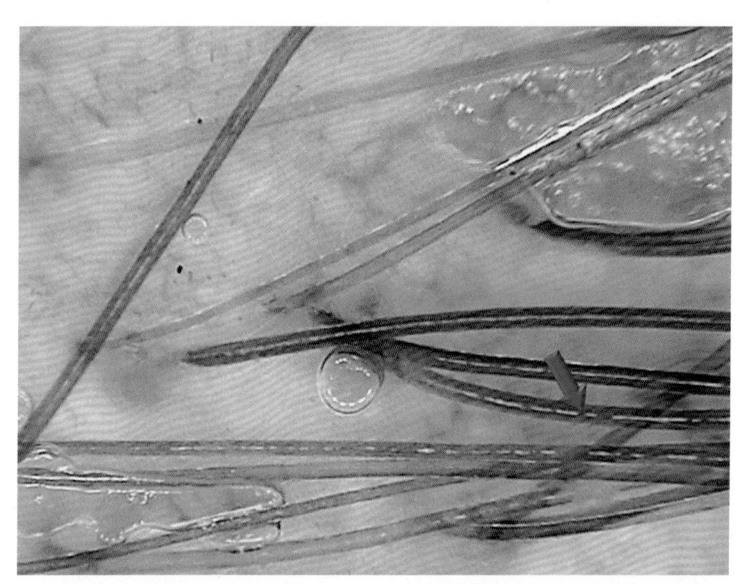

图 2.38　正常发干中的间断性和片段性髓质。皮肤镜下，可以见到正常发干的髓质，为沿着发干中心纵向排列的白色条带。髓质可以是连续的、间断的、片断的或缺失的。发镜下观察到的“片断性的”髓质（**箭头**）实际上是由细的髓质分隔粗的髓质，而细的髓质在毛发镜下不可见。一般认为，髓质的粗细或是否可见对毛干的性质没有影响（×70）

图 2.39　正常发干中的间断性和片段性髓质。该图中所有的毛干中部均有间断性的白线。间断的髓质与环纹发不同的是，髓质的直径不到发干直径的 50%

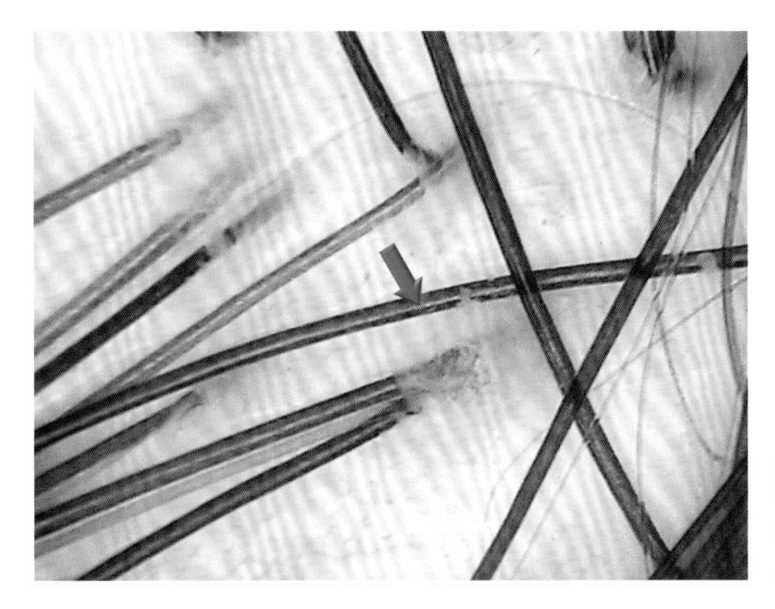

图 2.40 正常毛干中的连续性髓质。粗的终毛常常可见到连续性的髓质，为＜ 50% 毛干直径的白线（**箭头**）。连续性髓质最常见于亚洲人群（×70）

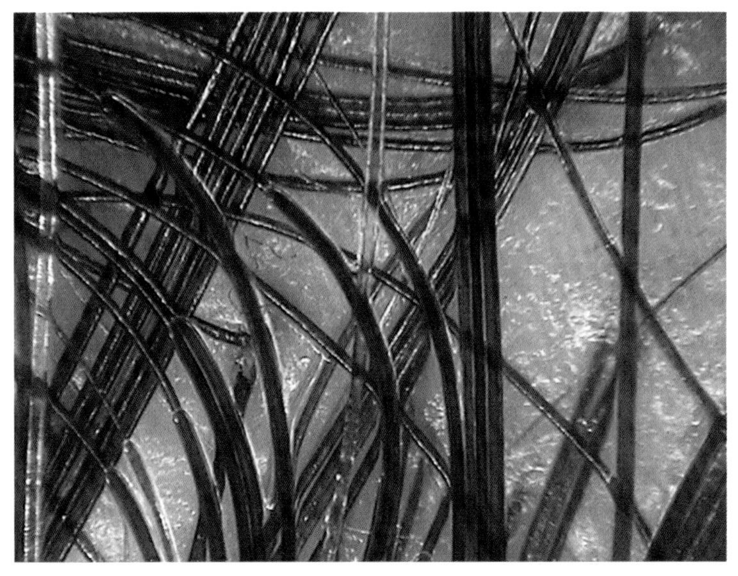

图 2.41 正常毛干中髓质缺失。该图中大多数毛干颜色均一，髓质不可见。这是正常情况下可以出现的（×70）

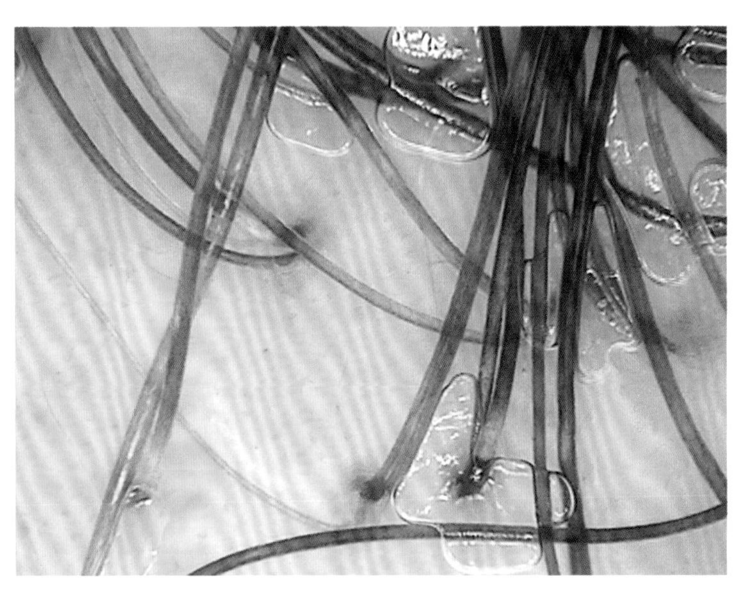

图 2.42 环纹发发干中的浅白色条带。这些条带的直径接近于毛干本身的直径，边界不清，这是和间断性的髓质不同之处（×70）

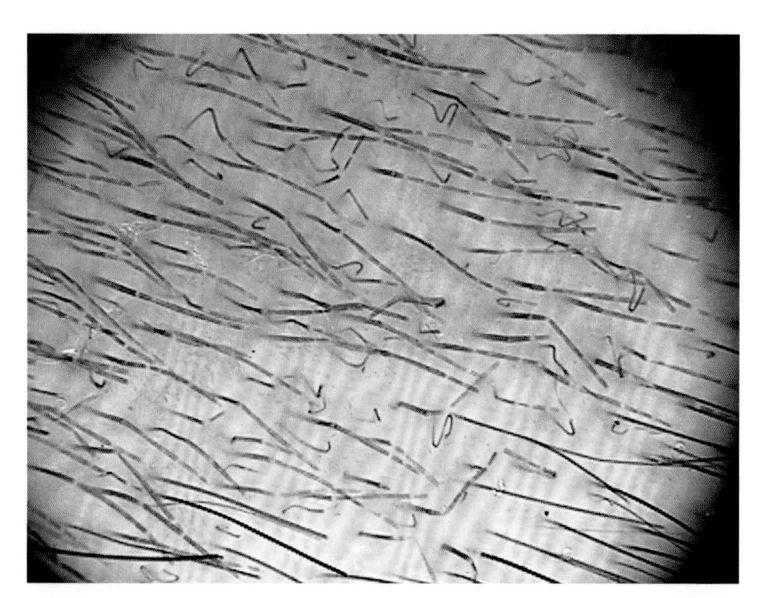

图 2.43 头癣中的间断发。间断发或摩斯码样发最早是在犬小孢子菌患者中观察到并由Rudnicka 等[13]报道，表现为横跨毛干的白色细条带。该表现的特异性需要进一步的研究（×20）

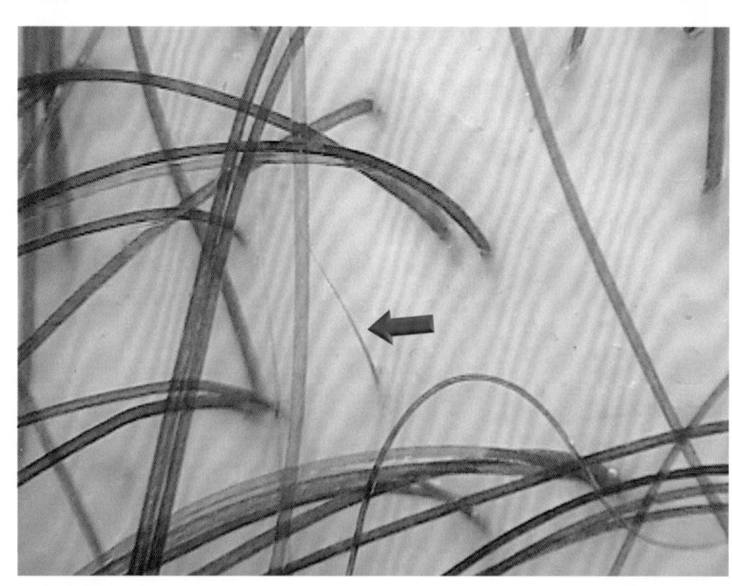

图 2.44 正常人直立的再生毛发。新的、直立的再生发是正常人毛发再生的表现。出现多发的直立再生发则是休止期脱发再生期的特点，但是在其他的非瘢痕性脱发中也可以见到。这些头发看起来和雄激素性秃发中的柔软、纤细的毳毛是不同的。请注意这种毛发末端尖细，向毛囊开口方向逐渐增粗（**箭头**；×70）

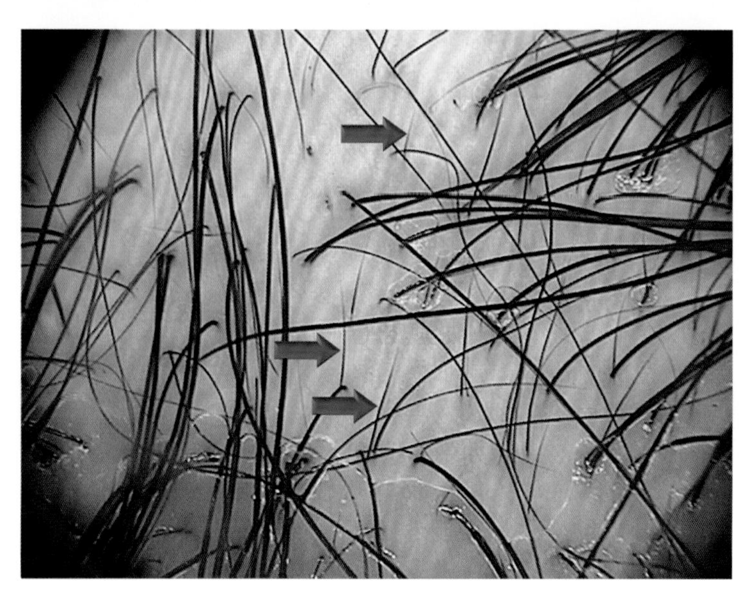

图 2.45 休止期脱发中的直立再生发。出现多发的直立再生发（**箭头**）是因为毛发周期的同步化和毛发同时再生导致的。这是休止期脱发毛发镜下最主要的特点（但是并不特异）（×20）

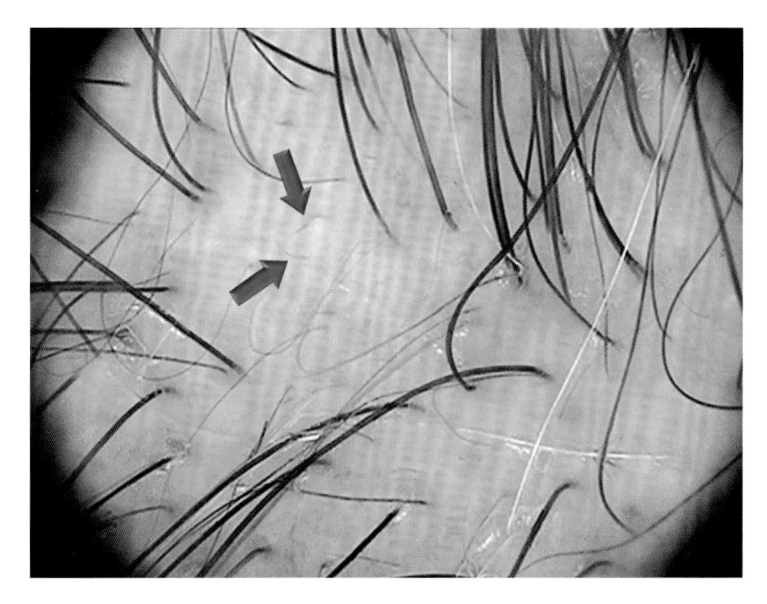

图 2.46 雄激素性秃发中的毳毛。该图中约 30% 的毛发为毳毛（**箭头**）。毳毛颜色浅、没有髓质，直径小于 30 μm，长度不超过 3 mm。毳毛柔软、纤细而短小。正常人头皮约有 10% 的毛发为毳毛。毳毛比例增加是男性型和女性型雄激素性秃发的特征（×20）

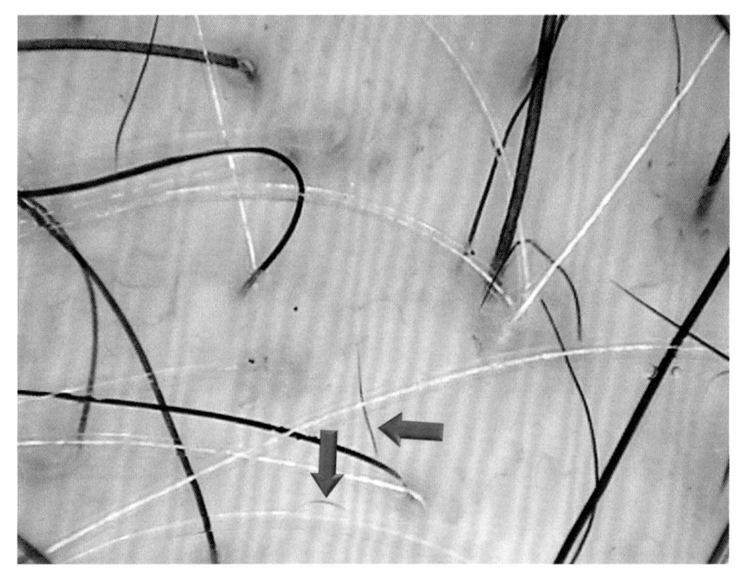

图 2.47 黑线。黑线是指细而短，而颜色却非常深的毛发（**箭头**），有时甚至比患者正常的头发颜色还要深。它们的特点是非常难以确定毛发的哪一端是毛囊的位置。黑线在非瘢痕性秃发中，尤其是弥漫性斑秃中最为常见（×70）

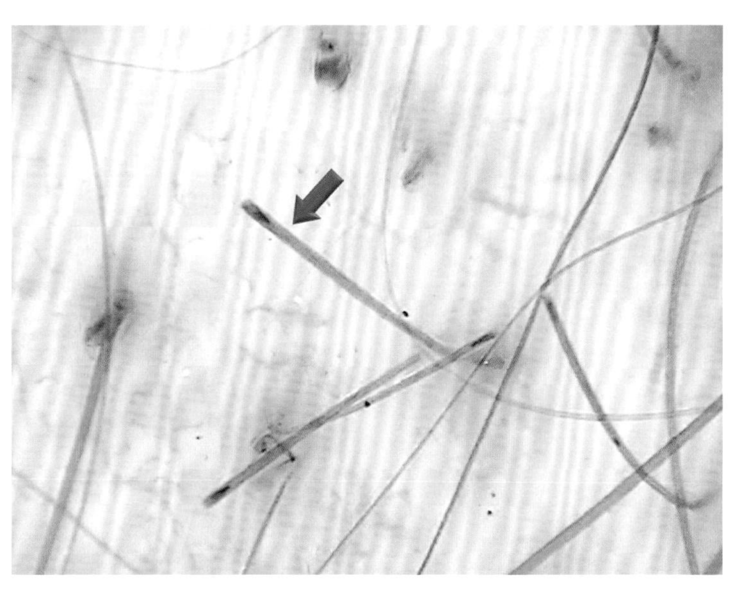

图 2.48 拔毛癖中的郁金香样发。郁金香样发的近端比远端稍细，呈郁金香样，毛干远端有色素沉着（**箭头**）。拔毛癖和斑秃的患者中可以见到这种改变（×70）

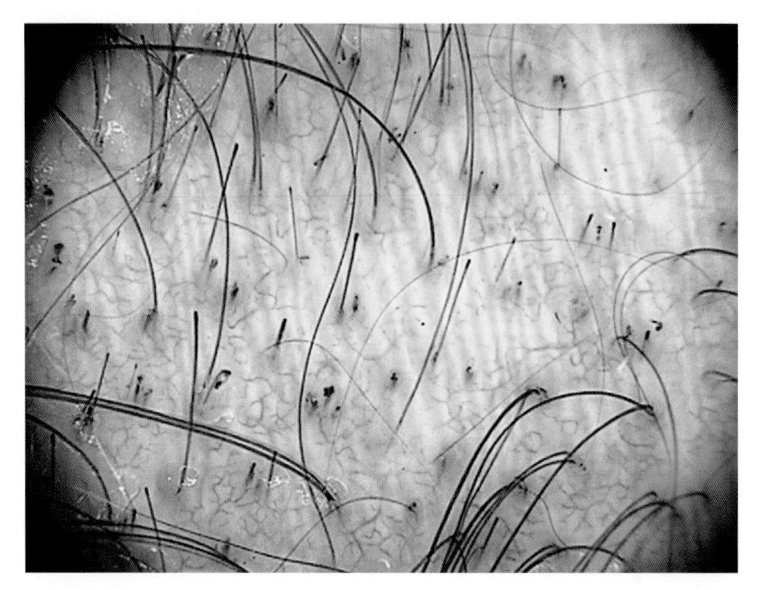

图 2.49 拔毛癖中的郁金香样发。在低倍镜下，郁金香样发表现为浅色发干和深色末端。最可能是由断裂头发的斜行断裂面和远端剥脱的皮质形成。郁金香样发是拔毛癖的特点，但并不特异（×20）

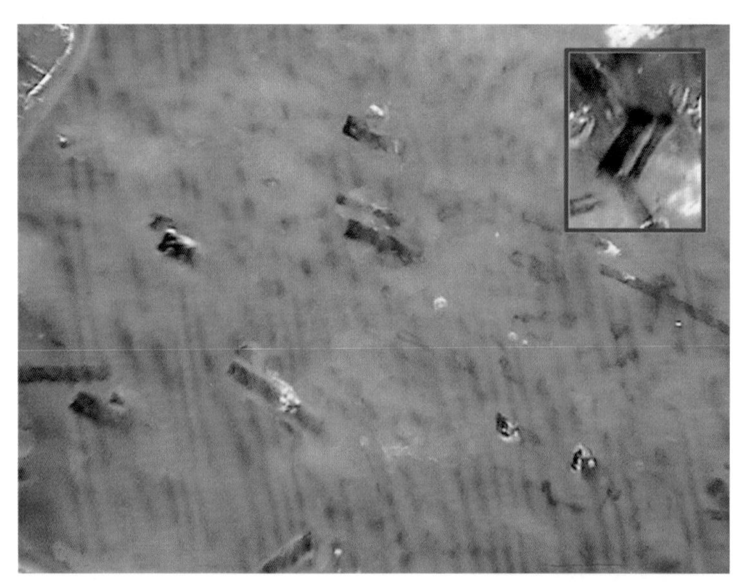

图 2.50 头癣中的块状发和 i 形发。块状发是非常短的头发，带有平的远端末端。该图显示头癣中的块状发，但是在多种获得性的疾病中块状发都常能见到。i 形发（**插图**）是带有深色末端的块状发（×70）

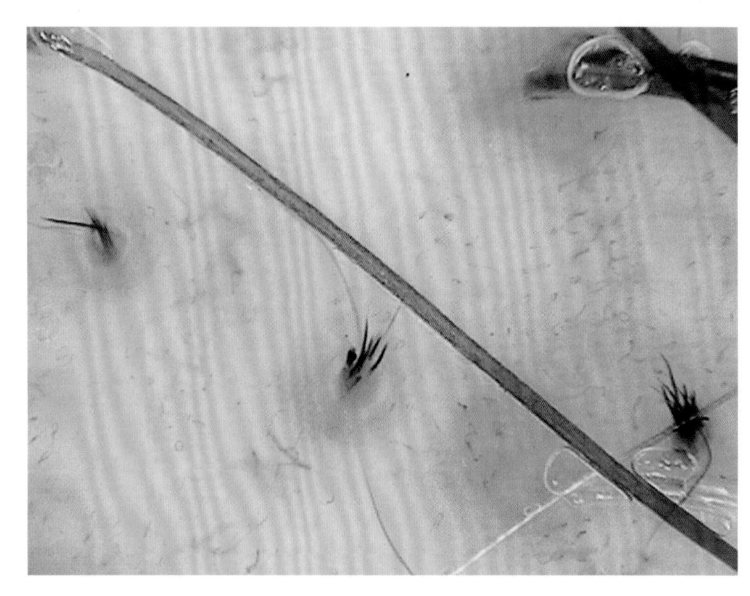

图 2.51 瘢痕性秃发中的扫帚样发。我们建议使用扫帚样发来描述所有表现为从一个毛囊开口出现的少量或较多的线状、细短、深色的异常毛发[13]。只有一部分扫帚样发可能与小棘状毛壅症有关[25]，后者常常累及面部的毛发。该图为一名女性瘢痕性秃发患者，可见这种异常的毛囊单位（×70）

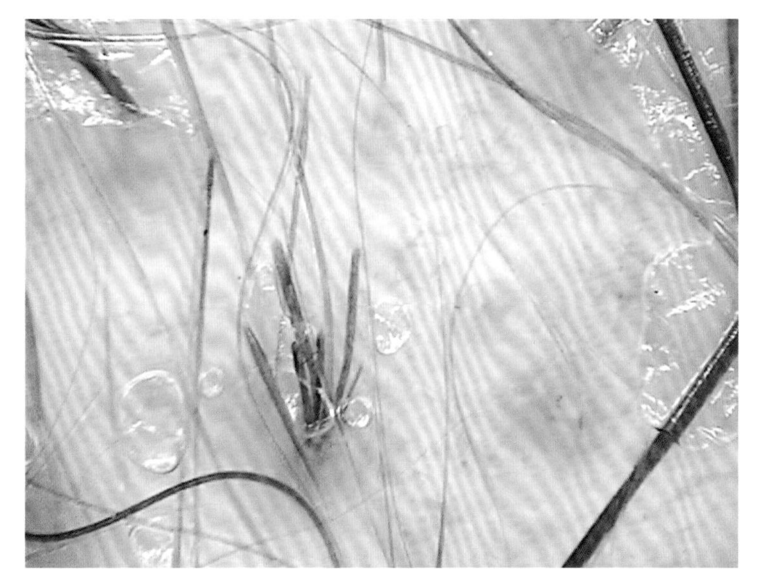

图 2.52 非瘢痕性秃发中的扫帚样发。该图为一位拔毛癖的患者，其扫帚样发的表现比较特殊，为同一个毛囊单位长出多根短而直径正常的毛发（×70）

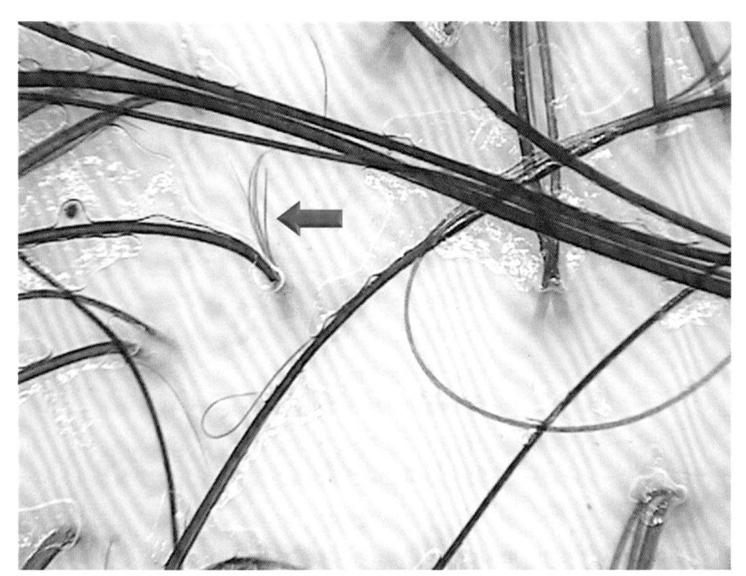

图 2.53 扫帚样发。在多种疾病中，包括瘢痕性和非瘢痕性脱发中均可以见到扫帚样发结构（扫帚纤维；箭头）。可能是不同的发病机制和组织病理学改变的反应（×70）

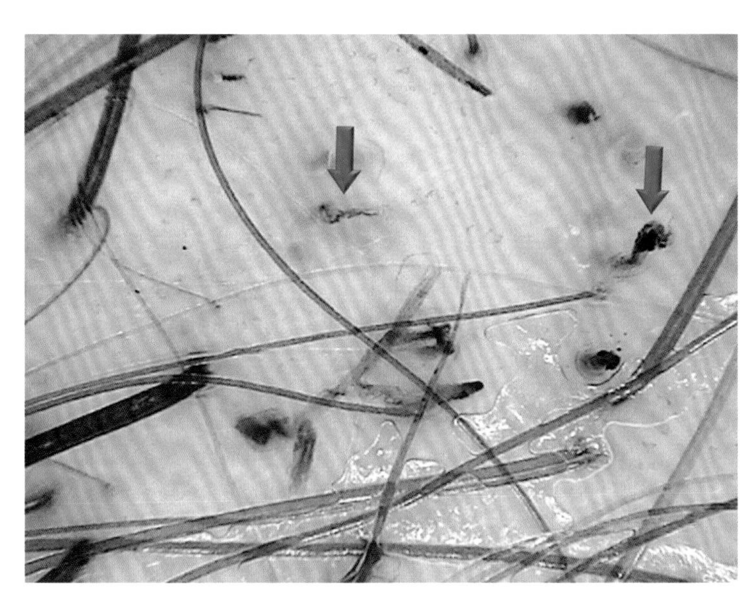

图 2.54 拔毛癖中的火焰状发。火焰样的头发（箭头）是新近拔毛后残留形成的，最常见于拔毛癖活动期[13]。在其他疾病中我们尚未观察到过火焰状发（×70）

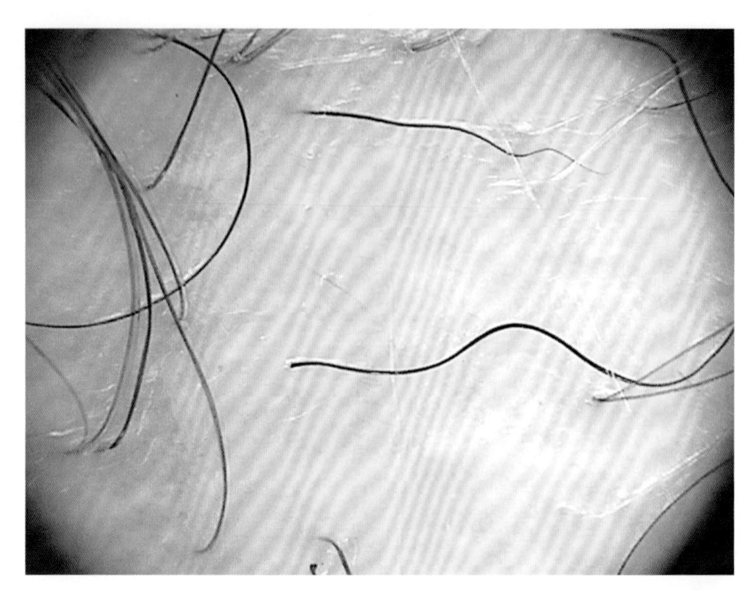

图 2.55 瘢痕性秃发中的获得性毛干营养不良。出现这种情况的最常见原因是毛囊周围纤维化。在毛囊尚未被完全破坏时，可以产生多种营养不良的毛干。它们通常出现在白色或乳红色的毛囊数量减少的区域（×20）

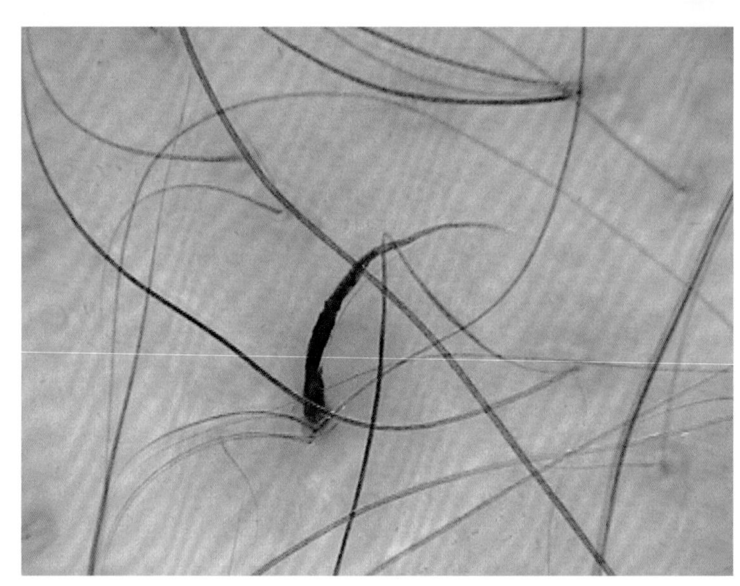

图 2.56 瘢痕性秃发中的获得性毛干营养不良。该图为一名瘢痕性秃发患者的获得性毛干营养不良的另一处改变。患者为头皮切割性蜂窝织炎，该毛发短且较其他头发粗（×70）

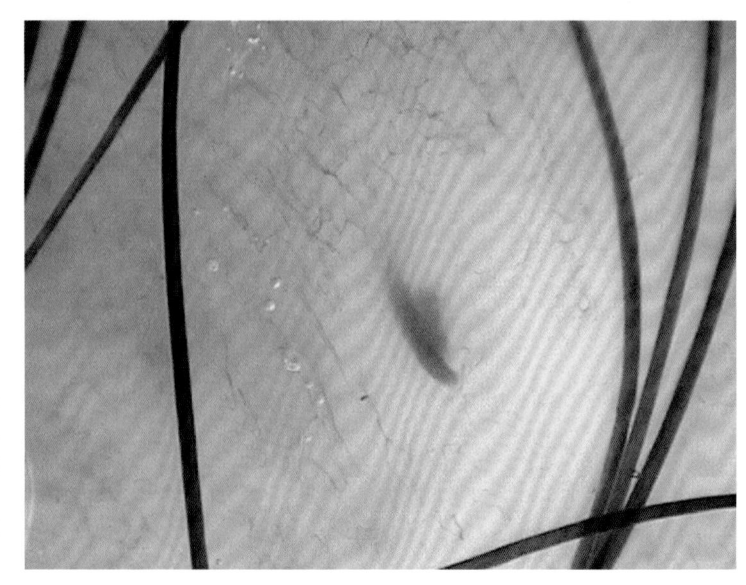

图 2.57 瘢痕性秃发中的内生头发。皮肤科医师对内生头发的关注度远不及内生睫毛（倒睫）[26]和内生面部毛发（须部假性毛囊炎）[27]。通过毛发镜可以观察到内生头发，常为U形，在瘢痕性秃发中比非瘢痕性秃发中更常见（×70）

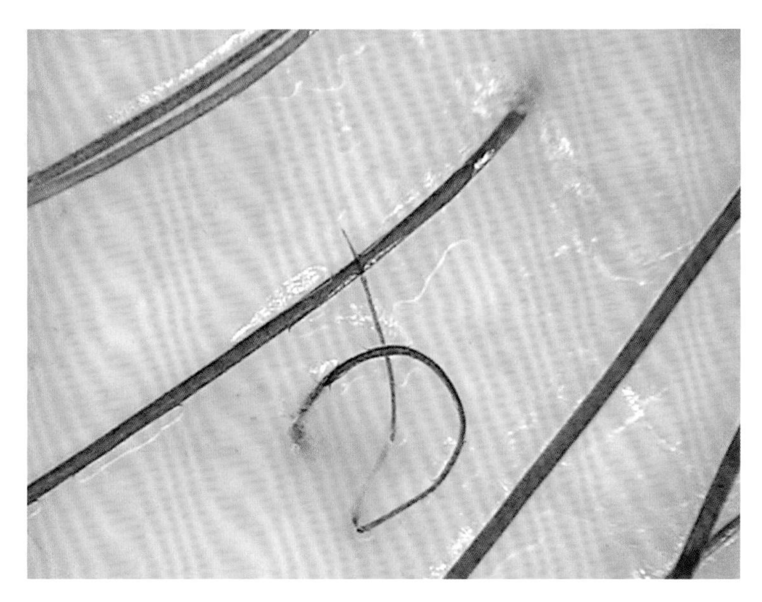

图 2.58 瘢痕性秃发中的内生性头发。该图可见一根内生头发弯曲，然后穿透表皮。在内生毛发的部位可以见到炎症反应，提示患者可能因此会有主观的不适感（×70）

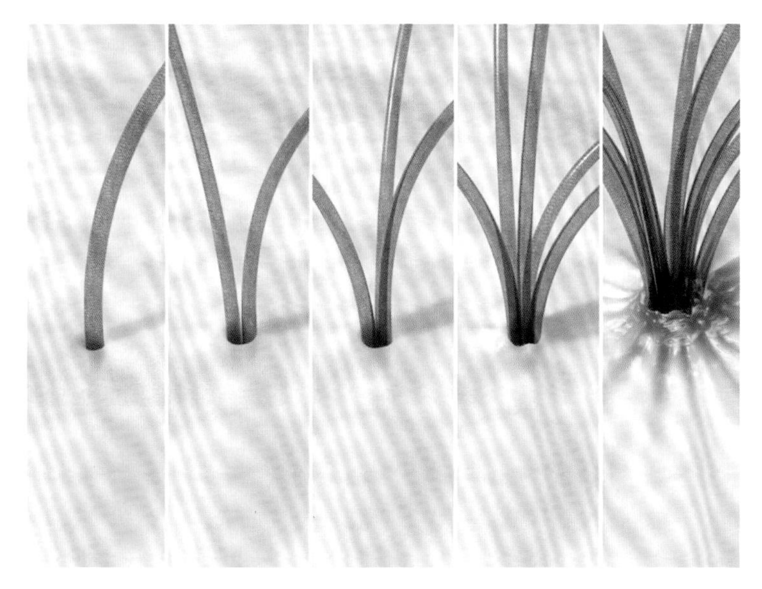

图 2.59 从一个毛囊开口出现多根毛发。通常可以有 2 ～ 3 根毛发从同一个毛囊开口长出。偶尔也可以有 4 根毛发的情况，但是在深色皮肤类型的人群中比高加索人群中要更常见一些。正常人只有 1 根毛发的毛囊的比例＜ 30%。从一个毛囊单位中长出毛干的数量在多种脱发中有所减少，尤其是休止期脱发（telogen effluvium）和雄激素性秃发（androgenetic alopecia）；而在簇状毛囊炎（tufted folliculitis）中有所增加。这种簇可能较小，有 5 ～ 7 根毛发；小的簇在炎症性疾病中可以见到，如头癣和扁平苔藓；大的簇，有 10 根甚至更多的毛发，是秃发性毛囊炎（folliculitis decalvans）的特征。这些簇通常位于角化过度性鳞屑的扩大的毛囊开口中（*Graphic by* Dr. Wawrzyniec Podrzucki）

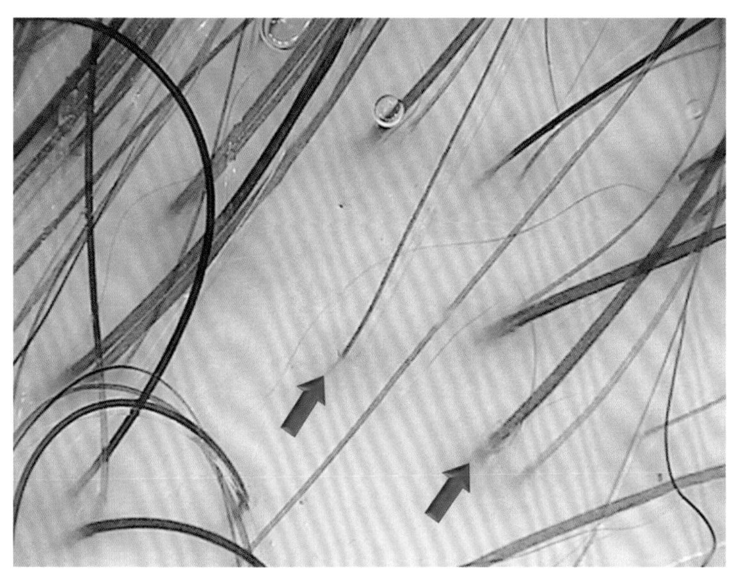

图 2.60 雄激素性秃发中的单一毛发毛囊单位。该图为一名 42 岁女性雄激素性秃发患者的毛发镜照片，绝大多数毛囊单位都只有一根毛干长出（单一毛发毛囊单位；**箭头**；×70）

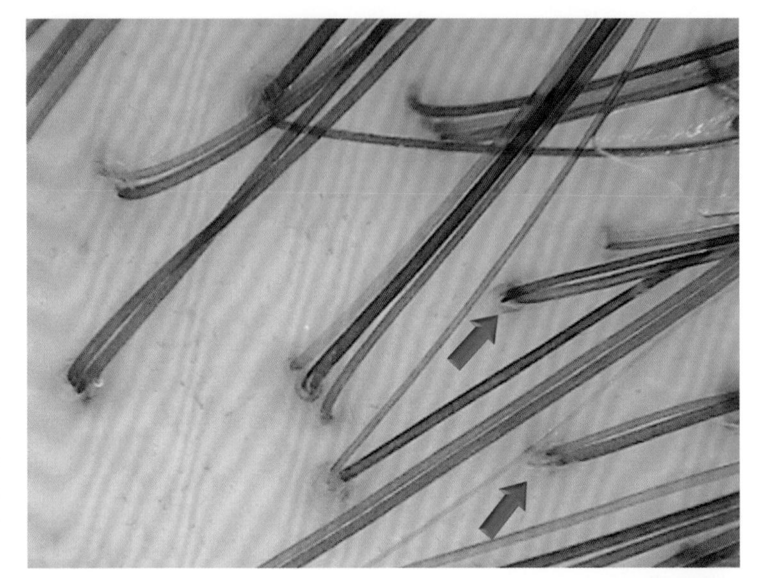

图 2.61 正常人的双毛发毛囊单位。在正常人中，一个毛囊单位中毛发的数量可以为 1 ～ 3 根。该图为正常人的头皮毛发镜照片，多数毛囊单位有两根毛发长出（双毛发毛囊单位；箭头；×70）

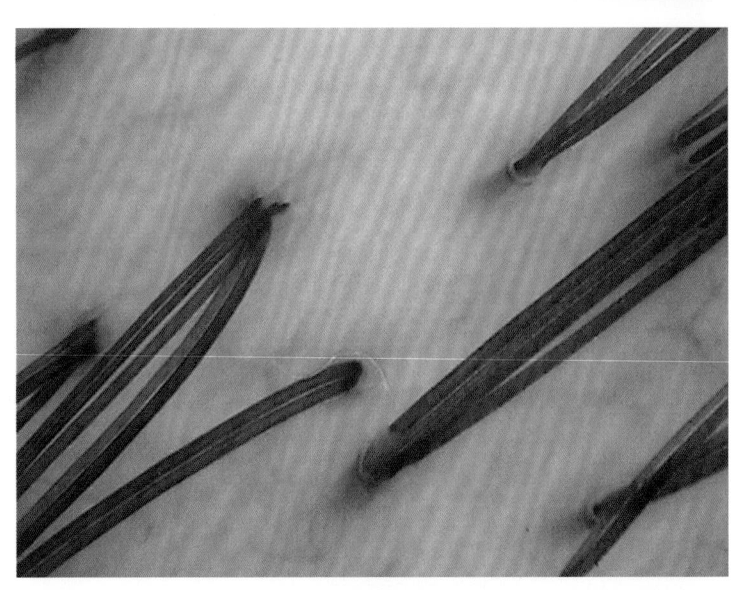

图 2.62 扁平苔藓中的小的簇状毛发。该患者是一位 56 岁女性扁平苔藓患者，毛发镜可见 5 ～ 7 根毛发组成的簇。一些作者认为这是正常范围的上限（×70）

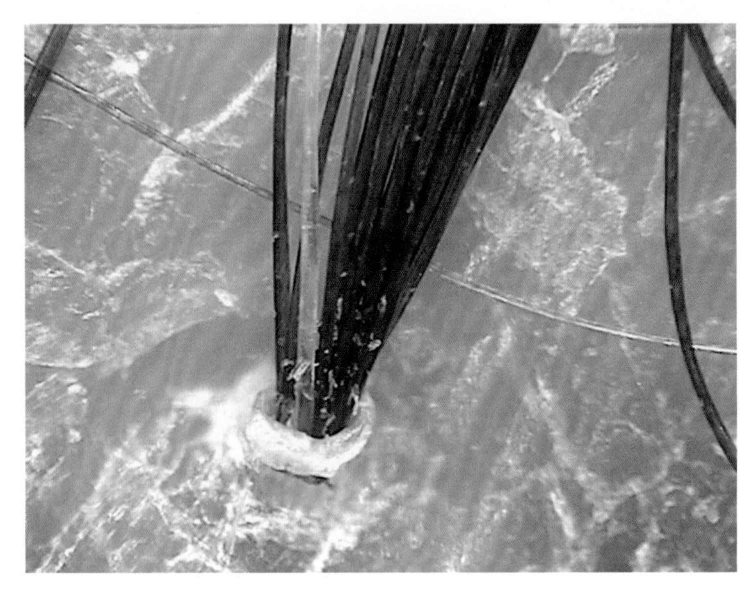

图 2.63 秃发性毛囊炎中的簇状毛发。该图为一位 33 岁患有秃发性毛囊炎的男性，可见含有超过 20 根毛发的一簇毛发。成簇的毛发被覆有角化过度性鳞屑的扩大毛囊开口包绕。在该毛囊开口附近是瘢痕性秃发的区域，其间的毛囊完全消失（×70）

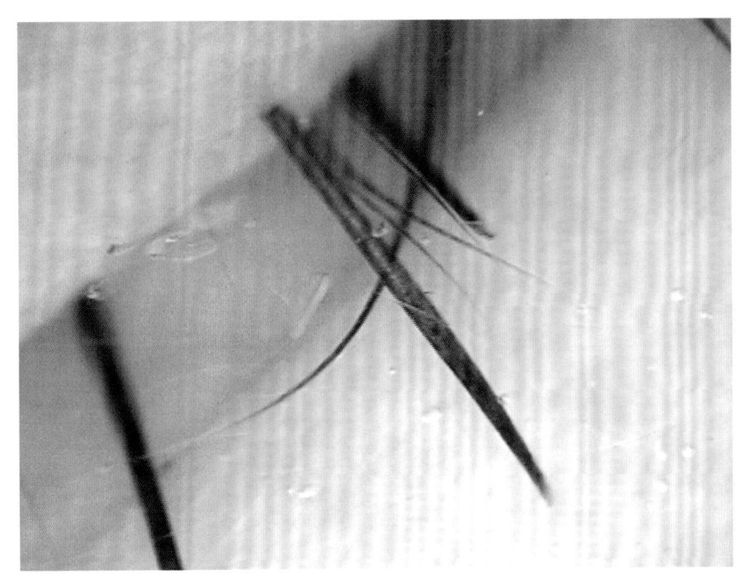

图 2.64 睫毛。眉毛、睫毛和其他的体毛也可以用毛发镜检查。毛发镜观察到的异常在相应的章节进行描述。该图是一张典型的睫毛的毛发镜图像，毛发镜使用 0.9%NaCl 为浸润液。检查过程中应特别注意避免使皮肤镜镜头接触眼球

参考文献

1. Rakowska A. Trichoscopy (hair and scalp videodermoscopy) in the healthy female. Method standardization and norms for measurable parameters. J Dermatol Case Rep. 2009;3(1):14–9.
2. Vogt A, McElwee KJ, Blume-Peytavi U. Biology of the hair follicle. In: Blume-Peytavi U, Tosti A, Whiting D, Trüeb R, editors. Hair; from basic science to clinical application. Berlin: Springer; 2008. p. 1–22.
3. Wagner R, Joekes I. Hair medulla morphology and mechanical properties. J Cosmet Sci. 2007;58(4):359–68.
4. Inui S, Nakajima T, Itami S. Scalp dermoscopy of androgenetic alopecia in Asian people. J Dermatol. 2009;36(2):82–5.
5. Van Neste D. Natural scalp hair regression in preclinical stages of male androgenetic alopecia and its reversal by finasteride. Skin Pharmacol Physiol. 2006;19(3):168–76.
6. Rakowska A, Slowinska M, Kowalska-Oledzka E, Olszewska M, Rudnicka L. Dermoscopy in female androgenic alopecia: method standardization and diagnostic criteria. Int J Trichol. 2009;1(2):123–30.
7. Rudnicka L, Olszewska M, Rakowska A, Kowalska-Oledzka E, Slowinska M. Trichoscopy: a new method for diagnosing hair loss. J Drugs Dermatol. 2008;7(7):651–4.
8. Shuster S. The coudability sign of alopecia areata: the real story. Clin Exp Dermatol. 2011;36(5):554–5.
9. Inui S, Nakajima T, Itami S. Coudability hairs: a revisited sign of alopecia areata assessed by trichoscopy. Clin Exp Dermatol. 2010; 35(4):361–5.
10. Slowinska M, Rudnicka L, Schwartz RA, Kowalska-Oledzka E, Rakowska A, Sicinska J, et al. Comma hairs: a dermatoscopic marker for tinea capitis: a rapid diagnostic method. J Am Acad Dermatol. 2008;59(5 Suppl):S77–9.
11. Sandoval AB, Ortiz JA, Rodriguez JM, Vargas AG, Quintero DG. Dermoscopic pattern in tinea capitis [in Spanish]. Rev Iberoam Micol. 2010;27(3):151–2.
12. Hughes R, Chiaverini C, Bahadoran P, Lacour JP. Corkscrew hair: a new dermoscopic sign for diagnosis of tinea capitis in black children. Arch Dermatol. 2011;147(3):355–6.
13. Rudnicka L, Olszewska M, Rakowska A, Slowinska M. Trichoscopy update 2011. J Dermatol Case Rep. 2011;5(4):82–8.
14. Adya KA, Inamadar AC, Palit A, Shivanna R, Deshmukh NS. Light microscopy of the hair: a simple tool to "untangle" hair disorders. Int J Trichol. 2011;3(1):46–56.
15. Rakowska A, Slowinska M, Kowalska-Oledzka E, Rudnicka L. Trichoscopy in genetic hair shaft abnormalities. J Dermatol Case Rep. 2008;2(2):14–20.
16. Yazdabadi A, Magee J, Harrison S, Sinclair R. The Ludwig pattern of androgenetic alopecia is due to a hierarchy of androgen sensitivity within follicular units that leads to selective miniaturization and a reduction in the number of terminal hairs per follicular unit. Br J Dermatol. 2008;159(6):1300–2.
17. Bentley-Phillips B, Bayles MA. A previously undescribed hereditary hair anomaly (pseudo-monilethrix). Br J Dermatol. 1973;89(2): 159–67.
18. Phillips BB, Bayles MA, Grace HJ. Pseudo-monilethrix: further family studies. Humangenetik. 1974;25(4):331–7.
19. Trueb RM. Pharmacologic interventions in aging hair. Clin Interv Aging. 2006;1(2):121–9.
20. de Berker DA, Paige DG, Ferguson DJ, Dawber RP. Golf tee hairs in Netherton disease. Pediatr Dermatol. 1995;12(1):7–11.
21. Ihm CW, Han JH. Diagnostic value of exclamation mark hairs. Dermatology. 1993;186(2):99–102.
22. Abramovits-Ackerman W, Bustos T, Simosa-Leon V, Fernandez L, Ramella M. Cutaneous findings in a new syndrome of autosomal recessive ectodermal dysplasia with corkscrew hairs. J Am Acad Dermatol. 1992;27(6 Pt 1):917–21.
23. Trueb R, Burg G, Bottani A, Schinzel A. Ectodermal dysplasia with corkscrew hairs: observation of probable autosomal dominant tricho-odonto-onychodysplasia with syndactyly. J Am Acad Dermatol. 1994;30(2 Pt 1):289–90.
24. Argenziano G, Monsurro MR, Pazienza R, Delfino M. A case of probable autosomal recessive ectodermal dysplasia with corkscrew hairs and mental retardation in a family with tuberous sclerosis. J Am Acad Dermatol. 1998;38(2 Pt 2):344–8.
25. Pozo L, Bowling J, Perrett CM, Bull R, Diaz-Cano SJ. Dermoscopy of trichostasis spinulosa. Arch Dermatol. 2008;144(8):1088.
26. Kirkwood BJ, Kirkwood RA. Trichiasis: characteristics and management options. Insight. 2011;36(2):5–9.
27. Chuh A, Zawar V. Epiluminescence dermatoscopy enhanced patient compliance and achieved treatment success in pseudofolliculitis barbae. Australas J Dermatol. 2006;47(1):60–2.

3 毛囊开口：点

Lidia Rudnicka，Malgorzata Olszewska，Adriana Rakowska，Monika Slowinska，Irena Walecka，Barbara Borkowska，and Marta Kurzeja

罗莎　杨顶权　译　周城　审校

摘　要

术语“点”指皮肤镜下的毛囊开口。黑点征是指深色头发在头皮水平折断或破坏后的残端。黄点征指毛囊漏斗部的角化物和（或）皮脂。纤维性白点征是毛囊选择性破坏区域的纤维化。针尖样白点征见于深色皮肤类型的患者，是空毛囊或小汗腺导管的表皮部分。红点征见于盘状红斑狼疮。粉红色和粉红–褐色点是前额纤维性秃发患者眉毛区的特征性表现。

关键词

斑秃 • 隐匿性斑秃 • 黑点征 • 瘢痕性秃发 • 皮肤型红斑狼疮 • 盘状红斑狼疮 • 切割性蜂窝织炎 • 眉毛毛发扁平苔藓 • 毛发软化 • 拔毛癖 • 白点征 • 黄点征

术语“点”（dots）最初指皮肤镜下的毛囊开口。毛囊开口可有不同的表现，这与毛干残端、毛囊角栓、毛周纤维化、炎症及其他因素有关。因此，产生了黑点征、黄点征和白点征等术语[1]。后来的研究表明“点”的范围大于其初始定义。

黑点征以前也称为“枯发”，是深色头发在头皮水平折断或破坏的残端（表 3.1）[1]。大约 50% 的斑秃患者脱发区可见到黑点征，黑点征与疾病活动程度呈正相关[2]。多发黑点征提示斑秃预后不良。斑秃黑点征的组织病理表现为毛囊漏斗部损伤和畸形毛干伴不规则色素沉着。黑点征也常见于切割性蜂窝织炎、头癣、化疗诱发的脱发和拔毛癖，但也可见于其他疾病[3-5]。健康人或患有雄激素性秃发和休止期脱发的患者不存在黑点征[6-7]。

黄点征指毛囊漏斗部的角化物和（或）皮脂[1, 4, 8]。黄点征的颜色、形状和大小不同（表 3.2）。每个黄点征内部颜色均匀或有内部结构。黄点征通常没有毛干，但也可有营养不良发或毳毛。超过 60% 的斑秃患者脱发区有规则分布的黄点征，它被认为是斑秃严重性的标志[2]。大而深黄色至黄褐色的黄点征是盘状红斑狼疮的特征性改变，这是扩大的毛囊漏斗部充满角质物的表现[4]。在雄激素性秃发的患者中也可见到黄点征，这类黄点征主要由皮脂组成，因其终毛消失而皮脂腺不受累，分泌的皮脂排泄到头皮表面形成[7]。黄点征在额区比枕区多有助于诊断（女性）雄激素性秃发[7]。营养不良黑发的“3D”肥皂泡样结构的黄点征是切割性蜂窝织炎的特异性表现。

白点征（表 3.3）主要有两种。纤维性白点征是选择性毛囊破坏区域的纤维化。常见于原发性的、以毛囊为中心的瘢痕性秃发，最常见于扁平苔藓[1，4]。在晚期原发性瘢痕性秃发中，白点征相互融合并形成缺乏毛囊开口的白色区域；另一种白点征是针尖样白点征，可见于 Fitzpatrick 皮肤类型中Ⅳ、Ⅴ和Ⅵ型患者[9-10]。针尖样白点征小而规则，有时伴色素沉着晕，与空毛囊或小汗腺导管的表皮部分有关，它们在色素网背景的对比下可以见到。这种针尖样白点征可见于大多数脱发疾病，也见于正常人。

红点征见于盘状红斑狼疮，并被认为是毛发可能再生的良性预后因素[11]。

规则分布的粉红色和粉红-褐色点是前额纤维性秃发患者眉毛区的特征性表现，它是眉毛可能再生的良性预后因素。

表 3.1 毛发镜下的黑点征

常见	罕见
斑秃（急性期）	斑秃（稳定期或慢性）
切割性蜂窝织炎（急性期）	切割性蜂窝织炎（稳定期）
头癣	念珠状发
拔毛癖	化疗诱发的脱发
	先天性皮肤发育不全
	牵拉性脱发
	毛发显微像检查后
	激光脱毛后

表 3.2 毛发镜下的黄点征

疾病	特征
斑秃	分布规则 小到中等大小 角栓 干性皮肤镜下可能显得粗糙
盘状红斑狼疮	稀疏 大 角栓 深黄色或黄褐色 高倍镜下可见双边缘
雄激素性秃发	分布不规则 小到中等大小 主要含有皮脂 主要存在于额区 洗发后数量可能减少
切割性蜂窝织炎	大 营养不良黑发的“3D”肥皂泡样结构

表 3.3 毛发镜下的白点征

疾病	特征
纤维性白点征 瘢痕性秃发 （最常见的毛发扁平苔藓）	不规则、圆形、椭圆形或多边形、有融合的趋势 大小不一 主要存在于秃发区的边缘
针尖样白点征 健康的人 皮肤类型Ⅳ、Ⅴ或Ⅵ，或皮肤暴露在阳光下的人	小 圆 规则 边缘偶有色素沉着

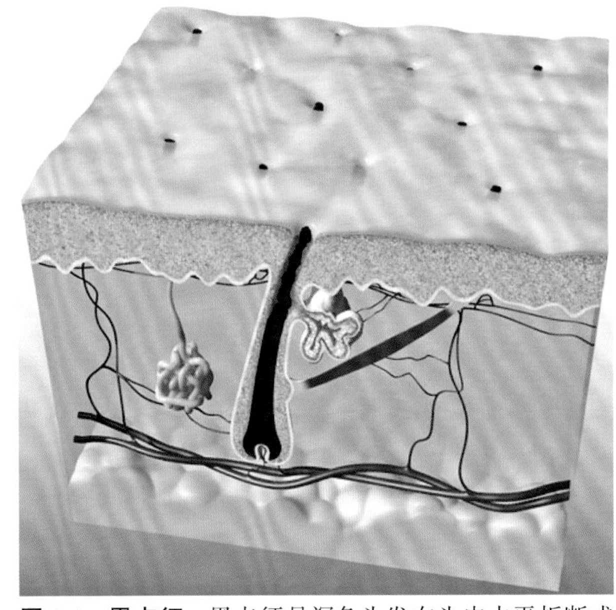

图 3.1 黑点征。黑点征是深色头发在头皮水平折断或破坏的残端，可见于斑秃、拔毛癖、牵拉性脱发、头癣、化疗诱发的脱发和其他疾病。健康人或雄激素性秃发和休止期脱发患者无黑点征（*Graphic by* Dr. Wawrzyniec Podrzucki）

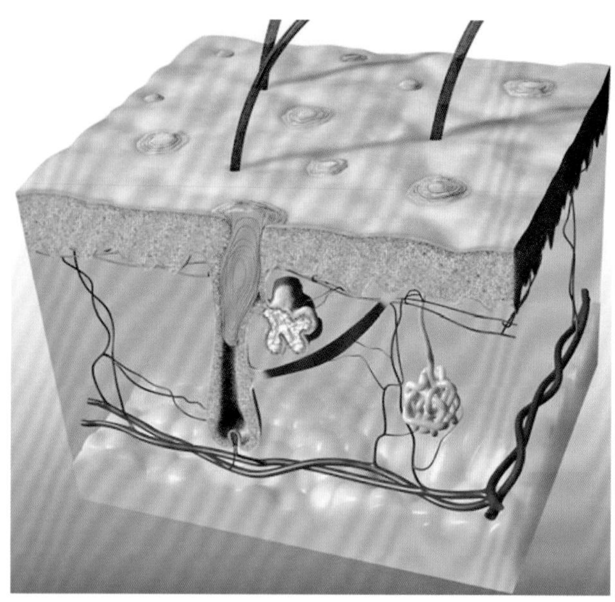

图 3.2 黄点征（角化性）。黄点征由毛囊开口中的角栓所致，它们在颜色、形状和大小上有所不同。我们提出了一个假说：所有黄点征都含有角质和皮脂[4, 7]。黄点征的黄色来源于皮脂，它的外观取决于角质（角化性黄点征）或皮脂（皮脂性黄点征）的多少。休止期的空毛囊含角质物和皮脂，与小的黄点征难以鉴别。多个黄点征或异常大的黄点征可提示表 3.2 中所列的疾病（*Graphic by* Dr. Wawrzyniec Podrzucki）

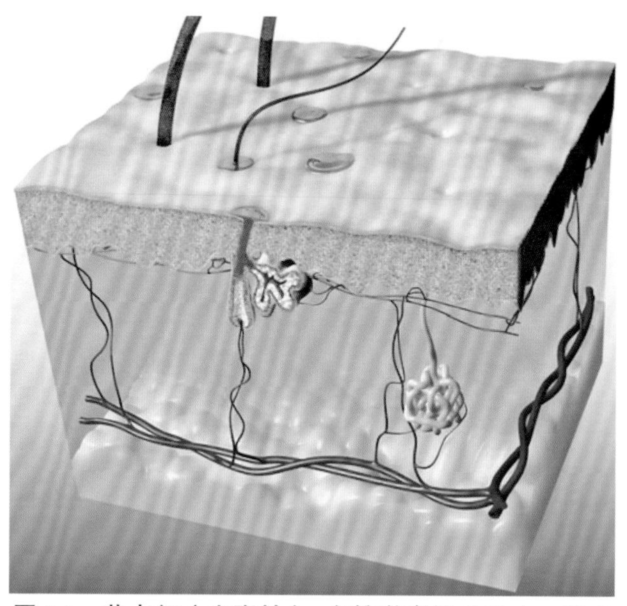

图 3.3 黄点征（皮脂性）。在雄激素性秃发中，黄点征主要含皮脂并有一定量角质。为了理解黄点征的形成，有必要回忆下：在健康人中，皮脂由皮脂腺分泌，在毛发生长时仍有部分皮脂附着于毛发上；而在雄激素性秃发中毛干微小化，皮脂腺却仍很活跃，其皮脂通过微小化的毛囊直接分泌到皮肤表面，过多的皮脂积聚在毛囊漏斗部，这样就形成一个黄点。黄点征中可能有毳毛（*Graphic by* Dr. Wawrzyniec Podrzucki）

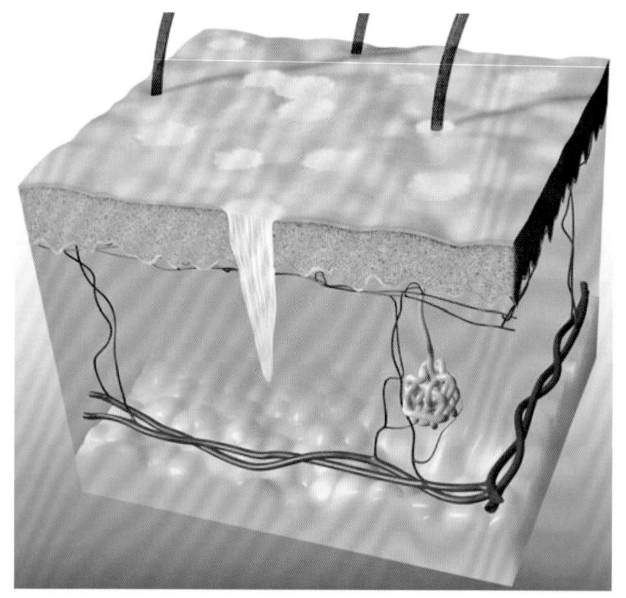

图 3.4 白点征（纤维性）。纤维性白点征最常见于终末期的扁平苔藓。该表现的产生是由于毛囊和毛周区域由于炎症破坏并被楔形的纤维化区域替代所致。纤维性白点征的大小和形状可以根据纤维化的范围而不同，但是通常明显大于毛囊的平均开口。白点征可以融合并形成白色的瘢痕性秃发区域。有些白点征中可包含毛干，其反映毛囊破坏末期的毛周纤维化。因为纤维性白点征最先被描述，所以一些研究者称其为经典的白点征（*Graphic by* Dr. Wawrzyniec Podrzucki）

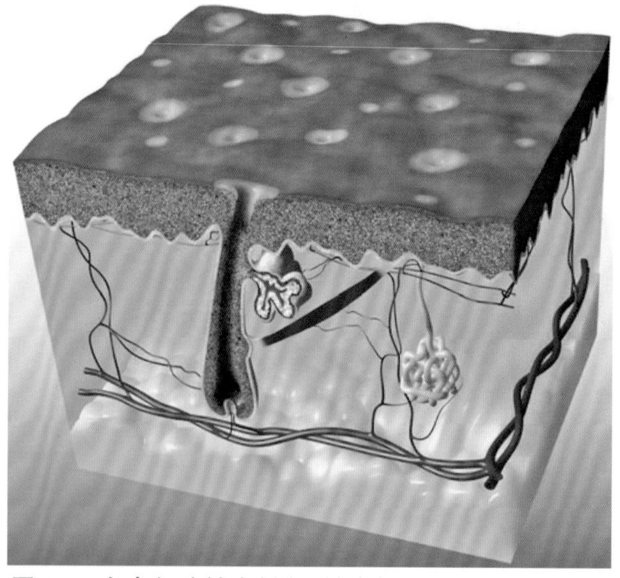

图 3.5 白点征（针尖样）。针尖样白点征见于暴露在阳光下的皮肤和深色皮肤类型的人，它是空毛囊的开口和小汗腺导管的表皮部分，在色素网背景的对比下可以见到。针尖样白点征可见于多种非瘢痕性秃发的患者和健康人。针尖样白点征为规则的圆形，周围常伴轻微的色素沉着（*Graphic by* Dr. Wawrzyniec Podrzucki）

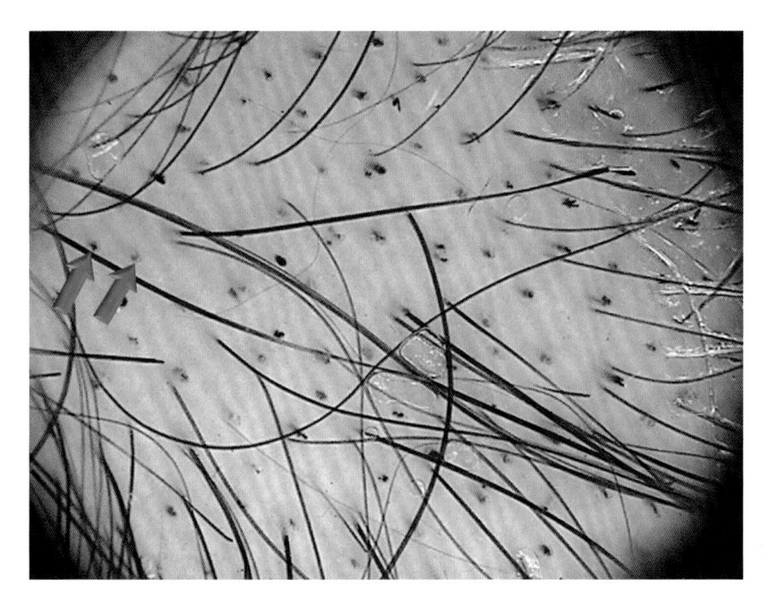

图 3.6 斑秃中的黑点征。多个单一形态的黑点征（箭头）是活动性斑秃的特征，这是斑秃面积可能扩大的不良预后因素（×20）

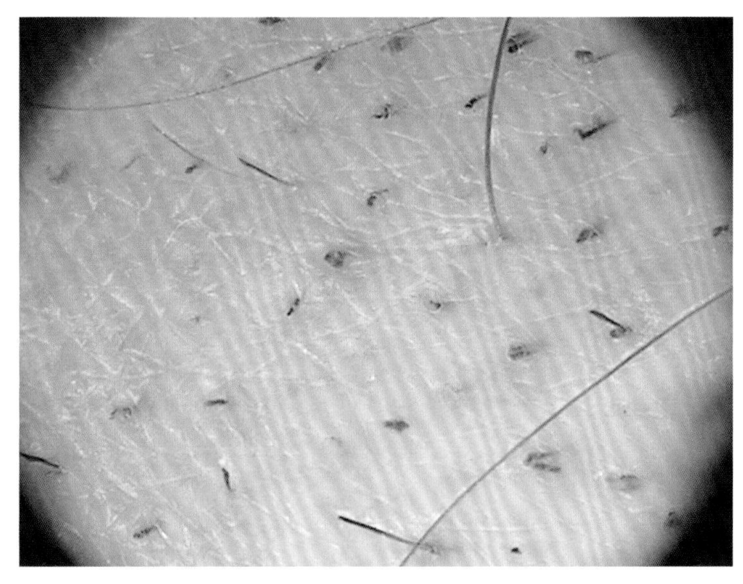

图 3.7 斑秃中的黑点征。图示慢性斑秃近期病情活动的特征性毛发镜表现：黑点征伴有断发、惊叹号样发和多个规则分布的黄点征（干燥毛发镜；×20）

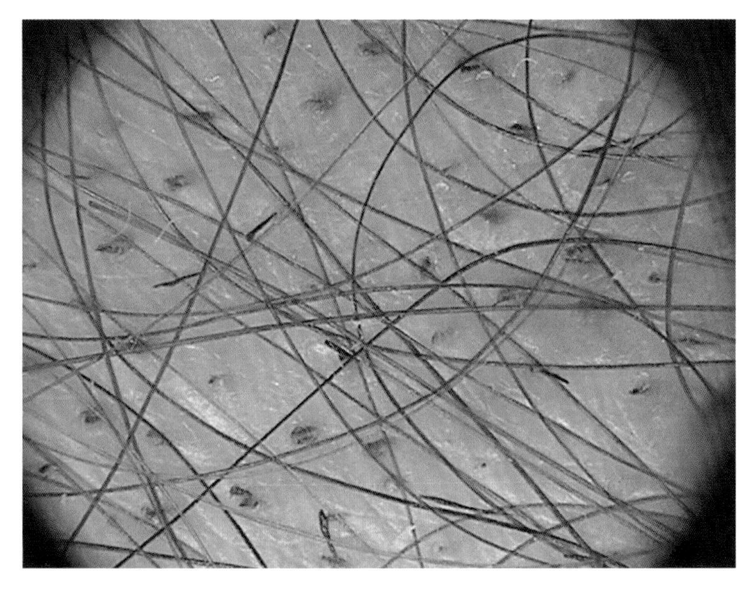

图 3.8 斑秃中的黑点征。黑点征有时可以看做是表皮上的毛发残端，正如该图中的黑点一样。特别需要与拔毛癖相鉴别（×20）

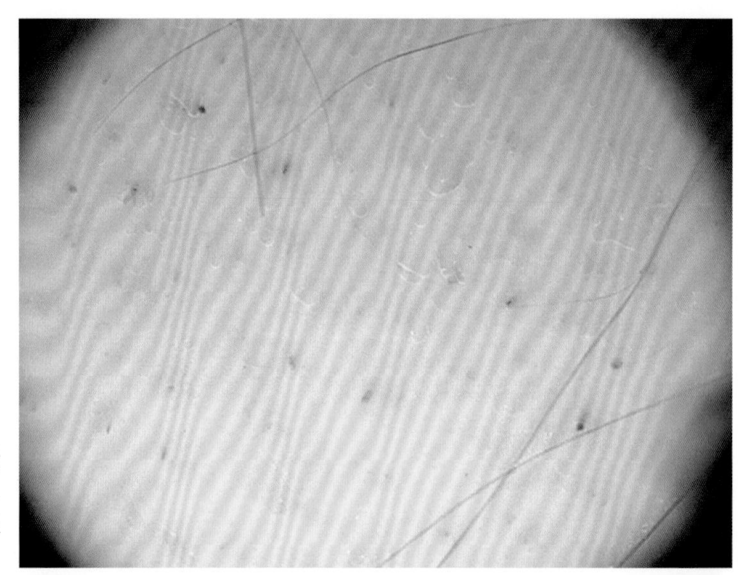

图 3.9 斑秃中的黑点征。该图只能见到少量的黑点征。最主要的特征是同时存在黄点征，这是稳定期和慢性斑秃皮损中最典型的表现（×20）

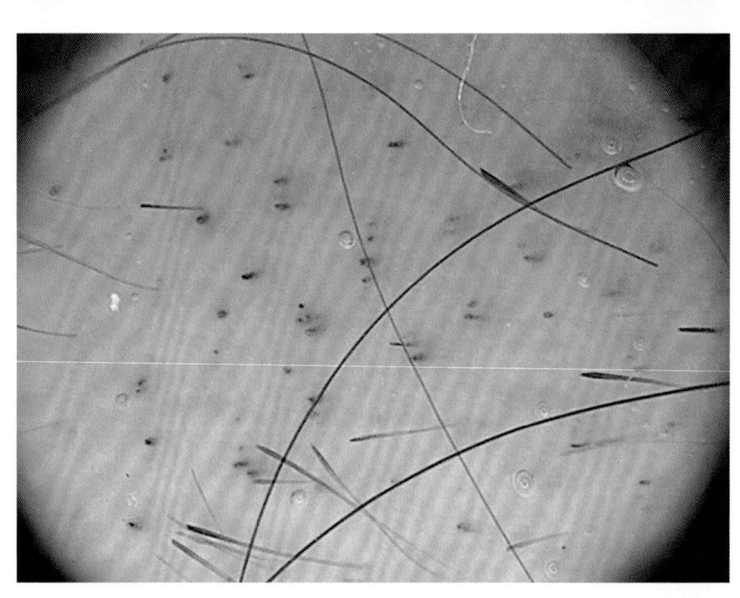

图 3.10 斑秃中的黑点征。黑点征伴多个惊叹号样发提示病程进展的活动性斑秃。若黑点征大小不等，并且以两个或三个成组的形式出现，表明毛囊单位中的所有毛发均受疾病的影响（×20）

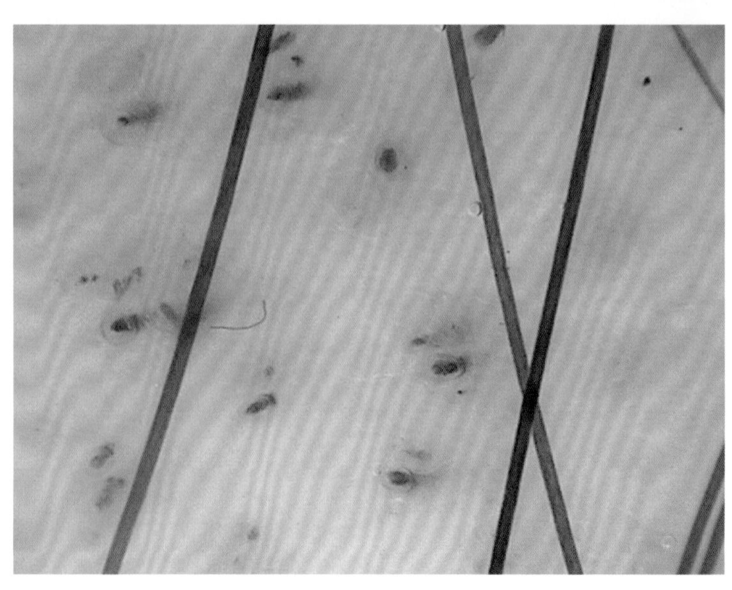

图 3.11 斑秃中的黑点征。在高倍镜下，黑点征表现为表皮水平的毛发残端。黑点征可出现在黄点征中，亦可见单独的黄点征。斑秃和拔毛癣中均可见多个黑点征，二者的鉴别为：①斑秃中可见黄点征，而拔毛癣中很少见；②斑秃中的黑点征规则、均一，而拔毛癣中的黑点征则不然（×70）

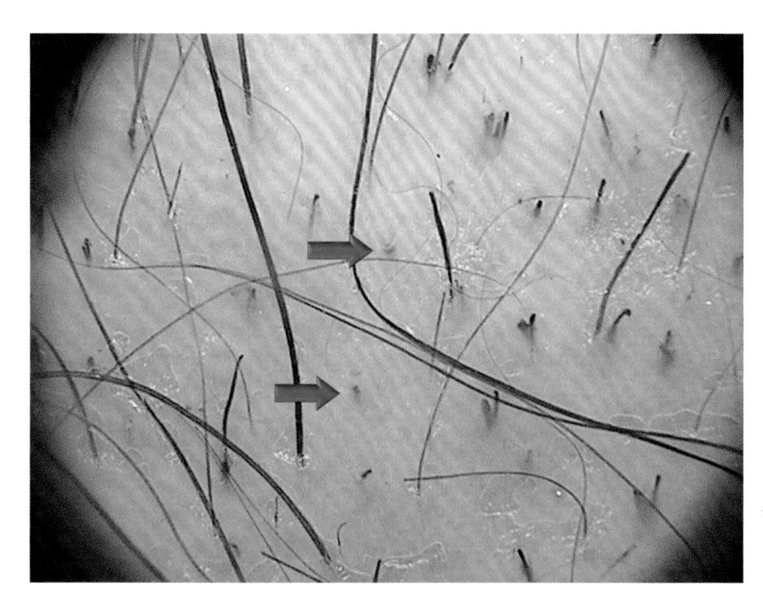

图 3.12　拔毛癣中的黑点征。拔毛癣患者可见黑点征（箭头）。断发、卷曲发和 v 征也是可以帮助明确诊断拔毛癣的特征。通常杂乱无章的毛发镜图片是拔毛癣的标志之一（×20）

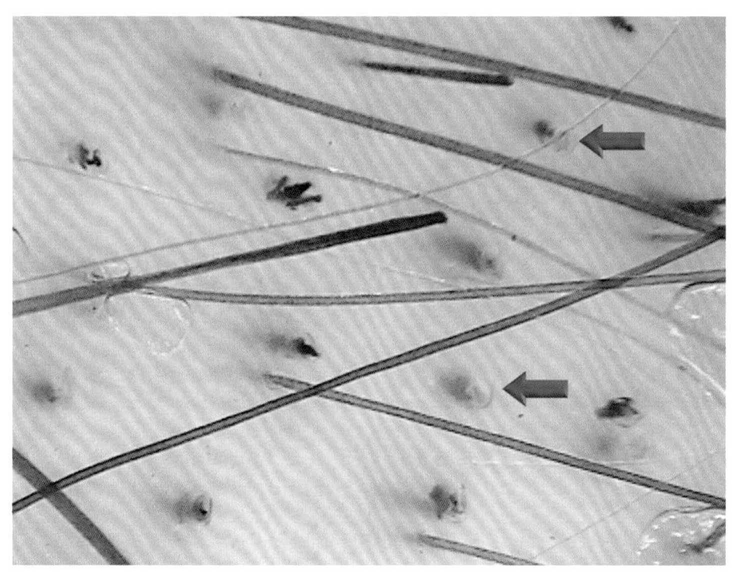

图 3.13　拔毛癣中的黑点征。该图表现了黑点征的异质性，这是拔毛癣而不是斑秃的特征。一些黑点征伴小的半透明晕（箭头），这必须与黄点征（见图 3.11）相鉴别（×70）

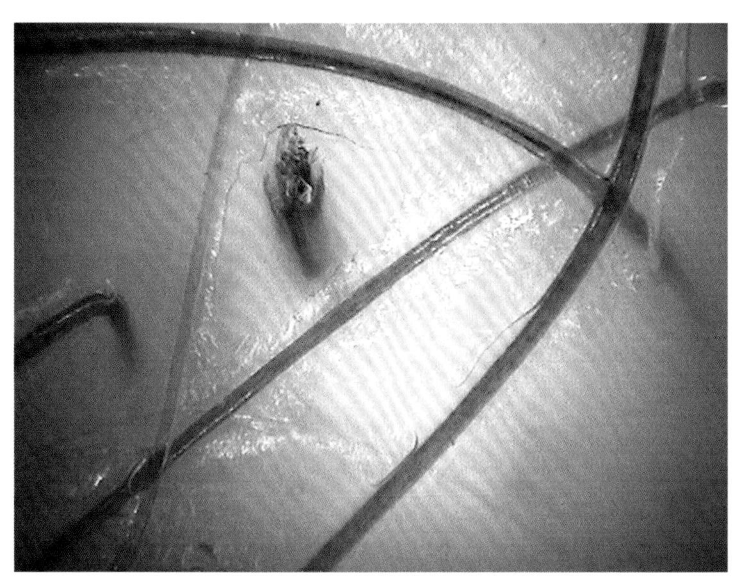

图 3.14　拔毛癣中的黑点征。高倍镜可以更好地展现拔毛癣黑点征的细节，在表皮水平断裂的短发表现为由机械损伤引起的不规则锯齿状分裂末端（×160）

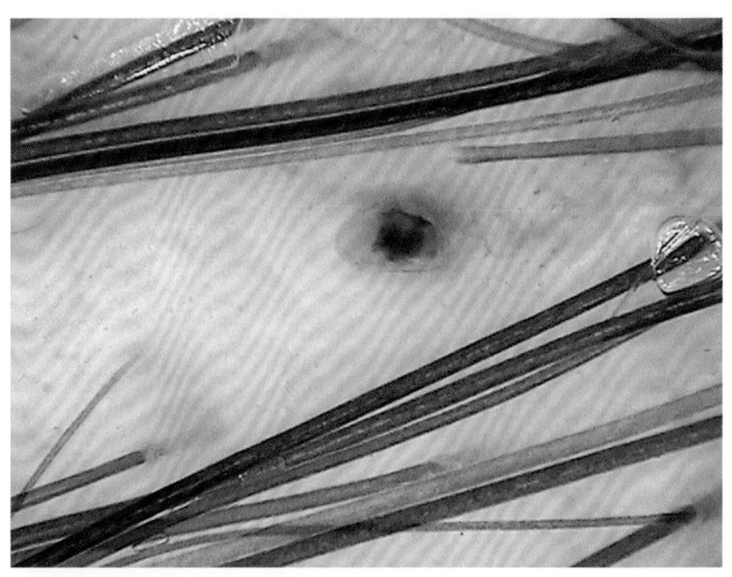

图 3.15 毛发软化中的黑点征。毛发软化（不完全角化的、软的、扭曲的和深色的毛干）在毛发镜下表现为大而凸起的黑点征。物理性损伤是造成毛发软化的最常见原因，但毛发软化亦可见于斑秃[12]（×70）

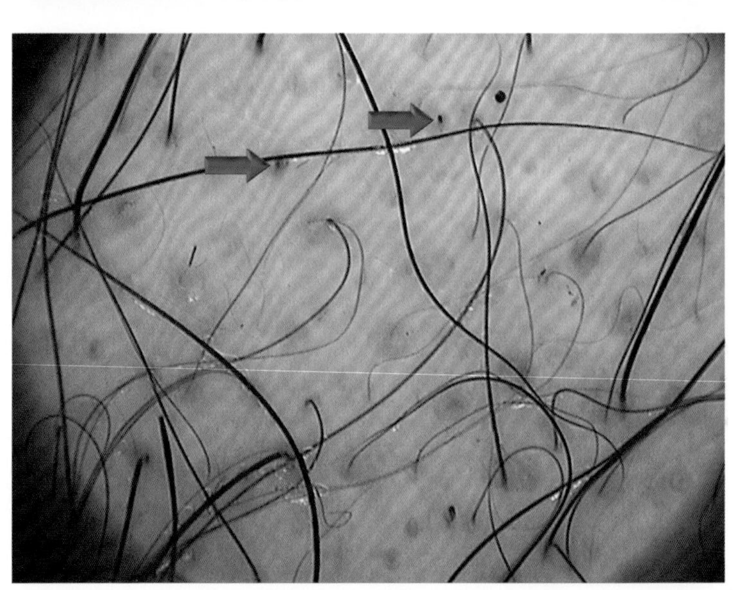

图 3.16 先天性少毛症中的黑点征。一般情况下，先天性少毛症中不存在黑点征。此图示不典型性先天性少毛症患者的黑点征（**箭头**）、黄点征、毛干结构异常和头发密度减少（×20）

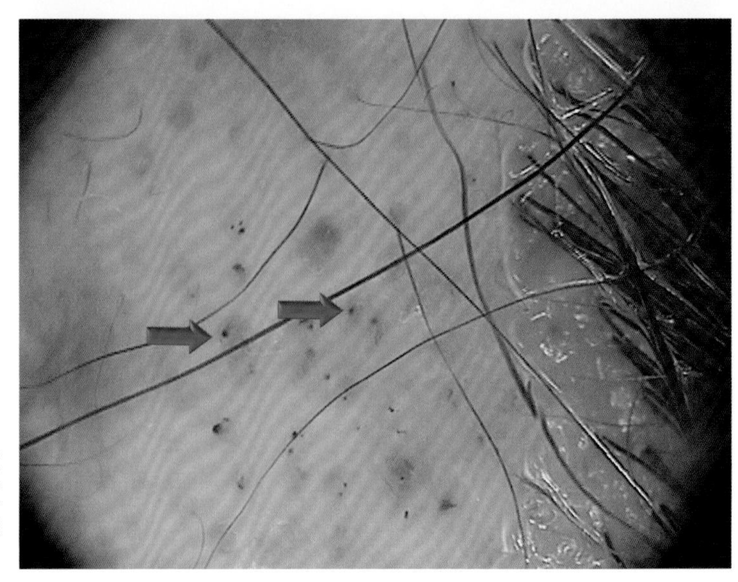

图 3.17 切割性蜂窝织炎中的黑点征。皮损边缘可见多个内有黑点征的黄点征（**箭头**），这些黄点征常表现为3D肥皂泡样并含有毛发残端（×20）

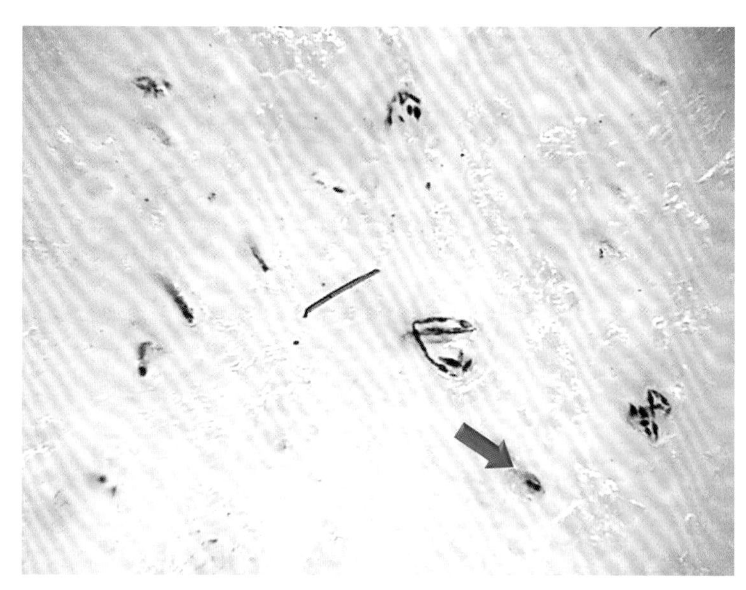

图 3.18　念珠状发和念珠状发样先天性少毛症中的黑点征。念珠状发和念珠状发样疾病中的黑点征（箭头）是由于毛发在结节间区（缩窄）发生了断裂，这些部位对机械损伤极其敏感。该念珠状发样先天性少毛症患者可以见到少量黑点征。需要注意的是，小而成群分布的结节可能容易被误认为黑点征，尤其是在低倍镜下（×70）

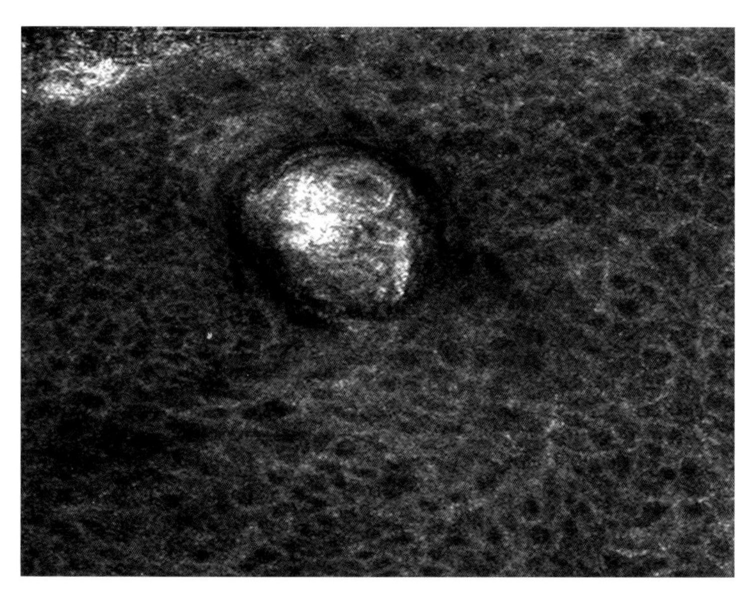

图 3.19　反射式共聚焦显微镜下的黑点征。反射式共聚焦显微镜下的黑点征表现为高回声的（白色）圆形至椭圆形的结构致密地填充于毛囊开口处

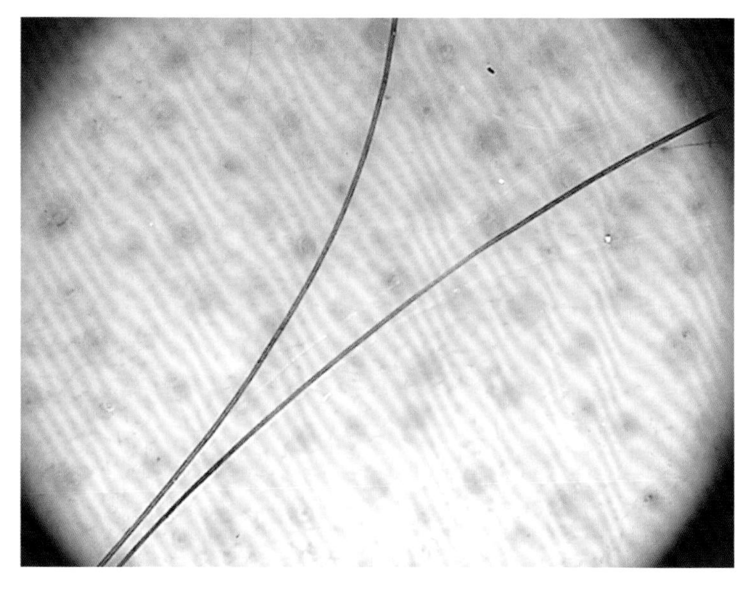

图 3.20　斑秃中的黄点征。该图示毛囊开口处的多个黄点征。它们分布规则、大小均匀并具有“双边缘”。有些黄点征内可见毛干残端，这是慢性重症斑秃的典型表现（×20）

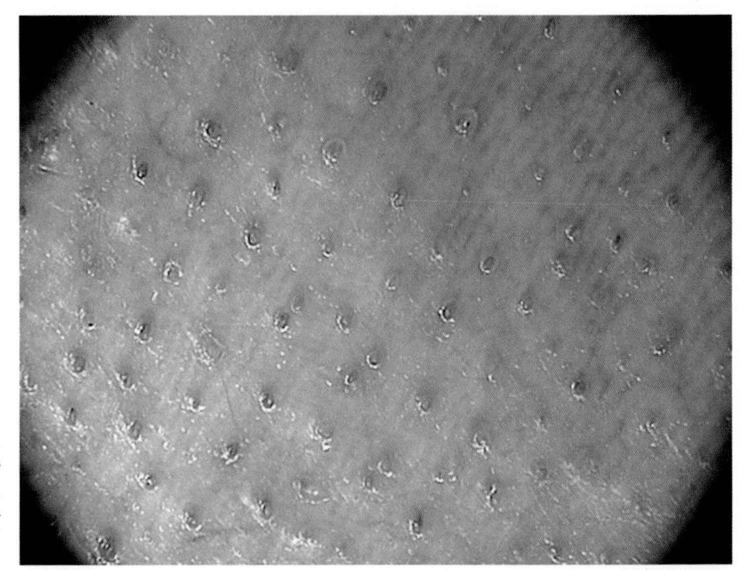

图 3.21 斑秃中的黄点征。该图示多个分布规则而突起的黄点征。黄点征周围的白色晕是因为使用了少量浸润液所致的光学效应。每个黄点征都覆盖有反射光的小气泡（×20）

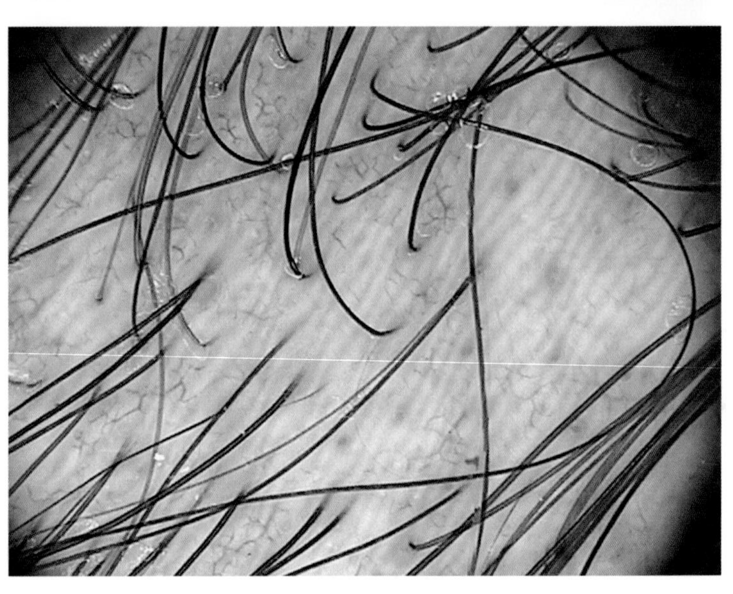

图 3.22 斑秃中的黄点征。图示稳定期斑秃皮损。在外观正常的毛囊单位之间，可见黄点征。需要注意的是黄点征的分布与皮损的分布一致（参见图 3.23）（×20）

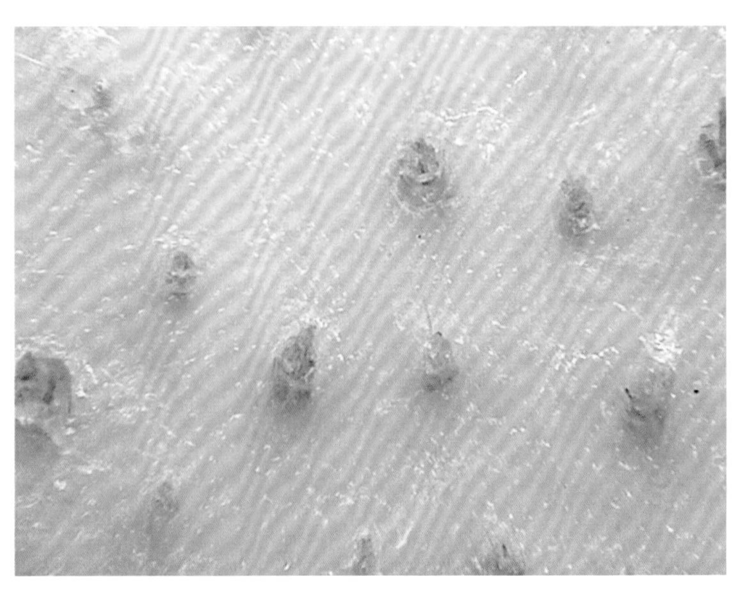

图 3.23 斑秃中的黄点征。此图可见干性毛发镜下该黄点征的角化本质，使用浸润液时无法观察到。需要注意的是黄色角栓规则分布且与毛囊开口的分布一致（×70）

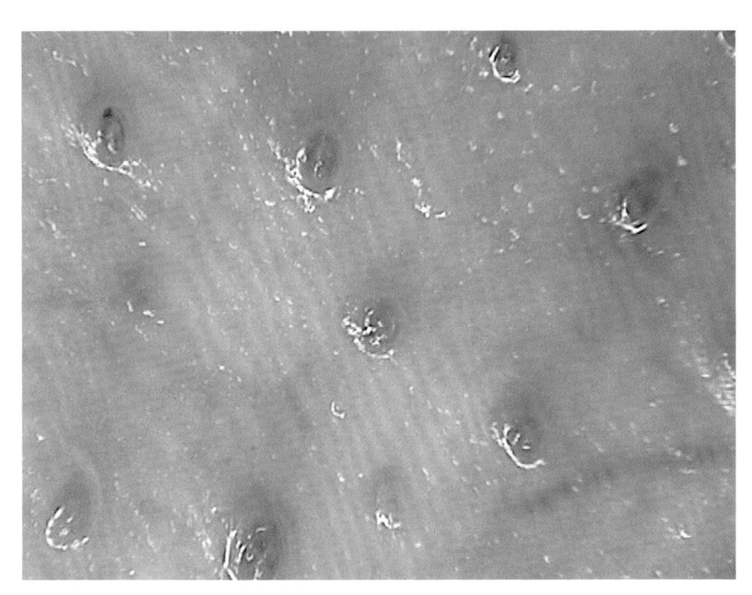

图 3.24 斑秃中的黄点征。该图也来自于图 3.23 中的患者。无法识别图中黄点征的角化性特征。黄点征表现为黄色凸出结构。白光反射是由黄点周围的气泡所致（×70）

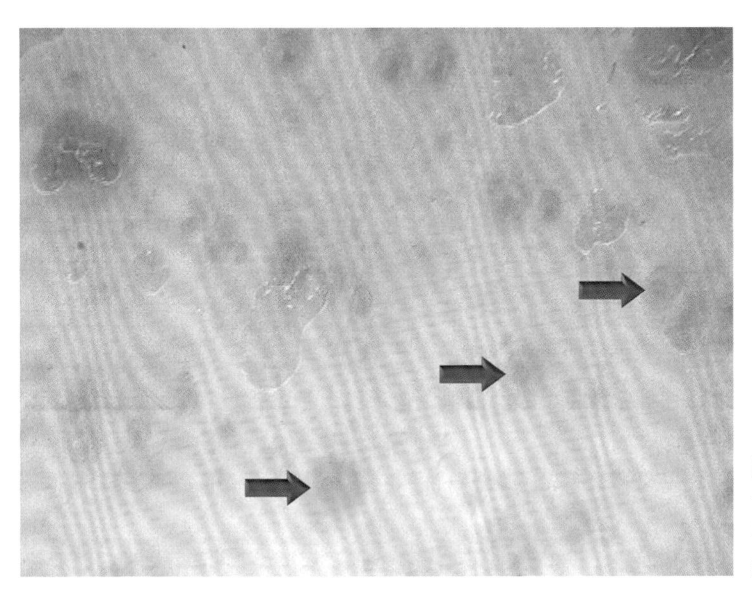

图 3.25 斑秃中的黄点征。黄点征以两个或三个成组的形式出现，这反映了一个毛囊单位中毛干的数目。黄点征可能表现出如图所示的双边缘（**箭头**）（×70）

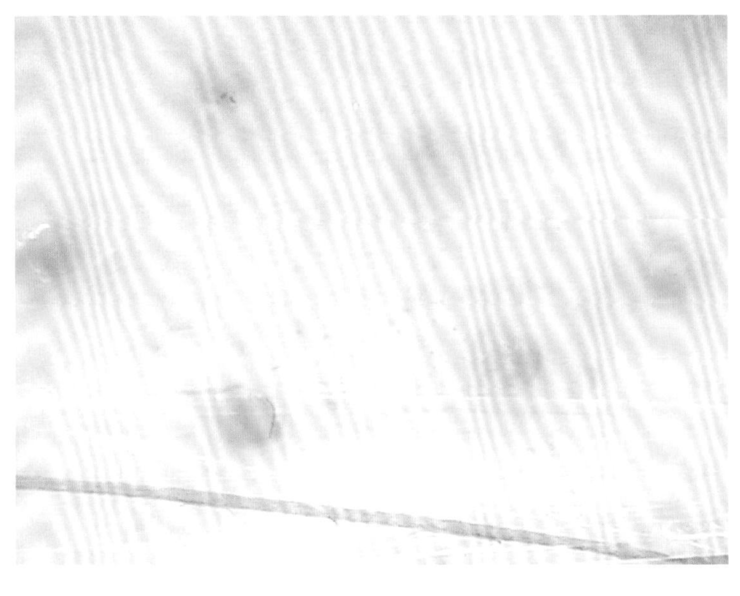

图 3.26 斑秃中的黄点征。斑秃中有黄点征示预后不良，但不排除毛发再生的可能。对于有多个黄点征的患者，可使用角质松解剂作为补充治疗（×70）

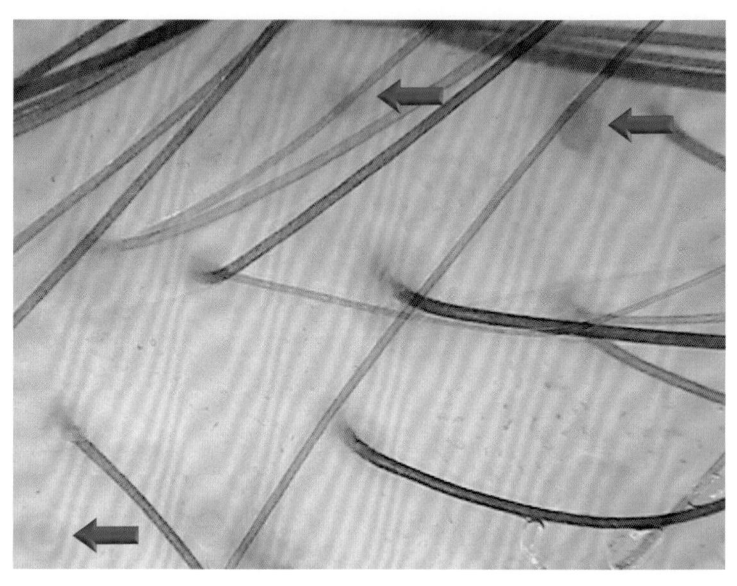

图 3.27 雄激素性秃发中的黄点征。雄激素性秃发患者的黄点征见于毛囊单位之间（**箭头**）。雄激素性秃发的黄点征很少像斑秃的黄点征那样分布规则。此外，它们与斑秃黄点征相比，外观略偏油、尺寸略小。但雄激素性秃发黄点征的油性外观并不常见，大多数表现为角化皮脂样外观。此图中，雄激素性秃发的特征性表现为毛干直径的异质性和多数毛囊单位仅有一根毛干（×70）

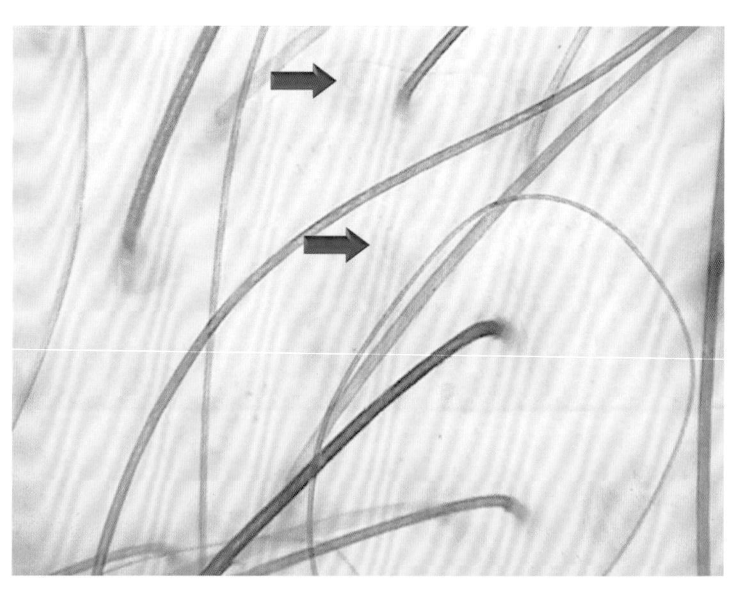

图 3.28 雄激素性秃发中的黄点征。此图拍摄于额部头皮区域。在雄激素性秃发中，该疾病的毛发镜特征在额部比在枕部更明显[7]。黄点征（**箭头**）特征性地分布在粗的终毛之间且常伴轻中度雄激素性秃发的其他特征。黄点征更常见于重度雄激素性秃发患者或脱发严重的区域（即在 Hamilton 量表上的Ⅶ级或在 Ludwig 量表上的Ⅲ级）（×70）

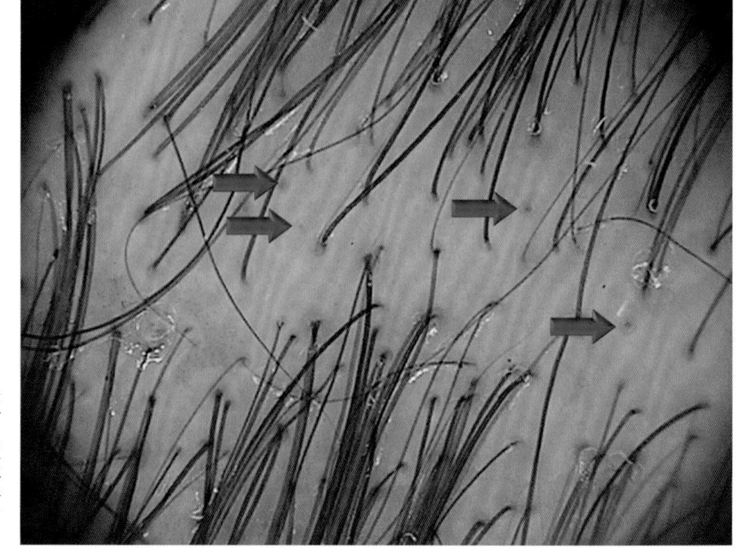

图 3.29 雄激素性秃发中的黄点征。黄点征（**箭头**）大小不一提示毛囊微小化的不同阶段。与其他疾病一样，雄激素性秃发中许多黄点征也有双边缘。需要注意的是，同时存在雄激素性秃发的其他特征性异常表现（×20）

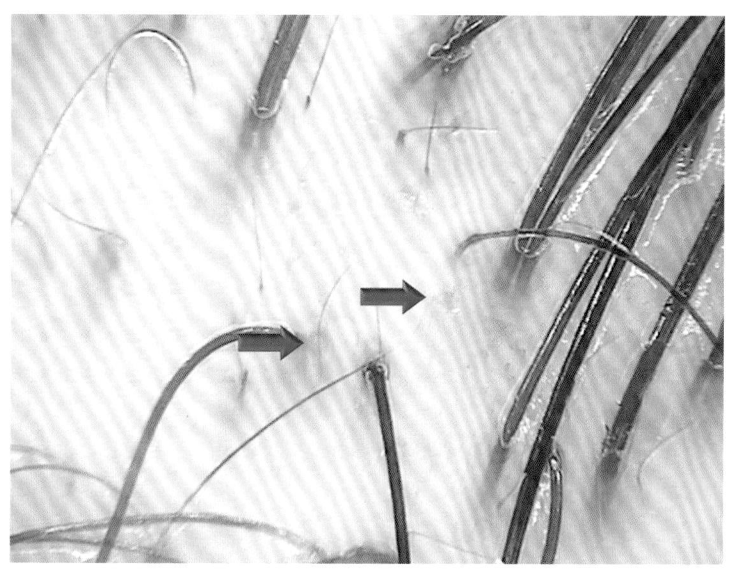

图 3.30 隐匿性斑秃中的黄点征。隐匿性斑秃在临床上和毛发镜上与斑秃、休止期脱发和雄激素性秃发有相同特点的疾病，黄点征（箭头）是隐匿性斑秃的固有表现[13-15]。需要注意近端较粗的细短深色发，它们很少见于其他疾病（×70）

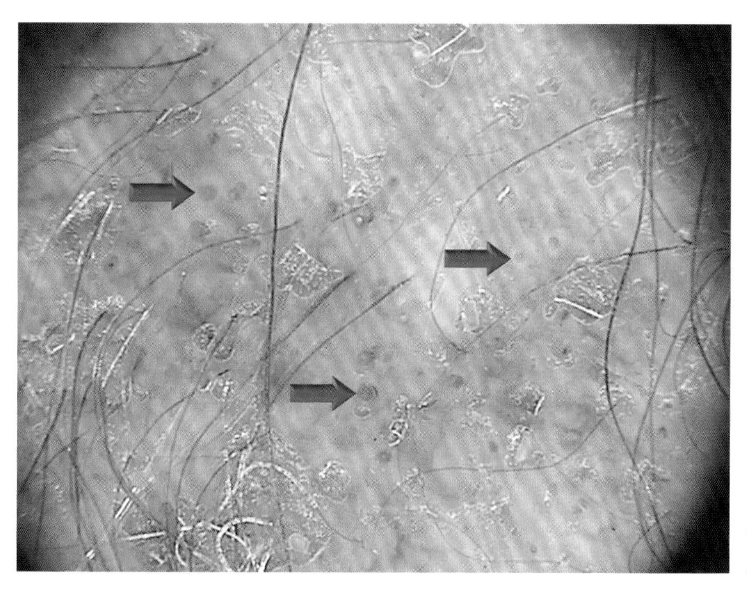

图 3.31 盘状红斑狼疮中的黄点征。盘状红斑狼疮中的黄点征（箭头）看似很坚硬且明显大于其他疾病中的黄点征。它们的平均直径为 653±125 μm（平均值 ±SD），这明显大于斑秃（212±66 μm）或女性雄激素性秃发（190±71 μm）中黄点征的平均直径[4, 16]。这些黄点征的组织病理特征是毛囊角栓和角化过度（×20）

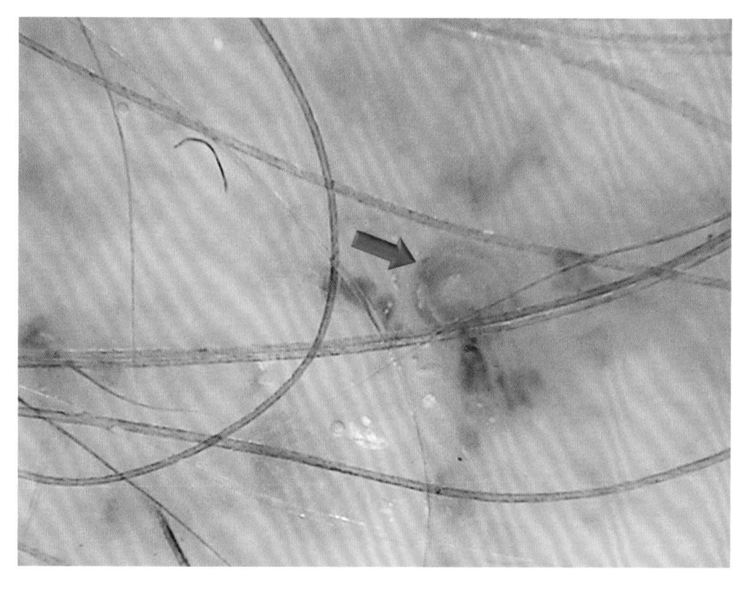

图 3.32 盘状红斑狼疮中的黄点征。高倍镜下可见一个大的黄点征，具有双边缘和坚实而凸出的外观（箭头），这是活动期盘状红斑狼疮的特征性表现。在盘状红斑狼疮的晚期瘢痕性损害中，黄点征变得扁平、模糊，伴有细小血管穿过（×70）

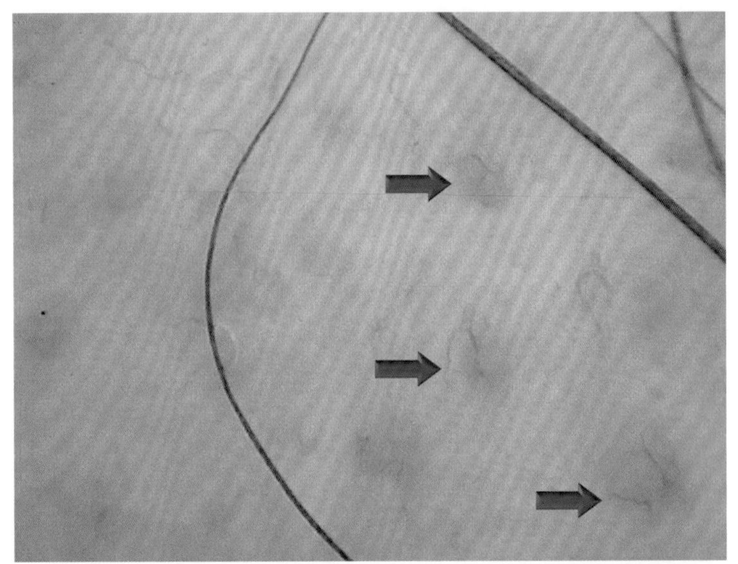

图 3.33 盘状红斑狼疮中的黄点征。非活动期盘状红斑狼疮表现为扁平、模糊的黄点征，部分伴有细小血管穿过（**箭头**）。这些血管类似"黄点征中的红蜘蛛"[16]（×70）

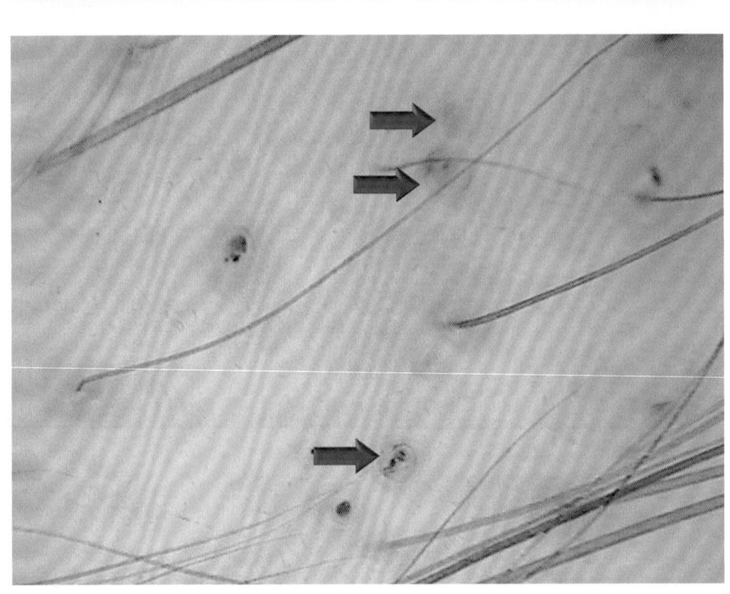

图 3.34 切割性蜂窝织炎中的黄点征。活动性切割性蜂窝织炎中的黄点征表现为黑色的营养不良头发上覆肥皂泡样大的"3D"结构（**箭头**）。此图还可见针尖样血管伴白色晕，这是切割性蜂窝织炎的常见表现（×70）

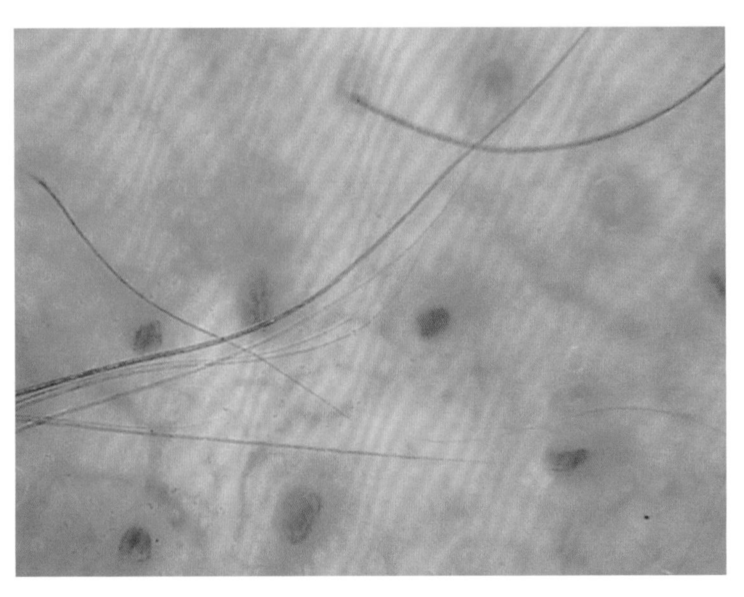

图 3.35 切割性蜂窝织炎中的黄点征。慢性切割性蜂窝织炎中的黄点征出现多角形和深黄色至褐色的外观，伴有模糊的晕和双边缘（×70）

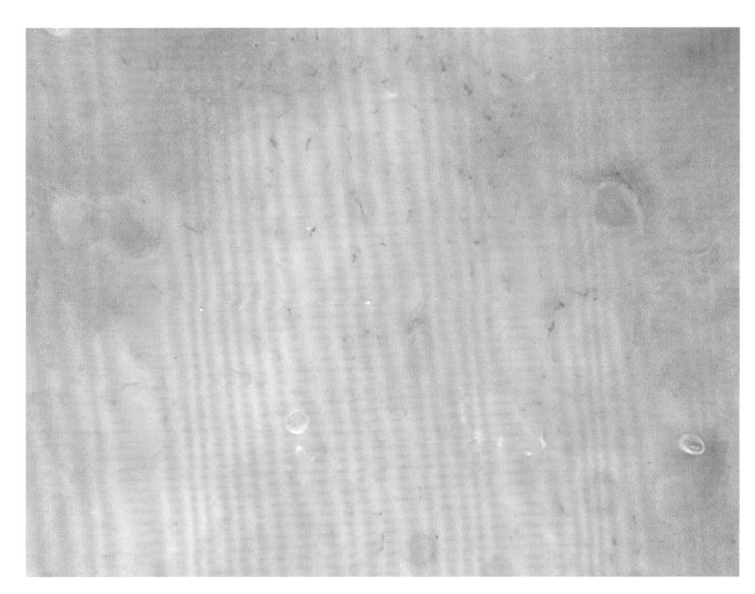

图 3.36 寻常型天疱疮中的黄点征。寻常型天疱疮累及头皮可能导致脱发。这张毛发镜照片在接近糜烂时拍摄。其黄点征多环形且伴褐色或白色晕。有些黄点征在边缘出现剥离（×70）

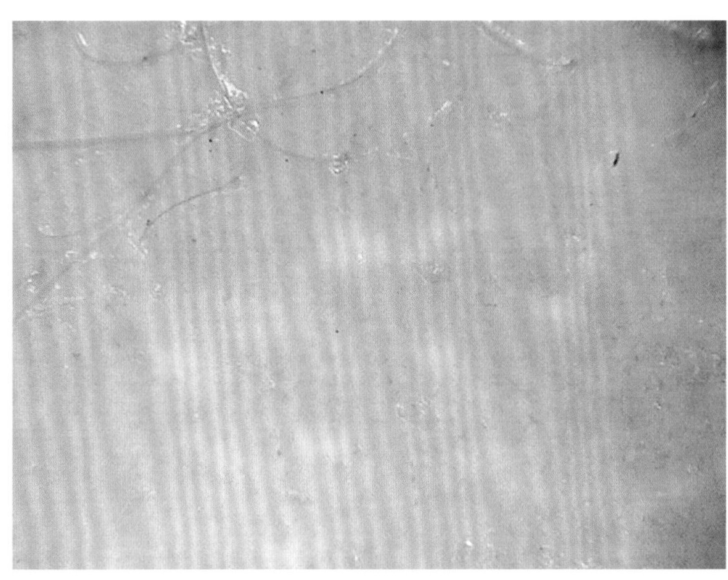

图 3.37 瘢痕性秃发中的纤维性白点征。纤维性白点征替代了毛囊开口和毛周区域。可见于所有以毛囊为中心的瘢痕性秃发，但最常见于扁平苔藓。这些白点征大而多形，边界模糊，并可融合成片。纤维性白点征周边乳红色提示纤维化是近期出现的。一些研究者将纤维性白点征称为经典性白点征，以强调对纤维性白点征的描述先于针尖样白点征（×20）

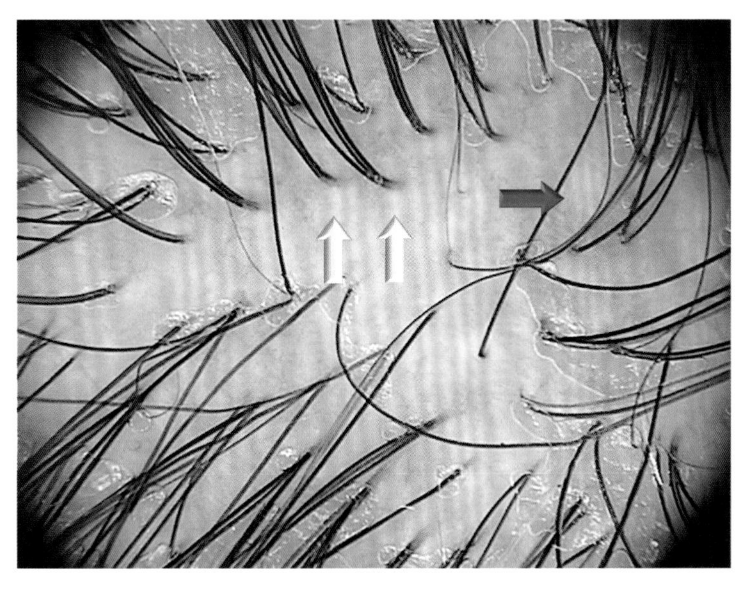

图 3.38 瘢痕性秃发中的纤维性白点征。此图示白点征（**蓝色箭头**）替代毛囊开口。**白色箭头**显示纤维性白点征同时伴有终毛穿出，提示毛周纤维化正在进程中，最终可致永久性瘢痕性秃发。使用浸润液的毛发镜观察时，毛周纤维性白点征与毛周鳞屑的表现相似，需要注意鉴别。通过干性毛发镜可以鉴别两者，毛周纤维性白点征扁平而萎缩，毛周鳞屑的鳞屑容易分辨（×20）

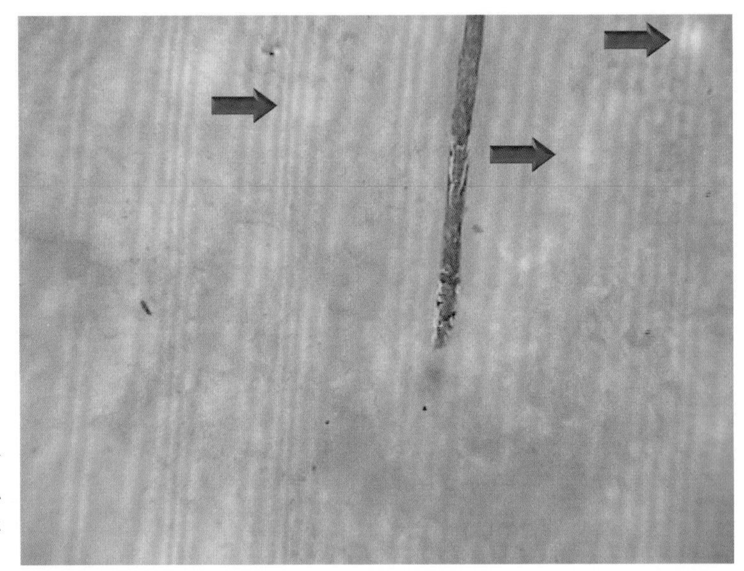

图 3.39　瘢痕性秃发中的纤维性白点征。此图为瘢痕化进程中的扁平苔藓。可以同时见到纤维性白点征（**箭头**）与近期纤维化的白色至乳红色融合区域。纤维化的白色区中有一根终毛（×70）

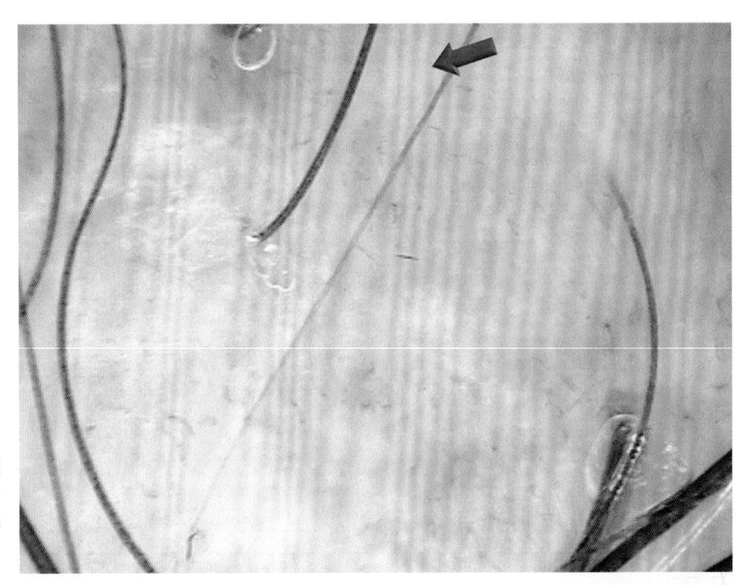

图 3.40　瘢痕性秃发中的纤维性白点征。在疑似毛囊开口处可能见到模糊的白点征（**箭头**）。白点征和毛囊单位周围可见纤长的血管（×70）

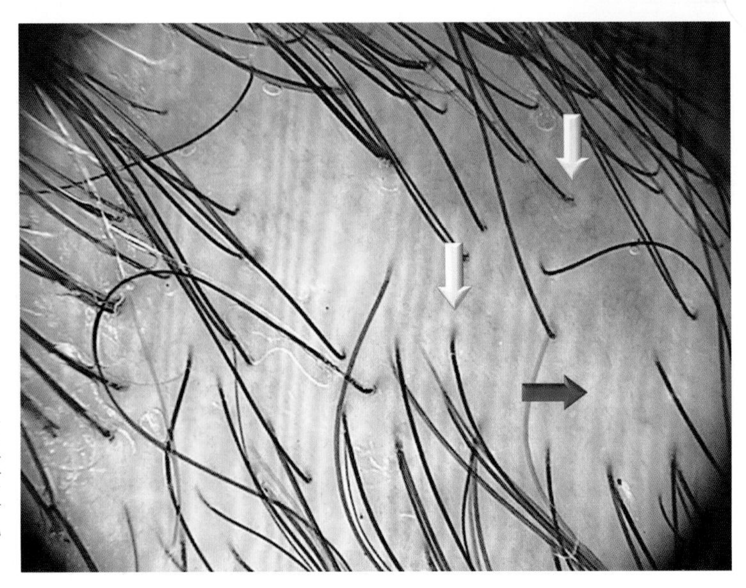

图 3.41　瘢痕性秃发中的纤维性白点征。此图显示纤维性白点征（**蓝色箭头**）。这些白点在弥漫性纤维化的区域不可见，但在非纤维化区域内容易见到，部分白点中心可见终毛（**白色箭头**）（×20）

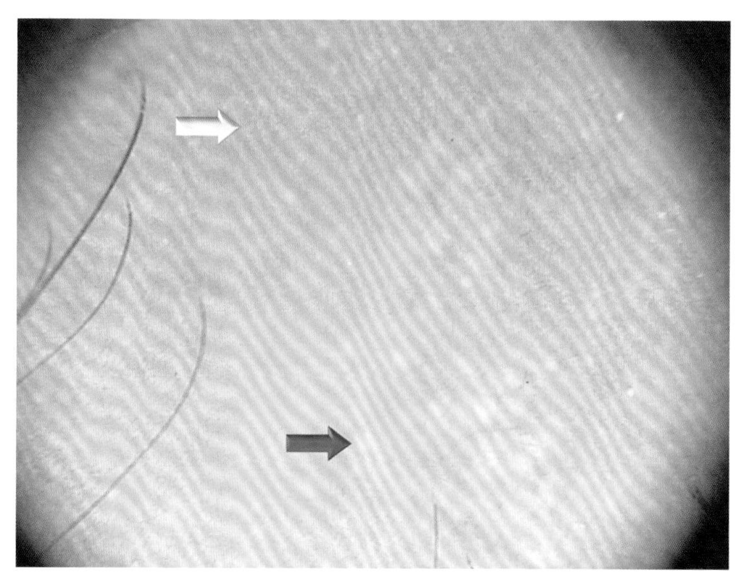

图 3.42 纤维性白点征和针尖样白点征。在该患有慢性扁平苔藓的高加索男性的头皮光暴露部位，可以见到这两种白点征。纤维性白点征（**蓝色箭头**）大而多形，有融合的趋向。针尖样白点征（**白色箭头**）小而圆，且被色素网包绕（×20）

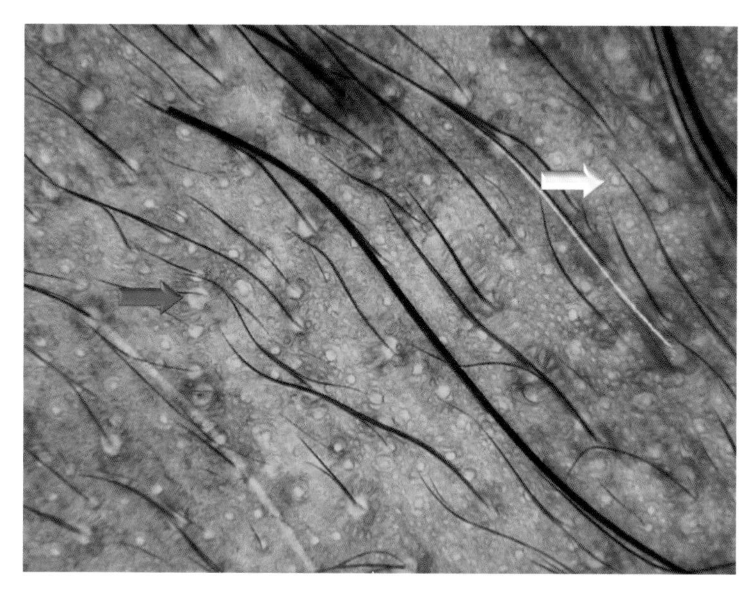

图 3.43 健康人的针尖样白点征。图中的针尖样白点征小、圆而规则，有时有色素沉着晕。它们是正常毛囊开口（**蓝色箭头**）或小汗腺导管的表皮部分（**白色箭头**）。针尖样白点征在色素网背景的对比下较明显，因此在 Fitzpatrick 皮肤类型Ⅳ、Ⅴ和Ⅵ型以及强烈日照后的浅色皮肤患者中能够见到。针尖样白点征是正常表现，不需要处理（×70）

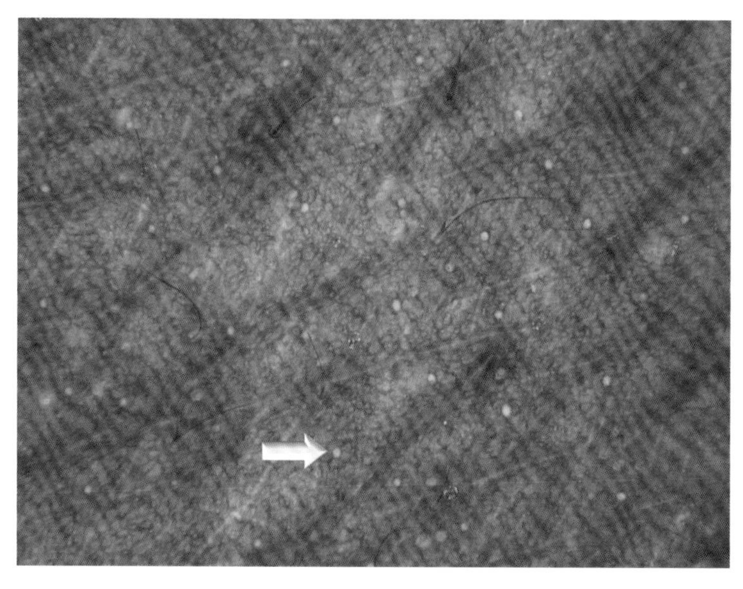

图 3.44 健康人光滑皮肤上的针尖样白点征。针尖样白点征小、圆且规则（**箭头**）。针尖样白点征存在于头皮和光滑皮肤上，因此要确定毛发镜下的表现是否为针尖样白点征时，可用面部或前臂的皮肤来做对比（×70）

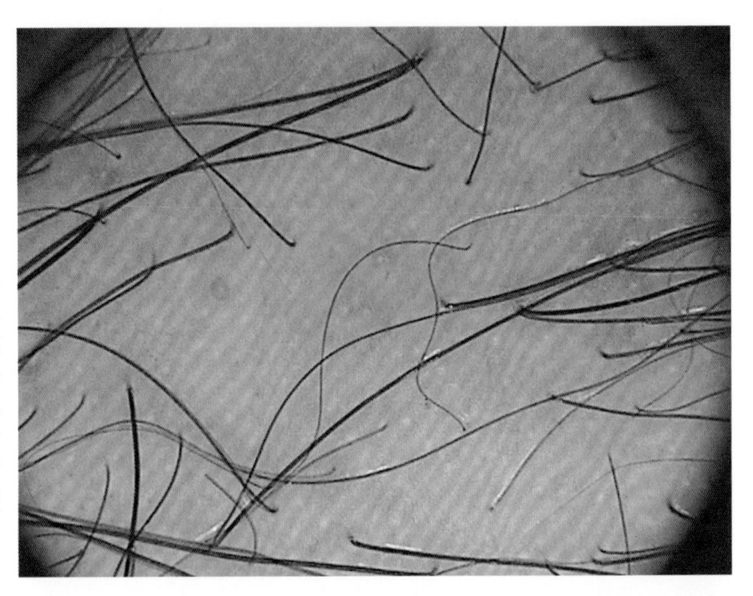

图 3.45　雄激素性秃发中的针尖样白点征。此图为男性雄激素性秃发患者的毛发镜图像。这位Ⅱ型皮肤类型的患者是在强烈的夏季阳光照射后检查的。图中可见多个针尖样白点征伴头发密度减少和雄激素性秃发的特征。在浅色皮肤类型的健康人中，毛发可避免头皮暴露于阳光下出现色素沉着。因此，即使在日光照射后，Ⅰ、Ⅱ或Ⅲ型皮肤的健康人也几乎看不到针尖样白点征。头发密度减少可使头皮晒黑，使针尖样白点征更容易观察到（×20）

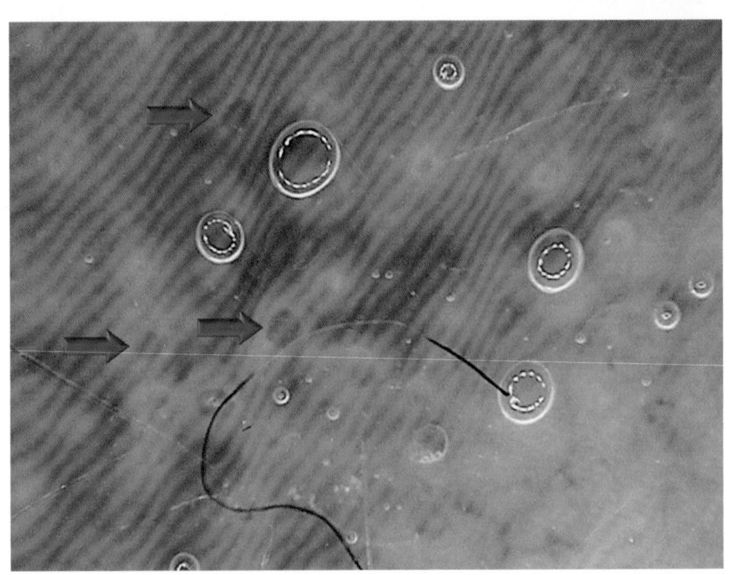

图 3.46　盘状红斑狼疮中的红点征。毛囊红点征（**箭头**）见于盘状红斑狼疮，它是毛发可能再生的良性预后因素。红点征的组织病理表现为扩大的漏斗部，周围绕以扩张的血管及红细胞外渗（×70）

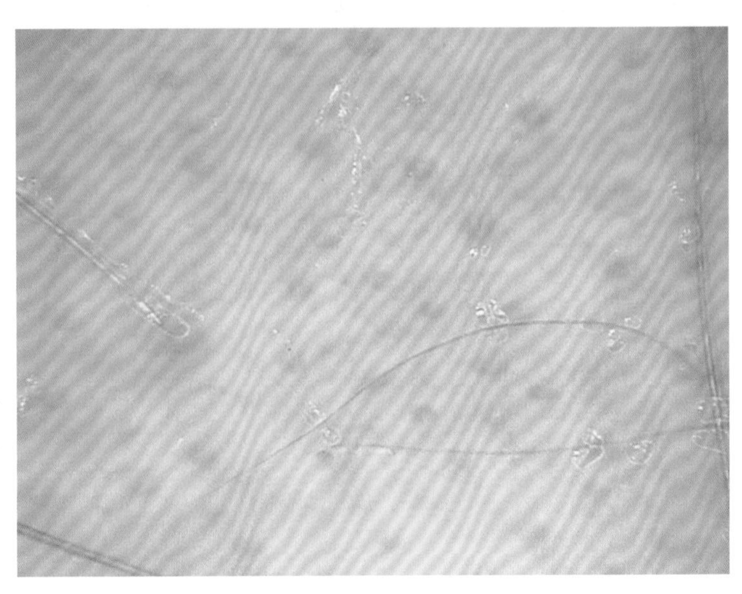

图 3.47　前额纤维性秃发患者的眉毛区显示粉红色和粉红-褐色点。前额纤维性秃发常出现眉毛脱落。然而，眉毛区的毛发镜表现与头皮不同，最特征性的毛发镜表现是多个规则分布的、界限分明的粉红色和粉红-褐色点。有些患者中，这些点偏灰色（×70）

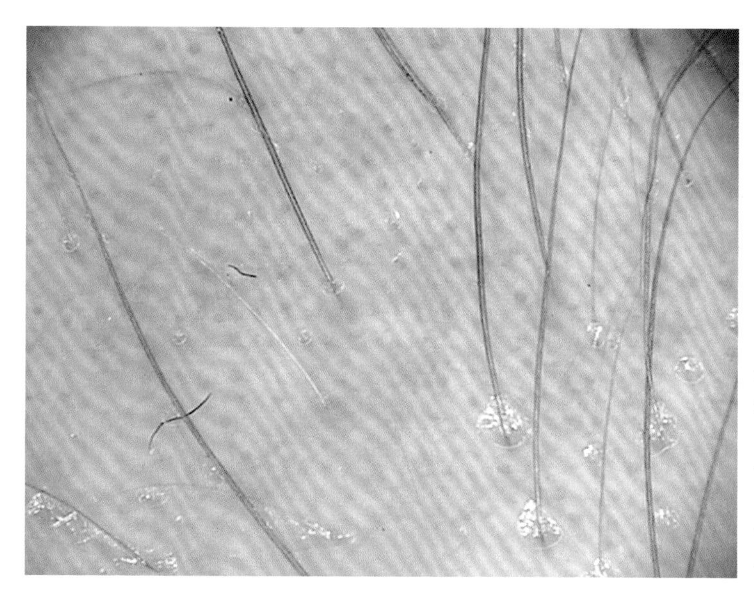

图 3.48 前额纤维性秃发患者的眉毛区显示粉红色和粉红–褐色点。病情持续几年的女性前额纤维性秃发患者的脱发区毛发镜表现为眉毛区的粉红色和粉红–褐色点，多数点的中央毛干缺失（眉毛），仅少数存有毛干。根据我们的经验，这种毛发镜表现是适当治疗后眉毛能够再生的良性预后因素。图顶部的弥漫褐色是使用染料使眉毛着色（×70）

参考文献

1. Ross EK, Vincenzi C, Tosti A. Videodermoscopy in the evaluation of hair and scalp disorders. J Am Acad Dermatol. 2006;55(5): 799–806.
2. Inui S, Nakajima T, Nakagawa K, Itami S. Clinical significance of dermoscopy in alopecia areata: analysis of 300 cases. Int J Dermatol. 2008;47(7):688–93.
3. Rudnicka L, Olszewska M, Rakowska A, Kowalska-Oledzka E, Slowinska M. Trichoscopy: a new method for diagnosing hair loss. J Drugs Dermatol. 2008;7(7):651–4.
4. Rudnicka L, Olszewska M, Rakowska A, Slowinska M. Trichoscopy update 2011. J Dermatol Case Rep. 2011;5(4):82–8.
5. Inui S. Trichoscopy for common hair loss diseases: algorithmic method for diagnosis. J Dermatol. 2011;38(1):71–5.
6. Rakowska A. Trichoscopy (hair and scalp videodermoscopy) in the healthy female. Method standardization and norms for measurable parameters. J Dermatol Case Rep. 2009;3(1):14–9.
7. Rakowska A, Slowinska M, Kowalska-Oledzka E, Olszewska M, Rudnicka L. Dermoscopy in female androgenic alopecia: method standardization and diagnostic criteria. Int J Trichol. 2009;1(2):123–30.
8. Lacarrubba F, Dall'Oglio F, Rita Nasca M, Micali G. Videodermatoscopy enhances diagnostic capability in some forms of hair loss. Am J Clin Dermatol. 2004;5(3):205–8.
9. de Moura LH, Duque-Estrada B, Abraham LS, Barcaui CB, Sodre CT. Dermoscopy findings of alopecia areata in an African-American patient. J Dermatol Case Rep. 2008;2(4):52–4.
10. Abraham LS, Pineiro-Maceira J, Duque-Estrada B, Barcaui CB, Sodre CT. Pinpoint white dots in the scalp: dermoscopic and histopathologic correlation. J Am Acad Dermatol. 2010;63(4): 721–2.
11. Tosti A, Torres F, Misciali C, Vincenzi C, Starace M, Miteva M, et al. Follicular red dots: a novel dermoscopic pattern observed in scalp discoid lupus erythematosus. Arch Dermatol. 2009;145(12): 1406–9.
12. Sah DE, Koo J, Price VH. Trichotillomania. Dermatol Ther. 2008;21(1):13–21.
13. Rebora A. Alopecia areata incognita. J Am Acad Dermatol. 2011;65(6):1228.
14. Tosti A, Whiting D, Iorizzo M, Pazzaglia M, Misciali C, Vincenzi C, et al. The role of scalp dermoscopy in the diagnosis of alopecia areata incognita. J Am Acad Dermatol. 2008;59(1):64–7.
15. Rakowska A, Slowinska M, Kowalska-Oledzka E, Olszewska M, Czuwara J, Rudnicka L. Alopecia areata incognita: true or false? J Am Acad Dermatol. 2009;60(1):162–3.
16. Rakowska A, Slowinska M, Kowalska-Oledzka E, Olszewska M, Rudnicka L. Trichoscopy in cicatricial alopecia. J Drugs Dermatol. 2012;11(6):753–8.

4 毛周及毛囊间皮肤表面的变化

Lidia Rudnicka，Malgorzata Olszewska，
Adriana Rakowska，Joanna Czuwara，Justyna Sicinska，
Agnieszka Kardynal，and Olga Warszawik-Hendzel

王婷琳　译　周城　审校

摘　要

毛周及毛囊间皮肤表面的变化所提供的重要信息有助于头发及头皮相关疾病的诊断。这些异常改变包括不同模式和颜色的鳞屑，皮肤色素沉着，皮肤表面黄色、白色或粉-白色（“草莓冰激凌”着色）的区域，渗出，及皮肤增生等。

关键词

棕色区域 • 分型 • 渗出 • 毛囊针状结构 • 秃发性毛囊炎 • 色素沉着 • 鱼鳞病 • 毛囊间表皮 • 朗格汉斯细胞组织细胞增生症 • 毛发扁平苔藓 • 单克隆 γ-球蛋白血症 • 毛周的 • 粉红色区域 • 天疱疮 • 毛周征 • 银屑病 • 红色区域 • 鳞屑 • 脂溢性皮炎 • 星爆样增生 • 草莓冰淇淋样区域 • 头癣 • 白色区域 • 黄色区域 • 带状疱疹

通过毛发镜，可以很容易评估毛周及毛囊间的皮肤表面的变化，并为头发及头皮疾病的诊断提供重要的信息。

色素沉着是一个常见的表现。秃发区可以出现三种模式的色素沉着：蜂巢样、毛囊周围和毛囊间散在[1-2]。蜂巢样色素沉着常见于 Fitzpatrick 皮肤分型Ⅳ、Ⅴ和Ⅵ型的患者中，也见于轻度日晒后的皮肤表面。毛周褐色改变（“毛周征”）与毛囊周围淋巴细胞浸润有关[4-5]。毛周征多见于雄激素性秃发[6]和休止期脱发，约 10% 健康人群的头发毛囊开口处有时也可见类似改变[7]。毛囊间散在色素沉着是盘状红斑狼疮的毛发镜特征[8]。在接触性皮炎的亚洲患者中还有报道网状和球状的色素沉着[9]。

表皮鳞屑是一种健康人群和各种头皮炎症性疾病的常见表现。正常和异常的区别是基于鳞屑的程度、颜色和部位。轻度、弥漫的鳞屑可在健康人群的干燥皮肤上看到。中、重度的弥漫性鳞屑可见

于头皮银屑病和脂溢性皮炎。银屑病的鳞屑呈银白色，而在脂溢性皮炎则呈黄色。白色弥漫性鳞屑伴毛周白色簇状鳞屑，需要鉴别单克隆 γ-球蛋白血症[2]。轻度毛周鳞屑通常可在前额纤维性秃发中见到，但并非特异性改变。毛周鳞屑伴毛干管状鳞屑结构最常见于毛发扁平苔藓和秃发性毛囊炎中。秃发性毛囊炎中，因脓液作用，使这些管状鳞屑呈黄色[2, 8]。

其他毛周及毛囊间的表现包括秃发部位皮肤表面呈白色、粉-白色（“草莓冰激凌”着色）等，可见于各种瘢痕性秃发、切割性毛囊炎的无定形黄色区域、秃发性毛囊炎的毛囊性脓疱及星爆样增生等。人为因素有时会影响到毛囊间改变的检查结果。

基于文献和我们的毛发镜检查经验，我们提出了一种对毛周及毛囊间皮肤表面的皮肤镜异常改变的分型方式（表 4.1）。

表 4.1 毛周及毛囊间皮肤表面的皮肤镜异常的分型

鳞屑
弥漫性（均匀的）
白色（银屑病、盘状红斑狼疮、过敏性皮炎，皮肤干燥）[a]
淡黄色（脂溢性皮炎，盘状红斑狼疮，鱼鳞病）
毛周型
鳞屑颜色
白色（毛发扁平苔藓）
黄色（秃发性毛囊炎）
鳞屑形状
管状（毛发扁平苔藓）
管状伴领口样改变（秃发性毛囊炎）
颜色
褐色区域
蜂巢样色素沉着（常见）
毛周；毛周征（女性和男性雄激素性秃发，休止期脱发，健康人群）
散在的（盘状红斑狼疮，日光性角化）
白色区域（瘢痕性秃发，表皮剥离，水肿）
粉色、草莓冰淇淋样区域（瘢痕性秃发的纤维化早期）
黄色区域（切割性蜂窝织炎，毛囊性脓疱，细菌感染）
红色（炎症，渗出，表皮剥离，血管异常）
渗出
黄色和黄红色（秃发性毛囊炎，细菌感染，切割性蜂窝织炎，头癣）
白色毛囊针状结构（单克隆 γ-球蛋白血症）
表面结构
星爆样增生（秃发性毛囊炎）

[a] 括号内为最常见的或者最典型的疾病

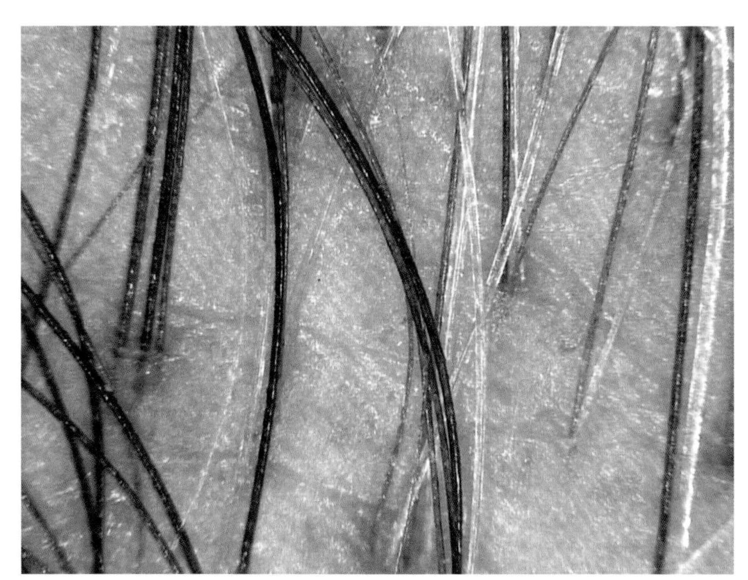

图 4.1 健康个体的轻度弥漫性表皮鳞屑。图中所示为一位 72 岁健康男性干燥皮肤上的轻度表皮鳞屑。类似情况可在频繁使用酒精溶液治疗头皮炎症或脱发患者身上观察到。鳞屑使用干性毛发镜观察得最清楚。如果使用浸润液，轻度的鳞屑则有可能观察不到（×70）

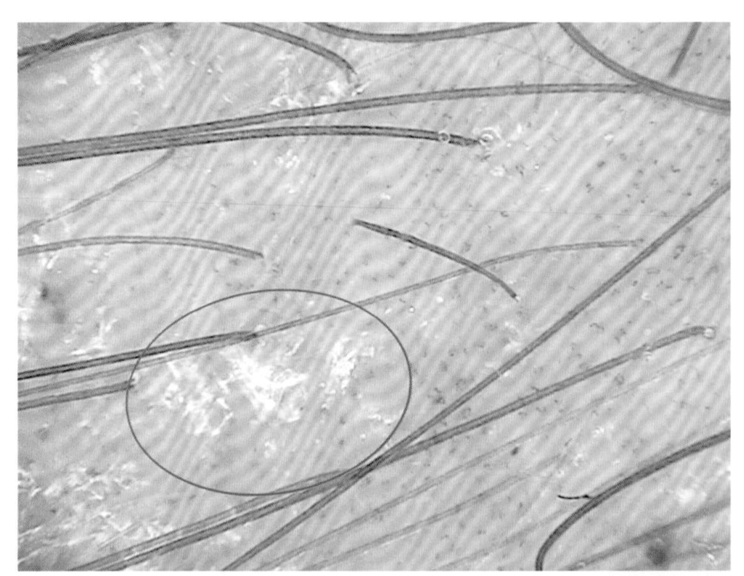

图 4.2 银屑病的白色弥散型鳞屑。银屑病的鳞屑程度可从很轻微到非常严重。相较于干性皮肤的鳞屑，银屑病的鳞屑显然更大，并堆积成白色鳞屑区域。银屑病的鳞屑为白色或银白色，这不同于脂溢性皮炎的黄色鳞屑。图中银屑病患者有轻度鳞屑（见**蓝圈**中），诊断可能是根据其规律分布的卷曲的血管（×70）

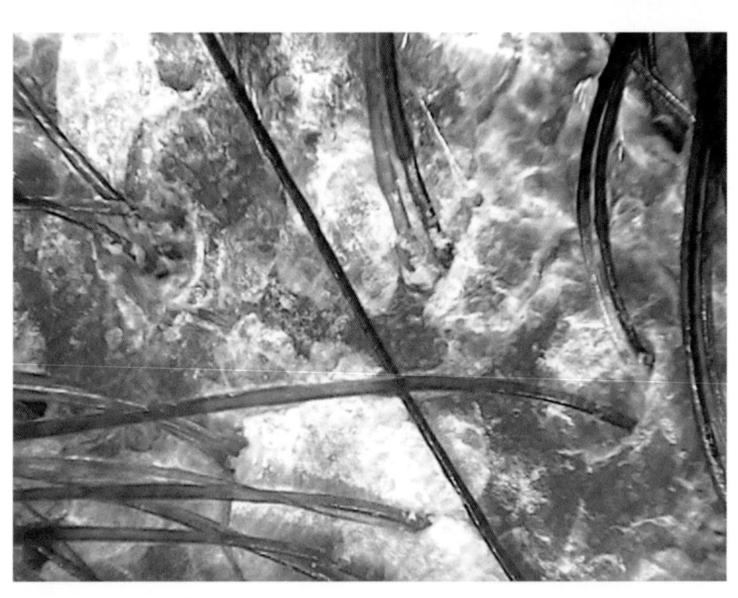

图 4.3 银屑病的白色弥漫性鳞屑。图中所示为一位银屑病患者亮白至银白色的鳞屑。鳞屑的严重程度可以从 0 到 3 进行评估（0＝无鳞屑，1＝轻度鳞屑，2＝中度鳞屑，3＝重度鳞屑）。图中鳞屑评估为 3 级。如果要观察进展期银屑病的典型血管表现，需要使用角质溶解剂去除鳞屑（干性毛发镜；×70）

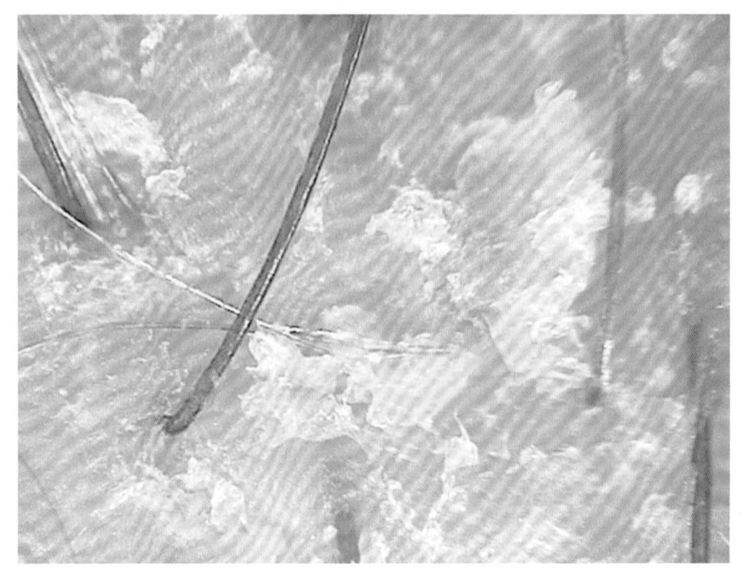

图 4.4 脂溢性皮炎的弥漫性黄色鳞屑。脂溢性皮炎的鳞屑呈淡黄色，即使是使用干性毛发镜检测，也不会像银屑病的鳞屑那样干燥。鳞屑簇的边缘呈淡白色，没有毛囊周围加重的趋势（干性毛发镜检查；×70）

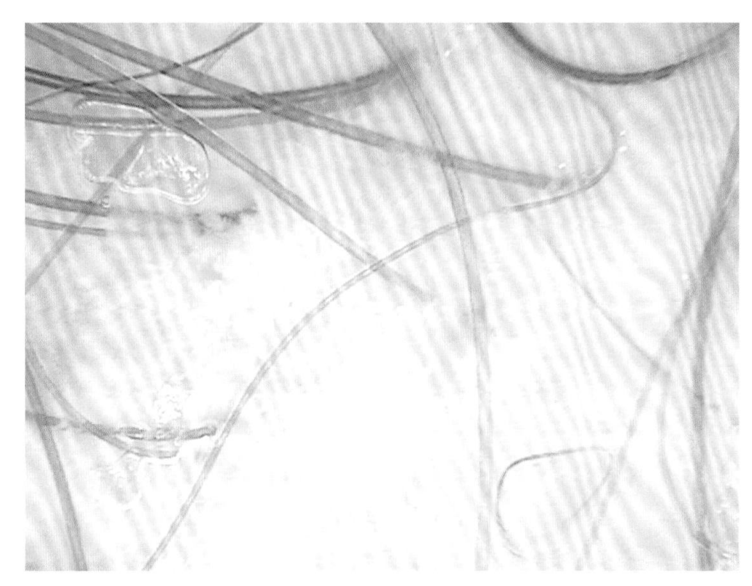

图 4.5 脂溢性皮炎的弥漫性黄色鳞屑。图中所示为图 4.4 的同一位患者，加入了浸润液来观察。鳞屑簇表现为边缘锐利、境界清晰的锯齿状黄色结构，边缘呈白色。该表现需要与切割性蜂窝织炎的无定形黄色结构鉴别，后者呈亮黄色，且边缘较圆润（×70）

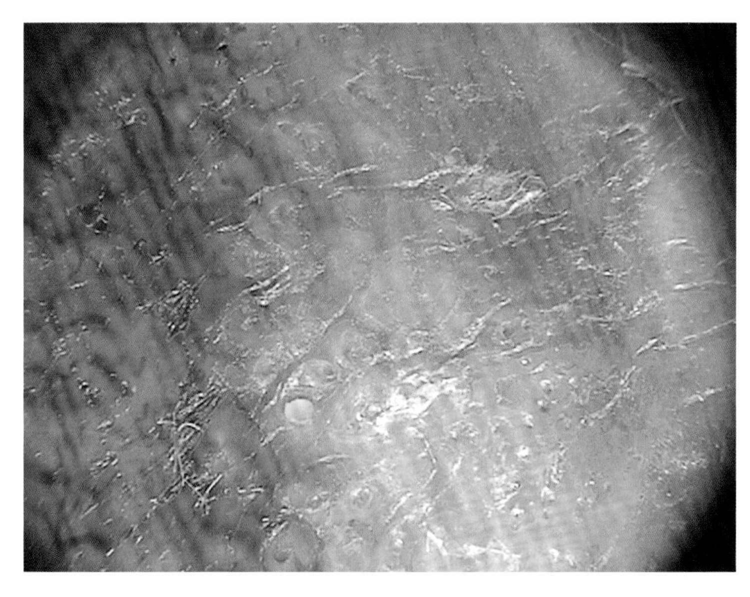

图 4.6 盘状红斑狼疮中细小的白色鳞屑。在盘状红斑狼疮中，并不总能见到鳞屑。鳞屑多见于进展期病变的中央部分，在增粗扩张的血管之后（**左**），在纤维化之前（**右**）出现。鳞屑细小而不明显，可能是白色或黄色（干性毛发镜检查；×20）

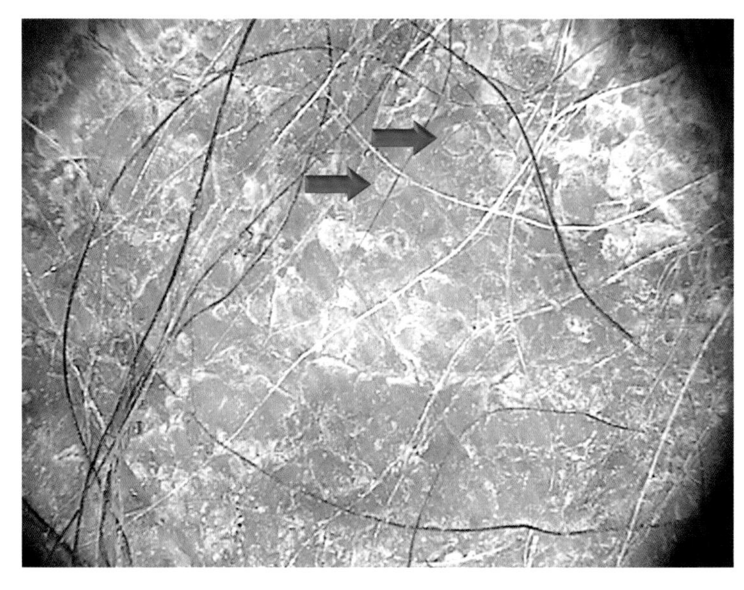

图 4.7 盘状红斑狼疮的弥漫性白色和黄色鳞屑，毛囊明显。干性毛发镜检查见细小白色（**上右**）和黄色（**左下**）鳞屑。应注意到毛囊强化变得更明显，形成圆形，上覆鳞屑（**箭头**）（干性毛发镜检查；×20）

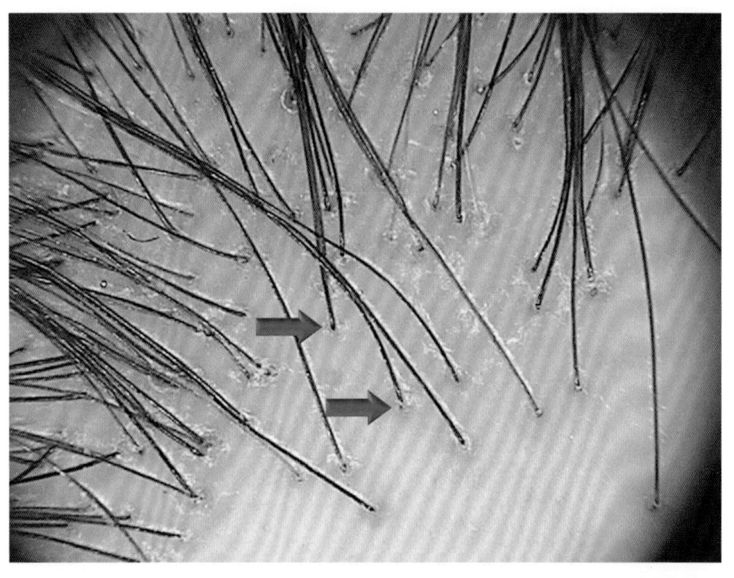

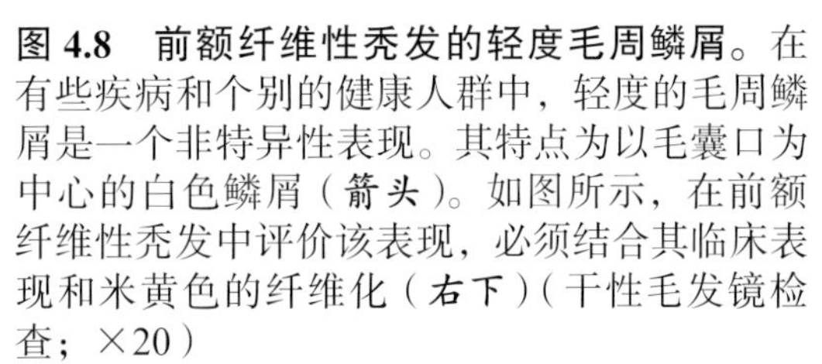

图 4.8　前额纤维性秃发的轻度毛周鳞屑。在有些疾病和个别的健康人群中，轻度的毛周鳞屑是一个非特异性表现。其特点为以毛囊口为中心的白色鳞屑（**箭头**）。如图所示，在前额纤维性秃发中评价该表现，必须结合其临床表现和米黄色的纤维化（**右下**）（干性毛发镜检查；×20）

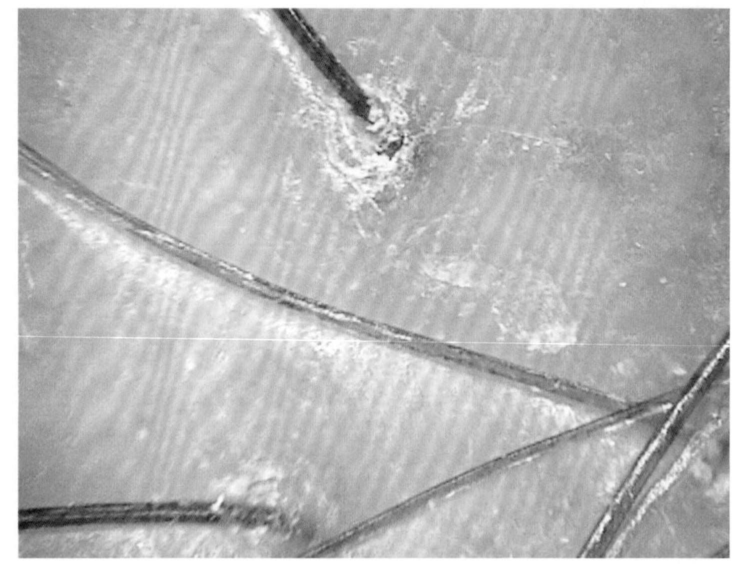

图 4.9　毛发扁平苔藓的毛周鳞屑。毛发扁平苔藓的毛周鳞屑类似于前额纤维性秃发，但是通常更加明显。毛发扁平苔藓患者轻度的毛周鳞屑可能预示着较低的疾病活动程度（干性毛发镜检查；×70）

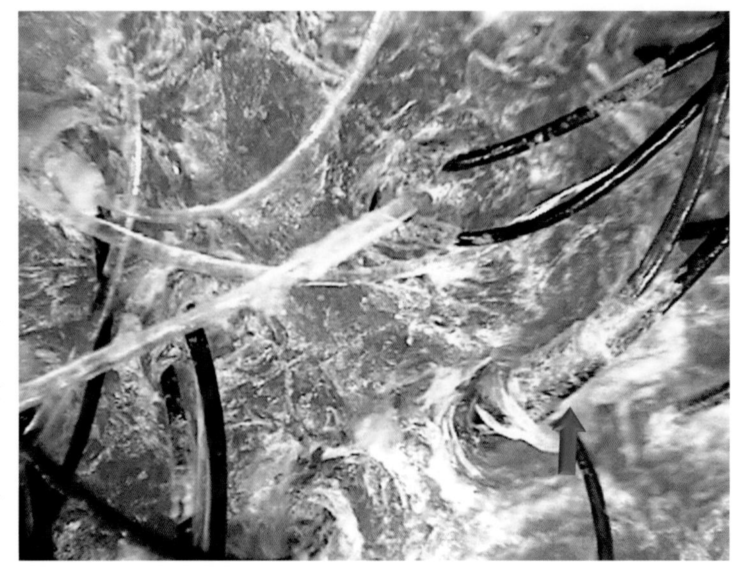

图 4.10　毛发扁平苔藓的管状白色毛周鳞屑。毛发扁平苔藓最典型的鳞屑特征是毛周鳞屑伴有围绕着发干的管状鳞屑（**箭头**）。鳞屑可沿着发干移动，形成管状结构，覆盖在发干的近段。鳞屑可能覆盖毛干至头皮表面以上数毫米。这些管状鳞屑在头发生长过程中，可与头皮表面分离，并形成围绕发干、随发干一起生长的毛发管型。毛发扁平苔藓的鳞屑呈白色或银白色，使用浸润液检查时可能观察不到（干性毛发镜检查；×70）

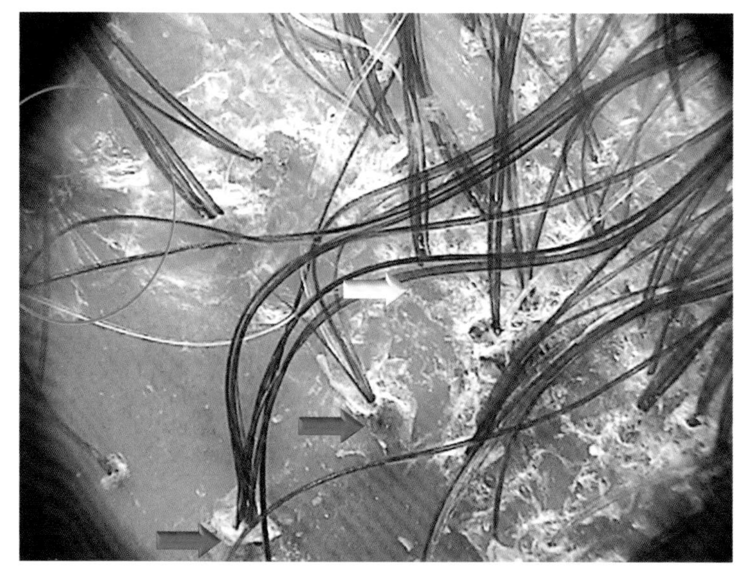

图 4.11 秃发性毛囊炎中的管状黄色毛周鳞屑。秃发性毛囊炎和毛发扁平苔藓一样，鳞屑在发干（**蓝色箭头**）周围形成管状结构。与毛发扁平苔藓不同的是：①鳞屑由于脓液而呈黄色；②管状鳞屑与毛干附着不牢固。它们在发梢处散开，形成衣领状改变，就如图看到的一样。图中另一个秃发性毛囊炎的典型特征是呈星爆样排列的表皮增生（标记为篮圈）。图中也可见弥漫的、均匀的鳞屑（**白色箭头**）（干性毛发镜检查；×20）

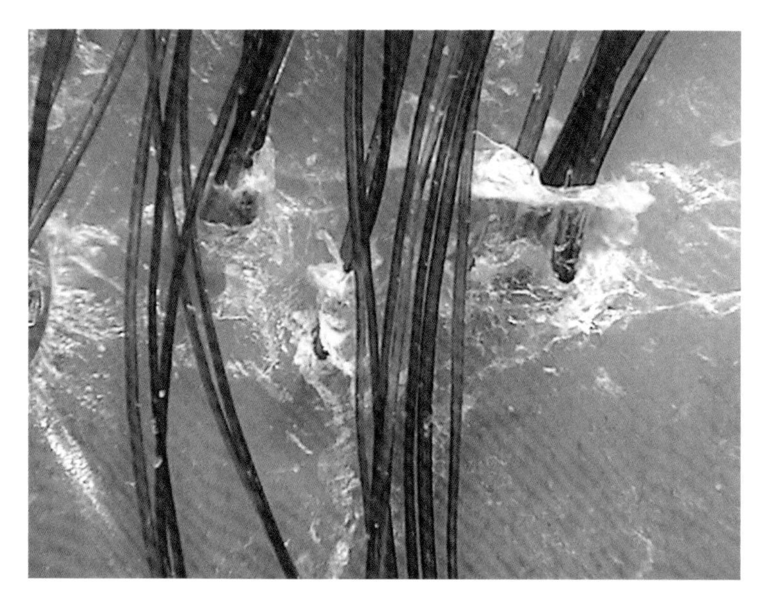

图 4.12 秃发性毛囊炎的毛周鳞屑右图为秃发性毛囊炎的管状鳞屑结构。该结构包绕一个毛囊皮脂腺单位中的所有毛干，并在顶端散开。可见鳞屑组成的明显的衣领状皮肤表面。注意有特征性的淡黄色管状结构，星爆样表皮增生（**左**）和粉色纤维化区域（**底部**）（干性毛发镜检查；×70）

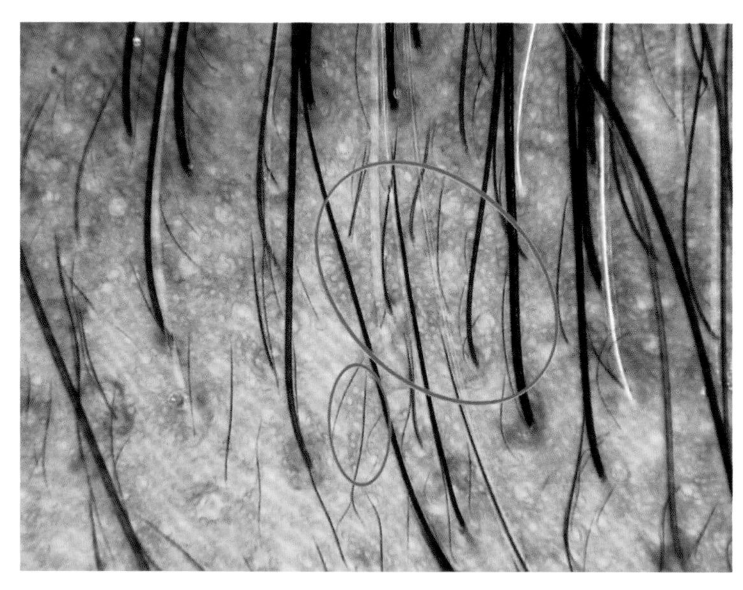

图 4.13 皮肤类型 V 型的健康人的蜂巢样色素沉着。蜂巢样色素沉着（**蓝圈**）是 Fitzpatrick 皮肤分型Ⅳ、Ⅴ和Ⅵ型患者的一种正常表现，也常见于非瘢痕性脱发的浅肤色患者暴晒后的头皮皮肤上。蜂巢样改变由群集、相连的褐色环形组成，褐色环形的颜色较周围皮肤显著加深。根据 Ross 等[3]报道，在色素网格处，褐色环代表表皮突的黑色素，而真皮乳头顶端上方的薄层表皮含有的黑色素较少，颜色相对较浅（×70）

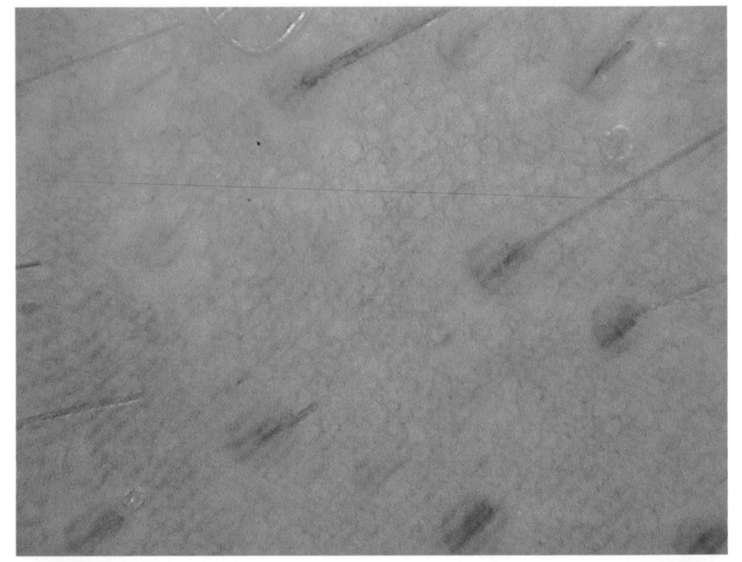

图 4.14　雄激素性秃发白人患者的蜂巢样色素沉着。在这位皮肤类型Ⅱ型的雄激素性秃发患者，随着毛发逐渐稀疏，过度暴晒导致出现蜂巢样色素沉着。浅色皮肤的人，色素网格从浅褐色到中等程度的褐色。色素沉着的范围与脱发程度相关。在完全秃顶时为弥漫性，而部分脱发时则不够明显。这种差异是头发的光保护作用所致（×70）

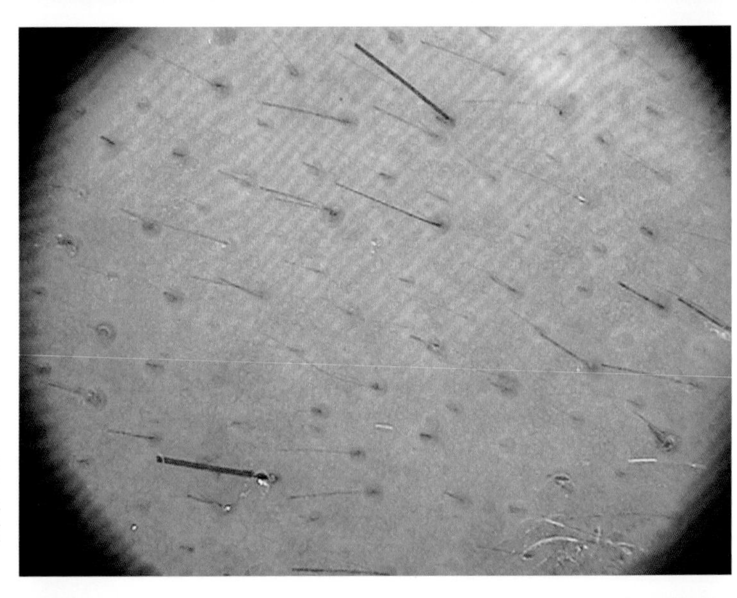

图 4.15　蜂巢样色素沉着。此图像为图 4.14 同一位患者的 20 倍放大图，图像显示蜂巢样色素沉着融合在一起，其模式特点在低倍下很难识别（×20）

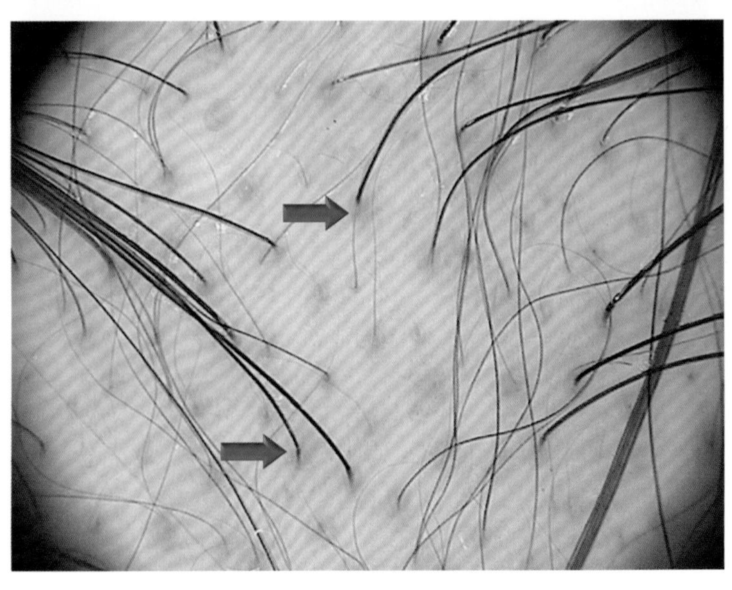

图 4.16　雄激素性脱发的毛周征。毛周征，最初由 Deloche 等[4]提出，表现为褐色或灰褐色环状毛周色素沉着（**箭头**）。毛周征与毛囊周围浅表的淋巴细胞浸润有关，然而，导致毛周皮肤表面颜色改变的确切机制尚不清楚。健康人群中毛周征可以在 2% ～ 7% 的毛囊开口处见到[10]。更高比例（平均 41%）的毛囊开口有毛周色素沉着可见于雄激素性脱发患者，偶见于休止期脱发[4-5, 10-11]。由于皮脂的影响，毛周征也可能会偏黄色（×20）

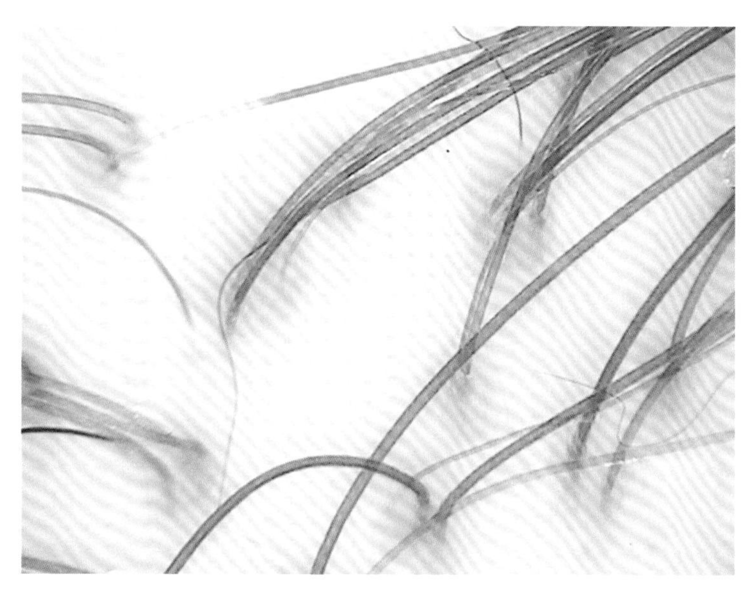

图 4.17 严重休止期脱发的毛周征。高倍镜下可见毛周色素沉着的边界不清晰。在有多根毛发的毛囊单位，褐色区域围绕该毛囊单位中的所有头发。此图中，几乎 100% 的毛囊开口处均存在毛周征的表现。根据我们的经验，这是未来几个月脱发进展的不良预后因素（×70）

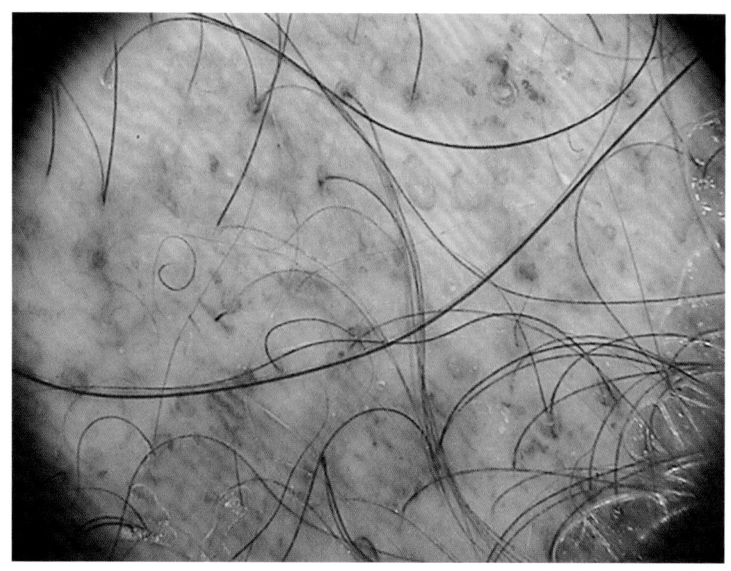

图 4.18 盘状红斑狼疮中的散在皮肤色素沉着。盘状红斑狼疮的"脏皮肤"样外观与组织病理学上的色素失禁有关[2, 8]。表皮萎缩损害，如盘状红斑狼疮，其色素失禁毛发镜下呈褐色。在毛发扁平苔藓等伴有表皮增生的疾病中，色素失禁可表现为蓝色或紫罗兰色。盘状红斑狼疮中的散在褐色色素沉着要与染发所造成的人工色素沉着鉴别（×20）

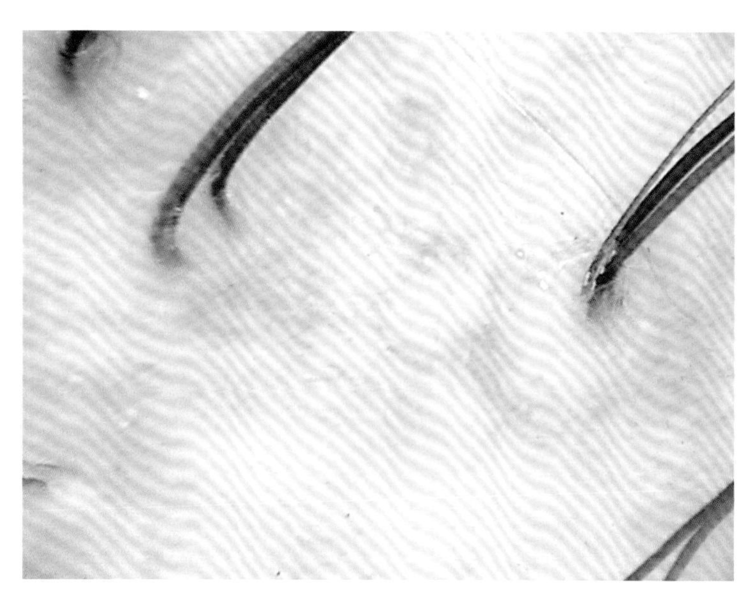

图 4.19 毛发扁平苔藓的白色纤维化区域。在毛发扁平苔藓患者，白点征融合并形成白色纤维化区域。此特点在瘢痕性秃发的有毛区边缘最为明显（×70）

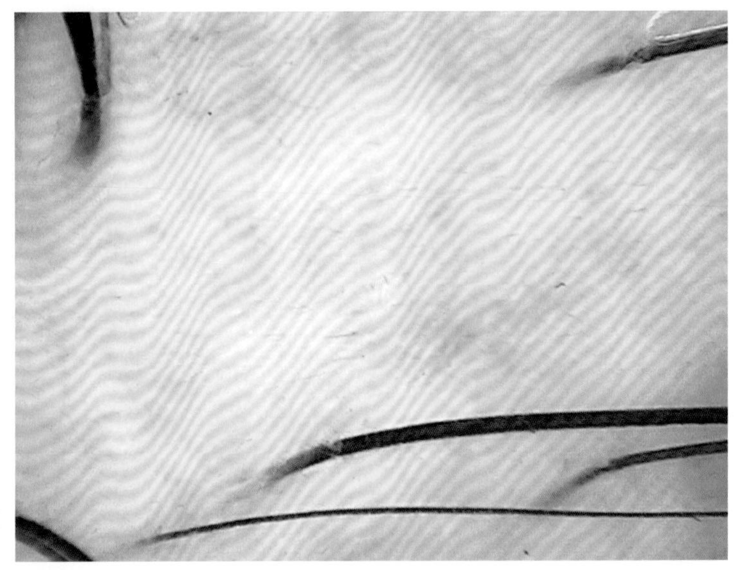

图 4.20 瘢痕性秃发的白色和粉色纤维化区域。同时存在白点征、终末纤维化的白色区域和早期纤维化的粉色区域，使皮肤呈现特征性的草莓冰激凌样外观。此表现最常见于毛发扁平苔藓，但也可见于其他类型的瘢痕性秃发（×70）

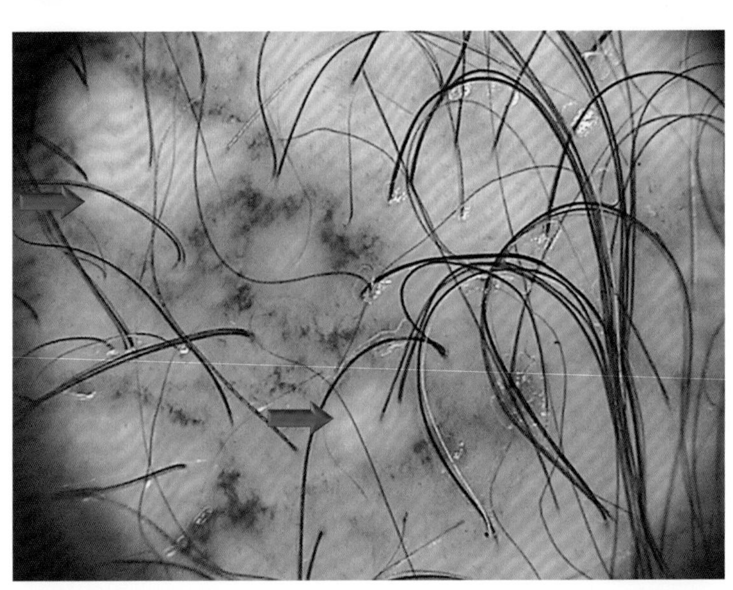

图 4.21 带状疱疹表皮剥离的白色区域。白色纤维化区域（**箭头**）应与带状疱疹、单纯疱疹、多形红斑、类天疱疮、天疱疮等疾病的表皮剥离所造成的白色进行区分。这些疾病的白色区域有着清晰的边缘，同时存在活跃的炎症过程（×20）

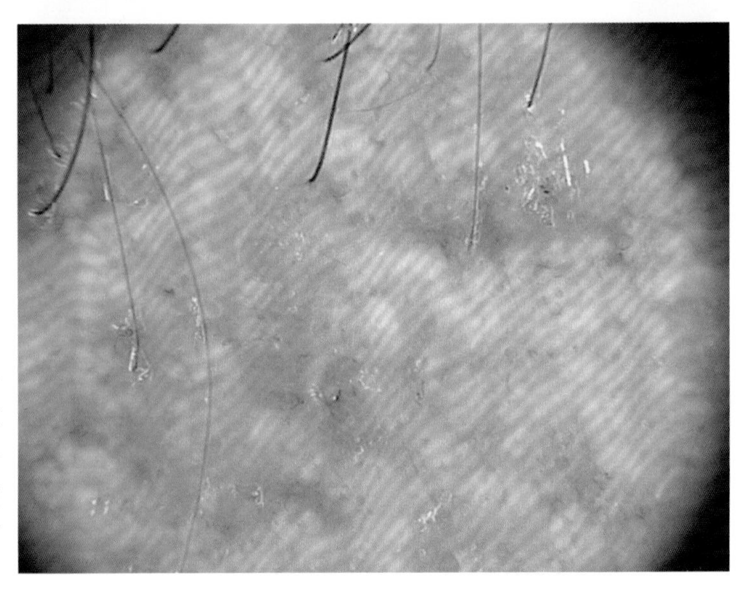

图 4.22 朗格汉斯细胞组织细胞增生症的白色区域。毛发镜照片来自一位朗格汉斯细胞组织细胞增生症患者。病理上真皮上部朗格汉斯细胞的聚集以及间质水肿，形成了毛发镜下的圆形棉球样、云状的结构。该表现在朗格汉斯细胞组织细胞增生症中出现的概率还有待进一步评估（×20）

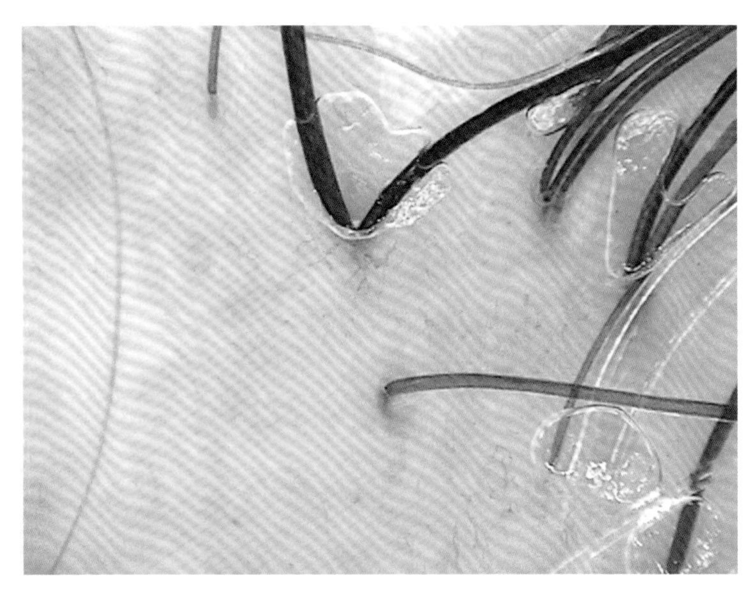

图 4.23 瘢痕性秃发的粉色区域。草莓冰激凌样区域伴毛囊开口的缺失，是近期新发生的伴有纤维化的瘢痕性秃发的特征。伸长的血管提示了持续进展的炎症过程（×70）

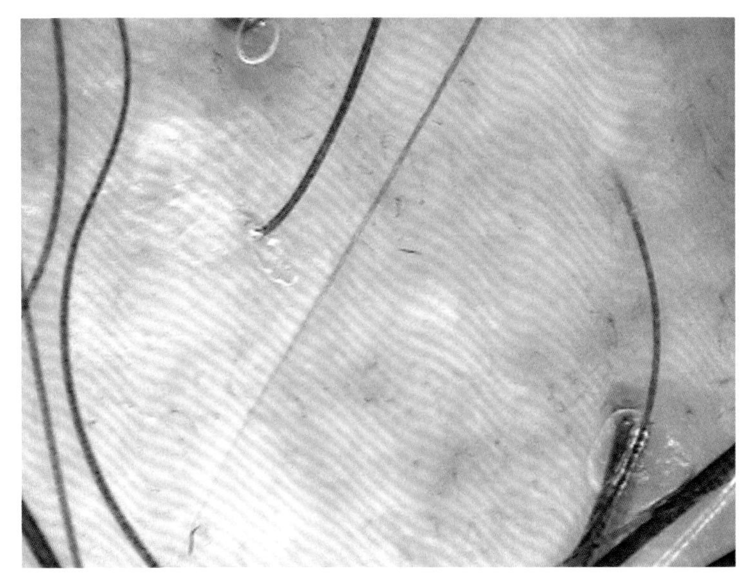

图 4.24 毛发扁平苔藓的粉色区域。粉色草莓冰激凌样区域伴毛囊开口缺失，可见于任何类型的原发性或继发性脱发。伴有白点征的粉色区域和终末纤维化的不规则白色区域同时存在是毛发扁平苔藓的特征（×70）

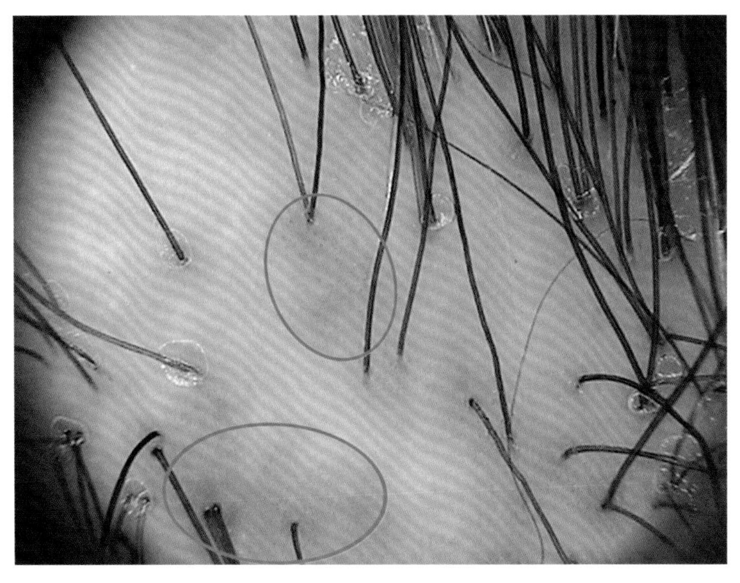

图 4.25 毛发扁平苔藓的紫罗兰色区域。紫罗兰-灰色或紫罗兰-褐色区域，常见于毛周局部，与组织病理学上的色素失禁一致。在毛发扁平苔藓，炎症过程刺激黑色素的合成，合成的黑色素被转运至角质形成细胞周围，并从受损的基层释放出来，而后被真皮乳头处的巨噬细胞吞噬。由于 Tyndall 效应，真皮乳头内的黑色素在皮肤镜下呈现蓝灰色。本图中，由于毛发扁平苔藓的表皮变化，紫罗兰色区域（**蓝圈**）也有所不同（×20）

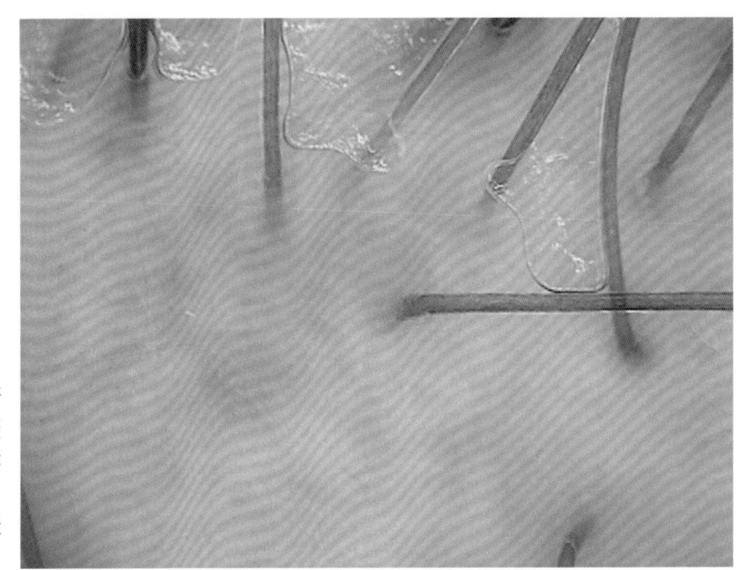

图 4.26 毛发扁平苔藓的紫罗兰色区域。高倍镜下可见模糊不清的紫罗兰色区域颜色逐渐变淡。对这些区域的监测发现，它们可以持续存在数月甚或数年。红色延伸的血管提示了紫罗兰色区域临近部位正在进展的炎症过程（×70）

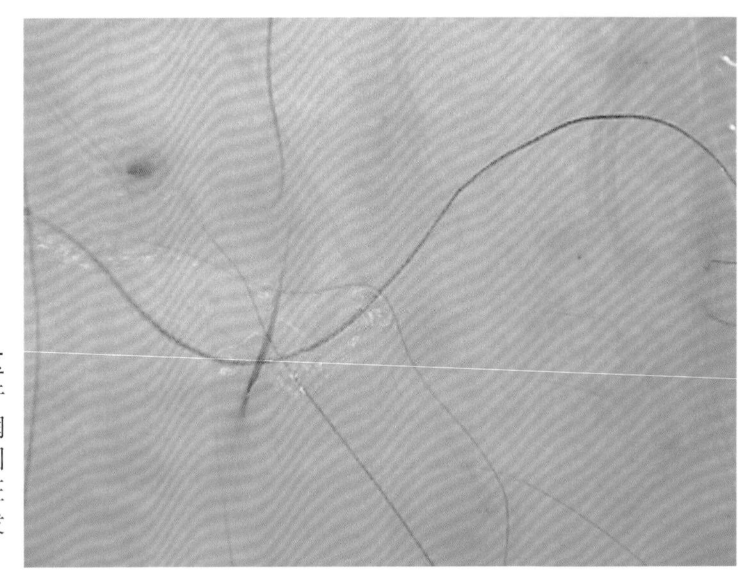

图 4.27 切割性蜂窝织炎中的无定形黄色区域。切割性蜂窝织炎的无定形黄色区域是由于组织病理学上的中性粒细胞和淋巴细胞的浸润而形成。这些结构倾向于形成多中心的椭圆形或圆形。在图像的**左上部**，可见一个特征性的 3D 黄点征，其中央还有残留有色素毛发（×70）

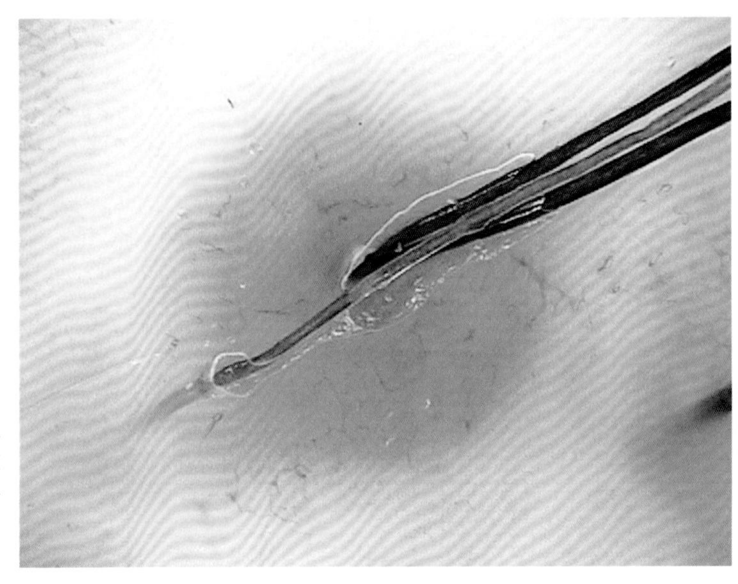

图 4.28 秃发性毛囊炎的黄色毛囊性脓疱。大的深黄色毛囊性脓疱伴有毛干穿出，是秃发性毛囊炎的常见表现。要与细菌毛囊炎进行鉴别。脓疱上多发的、部分向心性排列的血管，提示秃发性毛囊炎（×70）

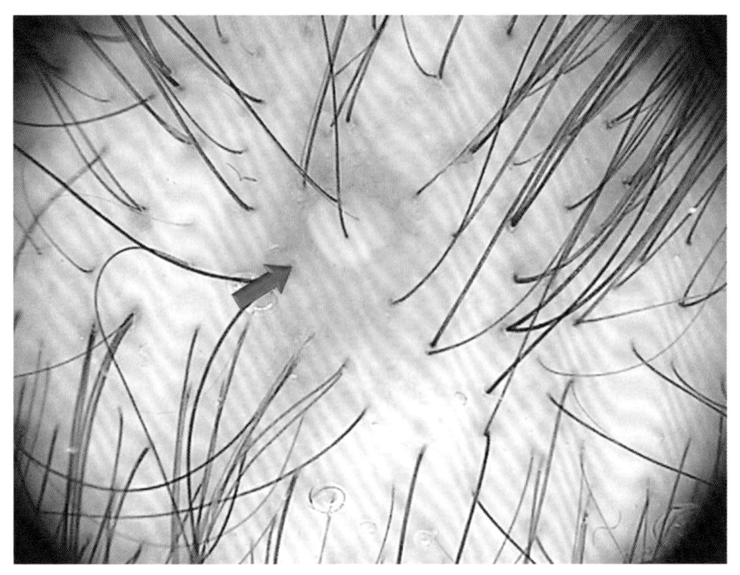

图 4.29 细菌性毛囊炎的黄色脓疱。与秃发性毛囊炎的脓疱相比，细菌性毛囊炎（箭头）的脓疱在皮损边缘有着更显著的炎症反应，而且脓疱上面没有血管网（×20）

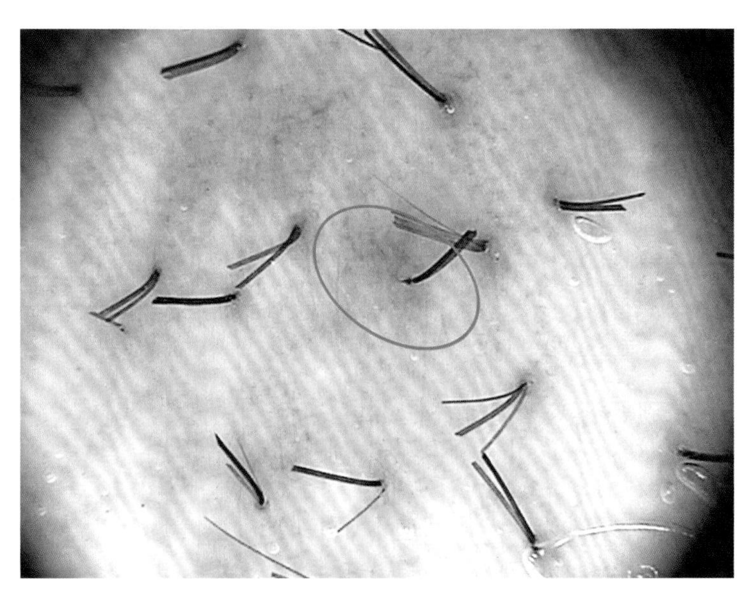

图 4.30 红色区域：毛周炎症的表现。毛发镜下的红色区域代表着炎症、渗出或者血管，可以通过它们的结构特点明确分辨。图片所示为一位秃发性毛囊炎患者的毛周炎症改变（蓝圈），表现为围绕着毛囊皮脂腺单位的红色区域。粉色区域是由于炎症后遗留的变化以及近期出现的纤维化引起。弥漫的白色区域和白点征也是纤维化所致（×20）

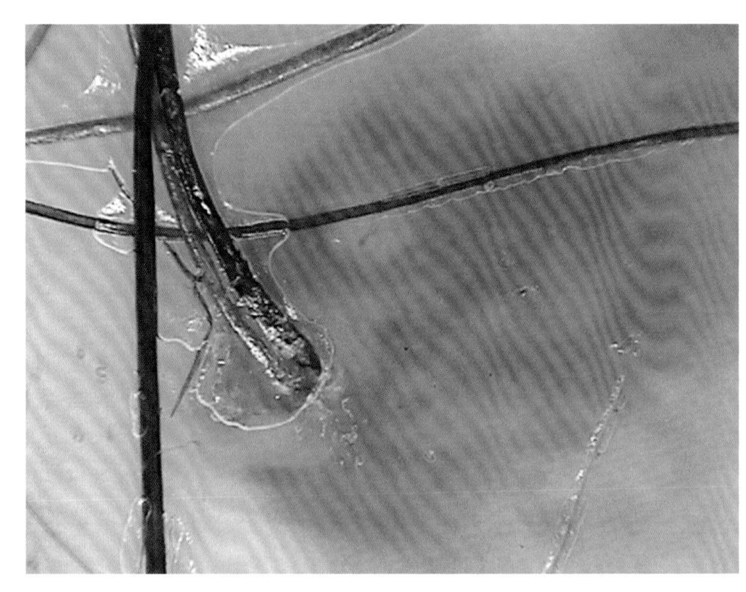

图 4.31 红色区域：毛周炎症的表现。围绕在毛囊口周围的深红色区域是毛周炎症的表现。此图显示的是一位对毛发移植后出现慢性炎症反应的患者的毛周炎症改变（×70）

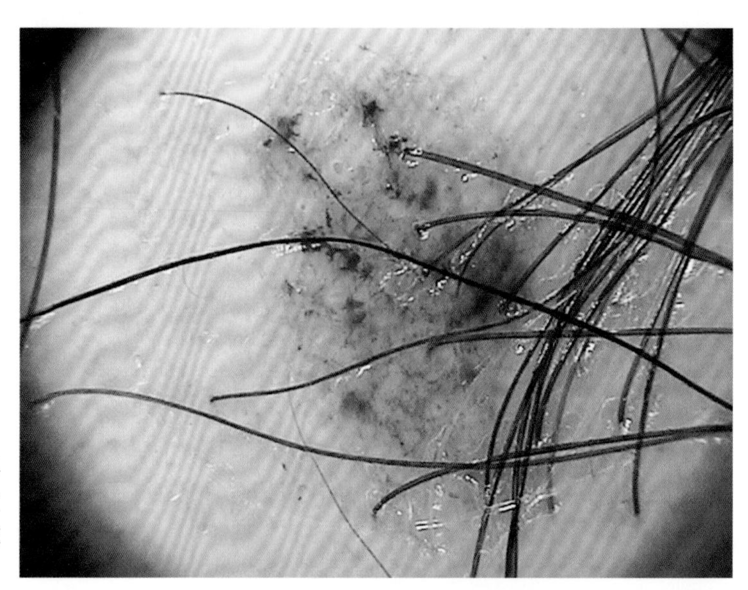

图 4.32　红色区域：渗出的表现。此图显示寻常型天疱疮境界清晰的水泡中的表皮内和表皮下的渗出。无论哪种类型的近期渗出，毛发镜下的表现均类似（×20）

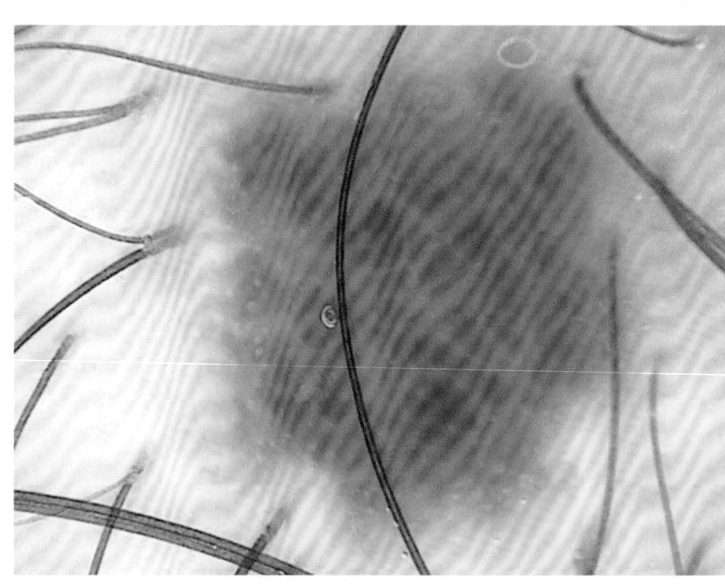

图 4.33　红色区域：血管和血管瘤的表现。血管和血管瘤（见此处）通常很容易通过它们的特征性结构进行鉴别（×70）

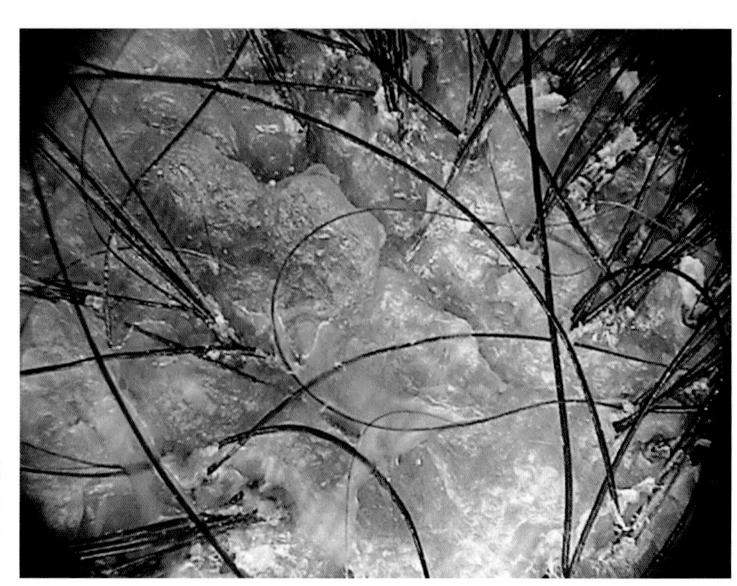

图 4.34　秃发性毛囊炎的黄色渗出液。黄色脓性渗出液可能与感染性疾病、切割性蜂窝织炎或者秃发性毛囊炎有关。此图片显示了一位秃发性毛囊炎患者已经干燥的渗出液（×20）

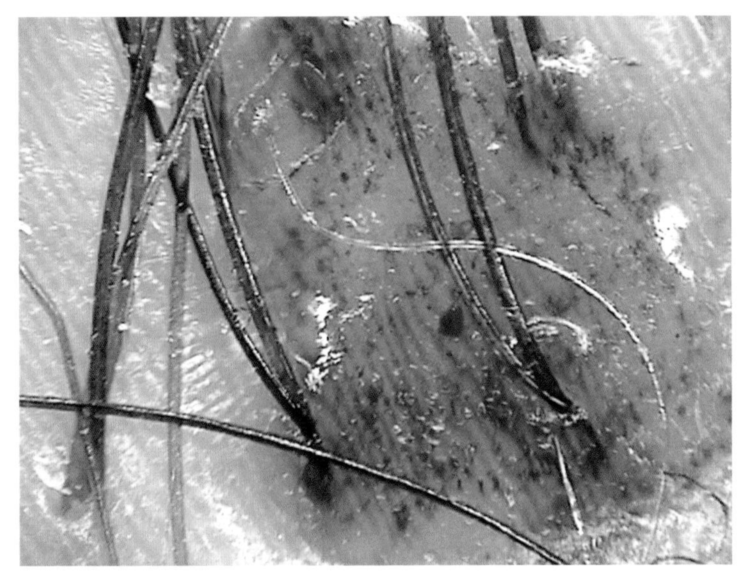

图 4.35 盘状红斑狼疮的黄色渗出液 / 无菌性脓疱。对于盘状红斑狼疮，累及头皮的无菌性脓疱是很罕见的[12]。组织学检查可见表皮棘层增厚、中性粒细胞渗入表皮，真皮中性粒细胞和淋巴细胞浸润伴核尘。直接免疫荧光检查可为阴性。毛发镜检查可见较大的黄色、光泽性、隆起性脓疱。可以通过脓疱的半透明顶部看到一些短线状血管和少许渗出液。随着脓疱的进展，可能还会观察到脓性黄红色渗出液（×70）

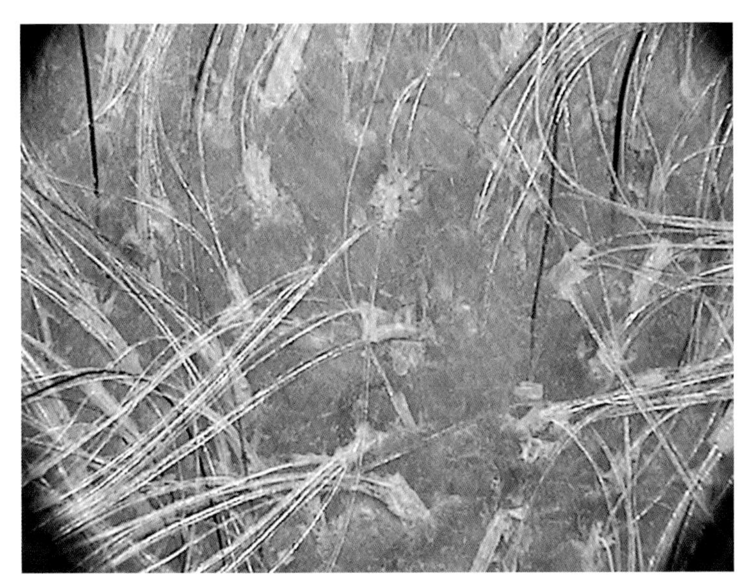

图 4.36 单克隆 γ- 球蛋白血症的毛囊针状结构和毛发管型。假性角化过度的毛囊针状结构很罕见，但却是多发性骨髓瘤非常特征性的副肿瘤性改变。针状结构通常发生在头皮、鼻和颈部，偶见于四肢。它们由多发性骨髓瘤的异常蛋白组成[13-14]。该图为一位多发性骨髓瘤患者的毛囊针状结构（干性毛发镜检查；×20）

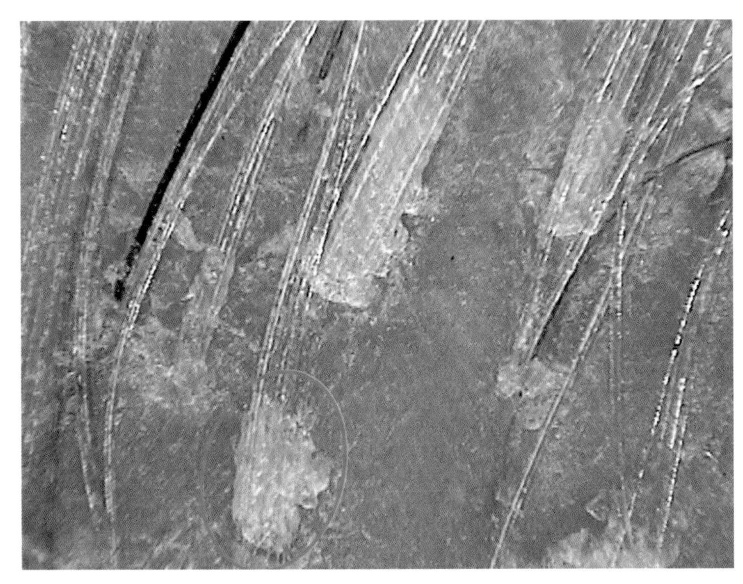

图 4.37 单克隆 γ- 球蛋白血症的毛囊针状结构和毛发管型。前述图像高倍镜下毛囊针状结构表现为白色长方形结构（**蓝圈**），几乎只位于毛囊开口和发干。它们有“软”或“湿”的均质结构，并可沿发干自由移动。毛周没有毛发扁平苔藓那样的毛周鳞屑，也没有明显的毛囊间鳞屑。副肿瘤假性角化过度性毛囊针状结构与银屑病、脂溢性皮炎、毛发扁平苔藓或秃发性毛囊炎的鉴别可能十分困难。诊断不能仅依赖于毛发镜检查（干性毛发镜检查；×70）

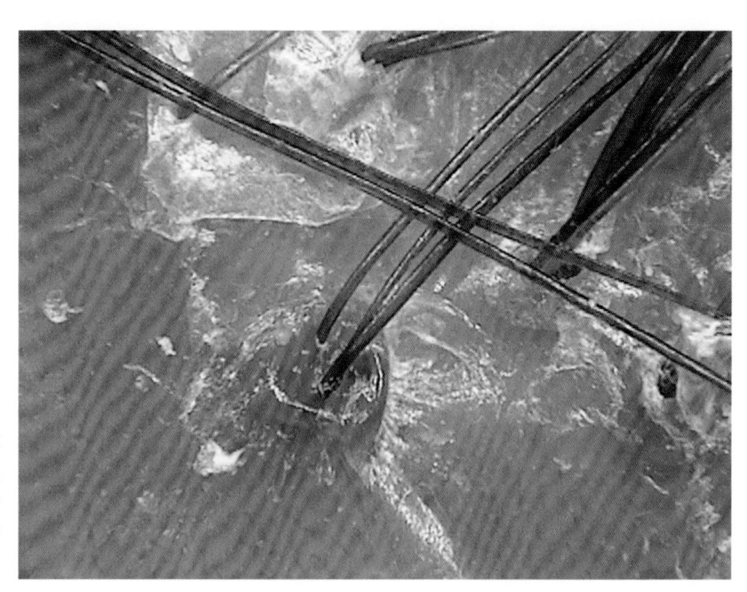

图 4.38 秃发性毛囊炎中的星爆样增生。秃发性毛囊炎的表皮增生和纤维化导致了皮肤肥厚。皮肤肥厚呈向心性排列在毛囊周围。此特征被称为**星爆样增生**。此图显示的是星爆样增生形成的初始阶段（×70）

参考文献

1. Rudnicka L, Olszewska M, Rakowska A, Kowalska-Oledzka E, Slowinska M. Trichoscopy: a new method for diagnosing hair loss. J Drugs Dermatol. 2008;7(7):651–4.
2. Rudnicka L, Olszewska M, Rakowska A, Slowinska M. Trichoscopy update 2011. J Dermatol Case Rep. 2011;5(4):82–8.
3. Ross EK, Vincenzi C, Tosti A. Videodermoscopy in the evaluation of hair and scalp disorders. J Am Acad Dermatol. 2006;55(5):799–806.
4. Deloche C, de Lacharriere O, Misciali C, Piraccini BM, Vincenzi C, Bastien P, et al. Histological features of peripilar signs associated with androgenetic alopecia. Arch Dermatol Res. 2004;295(10):422–8.
5. Wallace MP, de Berker DA. Hair diagnoses and signs: the use of dermatoscopy. Clin Exp Dermatol. 2010;35(1):41–6.
6. Inui S. Trichoscopy for common hair loss diseases: algorithmic method for diagnosis. J Dermatol. 2011;38(1):71–5.
7. Rakowska A. Trichoscopy (hair and scalp videodermoscopy) in the healthy female. Method standardization and norms for measurable parameters. J Dermatol Case Rep. 2009;3(1):14–9.
8. Rakowska A, Slowinska M, Kowalska-Oledzka E, Olszewska M, Rudnicka L. Trichoscopy in cicatricial alopecia. J Drugs Dermatol. 2012;11(6):753–8.
9. Inui S, Nakajima T, Itami S. Coudability hairs: a revisited sign of alopecia areata assessed by trichoscopy. Clin Exp Dermatol. 2010;35(4):361–5.
10. Rakowska A, Slowinska M, Kowalska-Oledzka E, Olszewska M, Rudnicka L. Dermoscopy in female androgenic alopecia: method standardization and diagnostic criteria. Int J Trichol. 2009;1(2):123–30.
11. Inui S, Nakajima T, Itami S. Scalp dermoscopy of androgenetic alopecia in Asian people. J Dermatol. 2009;36(2):82–5.
12. Kuyama M, Fujimoto W, Kambara H, Egusa M, Saitoh M, Yamasaki O, et al. Amicrobial pustular dermatosis in two patients with immunological abnormalities. Clin Exp Dermatol. 2002;27(4):286–9.
13. Tay LK, Lim FL, Ng HJ, Lee HY, Pang SM, Thirumoorthy T. Cutaneous follicular hyperkeratotic spicules—the first clinical sign of multiple myeloma progression or relapse. Int J Dermatol. 2010;49(8):934–6.
14. Weibel L, Berger M, Regenass S, Kamarashev J, Hafner J, French LE. Follicular spicules of the nose and ears—quiz case. Arch Dermatol. 2009;145(4):479–84.

5 血 管

Adriana Rakowska，Lidia Rudnicka，
Malgorzata Olszewska，and Marta Kurzeja
禚风麟 译 周城 审校

摘 要

毛发镜检查有助于发现正常人或炎症性头皮疾病的多种多样的血管结构。这些血管结构包括①逗号样血管、②点状血管、③伴白色晕的血管、④发夹状血管、⑤细长的发夹状血管、⑥线状血管、⑦细分支状血管、⑧粗分支状血管、⑨毛细血管渗血、⑩毛周向心性血管、⑪乳红色球、⑫线状螺旋形血管、⑬蕾丝样血管、⑭肾小球状（卷曲）血管、⑮匐行性血管、⑯皇冠样排列的血管、⑰粗根样血管和⑱血管网。皮肤镜下已得到确认，在绝大多数病例中，皮肤肿瘤的血管存在相同的一些类型。

关键词

血管（blood vessels）• 健康头皮 • 血管结构 • 血管（vessels）

血管在正常头皮排列方式非常多。血管在诊断大多数头皮疾病时并没有在诊断皮肤肿瘤时的作用大。大量形态结构不一的血管，而不是一种特定类型的血管，更提示各种炎症性头皮疾病。

血管结构的显像部分依赖于光学仪器和皮肤镜检查技术[1]。当使用接触型皮肤镜时，镜头必须小心放在皮肤表面，采用滚动技术[2]并施加最小的向下压力[1]。酒精和油作为浸液使用时通常需要对皮肤施加相当大的压力，这样会减少皮肤毛细血管血流从而降低它们的可见度。使用透明的超声波凝胶时，镜头可轻触皮肤从而可以更好地观察血管[1]。绿色的超声波凝胶或者一个绿色的过滤器可以进一步增加血管可见度。因为绿色过滤器可以让绿色的光通过而阻挡红色的光，使红色的物体（血管）变得稍暗[3]。现已经发现 390 ～ 410 nm 光也可以提高皮肤镜下血管的可见度[4]。

非接触型皮肤镜并不需要在镜头和皮肤之间使用液体介质；但是头皮鳞屑会引起反光，从而影响其下血管结构的显像。在这样的病例中，在皮肤上

使用浸液可以帮助减少这种表面反射并改善血管的显像[1]。

我们定义了 18 种血管在头皮上的排列方式[5]：

1. 逗号样血管
2. 点状血管
3. 伴白色晕的血管
4. 发夹状血管
5. 细长的发夹状血管
6. 线状血管
7. 细分支状血管
8. 粗分支状血管
9. 毛细血管渗血

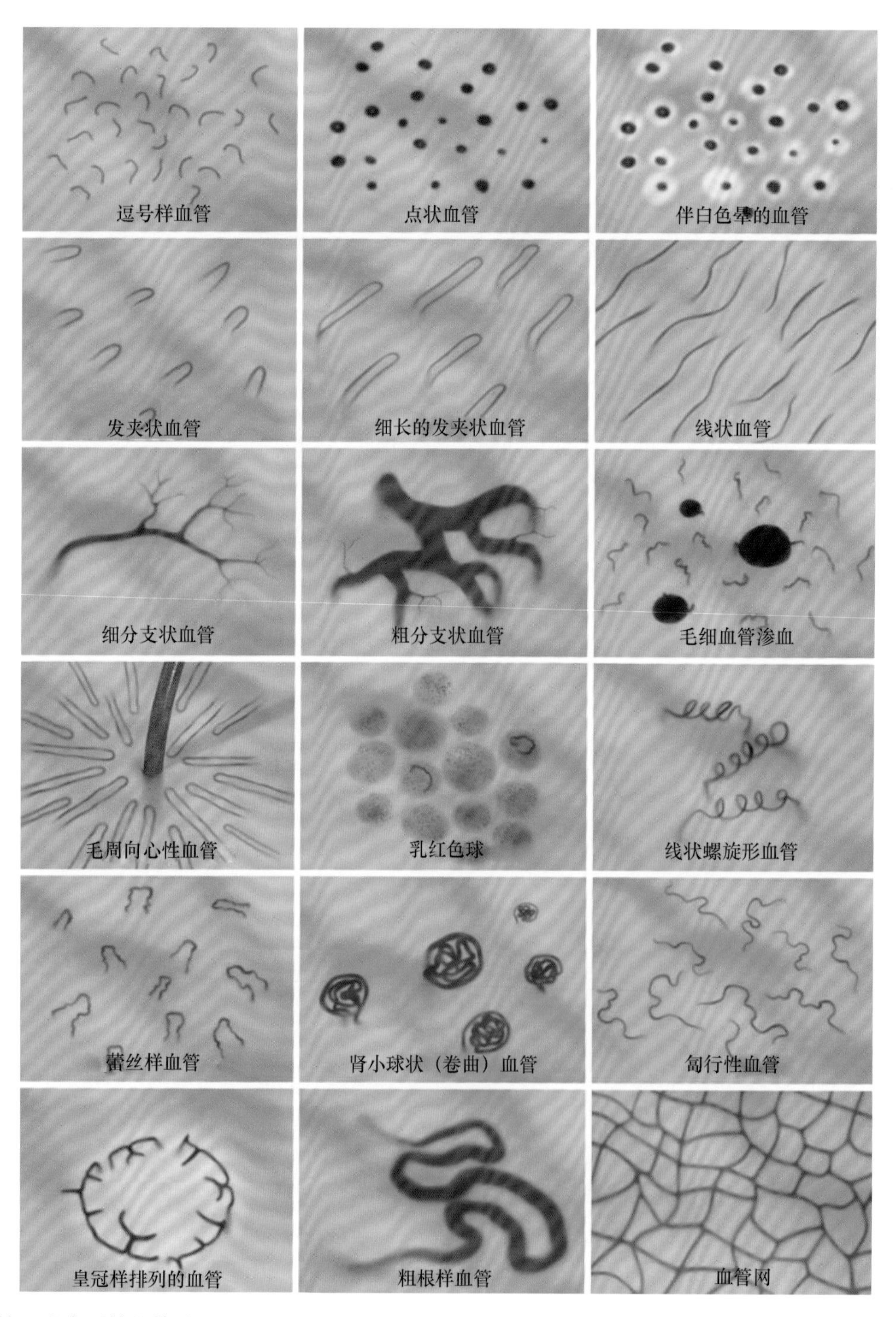

图 5.1 毛发镜下观察到的血管（Graphics by Dr. Wawrzyniec Podrzucki，courtesy of Journal of Dermatological Case Reports）

10. 毛周向心性血管
11. 乳红色球
12. 线状螺旋形血管
13. 蕾丝样血管
14. 肾小球状（卷曲）血管
15. 匐行性血管
16. 皇冠样排列的血管
17. 粗根样血管
18. 血管网

通过大量病例发现，这些血管类型与皮肤肿瘤的血管类型是相同的[1，6-7]。

特定的血管排列方式可能是诊断某种头皮疾病的线索，比如银屑病、盘状红斑狼疮或毛发扁平苔藓。具体细节会在这些疾病所在章节讨论。这些章节专注于毛发镜下观察到的特定类型的血管形状和排列方式。

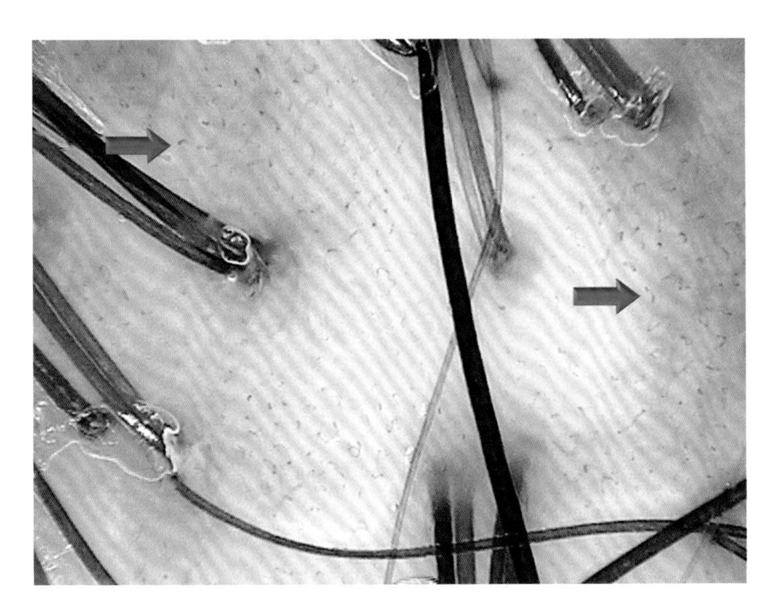

图 5.2 逗号样血管。逗号样（线状弯曲）血管（**箭头**）是没有分支的血管，呈C形或者稍微弯曲状。常见于炎症性头皮疾病，如脂溢性皮炎和银屑病，也可见于正常头皮（×70）

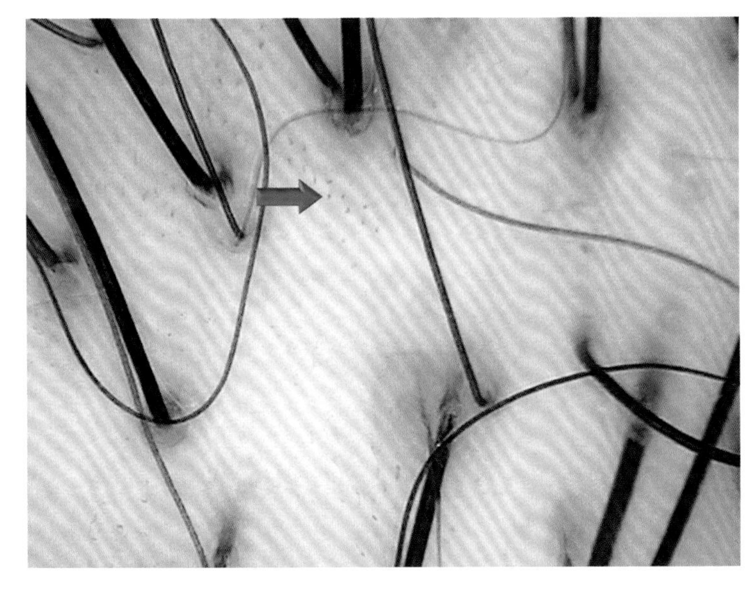

图 5.3 点状血管。顾名思义，点状血管（**箭头**）是彼此密集排列成线状的小红点。常见于健康人，主要存在于前额处头皮[8]。这些血管数量的增加见于一些炎症性头皮疾病，如湿疹（×70）

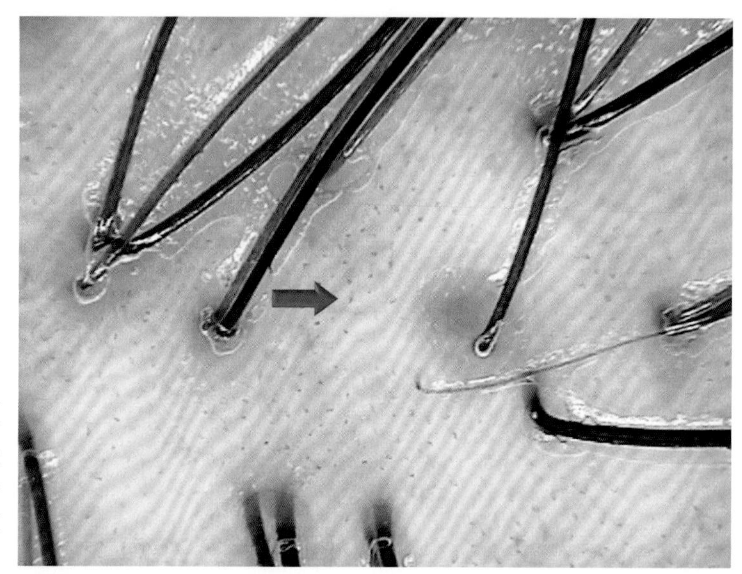

图 5.4 伴白色晕的点状血管。伴白色晕的点状血管（**箭头**）是头皮切割性蜂窝织炎的一个特征性的毛发镜下表现[9]，但偶尔也可见于没有头发或者头皮疾病者。该表现越来越常见于有甲状腺疾病的患者，很可能是由于黏蛋白在皮肤堆积所致[5]（×70）

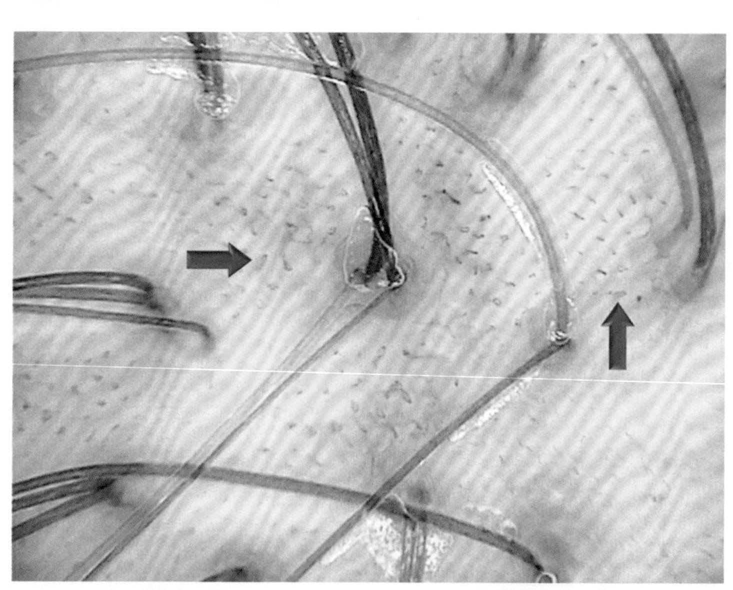

图 5.5 发夹状（线形袢状）血管。小的线形袢状的血管（**箭头**）通常见于正常头皮的前部。枕部和颞部以细小的分支状血管为主（×70）

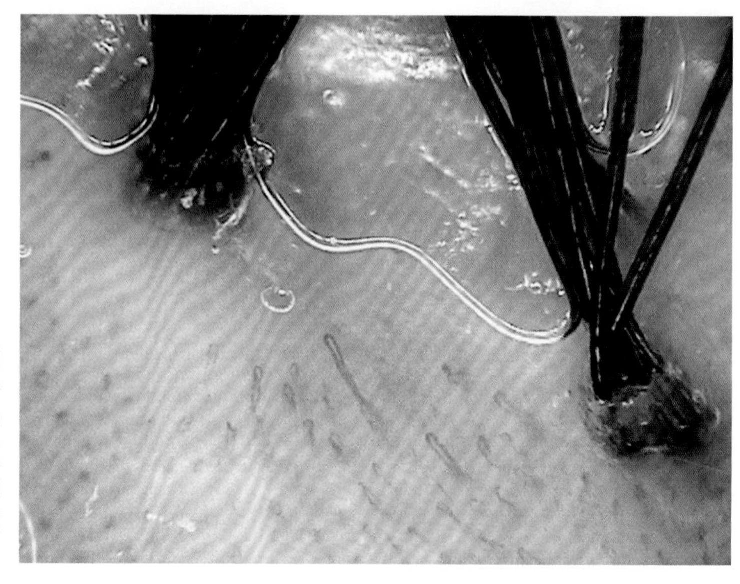

图 5.6 细长的发夹样（线形袢状）血管。细长的发夹样血管是瘢痕性秃发的特征，多见于典型毛发扁平苔藓和秃发性毛囊炎。出现这种类型血管的地方，最具代表性的是毛囊周围区域，尤其是簇生毛发周围。它们的闭合端朝向毛囊单位，这与偶尔在皮肤 T 细胞淋巴瘤中发现的细长的发夹样血管不同（×70）

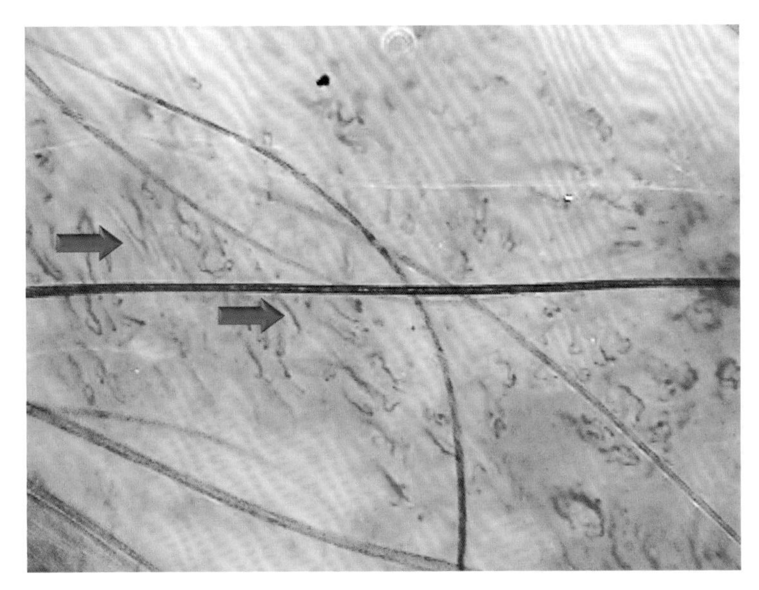

图 5.7 直线状血管。线状血管可以是直的(**箭头**)、迂曲的或螺旋形的。所有这些类型在头皮都很罕见。这张图片来自一位患有活动性寻常型天疱疮的患者，图中展示了明显的线状血管(×70)

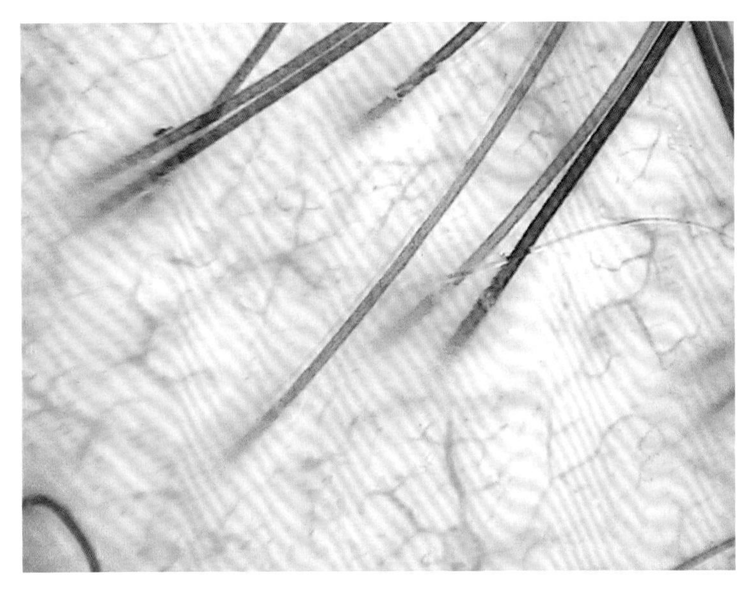

图 5.8 细分支状血管。细分支状血管在毛发镜中通常比一般毛发细，是镜下的一种正常表现，尤其是在枕部和颞部[8]。它们有规律地分布于毛囊单位之间。有些学者建议把细分支状血管作为脂溢性皮炎的特征，但是到目前为止还没有脂溢性皮炎患者与健康人的对照研究(×70)

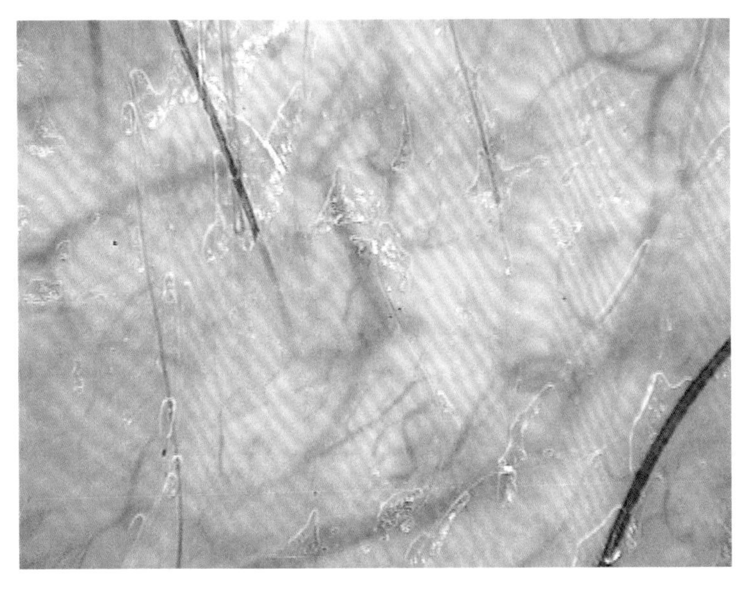

图 5.9 粗分支状血管。粗分支状血管比同一视野内终毛的平均直径要粗(细节参考见图 23.4“血管-毛发测试”)。这种类型的血管结构是盘状红斑狼疮的最典型特征。主要的鉴别诊断是基底细胞癌。然而在基底细胞癌中，这些血管更清晰并呈深紫红色(Iris Zalaudek, personal communication)(×70)

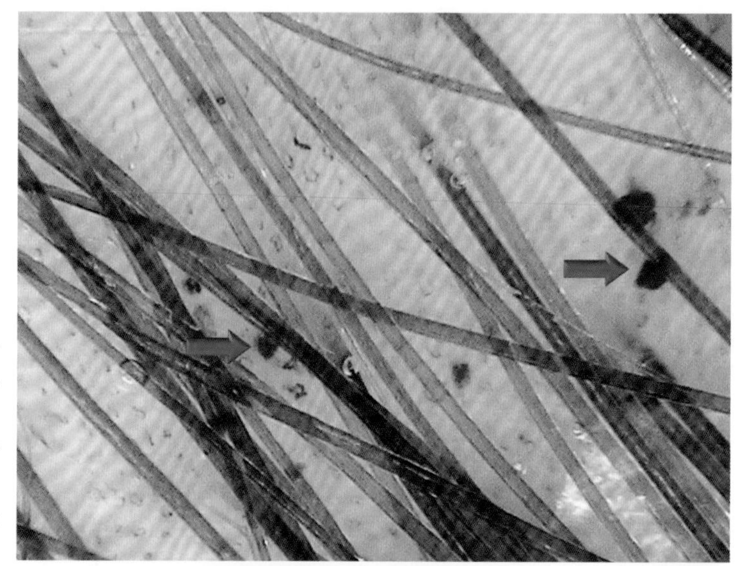

图 5.10 毛细血管渗血（裂片样出血）。毛细血管渗血（箭头）是指在毛发镜下呈圆形或椭圆形，界限清楚的鲜红色区域，直径 100 ～ 300 μm。相关的毛细血管常可见到。毛细血管渗血是活动性银屑病的特征。它常与指甲裂片样出血一致。渗血区域通常位于小球状（盘绕的）血管覆盖处（×70）

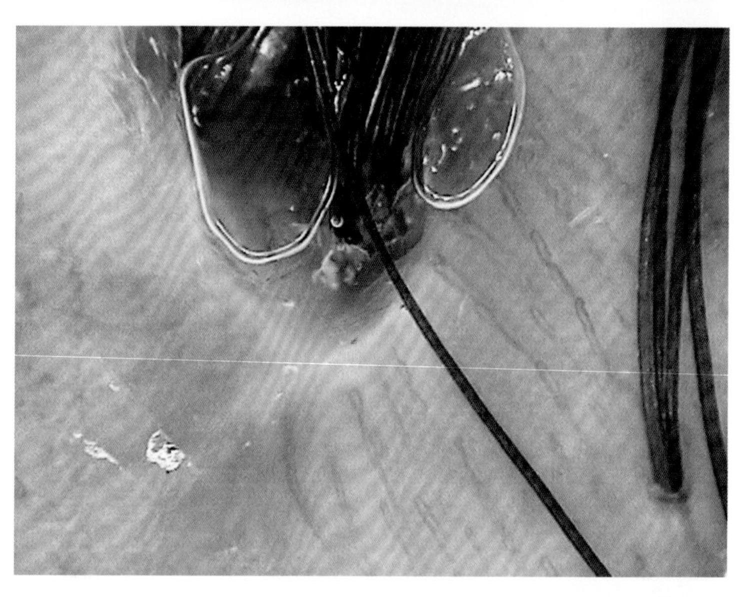

图 5.11 毛周向心性血管。毛周向心性血管是以毛囊单位为中心排列的血管。在这种排列的血管以细长袢状血管较常见，但是线状和其他类型血管也可以见到。血管的这种排列类型是毛囊中心性瘢痕性脱发的主要特征，如毛发扁平苔藓或者秃发性毛囊炎（×70）

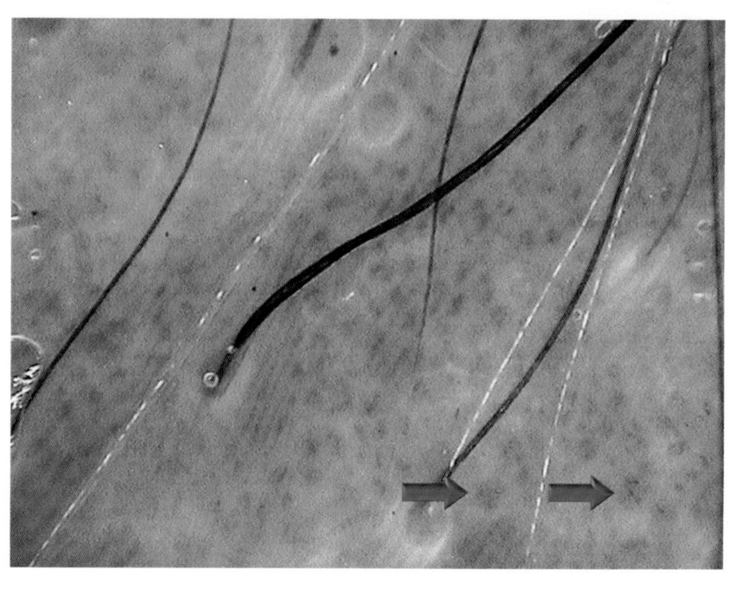

图 5.12 乳红色球。乳红色球（箭头）是模糊或者失焦的乳红色的小球或者大的区域。这些区域内可见细的毛细血管。图中所示为广泛分布于全头皮的乳红色球，该患者为皮肤 T 细胞淋巴瘤（蕈样肉芽肿）。有时乳红色球也可见于有鳞屑的头皮银屑病（×70）

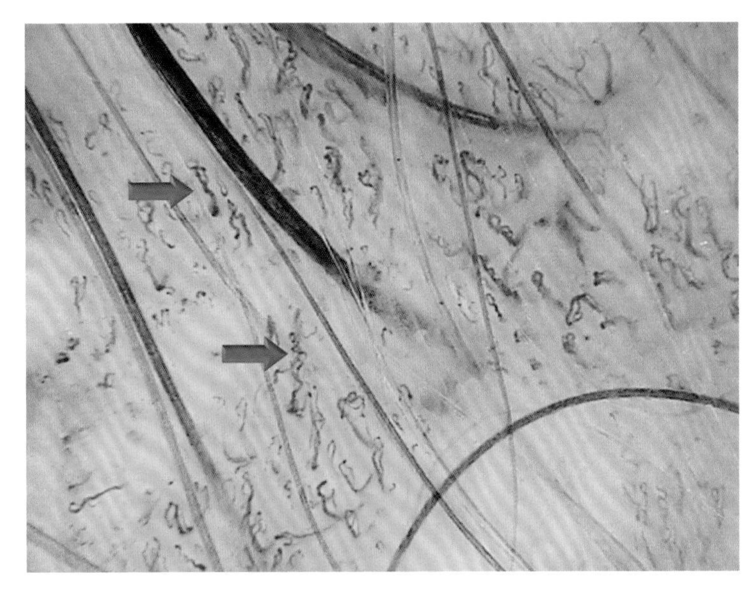

图 5.13 螺旋形血管。螺旋形血管（箭头）是沿中心轴扭曲的细线形血管。它在头皮上很罕见并且不会出现在健康人身上。在非癌性病变中，线状螺旋形血管是炎症严重的标志，可见于严重的头皮银屑病、天疱疮和皮肤T细胞淋巴瘤。图中的毛发镜图片来自一位寻常型天疱疮的患者（×70）

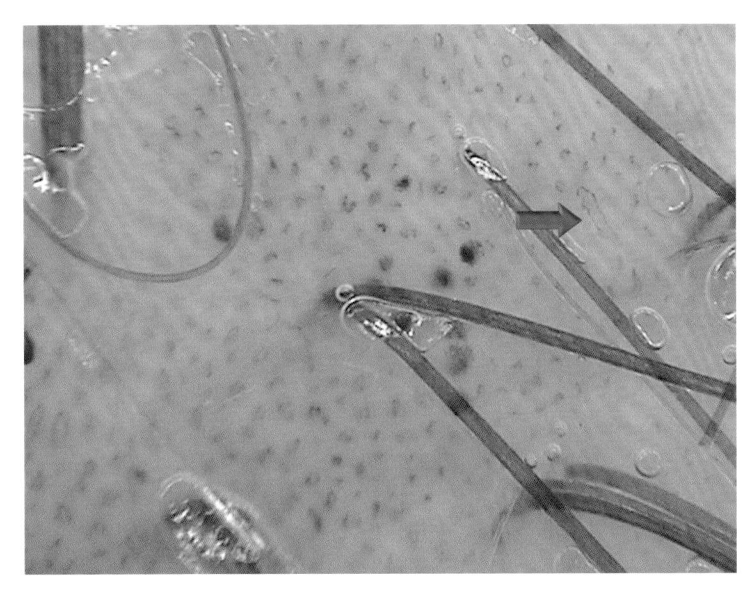

图 5.14 蕾丝样血管。蕾丝样血管（箭头）是匐行性血管和袢状血管的组合。这些毛细血管呈蛇形，末端开放且相隔较远。这些血管是银屑病的特征，组织病理学上对应的是细长真皮乳头内扭曲扩大的血管（×70）

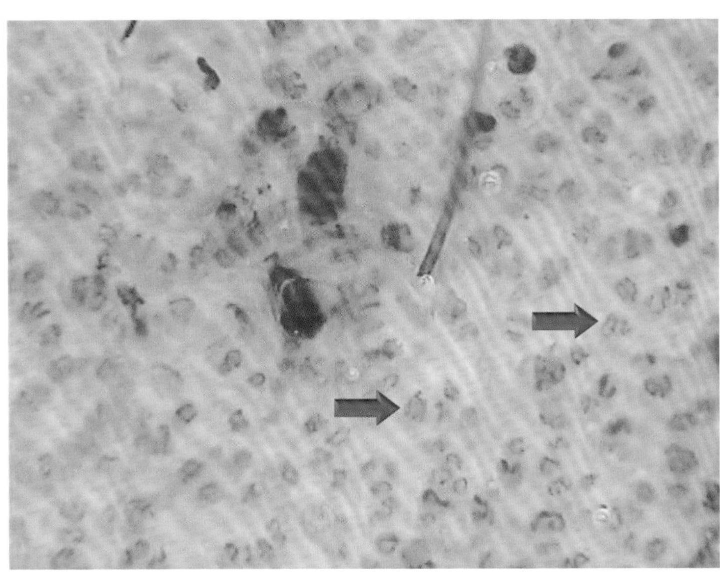

图 5.15 肾小球状（卷曲）血管。肾小球状（卷曲的或扭曲的）血管（箭头）是银屑病的特征[10-11]。它们通常呈线状或环状规则排列。在低倍镜下呈现出“红球环”状[12]（×70）

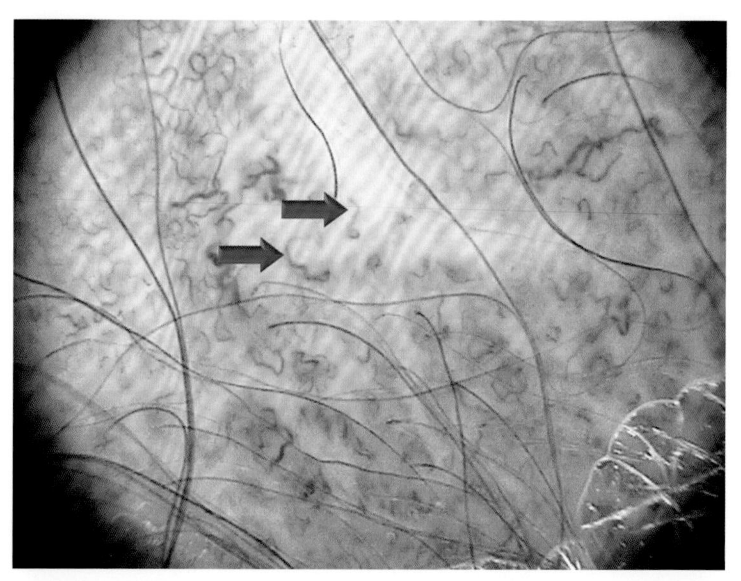

图 5.16 匐行性血管。线状匐行性血管（箭头）是有规律弯曲的，几乎不分支的血管，头皮病变中罕见。图中的毛发镜图片来自一位患有盘状红斑狼疮的瘢痕性脱发的患者（×20）

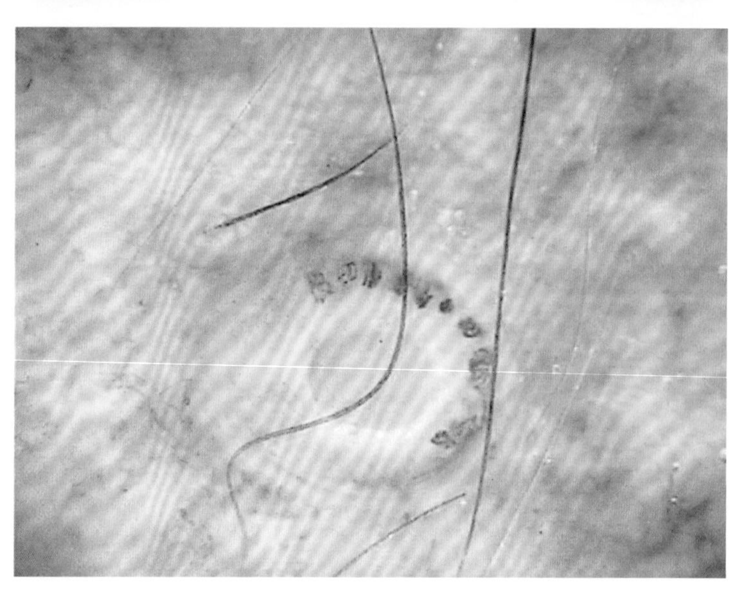

图 5.17 皇冠样排列的血管。皇冠样排列的血管在头皮十分罕见。这张图片展示了一位着色性干皮症患者秃发区头皮上的一个小的角化棘皮瘤（×70）

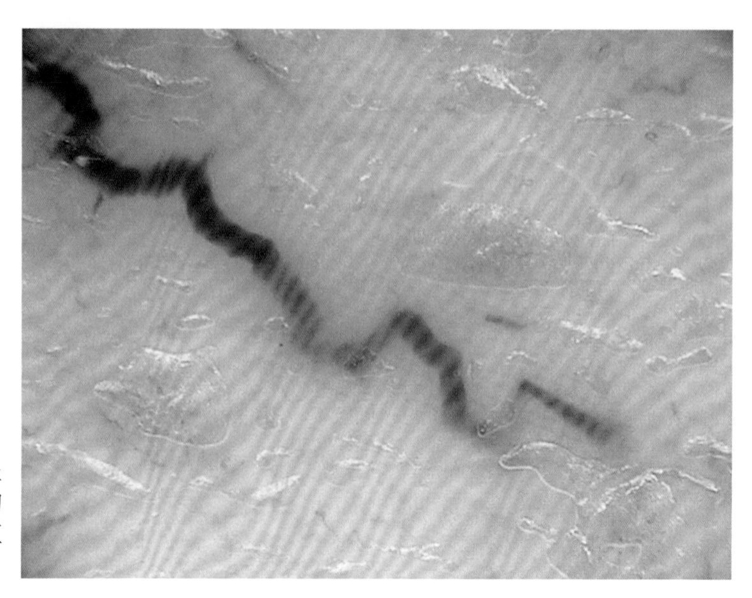

图 5.18 粗根样血管。粗根样血管是粗的、呈不规则弯曲的线形血管。区别于分支状血管的是它没有分支的趋向。这类血管多见于盘状红斑狼疮和先天性毛细血管畸形（×70）

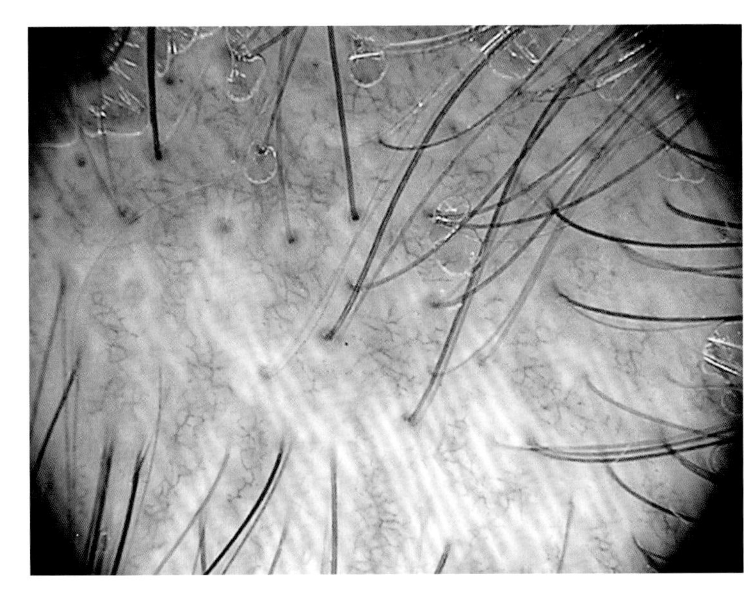

图 5.19 血管网。在健康人，毛发镜下常可见毛囊间的细小血管网。这种血管网在枕部最常见。对于长期使用外用强效糖皮质激素的患者，皮肤萎缩使这些血管的可见度增加。值得注意的是，毛囊开口周围是看不到血管网的（×20）

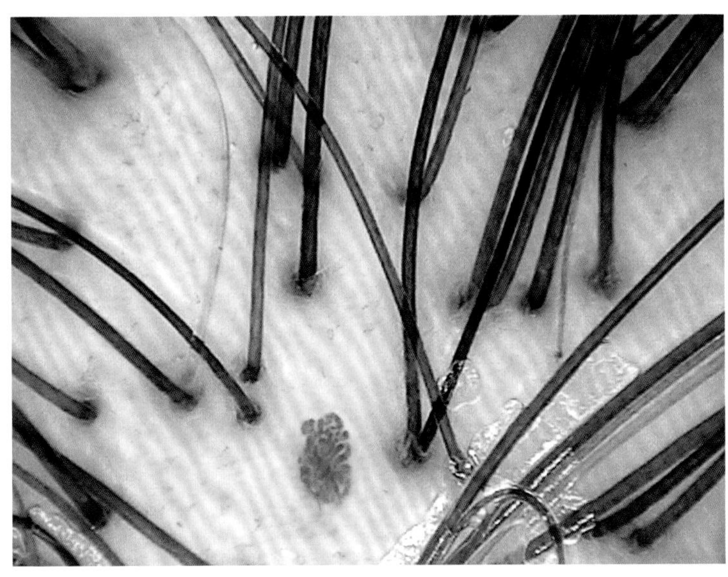

图 5.20 血管瘤。在常规毛发镜检查中偶可见小血管瘤。尽管它们没有临床意义，但它们可作为部位定位标记用于头皮的监测（×70）

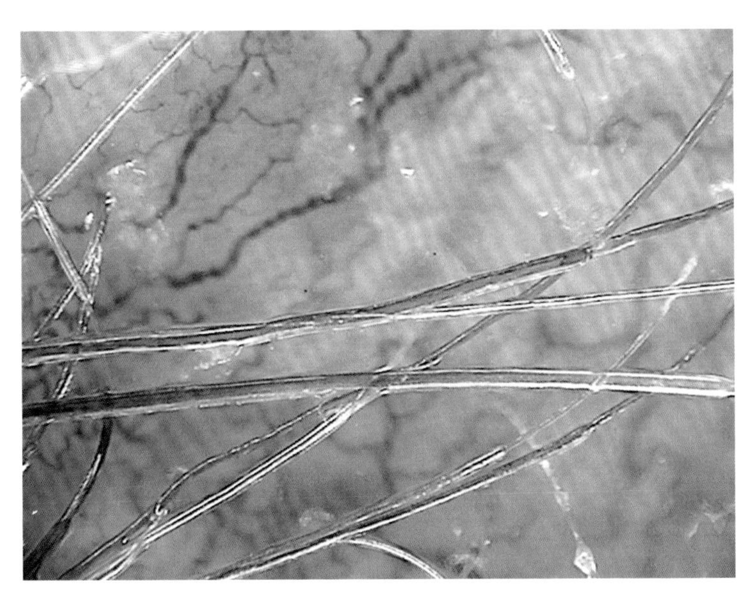

图 5.21 头皮肿瘤的血管。如本章节所提到的，既往认为与黑色素瘤及非黑素细胞的皮肤癌有关的血管结构，也可出现在正常个体或有炎症性头皮疾病患者的头皮中。例如粗分支状血管是基底细胞癌的标志[13-14]。最新研究显示盘状红斑狼疮可见到相似的血管，而盘状红斑狼疮的治疗方法与肿瘤完全不同[5, 9]。但是在评估头皮病变时我们永远不能掉以轻心。这张图片展示的分支状血管来自于一位盘状红斑狼疮患者，头皮继发产生了基底细胞癌（×70）

参考文献

1. Zalaudek I, Kreusch J, Giacomel J, Ferrara G, Catricala C, Argenziano G. How to diagnose nonpigmented skin tumors: a review of vascular structures seen with dermoscopy: part I. Melanocytic skin tumors. J Am Acad Dermatol. 2010;63(3):361–74; quiz 75–6.
2. Gewirtzman AJ, Saurat JH, Braun RP. An evaluation of dermoscopy fluids and application techniques. Br J Dermatol. 2003;149(1): 59–63.
3. Rudnicka L, Olszewska M, Rakowska A, Slowinska M. Trichoscopy update 2011. J Dermatol Case Rep. 2011;5(4):82–8.
4. Lacarrubba F, Potenza MC, Micali G. Enhanced videodermoscopic visualization of superficial vascular patterns on skin using a 390- to 410-nm light. Arch Dermatol. 2012;148(2):276.
5. Rakowska A, Olszewska M, Rudnicka L. Vacular structures in scalp dermoscopy. J Dermatol Case Rep. 2013 (in press).
6. Zalaudek I, Kreusch J, Giacomel J, Ferrara G, Catricala C, Argenziano G. How to diagnose nonpigmented skin tumors: a review of vascular structures seen with dermoscopy: part II. Nonmelanocytic skin tumors. J Am Acad Dermatol. 2010;63(3):377–86; quiz 87–8.
7. Kittler H, Riedl E, Rosendahl C, Cameron A. Dermatoscopy of unpigmented lesions of the skin: a new classification of vessel morphology based on pattern analysis. Dermatopathol Pract Conceptual. 2008;14(4):3.
8. Rakowska A. Trichoscopy (hair and scalp videodermoscopy) in the healthy female. Method standardization and norms for measurable parameters. J Dermatol Case Rep. 2009;3(1):14–9.
9. Rakowska A, Slowinska M, Kowalska-Oledzka E, Olszewska M, Rudnicka L. Trichoscopy in cicatricial alopecia. J Drugs Dermatol. 2012;11:753–8.
10. Micali G, Lacarrubba F, Massimino D, Schwartz RA. Dermatoscopy: alternative uses in daily clinical practice. J Am Acad Dermatol. 2011;64(6):1135–46.
11. Kim GW, Jung HJ, Ko HC, Kim MB, Lee WJ, Lee SJ, et al. Dermoscopy can be useful in differentiating scalp psoriasis from seborrhoeic dermatitis. Br J Dermatol. 2011;164(3):652–6.
12. Vazquez-Lopez F, Zaballos P, Fueyo-Casado A, Sanchez-Martin J. A dermoscopy subpattern of plaque-type psoriasis: red globular rings. Arch Dermatol. 2007;143(12):1612.
13. Puig S, Cecilia N, Malvehy J. Dermoscopic criteria and basal cell carcinoma. G Ital Dermatol Venereol. 2012;147(2):135–40.
14. Liebman TN, Jaimes-Lopez N, Balagula Y, Rabinovitz HS, Wang SQ, Dusza SW, et al. Dermoscopic features of basal cell carcinomas: differences in appearance under non-polarized and polarized light. Dermatol Surg. 2012;38(3):392–9.

第三部分

毛发镜的正常表现

6 毛发镜的正常表现

Adriana Rakowska and Lidia Rudnicka

王利娟　译　周城　审校

摘　要

借助毛发镜诊断头皮及毛发异常，需要掌握健康个体毛发镜检查的正常值范围。本章重点介绍健康人的毛发镜特征和正常值。

关键词

儿童・毛囊开口・毛囊单位・毛干・健康个体・正常值・毳毛・血管

健康人的毛发镜表现尚未得到广泛研究，仅有少数已发表的研究结果[1-2]。这些研究的重点是毛干、毛囊开口及血管的外观。

在毛发镜下，正常终毛的毛干在直径和颜色上是一致的[1, 3]。毛干的直径可通过手持皮肤镜粗略地估计（例如细、正常或粗），也可以借助合适的电子皮肤镜软件精确地测量。细发约占总发量的 20%。细发比例增高可作为一个毛囊微小化的标志[4-5]。

在头皮上，毛囊和毛干被划分为多个毛囊单位，每个毛囊单位可有 1 到 3 根毛发[6]。含 4 根或 4 根以上毛发的毛囊单位较少见，在正常个体的所有毛囊单位中占比不足 5%[1]。基于毛发镜测量，在健康高加索女性中，每个毛囊单位平均含有 2.6 根毛发[1, 7]。仅含 1 根毛发的毛囊单位在额部占比不到 35%，枕部 30%，颞部为 40%[1]。

有意思的是，在健康女性的颞部，仅含 1 根毛发的毛囊单位比例较高，且毛囊单位之间的距离大于平均值。这项观察结果表明，正常生理状态下，颞部区域的毛发密度低于其他头皮区域[1, 7-8]。

每个毛囊单位的毛发数量在脱发患者中是减少的，尤其是雄激素性秃发和休止期脱发[5, 7, 9]。在儿童中，这是外胚层发育不良的常见表现。

空毛囊开口和黄点征偶见于健康个体[1, 7]。小的、边界清楚的白点对应于毛囊和小汗腺的开口。这在具有深色皮肤类型的患者中为正常表现，亦可见于高加索人日光暴露的头皮区域[10]。

毛周褐色改变亦称为雄激素性秃发的毛周征[11]，也可见于某些健康个体[1]。在健康人中，约高达 15% 的毛囊单位周围可见褐色晕[1, 7]。

在健康人中，两种血管类型最常见。点状血管主要见于额部头皮，细分支状血管主要见于枕部及颞部区域[1，7]。

某些毛发镜改变，例如孤立性黑点征、断发或逗号样发，偶可见于健康个体[1，7]。但通常具有上述改变的毛发在健康个体中不超过 2 根，不具有诊断学价值。

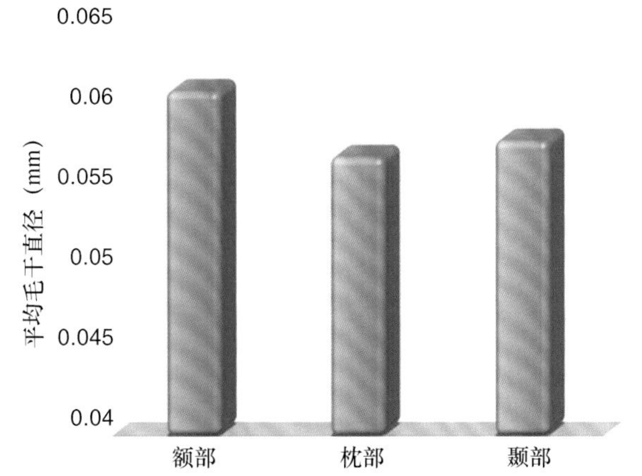

图 6.1　健康女性额部、枕部和颞部毛发的平均直径。同一个人的毛发直径可因部位不同而有所变化。最粗的毛干见于额部头皮，而枕部的毛干相对较细。细发（< 0.03 mm）的比例在颞部是最高的（*Graph adapted from* Rakowska[1]）

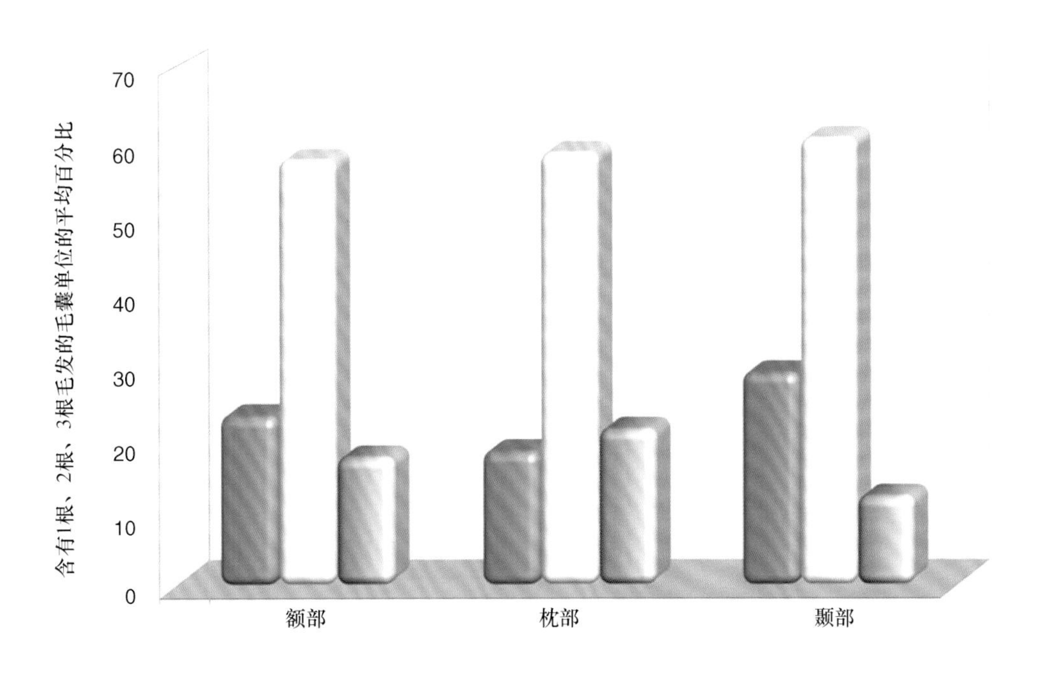

图 6.2　健康女性额部、枕部和颞部头皮中含 1 根、2 根、3 根毛发的毛囊单位的平均百分比。多数毛囊单位由 2 根毛发组成。有 3 根毛发的毛囊单位数量相对较少。每个毛囊单位的毛发数量可提供有关毛发情况的重要信息。通常情况下，含 3 根毛发的毛囊单位比例减少是脱发的首发表现。仅含有 1 根毛发的毛囊单位在颞部区域的比例最高。在此区域，毛囊单位间的距离大于平均值。因此，临床上均匀累及整个头皮的弥漫性脱发，临床上的表现颞部最为明显。该现象可见于休止期脱发。需要强调的是，弥漫性脱发的毛发镜检查应检查以下三个区域：枕部、额部及一侧颞部。研究结果表明，左右两侧颞部头皮毛发镜检查结果没有差异[12]（Graph adapted from Rakowska[1]）

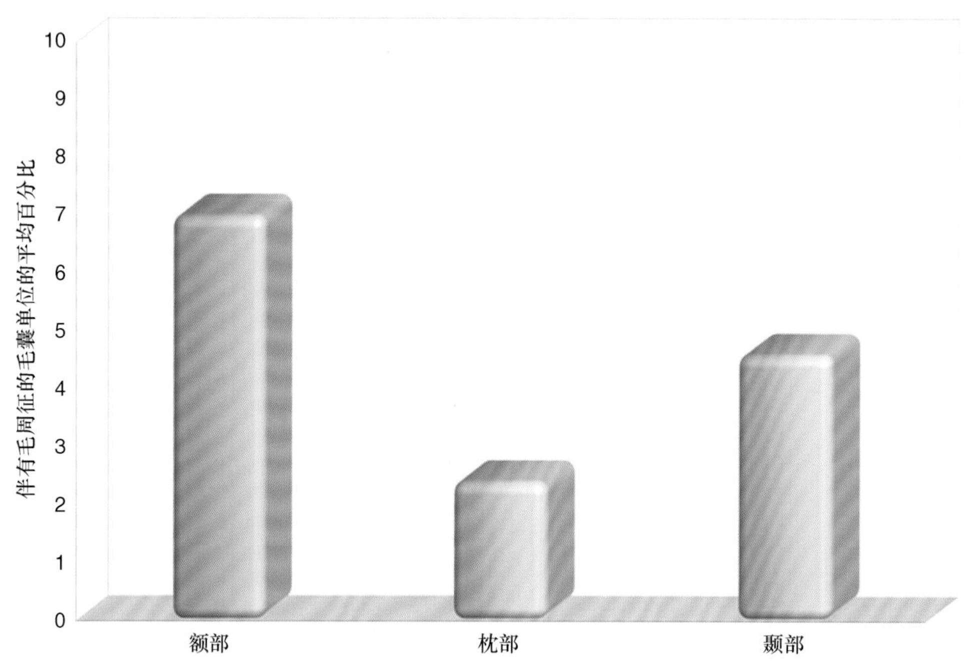

图 6.3　健康女性不同头皮区域发生毛周褐色变的毛囊单位的平均百分比。在不伴有脱发的女性中，出现毛周颜色改变（毛周征）的毛囊单位在额部约 7±20.2%，枕部约 2.4±13.4%，颞部约 4.6±15.7%。大多数毛囊单位伴有毛周征是雄激素性秃发的典型表现[11]，但该现象亦可见于休止期脱发。故在进行毛发镜检查时，需记住雄激素性秃发和休止期脱发均较常见。与此同时，临床上两者并存也很常见。而其他两种或两种以上的疾病合并出现的情况较少见，但这种可能性也必须考虑到。大部分疾病通过毛发镜检查即可鉴别（*Graph adapted from* Rakowska[1]）

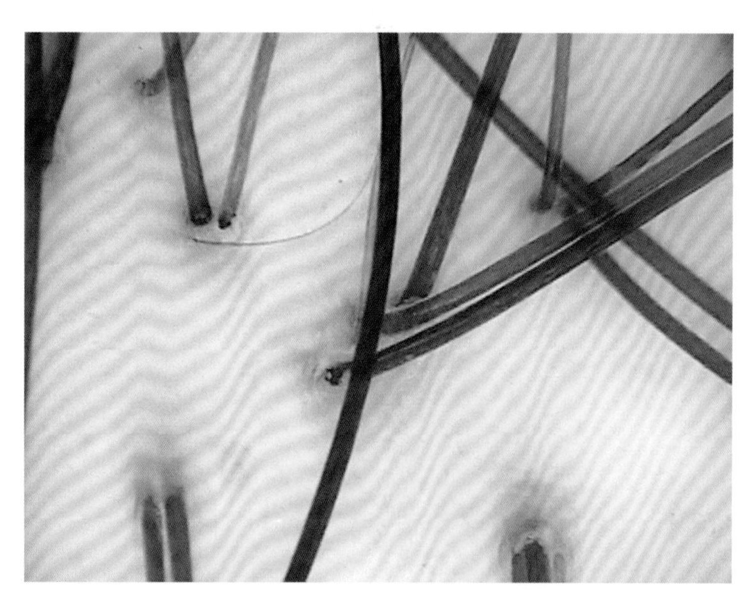

图 6.4　健康人的毛发镜。毛干的直径及颜色均匀一致。细发约占毛发总量的 20%。本图像中一共有 22 根毛干，其中 2 根细发。因此 2/22（9%）的毛发是细发，在正常范围内。毛发通常生长在包含 1 到 3 根毛发的单位里。这些小的单位即称为“毛囊单位”（详见第 2 章）。图中大多数毛囊单位由 2 到 3 根毛发组成。毛囊单位中的多根毛干可从同一个毛囊开口中长出，但这种情况并不多见（×70）

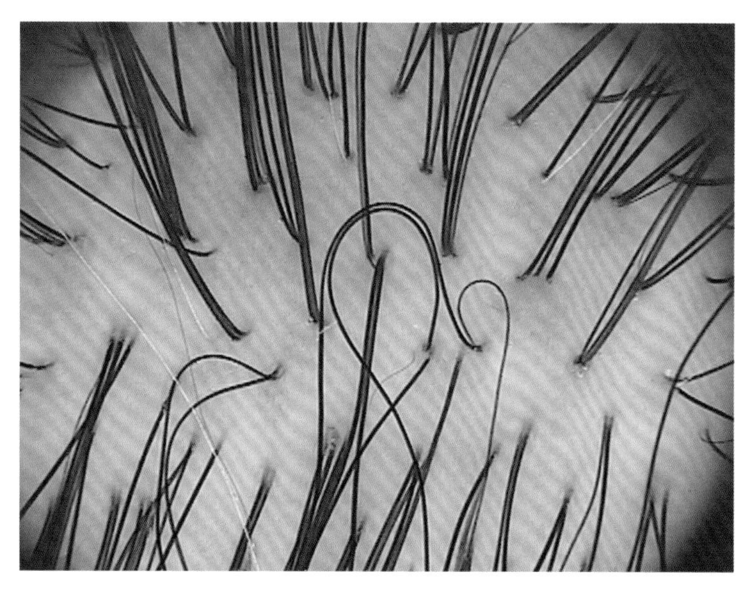

图 6.5 健康个体的毛发镜表现(额部)。毛发的直径及颜色均匀一致。细发占比不足 20%。多数毛囊单位由 2 到 4 根毛发组成。注意，为了便于毛发镜评估，宜将毛发划分为 2∶1(图像顶端比底端)。在图像的上端，可评估更多的毛囊单位；而在图像的底端，由于没有毛发的遮挡，毛周区域则显得更加直观(×20)

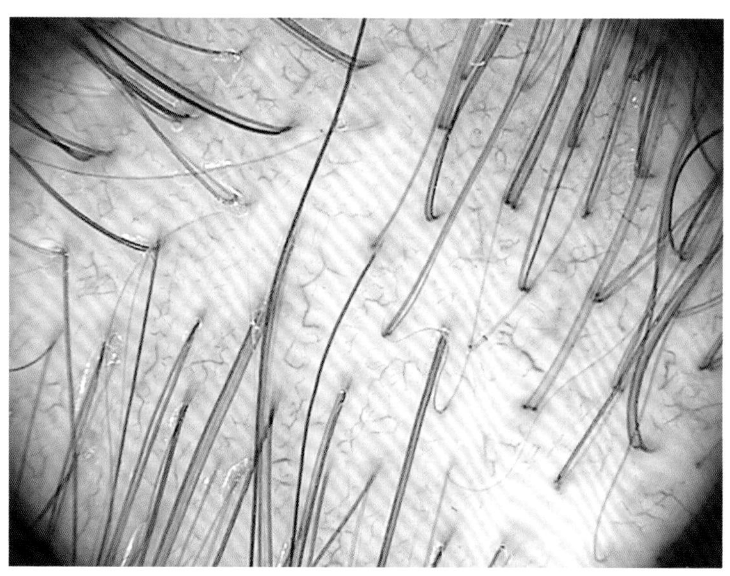

图 6.6 健康人的血管(颞部)。细分支状血管分布于毛囊单位间，多见于枕部及颞部，而额部多见点状血管(×20)

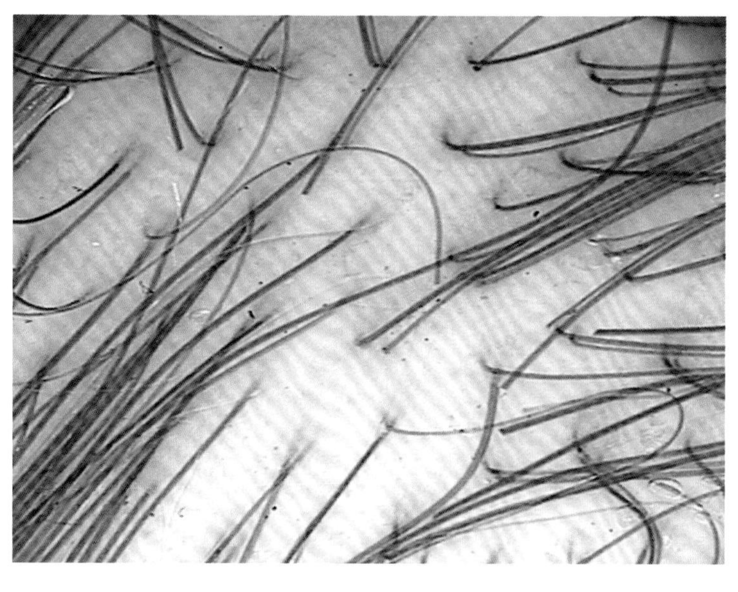

图 6.7 健康人的毛发颜色。任何毛发颜色的患者均可通过毛发镜来评估。对于拥有浅棕色或灰色毛发的患者，不宜使用含浸润液的接触性皮肤镜。为了更好地观察拥有浅色毛发的患者，接触性皮肤镜不应使用浸润液(干性毛发镜)。图中所示为一个健康儿童的红色毛发。可见污点征(细小的、褐色的环境来源的颗粒物)[13]。浅色毛发的毛发镜特征及污点征将在第 7 章中详述(×20)

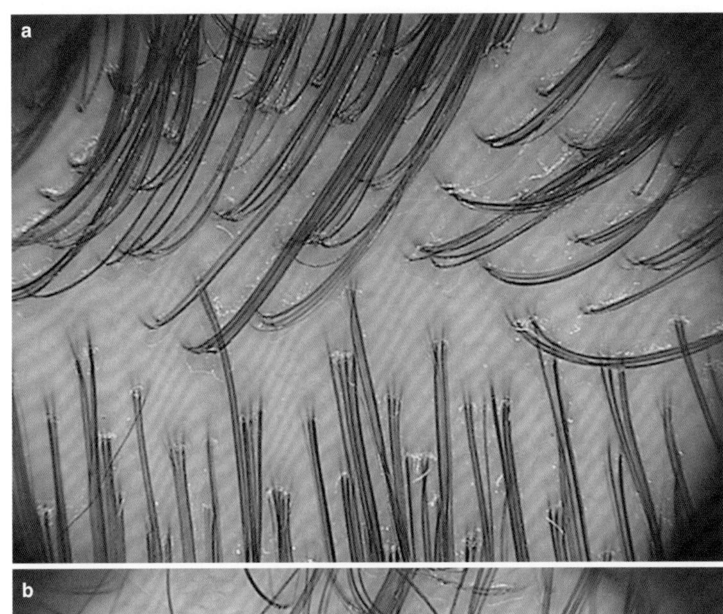

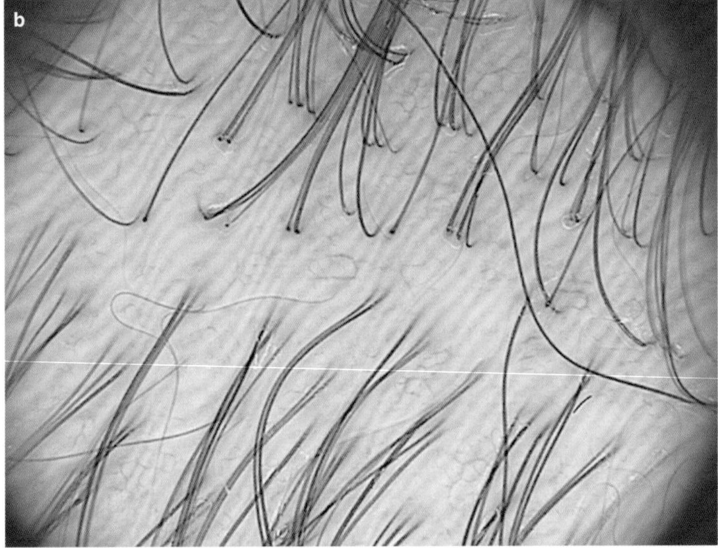

图 6.8 健康人枕部与颞部毛发镜对比。图中所示为一女性患者同一天内的枕部及颞部毛发镜图像。这两处区域在单个毛囊单位中的平均毛发数量（枕部区域较多）和毛囊单位间距（颞部区域较大）方面均有所不同。因此，当评价毛发镜图像时，明确检查部位至关重要（×20）

参考文献

1. Rakowska A. Trichoscopy (hair and scalp videodermoscopy) in the healthy female. Method standardization and norms for measurable parameters. J Dermatol Case Rep. 2009;3(1):14–9.
2. Ross EK, Vincenzi C, Tosti A. Videodermoscopy in the evaluation of hair and scalp disorders. J Am Acad Dermatol. 2006;55(5):799–806.
3. Vogt A, McElwee KJ, Blume-Peytavi U. Biology of the hair follicle. In: Blume-Peytavi U, Tosti A, Whiting D, Trüeb R, editors. Hair growth and disorders. Berlin: Springer; 2008. p. 1–22.
4. de Lacharriere O, Deloche C, Misciali C, Piraccini BM, Vincenzi C, Bastien P, et al. Hair diameter diversity: a clinical sign reflecting the follicle miniaturization. Arch Dermatol. 2001;137(5):641–6.
5. Miteva M, Tosti A. Hair and scalp dermatoscopy. J Am Acad Dermatol. doi: 10.1016/J.jaad.2012.05.041. Accessed on Sep 03, 2012.
6. Jimenez-Acosta F, Ponce I. Follicular unit hair transplantation: current technique [in Spanish]. Actas Dermosifiliogr. 2010;101(4):291–306.
7. Rakowska A, Slowinska M, Kowalska-Oledzka E, Olszewska M, Rudnicka L. Dermoscopy in female androgenic alopecia: method standardization and diagnostic criteria. Int J Trichol. 2009;1(2):123–30.
8. Yazdabadi A, Magee J, Harrison S, Sinclair R. The Ludwig pattern of androgenetic alopecia is due to a hierarchy of androgen sensitivity within follicular units that leads to selective miniaturization and a reduction in the number of terminal hairs per follicular unit. Br J Dermatol. 2008;159(6):1300–2.
9. Rudnicka L, Olszewska M, Rakowska A, Slowinska M. Trichoscopy update 2011. J Dermatol Case Rep. 2011;5(4):82–8.
10. Abraham LS, Pineiro-Maceira J, Duque-Estrada B, Barcaui CB, Sodre CT. Pinpoint white dots in the scalp: dermoscopic and histopathologic correlation. J Am Acad Dermatol. 2010;63(4):721–2.
11. Deloche C, de Lacharriere O, Misciali C, Piraccini BM, Vincenzi C, Bastien P, et al. Histological features of peripilar signs associated with androgenetic alopecia. Arch Dermatol Res. 2004;295(10):422–8.
12. Rakowska A. Trichoscopy: a new imaging technique in differential diagnosis of hair and scalp diseases [PhD thesis]. Warsaw Medical University, Warsaw; 2010.
13. Fu JM, Starace M, Tosti A. A new dermoscopic finding in healthy children. Arch Dermatol. 2009;145(5):596–7.

第四部分

窍门、技巧和伪影

7 毛发镜使用中的窍门、技巧和伪影

Lidia Rudnicka and Adriana Rakowska

赵琰 译 周城 审

摘 要

在这一章，我们就如何更好地获得毛发镜检查结果以及如何避免常见的技术问题分享一些实践经验。我们将讨论皮肤镜使用相关的问题、浸润液的使用、伪影以及毛发镜检查中常出现的视觉假象。

关键词

伪影 • 黑点征 • 皮肤镜 • 污点 • 睫毛 • 眉毛 • 染发 • 染发剂点 • 光反射 • 浸润液 • 视觉错觉 • 环纹发 • 窍门 • 技巧 • 紫外线增强型毛发镜（UV-enhanced trichoscopy，UVET）

本章我们就如何更好地获得毛发镜检查结果以及如何避免常见的技术问题分享一些实践经验。我们将讨论皮肤镜使用相关的问题、浸润液的使用、伪影以及毛发镜检查中常出现的视觉假象。具体如下：

1. 任何接触或非接触的皮肤镜都可用作毛发镜。

2. 使用接触性皮肤镜时，先用干燥的毛发镜观察鳞屑和金色或灰色毛发的特征，之后加浸润液。

3. 任何浸润液都可以使用。为了确保看清楚，推荐使用酒精溶液，因为酒精挥发快，可抗菌，并且较少产生气泡。

4. 尽量避免气泡，尤其是需要拍照进一步评估时。气泡会影响图像质量和毛发结构的能见度。

5. 使用滚动技术将接触性皮肤镜放置在头皮上。首先将皮肤镜的边缘放在皮肤上，然后滚动直到玻璃镜片平压到皮肤上。这种方法要求操作者在观察时缓慢地增加压力。

6. 评估血管时，施加在皮肤镜上的压力要低。外部压力增高会减少血流，降低血管的可见度。

7. 眉毛和睫毛最好用非接触皮肤镜观察。如果使用接触皮肤镜要特别注意避免刺激结膜。不能使用酒精浸润液。

8. 洗发可能会破坏最重要的表现。告知患者做毛发镜检查之前尽量至少 2 ～ 3 天不洗发，这在可疑病例中非常重要。

9. 把金色或灰色毛发染色成更深颜色的患者，应在染发后行毛发镜检查，因为深色毛发可见度更好。理想情况下，应在患者染发后，并清洗过一或两次以去除遗留的染料后进行毛发镜检查。

10. 头皮脱屑较多的患者应先使用溶解角质的产品 1 ～ 2 周，之后再次进行毛发镜检查。去除鳞屑可以提高血管的可见度。

11. 一些头皮上的物体会干扰诊断，包括污点（儿童患者）、残留的染发剂、化妆粉底、纺织纤维或装饰毛发纤维。

12. 紫外线增强型毛发镜（Ultraviolet-enhanced trichoscopy，UVET）使 Wood 灯下显示荧光的疾病更易于诊断（如犬小孢子菌引起的头癣）。

13. 每个有毛发或头皮问题的患者均使用毛发镜检查。结果可能出乎你意料，而且患者也会感觉得到了特别的关照。

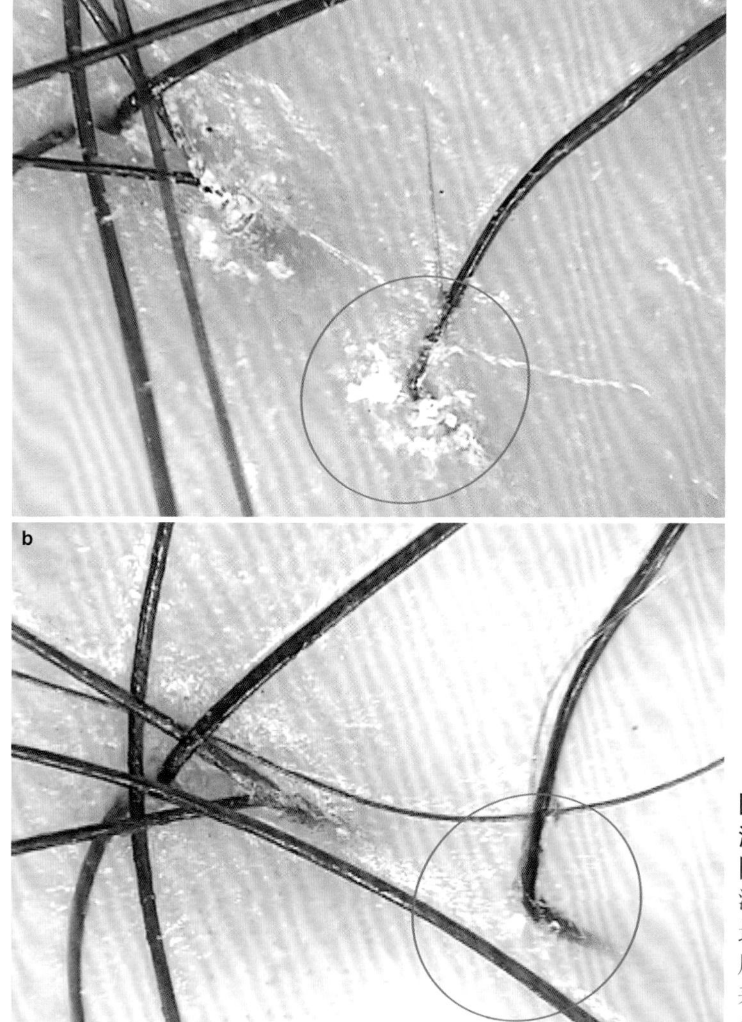

图 7.1 毛囊周围脱屑：干性毛发镜对比加浸润液的毛发镜。两个图像显示毛发扁平苔藓患者同一病损区域（**a**）干性毛发镜以及（**b**）加浸润液后毛发镜镜下所见。干性毛发镜可以更好地观察毛囊周围的鳞屑（**蓝圈**）[1-2]。加浸润液后镜下显示同一区域轻微的红斑。严重的鳞屑表现为不规则的白色区域。这些图像提示如果仅使用浸润液的毛发镜检查，则很容易遗漏毛周鳞屑（×70）

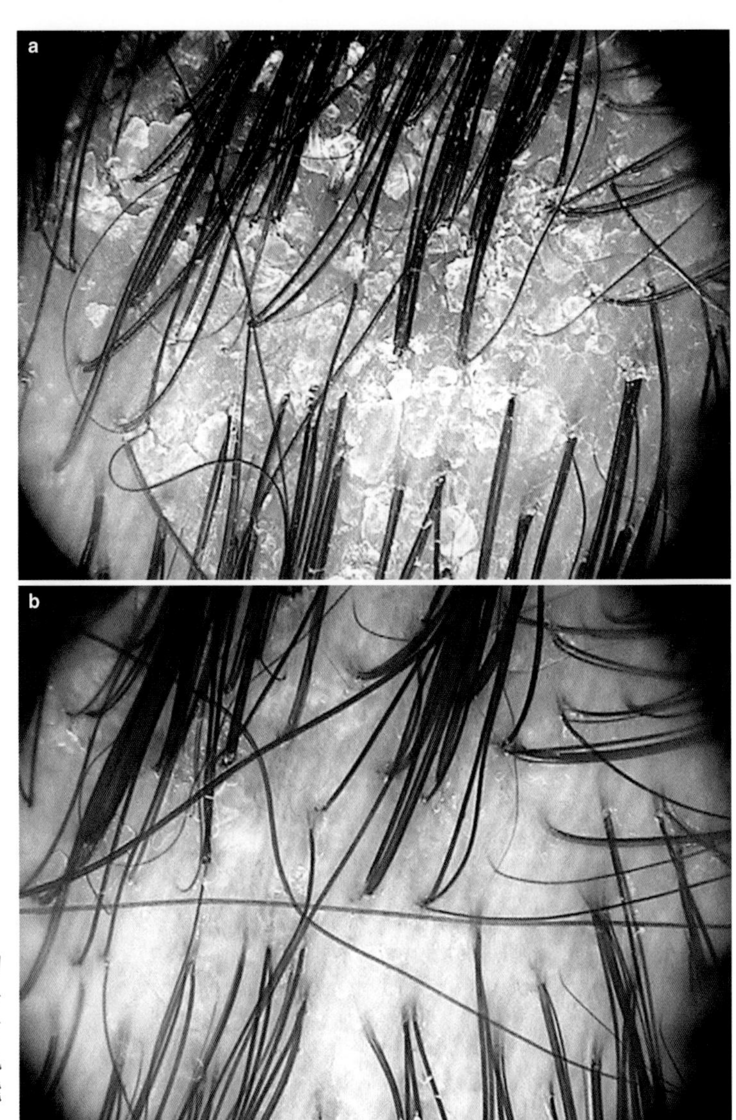

图 7.2 弥漫脱屑：干性毛发镜对比浸润液的毛发镜。两个图像显示脂溢性皮炎患者相同头皮区域（**a**）干性毛发镜以及（**b**）加浸润液后毛发镜镜下所见。干性毛发镜显示弥漫黄色脱屑，这是脂溢性皮炎的特征。加浸润液后只能观察到淡黄色色调改变（×20）

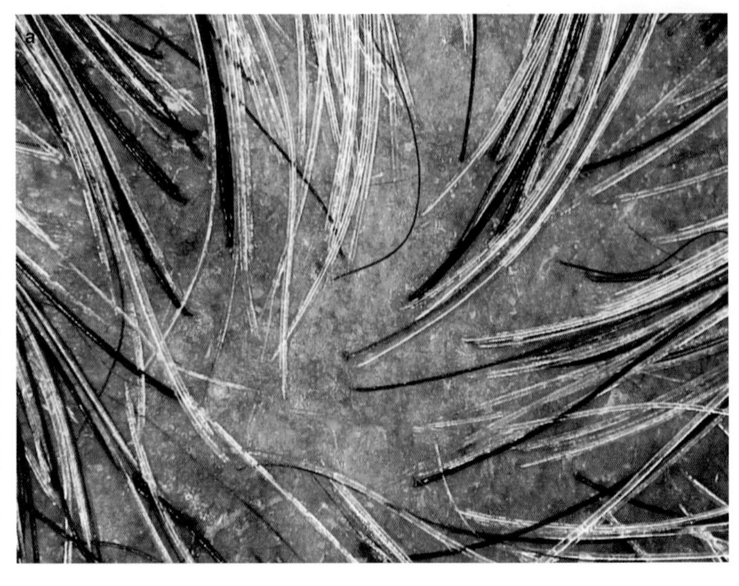

图 7.3 灰色毛发：干性毛发镜对比浸润液的毛发镜。两个图像显示灰色毛发患者同一病损区域（**a**）干性毛发镜以及（**b**）加浸润液后毛发镜镜下所见。毛干数量在两幅图像中似乎不同，因为色素少的毛干在干性毛发镜下显现更好。使用浸润液时，来自毛发的光反射被抑制（即毛发变为半透明），这些毛干容易被遗漏。因此，检查灰色或浅金色毛发时使用干燥（或非接触）毛发镜更易于观察。对于染发患者，推荐染发后 7 ～ 14 天进行毛发镜检查，便于增强毛干的可见度（×20）

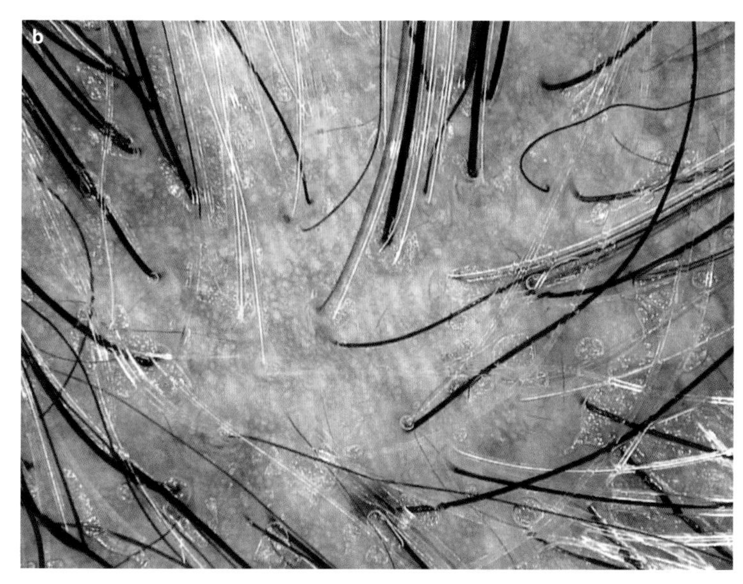

图 7.3（续）

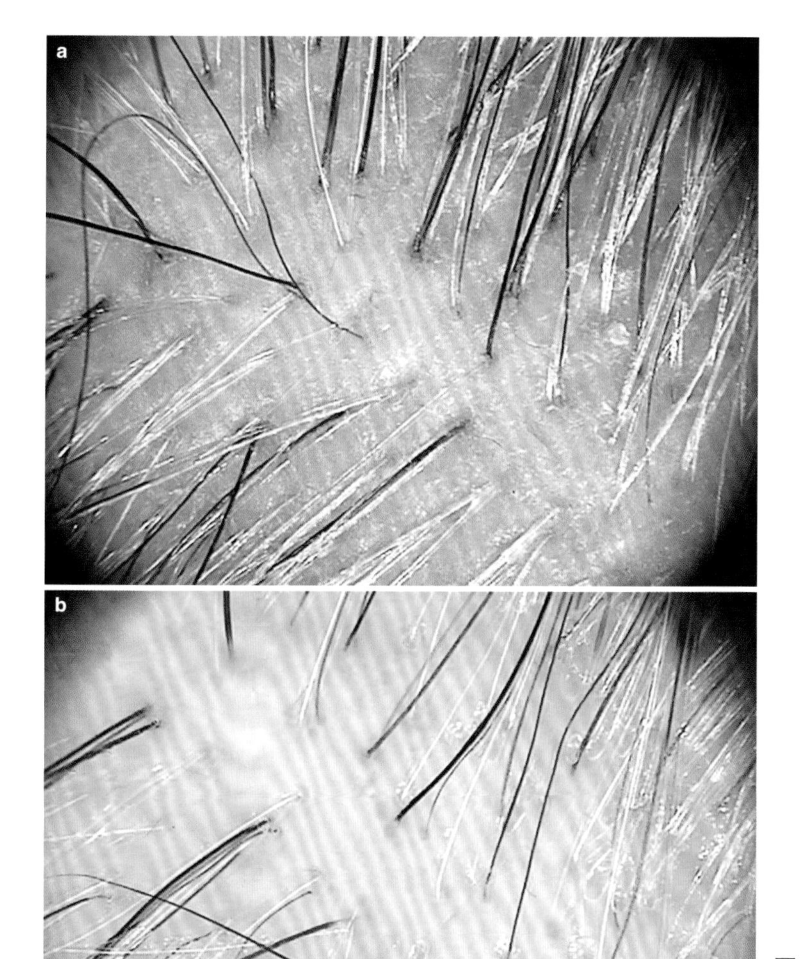

图 7.4 灰色毛发：干性毛发镜对比浸润液的毛发镜。两个图像显示灰色毛发患者同一头皮区域（**a**）干性毛发镜以及（**b**）加浸润液后毛发镜镜下所见。毛发在干性毛发镜下显得更密。图 **b** 中的细节显示色素减退的毛发，加浸润液后变成“半透明”（×20）

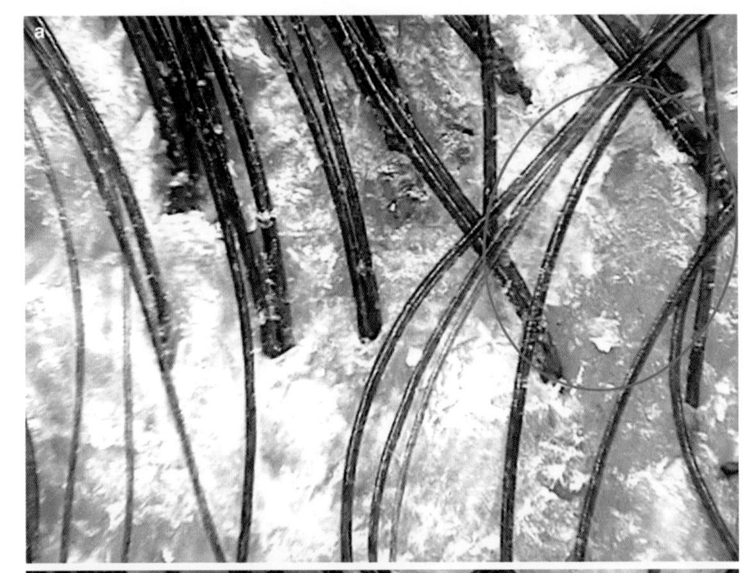

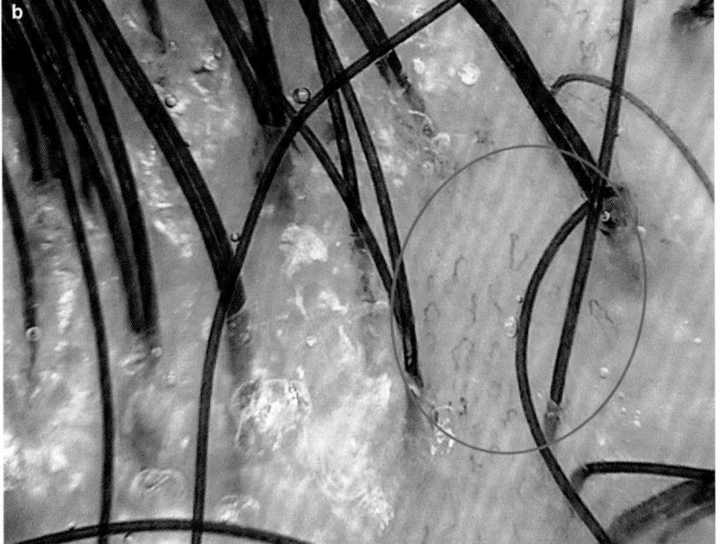

图 7.5　血管：干性毛发镜对比浸润液的毛发镜。两个图像显示银屑病患者相同区域（**a**）干性毛发镜以及（**b**）加浸润液后毛发镜镜下所见。**蓝圈**指示两个图像中完全相同的区域，在图 **a** 仅显示弥漫白色脱屑（干性毛发镜）。当加入浸润液后（**b**）鳞屑的光反射被抑制，可见多数蕾丝样、规则分布、线状排列的血管。这种特点在干性毛发镜下可能被忽视，是银屑病的重要特征

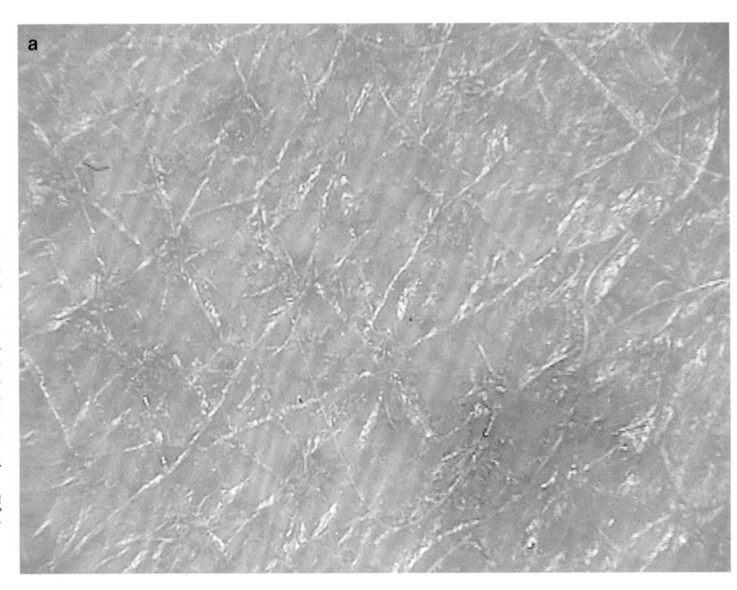

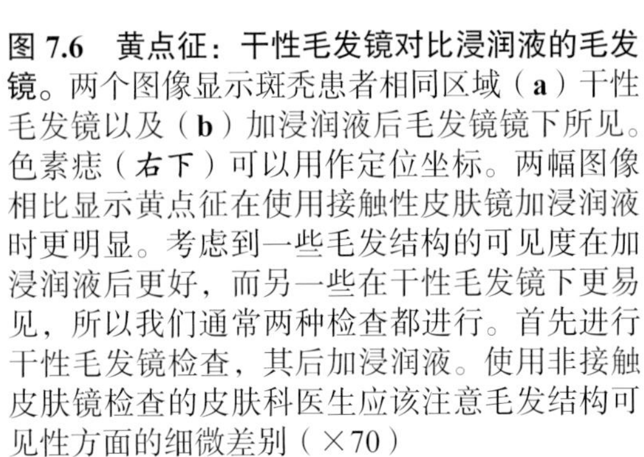

图 7.6　黄点征：干性毛发镜对比浸润液的毛发镜。两个图像显示斑秃患者相同区域（**a**）干性毛发镜以及（**b**）加浸润液后毛发镜镜下所见。色素痣（*右下*）可以用作定位坐标。两幅图像相比显示黄点征在使用接触性皮肤镜加浸润液时更明显。考虑到一些毛发结构的可见度在加浸润液后更好，而另一些在干性毛发镜下更易见，所以我们通常两种检查都进行。首先进行干性毛发镜检查，其后加浸润液。使用非接触皮肤镜检查的皮肤科医生应该注意毛发结构可见性方面的细微差别（×70）

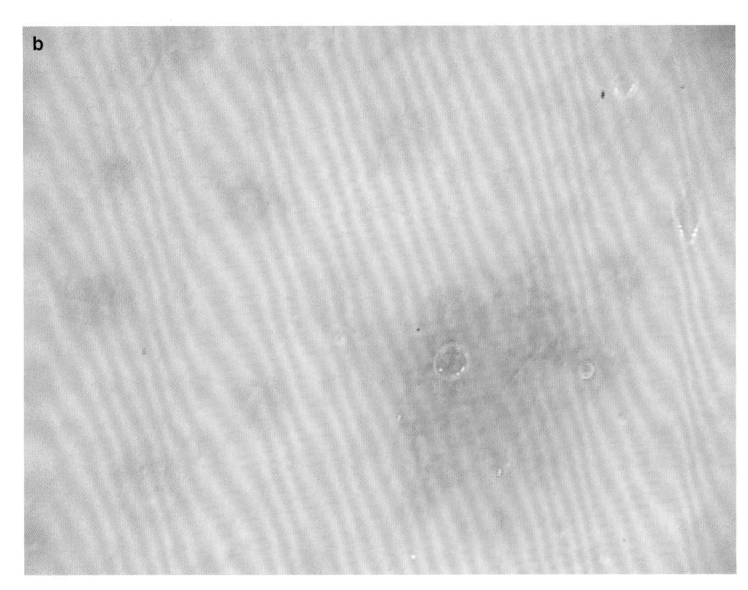

图 7.6（续）

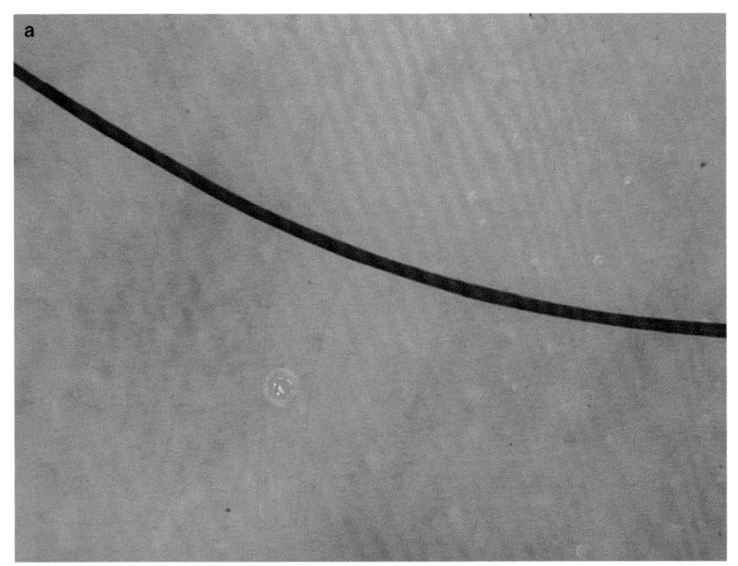

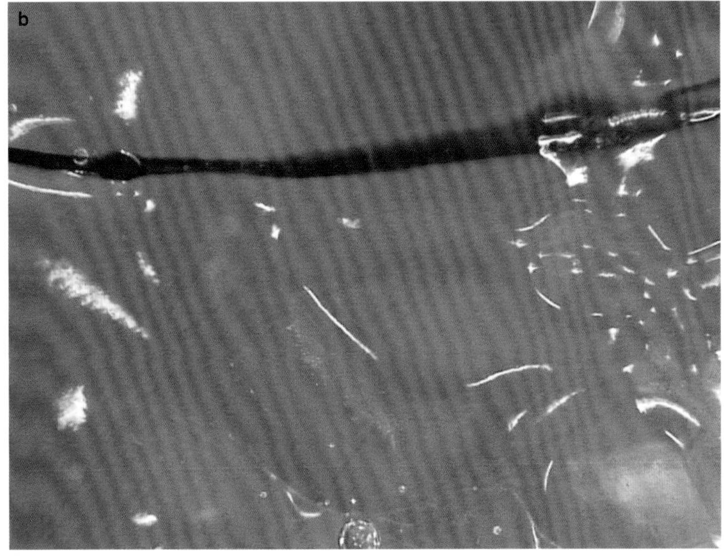

图 7.7　由浸润凝胶和较低的皮肤镜压力引起的毛干伪影。两个图像显示同一正常毛干在浸润凝胶（超声用）下观察所见。（**a**）对皮肤镜施以足够的压力，使镜片与皮肤之间的间隙最小。毛发在直径和颜色上均匀一致。（**b**）压力不足导致镜片与皮肤之间产生凝胶填充间隙。凝胶分布不规则以及杂质（气泡），改变了毛干的外观，引起视觉错觉。浸润液中应尽可能避免产生气泡，以提高图像质量。在一些毛发形状结构不规则的特殊病例，避免气泡可能特别困难。使用酒精浸润液比其他溶液更少产生气泡（×70）[3]

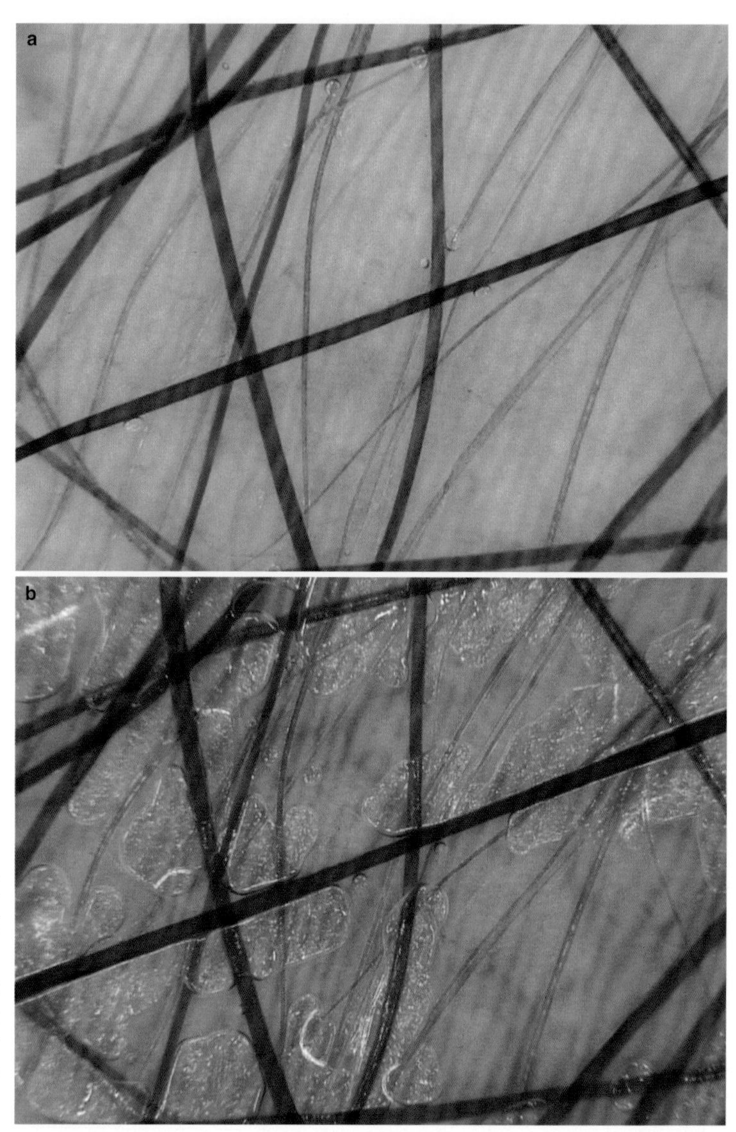

图 7.8　气泡：对皮肤镜轻重施压对比。两个图像显示相同区域对毛发镜施重压（**a**）和施轻压（**b**）后镜下所见。如果皮肤镜对皮肤的压力太大，血管可能会被遗漏；但是如果压力太小，浸润液中会见到气泡。避免这个问题的途径是使用接触性皮肤镜时采用滚动方法[3]。首先置皮肤镜的边缘于皮肤，然后滚动直到镜片平铺于皮肤上。这种方法允许在观察的同时缓慢加压（×70）

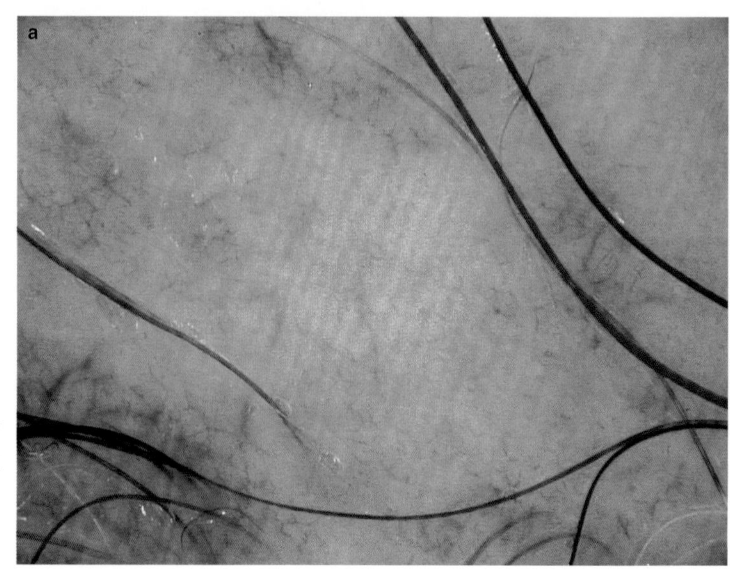

图 7.9　血管：对皮肤镜轻重施压对比。两个图像显示相同区域对毛发镜施轻压（**a**）和施重压（**b**）后镜下所见。如果皮肤镜对皮肤的压力太大，血管被压扁，血流减少，可见度差（×70）

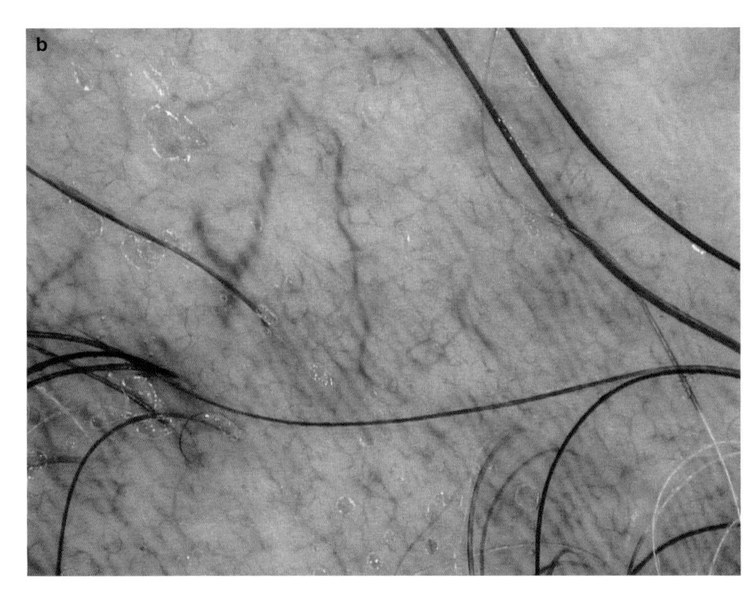

图 7.9（续）

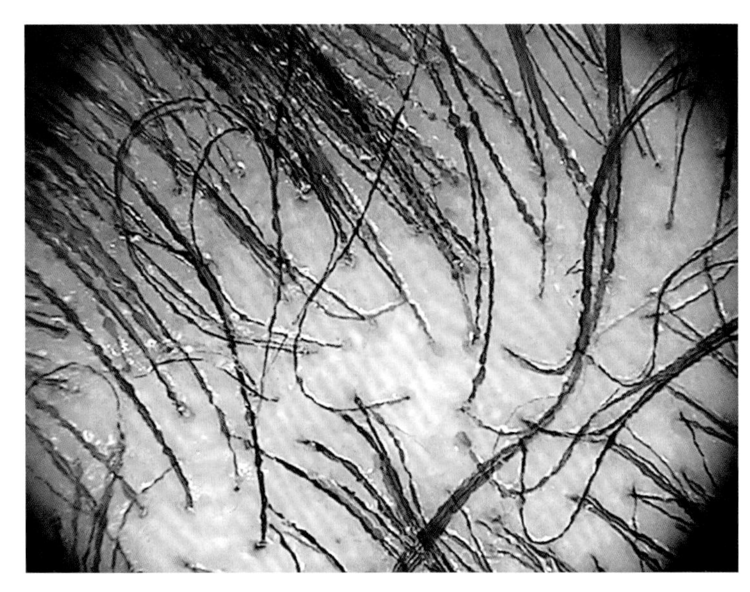

图 7.10 毛干：凝胶引起的伪影。凝胶（超声用）黏附在毛干上会导致毛发膨胀和缩窄的视觉错觉。这种现象可能会被误认为是念珠状发或念珠样发。为了明确诊断，需添加更多的凝胶或者换用水或酒精的浸润液（×20）

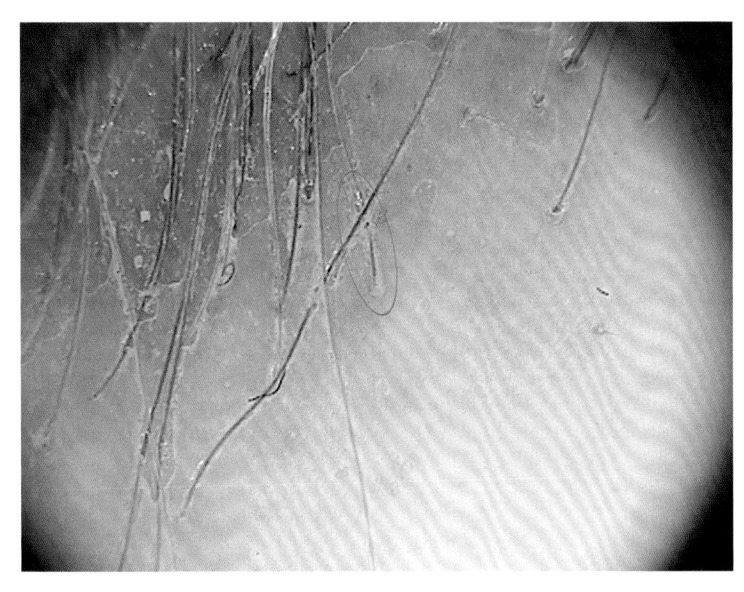

图 7.11 毛干：化妆粉底导致的伪影。化妆粉底通常会黏附在前额发际线边缘（蓝圈），但这种表现也可偶见于其他区域。这种情况下不能误认为是由棒状杆菌引起的腋毛癣或小孢子菌引起的白癣（×20）

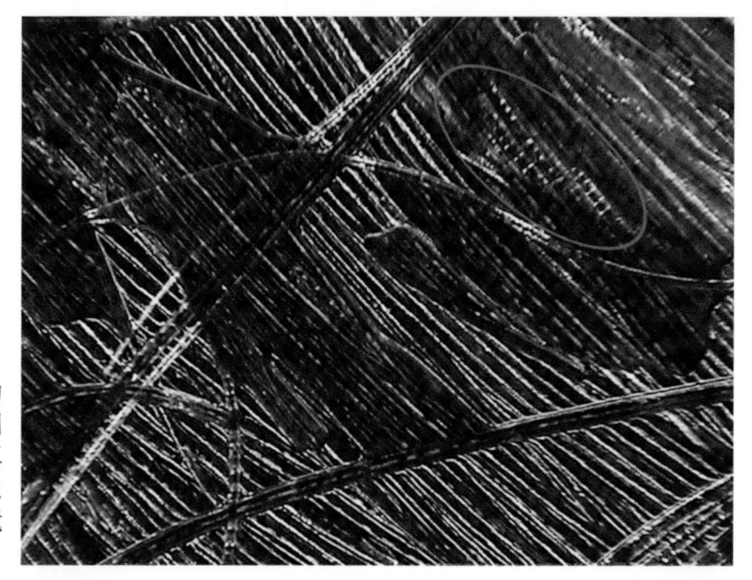

图 7.12 老虎尾：视觉错觉。当使用少量的酒精浸润液并施加压力较轻微时，可以观察到毛干中的横带（**蓝圈**中的毛发）视觉现象。真正的“老虎尾”条带见于毛发硫营养不良患者，且通过偏振光学显微镜检查，而非毛发镜（×50）[4]

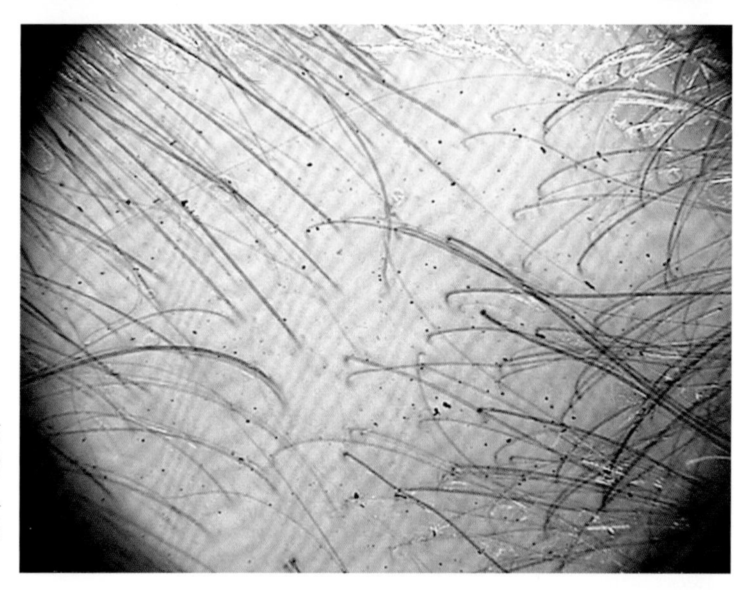

图 7.13 污点征。污点表现为头皮不规则分布的棕色颗粒。这些颗粒是环境中的，见于在后院或花园中玩耍后的儿童[5]。污点不能被误认为黑点征，后者见于斑秃、头癣和其他疾病患者（×20）

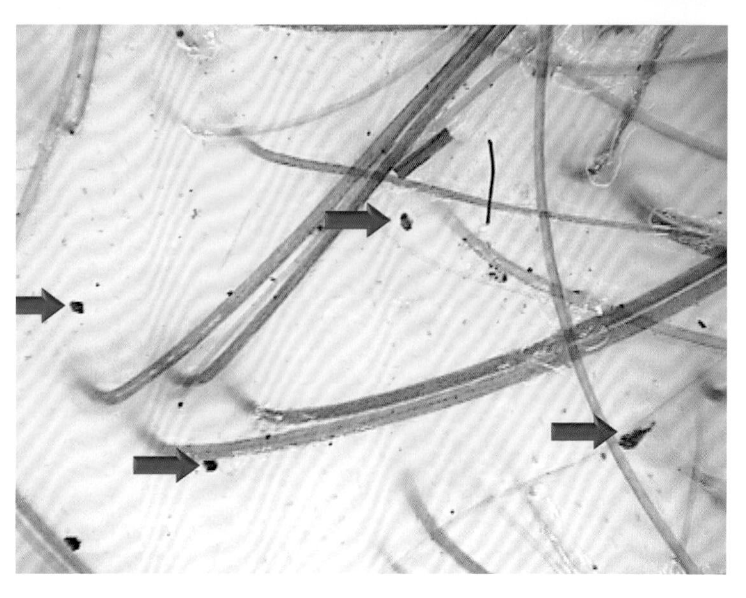

图 7.14 污点征和帽子纤维。较高的放大倍数显示污点（**箭头**）具有不同的形状、大小和层次的棕色色调。且与毛囊开口无关。这些污点是儿童在户外玩耍时环境中的灰尘颗粒。可通过洗发去除[5]。污点不见于成人。在儿童和成人中，毛发镜下可见帽子纤维。多数情况下，帽子纤维很容易通过颜色和形状与其他毛发结构相鉴别（×70）

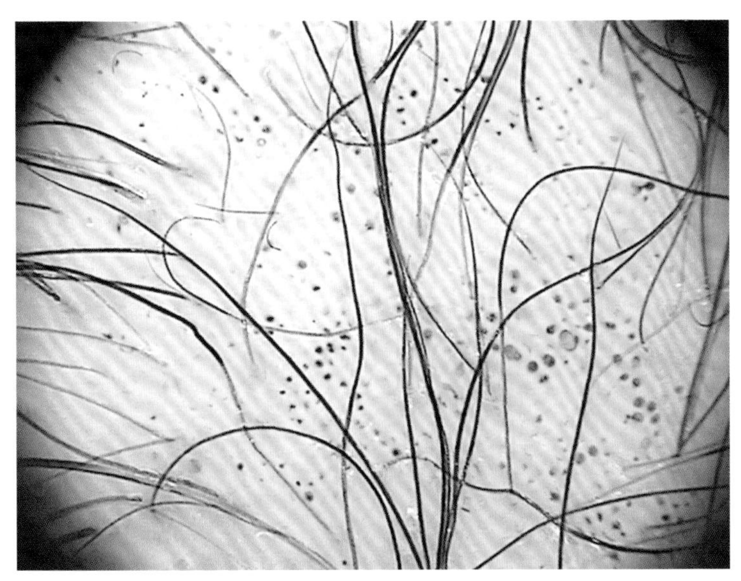

图 7.15 染发剂点。图中大量的黑点是染发剂的残留。它们分布特殊，是由于染发剂优先附着在空毛囊开口和顶分泌腺导管的开口处。这种类型的染发剂分布最常见于斑秃患者（×20）

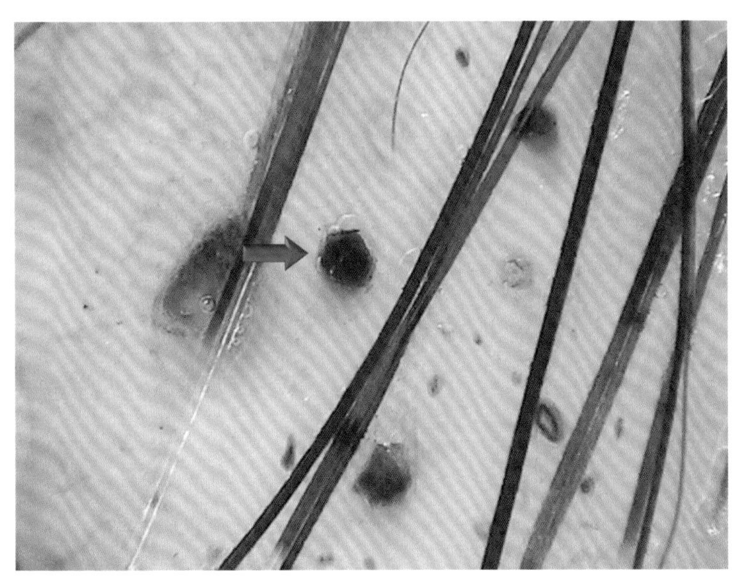

图 7.16 染发剂点。这些黑色区域（**箭头**）是残留的染发剂，强力黏附于空毛囊开口处的角质物。此时不应该误认是真的黑点征，黑点征代表头皮水平被破坏或损伤的色素性毛发的残留物（×70）

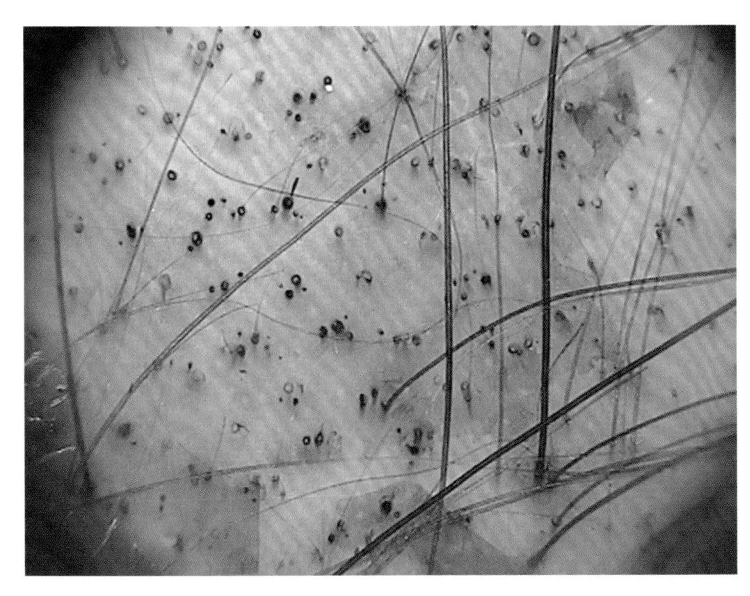

图 7.17 头发染料在毛囊和毛囊间的分布。毛囊单位之间的棕色菱形结构是染发剂染色的特征。在这些结构中可见染发剂点。它们二、三成组，反映毛囊单位的毛囊开口。这些点中央的未受累区可能是鉴别染发剂点与真正黑点征的一个线索。对于可疑病例，可用酒精棉棒将待检区域的染发剂去除（×20）

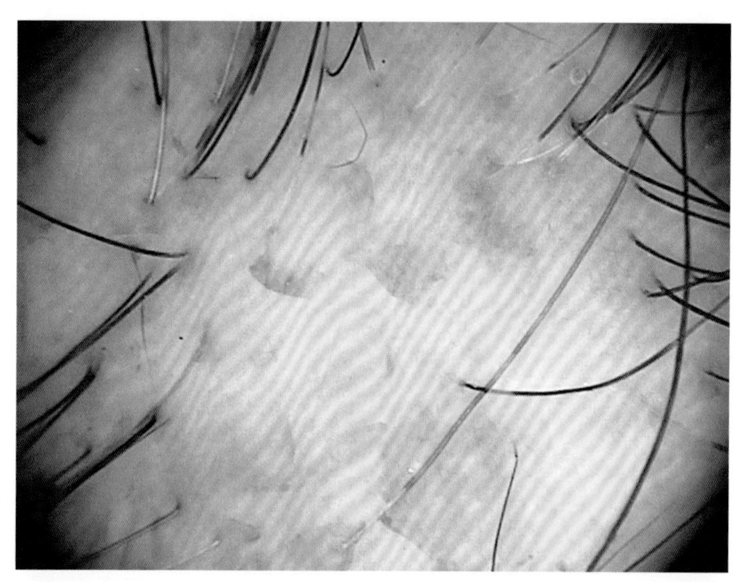

图 7.18 毛发染料在毛囊间的分布。 毛囊单位间多发的菱形结构是染料的残余。不应被误认为是色素沉着。毛干上的不规则彩色带是近期不完全染发的特征（×20）

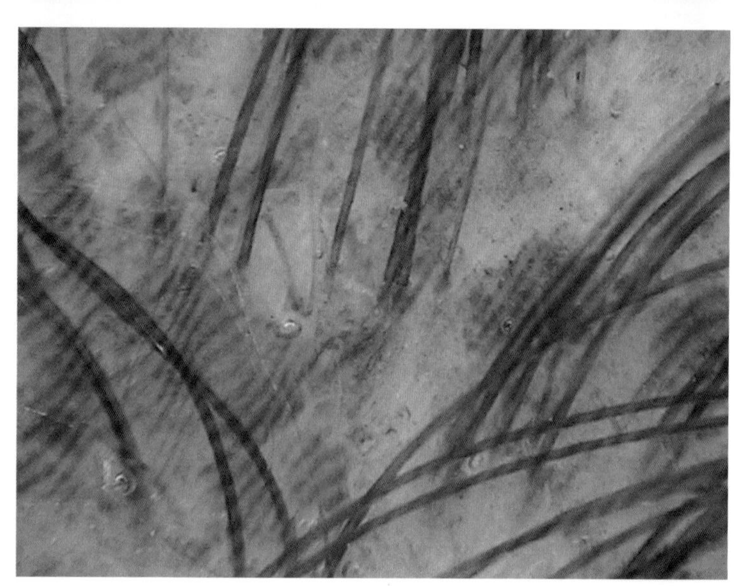

图 7.19 海娜（Henna）染发剂在毛囊间的分布。 毛囊单位间不规则的铜棕色菱形结构是海娜染发剂的残留物。此时不应该误认为是色素沉着或血液外渗。我们建议患者染发后洗发一到两次以去除剩余的染发剂（×70）

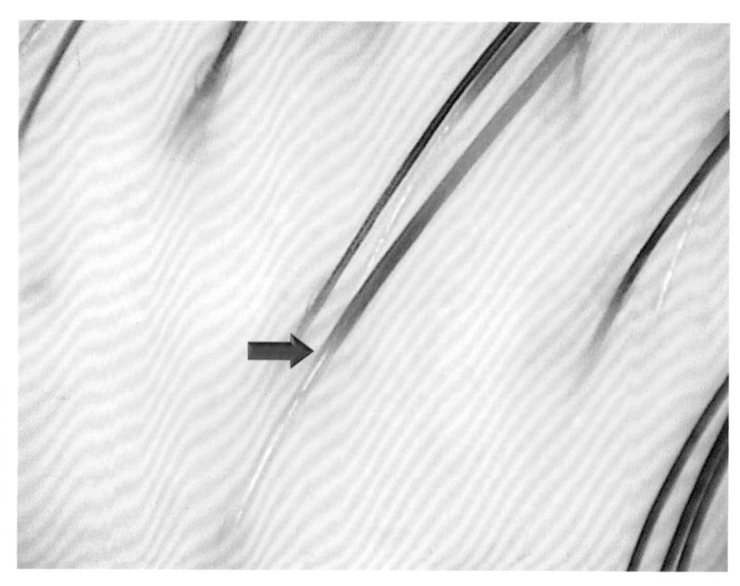

图 7.20 染发剂覆盖的髓质。 毛干的髓质可能在毛发镜下表现为连续的、间断的、碎片的或缺失。本图展示了一段未染色的毛干片段，其间可见连续的髓质（**箭头**）。在毛发染色的部分，髓质变成不可见。在大多数染色良好的毛发中，髓质是见不到的（×20）

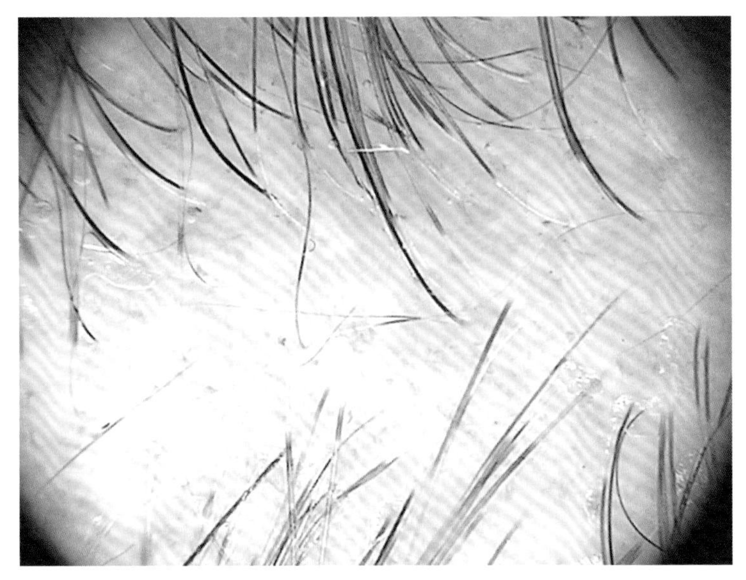

图 7.21 不规则染发的环纹发效果。本图显示类似于环纹发的毛发（黑白条带）。仔细检查发现横向条纹是由不规则的染发引起的。与真正的环纹发不同，白色条带大小和分布不规则。在一些毛干中，髓质突然消失提示毛发染色（×20）

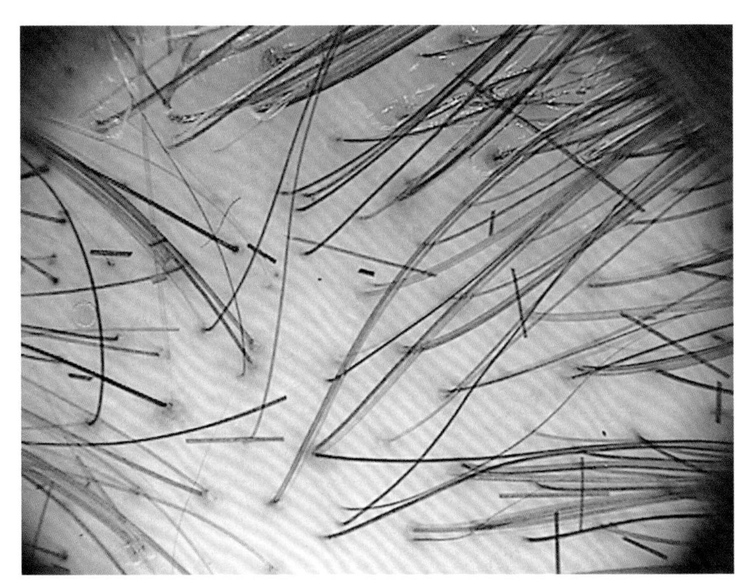

图 7.22 剪发师剪断的毛发碎片。图中的短毛发是美发过程中剪断的毛干碎片。它们不黏附于皮肤表面。长短不一，分布不规则。本例患者是在剪发数小时后行毛发镜检查（×20）

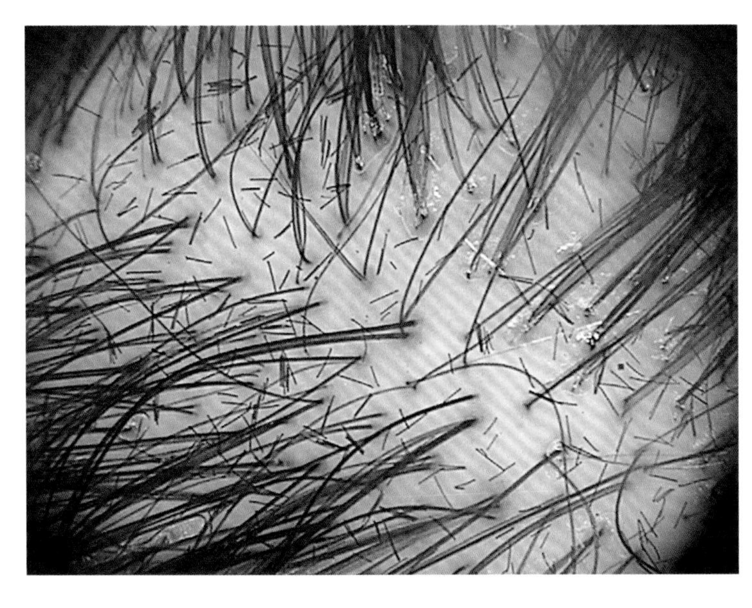

图 7.23 装饰用毛发纤维。这些短线是深棕色的装饰用毛发纤维，与自然生长的毛发颜色相符。装饰用毛发纤维通常由角蛋白和（或）合成材料组成。被用于掩盖毛发密度减少或稀疏的毛发（×20）

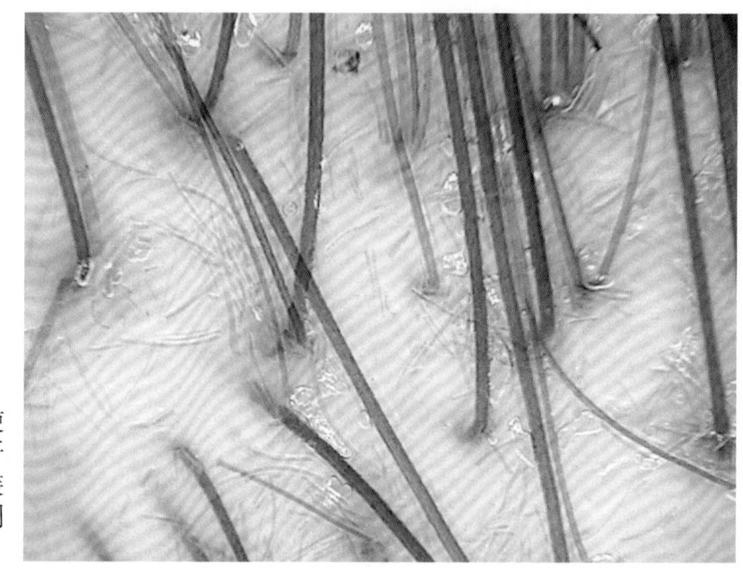

图 7.24 装饰用毛发纤维。本例展示的患者使用了与其深棕色毛发相匹配的装饰用毛发纤维。高倍镜下显示它们明显比自然毛干细。装饰用毛发纤维通常在直径和长度上略有不同（×70）

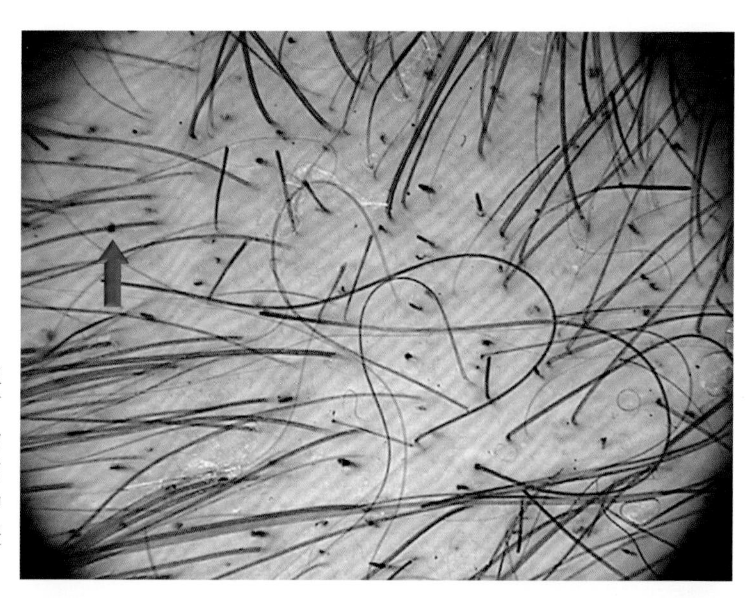

图 7.25 套叠性脆发症样视觉错觉。这幅图像中，一根毛干与一个黑点重合（**箭头**）。这可能给人一种毛干中结节的印象，导致误诊为 Netherton 综合征。染发剂聚集可能也会产生与毛干结节相似的错觉（详细见第 9 章）。这种情况下，可根据毛发镜的其他特征以及临床表现排除 Netherton 综合征（×20）

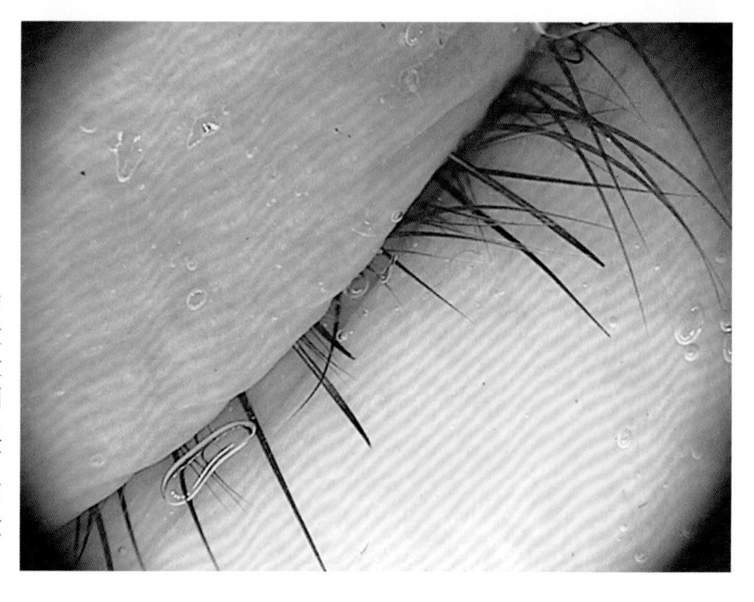

图 7.26 睫毛和眉毛的毛发镜。睫毛和眉毛的毛发镜可以诊断单纯的睫毛脱落，在头皮脱发性疾病中也可能具有诊断价值，如套叠性脆发症或前额纤维性秃发。评估眼部区域最好使用非接触性皮肤镜。如果用接触性皮肤镜，禁止使用酒精浸润液，避免刺激结膜。超声凝胶可用于眉毛，普通的生理盐水（0.9% NaCl）用于睫毛。检查儿童的眼部区域时要特别注意（×20）

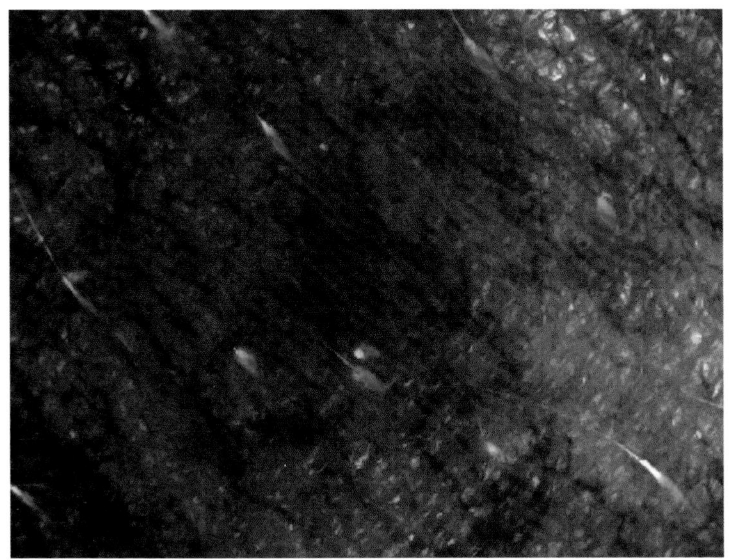

图 7.27 紫外线增强毛发镜。用数字视频皮肤镜可以调节可见光为紫外线。UVET 有这项功能[2]，它是一项结合了毛发镜和 Wood 灯的技术。可更仔细地观察荧光，并且可以在正常照明的办公室中进行检查。可能会出现以下荧光：蓝绿色（奥多尼小孢子菌、犬小孢子菌），黄色（石膏样小孢子菌），蓝色（许兰毛癣菌）或橙色（糠秕马拉色菌）[2-3]。本图显示糠秕孢子菌性毛囊炎患者毛囊开口和毳毛呈现橙色荧光（Bomtech Kong UV Camera，Republic of Korea）

参考文献

1. Rakowska A, Slowinska M, Kowalska-Oledzka E, Olszewska M, Rudnicka L. Trichoscopy in cicatricial alopecia. J Drugs Dermatol. 2012;11:753–8.
2. Inui S, Nakajima T, Itami S. Dry dermoscopy in clinical treatment of alopecia areata. J Dermatol. 2007;34(9):635–9.
3. Gewirtzman AJ, Saurat JH, Braun RP. An evaluation of dermoscopy fluids and application techniques. Br J Dermatol. 2003;149(1): 59–63.
4. Rakowska A, Slowinska M, Kowalska-Oledzka E, Rudnicka L. Trichoscopy in genetic hair shaft abnormalities. J Dermatol Case Rep. 2008;2(2):14–20.
5. Fu JM, Starace M, Tosti A. A new dermoscopic finding in healthy children. Arch Dermatol. 2009;145(5):596–7.

第五部分

遗传性毛干异常

8 念珠状发，假性念珠状发和念珠状发样毛发

Adriana Rakowska and Lidia Rudnicka

金彦 译 周城 审校

摘 要

毛发镜检查可发现念珠状发患者的头皮异常的终毛和毳毛。念珠状发的毛干表现为大小一致的椭圆形结节以及结节间的缩窄，导致毛干粗细的规律性变化。缩窄处的头发易于弯曲和折断。用浸润液进行毛发镜检查时，可见毛囊角化性丘疹表现为大的黄点征。使用干性毛发镜检查可最好地观察到毛周鳞屑以及毛囊角栓。鉴别诊断包括念珠状发样先天性少毛症，假性念珠状发，以及其他获得性念珠状发样表现的疾病。

关键词

斑秃 • 化疗所致脱发 • 念珠状发 • 念珠状发样先天性少毛症 • 念珠状发样毛发 • 甲 • 毛发扁平苔藓 • 假性念珠状发

念珠状发（monilethrix）是一种常染色体显性遗传的毛发疾病，其特点是毛干有规律地、周期性地变细，在缩窄部分易于折断。结节处的毛发直径正常，缺陷出现在结节间的缩窄部位[1]。"monilethrix（英文：念珠状发）"一词源于拉丁语"monile（意为项链）"和希腊语"trichos（意为毛发）"，其意义是具有项链般外观的缩窄和结节交替的毛干。

念珠状发最常由人毛发角蛋白 *hHb6* 基因突变引起[2]。此外，也有报道的致病基因包括编码角蛋白 *hHb1* 或 *hHb3* 的基因。桥粒芯蛋白基因 4（*DSG4*）的突变与常染色体隐性念珠状发以及念珠状发样先天性少毛症有关，其与典型的念珠状发不同，结节间区几乎不可见，没有规律的周期性[3-5]。

念珠状发的临床表现是多样的，甚至在同一个家系表现也有所不同，有的患者表现为肉眼看上去几乎完全正常的头发或轻度的枕部脱发，严重者则近乎全秃。

念珠状发的患者从幼儿期就存在短而脆弱的头发，其头发几乎从来不会长到需要理发的长度。非

受损的头发也很少长于 5 ～ 8 cm[6-7]。患者的其他毛发也可受累，如眉毛、睫毛、腋毛、阴毛及体毛等[6]。

念珠状发的毛囊异常表现也是多样的，从轻度毛周红斑到大的毛囊角化性丘疹均可存在。其他罕见的外胚层异常表现包括匙状甲、脆甲、并指、青少年白内障、视野缺损和牙齿异常[6]。

进行毛发镜检查时，可见其头皮的终毛和毳毛异常。一般情况下，并非所有毛发都受到影响。毛干表现为大小一致的椭圆形结节以及结节间的缩窄，导致毛干粗细的规律性变化。毛发有规律地在多个位置弯曲，在缩窄处的易于折断[7-10]。进行毛发镜检查的描述时，通常使用“规律弯曲的丝带”这一术语来区分念珠状发和假性念珠状发以及其他原因所致的脱发。用浸润液进行毛发镜检查时，毛囊角化性丘疹可表现为大的黄点征。使用干性毛发镜检查可最好地观察到毛周鳞屑以及毛囊角栓。

假性念珠状发（pseudomonilethrix）的特征表现为毛干不规则的方形变扁。对于假性念珠状发是否是一种真正的疾病，学界仍有争议，有人认为它与毛发镜检查前的准备处理有关，又或与过度使用护发产品有关[11-12]。

假性念珠状发必须与“念珠状发样表现”的毛发进行区分，后者表现为与念珠状发相同类型的卵圆形缩窄，但没有真正的念珠状发所具有的规律性特征（表 8.1）。

很多疾病都可存在念珠状发样表现的毛干（表 8.1），如斑秃和扁平苔藓，以及正在进行化疗的患者。有些使用头发造型凝胶的人也可观察到类似念珠状发样的改变[8]。因此，建议患者在进行毛发镜检查前应洗发，且检查前不要使用这类产品。此外，检查所使用的超声凝胶也可使毛干表现为不规则的收缩[8]。

表 8.1 毛发镜下念珠状发样表现的毛干包括

念珠状发
念珠状发样先天性少毛症
斑秃疾病活动期
原发性瘢痕性脱发（纤维化区域的边界）
化疗诱发的脱发
头发造型凝胶所致的念珠状发样表现
毛发镜检查使用的凝胶所致的念珠状发样表现
假性念珠状发

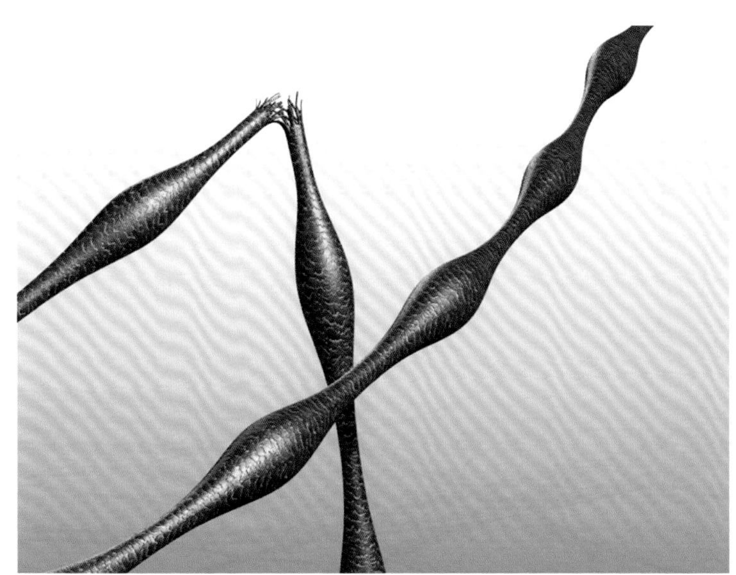

图 8.1 念珠状发。念珠状发的特点是毛干规律性缩窄。结节处的毛发直径正常，结节间缩窄处的毛干变细，脆弱易断。同一名患者的毛干缩窄的间隔长度相同，不同患者之间可存在差异（*Graphic by* Dr. Wawrzyniec Podrzucki）

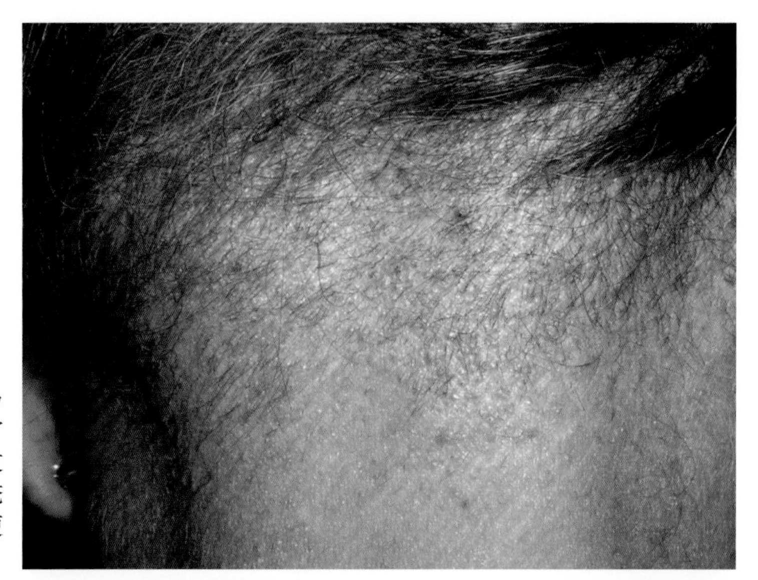

图 8.2 念珠状发的女性患者。头发变短且易折断，患者无需理发。患者的枕区和颞区最常受累，也可累及头皮其他区域或其他体表毛发区域。少数患者的念珠状发分布与雄激素性秃发相似[10]。脱发与毛囊角化过度有关，并使皮肤有粗糙感，特别是枕部和后颈部的皮肤[2]

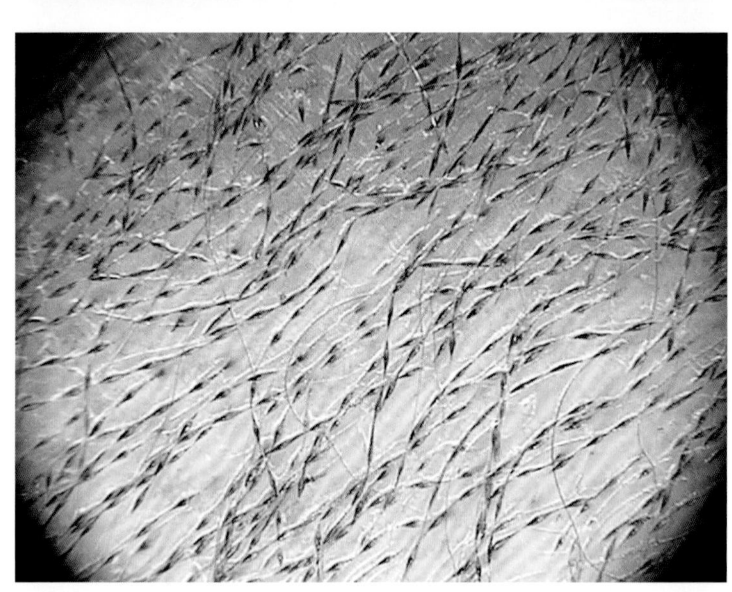

图 8.3 念珠状发。可见多个规则的椭圆形结节（0.7～1 mm 长）以及沿着毛干的缩窄区，表现为项链状外观[10]。该患者进行的是干性毛发镜检查（无浸液），这样做有时可更好地观察浅色且细的毛干上的结节（×20）

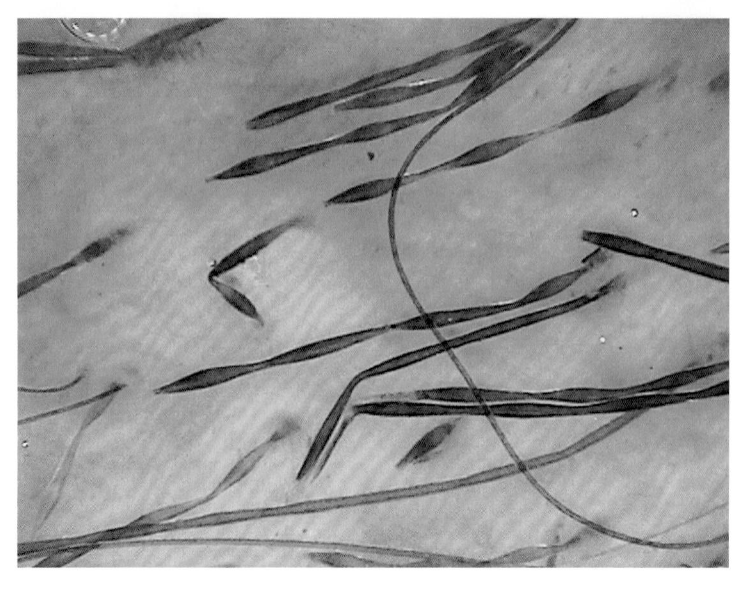

图 8.4 念珠状发。毛发镜下的“规律弯曲的丝带”：有规律的大小一致的椭圆结节以及结节间缩窄。这种特征是念珠状发的特征[8]。毛发具有在不同方向上弯曲的趋势，头发易于在缩窄处折断（×70）

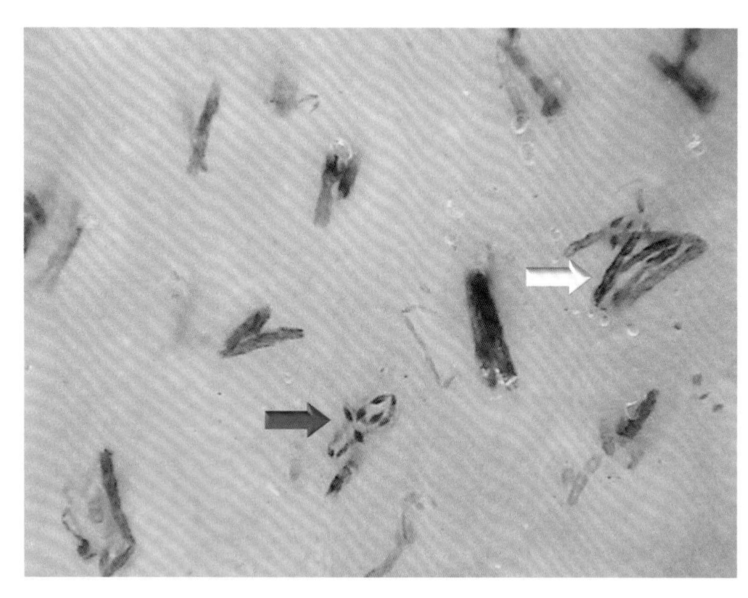

图 8.5 念珠状发样先天性少毛症。念珠状发样先天性少毛症是一种罕见的非垂直遗传性疾病，由桥粒芯蛋白基因 4（*DSG4*）突变所导致[3]。毛发镜检查表现为结节非常小（**蓝色箭头**），且结节缩窄处之间的距离很短。对于比较粗的头发来说，不易辨认结节间区（**白色箭头**）。较细的头发的结节缩窄处则更容易识别，也更容易折断（×70）

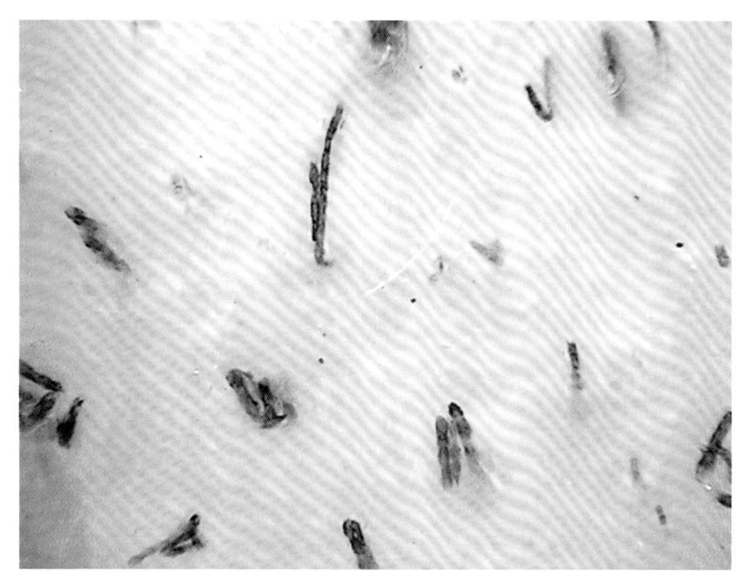

图 8.6 桥粒芯蛋白基因 4（*DSG4*）突变所导致的念珠状发样先天性少毛症。结节间区的缩窄规则分布，但缩窄很浅，且彼此非常接近，在较粗的头发中很难辨认。毛发很短且易断，因此患者的脱发症状比由毛发角蛋白基因突变引起的念珠状发更严重（×70）

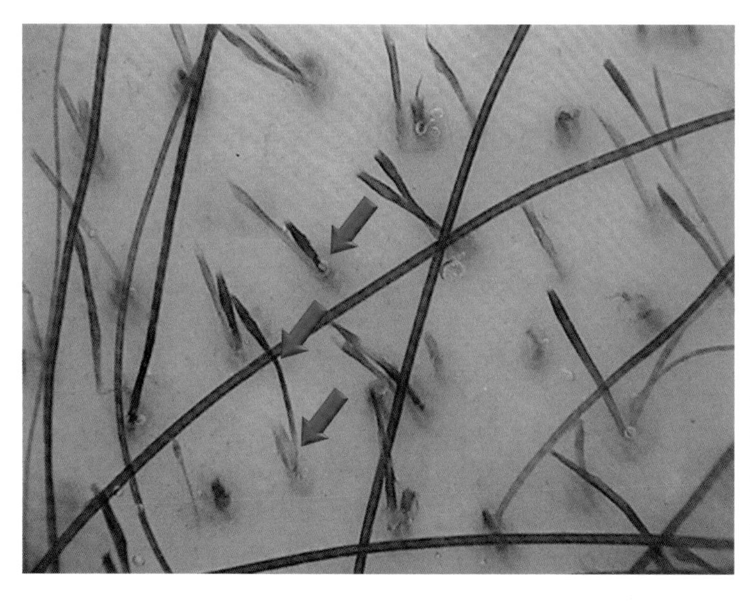

图 8.7 斑秃中的念珠状发样改变。很多疾病都可出现念珠状发样的毛发，如斑秃。斑秃疾病活动期时，正在生长的毛干变细（**箭头**），疾病休止期时毛干则变粗。因此导致发干出现类似念珠状发的粗细变化，但结节长度不一，缩窄的间隔也不规则。本图这位患者同时存在斑秃和拔毛癖（×70）

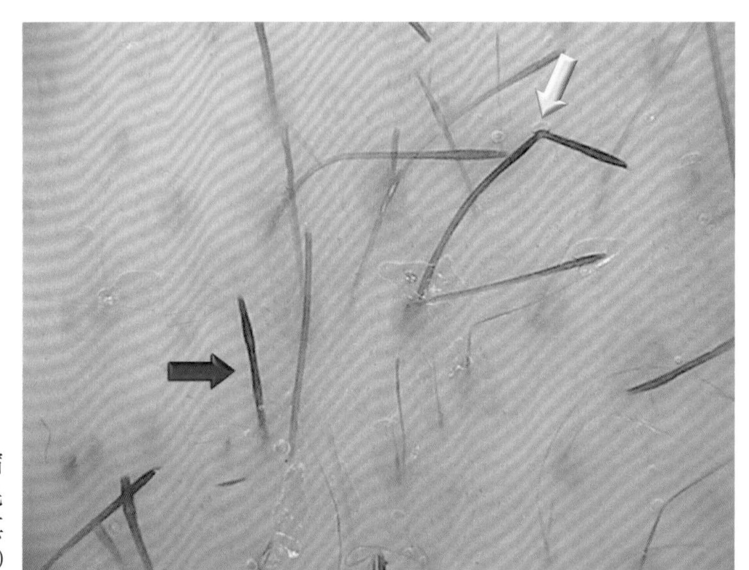

图 8.8 斑秃中的念珠状发样改变。毛发镜显示缩窄的间隔长度不均（**蓝色箭头**）。结节缩窄处的毛发弯曲（**白色箭头**）并断裂。同时可见斑秃的其他特征，如黄点征、黑点征和惊叹号样发（×70）

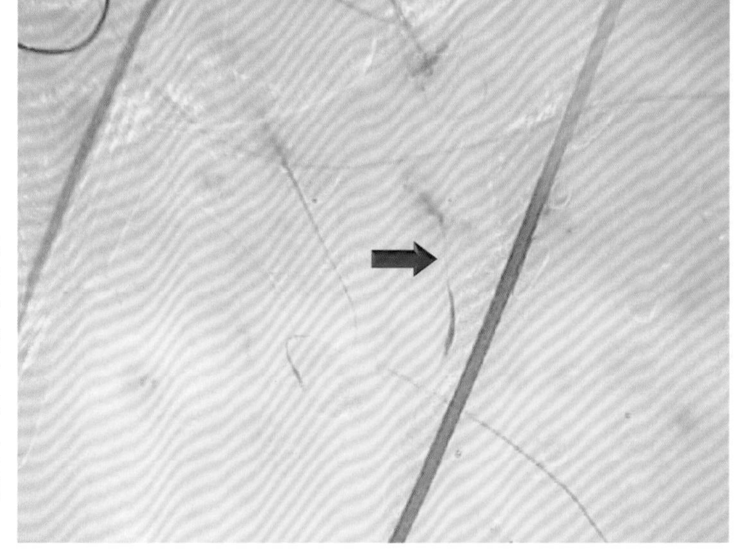

图 8.9 化疗诱发的念珠状发样改变。高剂量的化疗可导致毛囊细胞的有丝分裂阻滞和毛干突然的收缩（Pohl-Pinkus 收缩），并在此处发生毛发断裂。化疗剂量较低时，则可能只有节段性的毛发变细或毛干变窄（**箭头**），毛发不发生断裂，伴暂时停止生长。进行下一疗程时，药物会导致这些变化再次出现，因此便出现了念珠状发样表现的毛干。当人暴露于毒物（如重金属、植物毒素）或 X 线中时，毛干可出现类似的念珠状发样改变[13-14]（×70）

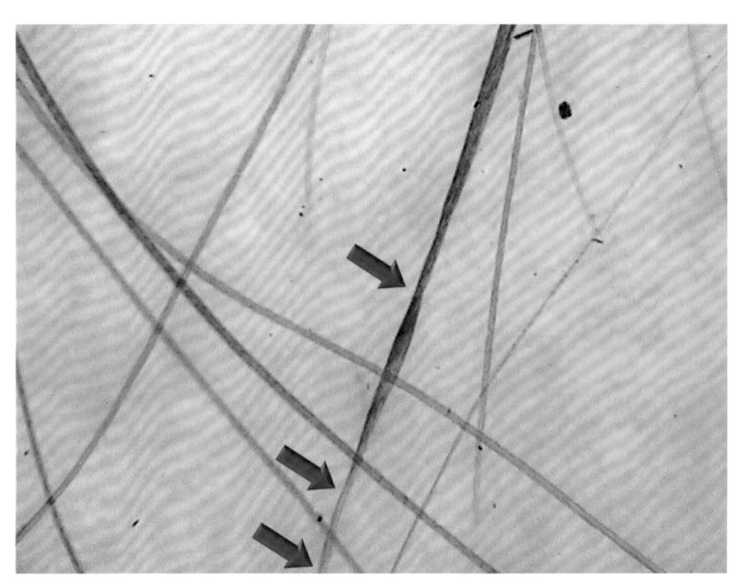

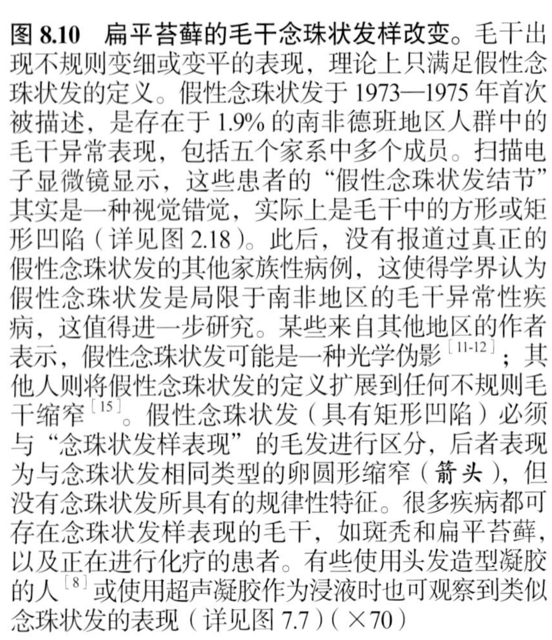

图 8.10 扁平苔藓的毛干念珠状发样改变。毛干出现不规则变细或变平的表现，理论上只满足假性念珠状发的定义。假性念珠状发于 1973—1975 年首次被描述，是存在于 1.9% 的南非德班地区人群中的毛干异常表现，包括五个家系中多个成员。扫描电子显微镜显示，这些患者的“假性念珠状发结节”其实是一种视觉错觉，实际上是毛干中的方形或矩形凹陷（详见图 2.18）。此后，没有报道过真正的假性念珠状发的其他家族性病例，这使得学界认为假性念珠状发是局限于南非地区的毛干异常性疾病，这值得进一步研究。某些来自其他地区的作者表示，假性念珠状发可能是一种光学伪影[11-12]；其他人则将假性念珠状发的定义扩展到任何不规则毛干缩窄[15]。假性念珠状发（具有矩形凹陷）必须与“念珠状发样表现”的毛发进行区分，后者表现为与念珠状发相同类型的卵圆形缩窄（**箭头**），但没有念珠状发所具有的规律性特征。很多疾病都可存在念珠状发样表现的毛干，如斑秃和扁平苔藓，以及正在进行化疗的患者。有些使用头发造型凝胶的人[8]或使用超声凝胶作为浸液时也可观察到类似念珠状发的表现（详见图 7.7）（×70）

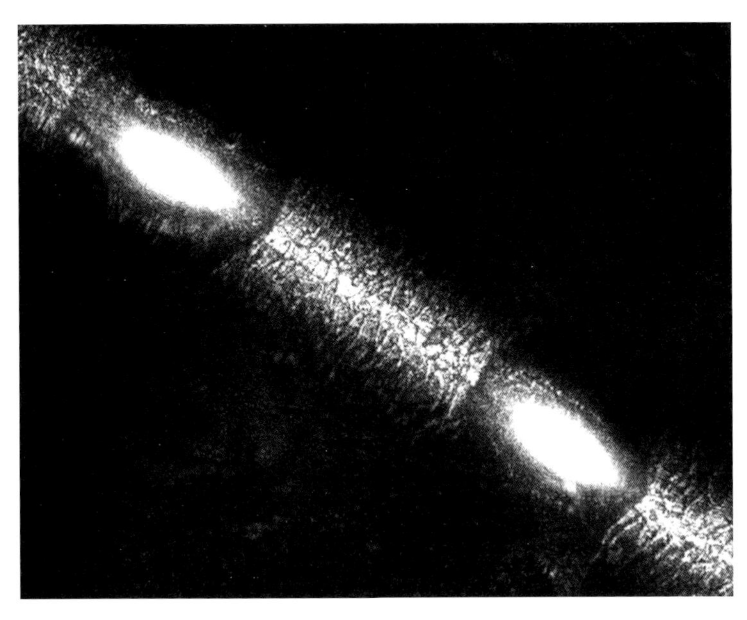

图 8.11 念珠状发的反射显微镜图像。反射共焦显微镜显示出规律、大小一致的椭圆形结节和间歇性的缩窄。进行毛发镜检查后怀疑患有念珠状发的患者，可采用反射共焦显微镜进一步检查

参考文献

1. Neila Iglesias J, Rodriguez Pichardo A, Garcia Bravo B, Camacho Martinez F. Masquerading of trichotillomania in a family with monilethrix. Eur J Dermatol. 2011;21(1):133.
2. Djabali K, Panteleyev AA, Lalin T, Garzon MC, Longley BJ, Bickers DR, et al. Recurrent missense mutations in the hair keratin gene hHb6 in monilethrix. Clin Exp Dermatol. 2003;28(2):206–10.
3. Shimomura Y, Sakamoto F, Kariya N, Matsunaga K, Ito M. Mutations in the desmoglein 4 gene are associated with monilethrix-like congenital hypotrichosis. J Invest Dermatol. 2006;126(6):1281–5.
4. Farooq M, Ito M, Naito M, Shimomura Y. A case of monilethrix caused by novel compound heterozygous mutations in the desmoglein 4 (DSG4) gene. Br J Dermatol. 2011;165(2):425–31.
5. Zlotogorski A, Marek D, Horev L, Abu A, Ben-Amitai D, Gerad L, et al. An autosomal recessive form of monilethrix is caused by mutations in DSG4: clinical overlap with localized autosomal recessive hypotrichosis. J Invest Dermatol. 2006;126(6):1292–6.
6. Mirmirani P, Huang KP, Price VH. A practical, algorithmic approach to diagnosing hair shaft disorders. Int J Dermatol. 2011; 50(1):1–12.
7. Rakowska A, Slowinska M, Kowalska-Oledzka E, Rudnicka L. Trichoscopy in genetic hair shaft abnormalities. J Dermatol Case Rep. 2008;2(2):14–20.
8. Rakowska A, Slowinska M, Czuwara J, Olszewska M, Rudnicka L. Dermoscopy as a tool for rapid diagnosis of monilethrix. J Drugs Dermatol. 2007;6(2):222–4.
9. Wallace MP, de Berker DA. Hair diagnoses and signs: the use of dermatoscopy. Clin Exp Dermatol. 2010;35(1):41–6.
10. Jain N, Khopkar U. Monilethrix in pattern distribution in siblings: diagnosis by trichoscopy. Int J Trichol. 2010;2(1):56–9.
11. Zitelli JA. Pseudomonilethrix. An artifact. Arch Dermatol. 1986; 122(6):688–90.
12. Itin PH, Schiller P, Mathys D, Guggenheim R. Cosmetically induced hair beads. J Am Acad Dermatol. 1997;36(2 Pt 1):260–1.
13. Trueb RM. Chemotherapy-induced alopecia. Curr Opin Support Palliat Care. 2010;4(4):281–4.
14. Yeager CE, Olsen EA. Treatment of chemotherapy-induced alopecia. Dermatol Ther. 2011;24(4):432–42.
15. Blume-Peytavi U, Fohles J, Schulz R, Wortmann G, Gollnick H, Orfanos CE. Hypotrichosis, hair structure defects, hypercysteine hair and glucosuria: a new genetic syndrome? Br J Dermatol. 1996;134(2):319–24.

9 套叠性脆发症和 Netherton 综合征

Adriana Rakowska，Malgorzata Olszewska，
and Lidia Rudnicka

金彦　译　周城　审校

摘　要

套叠性脆发症（竹节状发）是由于毛发在某几个点发生沿着毛干方向的自身内陷（套叠）所致的一种毛发异常。通过手持式皮肤镜观察，可见患者的毛干存在多发小结节，沿毛干间隔分布。视频皮肤镜高倍镜头显示毛干的远端内陷进入其近端，形成“杯中球”外观。当毛发在该异常部位断裂时，剩余毛发的远端表现为“高尔夫球座样”内陷。套叠性脆发症是 Netherton 综合征的特征性表现。

关键词

杯中球样发・竹节状发・眉毛・高尔夫球座样发・火柴样发・Netherton 综合征・结节・短发・套叠性脆发症・结节性脆发症

Netherton 综合征是一种与表皮角化有关的罕见的常染色体隐性遗传性疾病，临床表现为鱼鳞病（最常见的是迂回性线状鱼鳞病）、特应性体质和套叠性脆发症组成的三联症。患者的新生儿期通常伴随先天性鱼鳞病样红皮病，其表现复杂多变[1-2]。迂回性线状鱼鳞病的皮损为游走性多环状的红斑，红斑周边有明显的蛇形“双边”鳞屑，其发病具有一定周期性，通常反复急性发作，发作期一般持续数周[3]。Netherton 综合征的其他相关表现包括氨基酸尿症、生长发育障碍、精神和神经发育迟滞以及免疫异常。

本病是由于 *SPINK5* 基因功能缺失突变引起的，该基因编码一种具有抗胰蛋白酶活性的丝氨酸蛋白酶抑制分子 LEKTI（lymphoepithelial Kazal-type inhibitor，LEKTI）。LEKTI 通常在上皮和淋巴组织中表达，并且可以在抗炎和抗微生物作用中起重要作用[4-5]。

Netherton 综合征患者的头发稀疏、干燥、短

且脆弱。Netherton 综合征的明确诊断，应至少发现一根具有套叠性脆发症改变的毛干[3]。术语“套叠性脆发症”（trichorrhexis invaginata）来源于希腊语“trichos”（意为头发）和“rhexis”（意为破裂），以及毛干在角质化区发生自身的内陷。

套叠性脆发症，也被称为竹节状发，是毛发在某几个点发生沿着毛干方向的自身内陷（套叠）所致的一种毛发异常。在低倍毛发镜检查中，表现为毛干上有多个小结节，间隔距离不等。高倍毛发镜可见毛干的远端部分内陷入其近端部分，形成了“杯中球”（“ball-in-cup”）外观，这是 Netherton 综合征的特征性改变。偶尔可以观察到毛发的远端已经断裂，形成粗糙的杯形断面。这种异常通常被称为“高尔夫球座样发”[7-9]。最近，有学者在一例 Netherton 综合征患者中描述了“火柴样发”[10]。用手持皮肤镜进行检查时，可见尖端凸出的短毛干，对应于较高放大倍数下见到的“高尔夫球座样发”。

一些作者指出，在眉毛区域的毛发检查中最较易发现套叠性脆发（竹节状发）和高尔夫球座样发[8, 10-11]，因为 Netherton 综合征患者每平方毫米异常的毛干数量眉毛区域是头皮的 10 倍[12]。睫毛也可有套叠性脆发症的毛发镜特征[13]。

在 Netherton 综合征患者中也可发现其他头发异常，如扭曲发、结节性脆发症和螺旋状发等，但这些都不是特异性表现[2]。

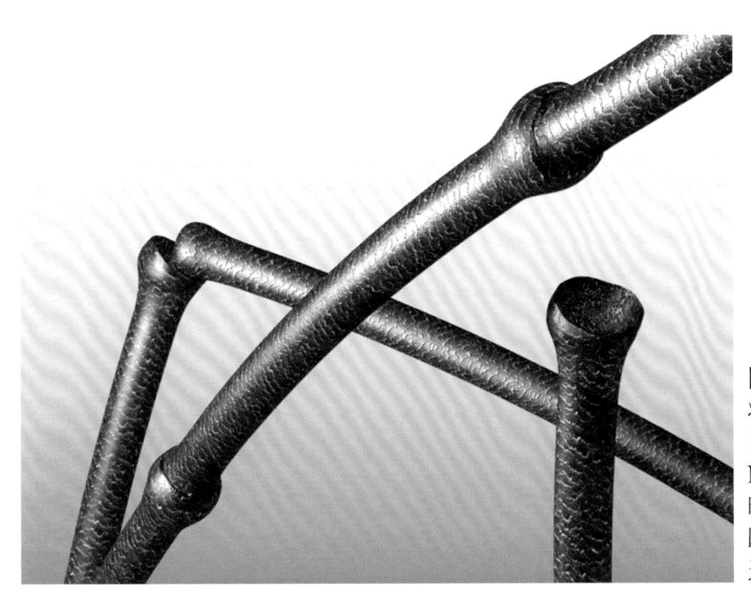

图 9.1　套叠性脆发症。套叠性脆发症（竹节状发）是毛发在某几个点发生沿着毛干方向的自身内陷（套叠）所致的一种毛发异常。这是 Netherton 综合征的特征性改变。当毛发断裂时，毛干的近端将表现为杯状内陷。这些毛发断裂后即被称为“高尔夫球座样发”[7-9]，因为这些毛发形似用于放高尔夫球的杯形球座

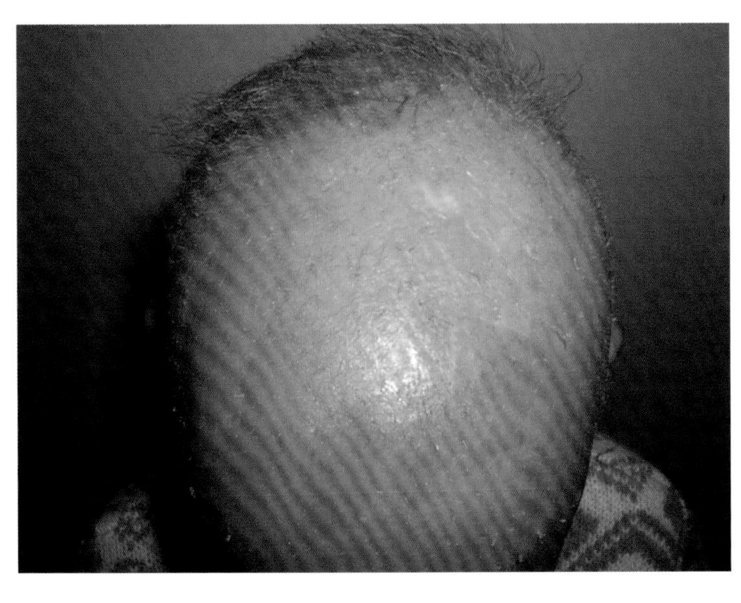

图 9.2　Netherton 综合征患者的脱发。Netherton 综合征临床表现为鱼鳞病（最常见的是迂回性线状鱼鳞病）、特应性体质和套叠性脆发症[1-2]。套叠性脆发症患者的头发稀疏，粗糙，且脆弱易断

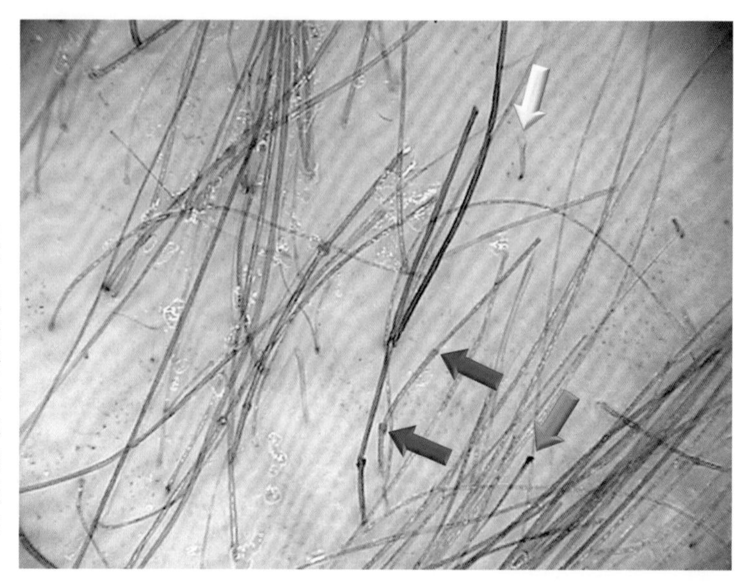

图 9.3 套叠性脆发症。毛干远端在某几个点沿着毛干方向的自身内陷到近端内，形成了“竹节状发”外观（**蓝色箭头**）。只要检查发现了一根具有竹节状发特征的头发，即可诊断套叠性脆发症。该患者约有 20% 的毛发受累。断裂的竹节状发的远端内陷（**白色箭头**），这种断发被称为“高尔夫球座样发”。低放大倍率检查时，高尔夫球座样发表现为远端色深的浅色头发（**绿色箭头**）。这些火柴状的头发看起来非常类似于结节性脆发症的断发以及斑秃的郁金香样发（×20）

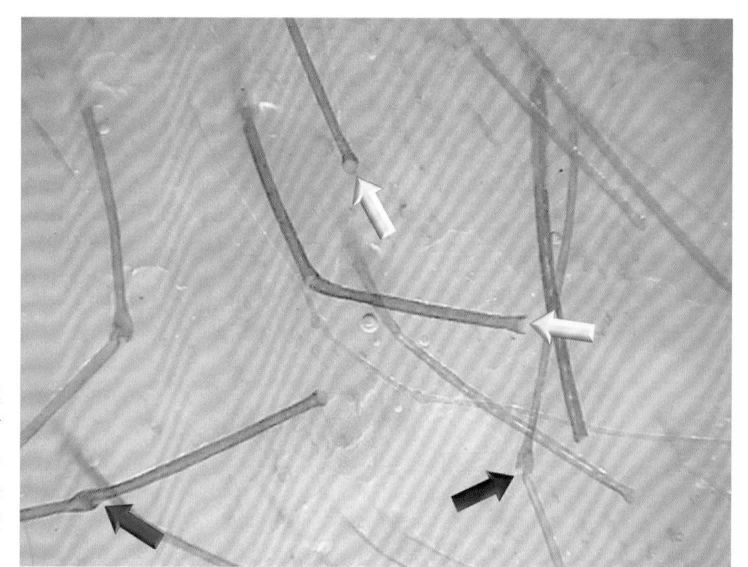

图 9.4 套叠性脆发症。多根具有特征性望远镜样套叠的竹节状发（**蓝色箭头**）。在“竹节”处，毛干非常容易断裂（**红色箭头**），形成杯形断口（**白色箭头**）。可以注意到，这些头发非常稀疏，每个毛囊单位仅有一根毛发（×70）

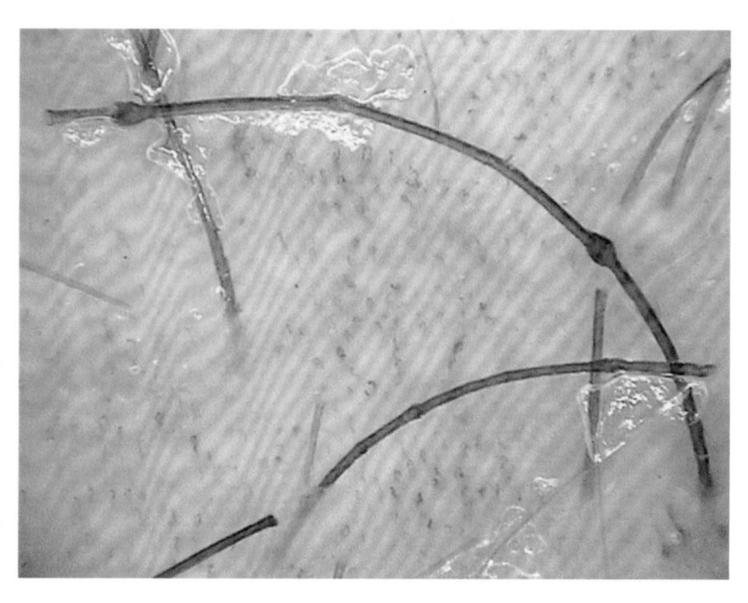

图 9.5 套叠性脆发症。本图显示同一患者不同毛发的毛干异常区域的长度和直径差异很大。本例患者比较粗的毛发的结节长 240 μm，宽 160 μm；其较细的毛发的结节则很难辨认，约长 90 μm，宽 50 μm。毛干上“结节”内部的结构为特征性望远镜样套叠内陷的毛干。该表现在较粗的毛干中最明显（×70）

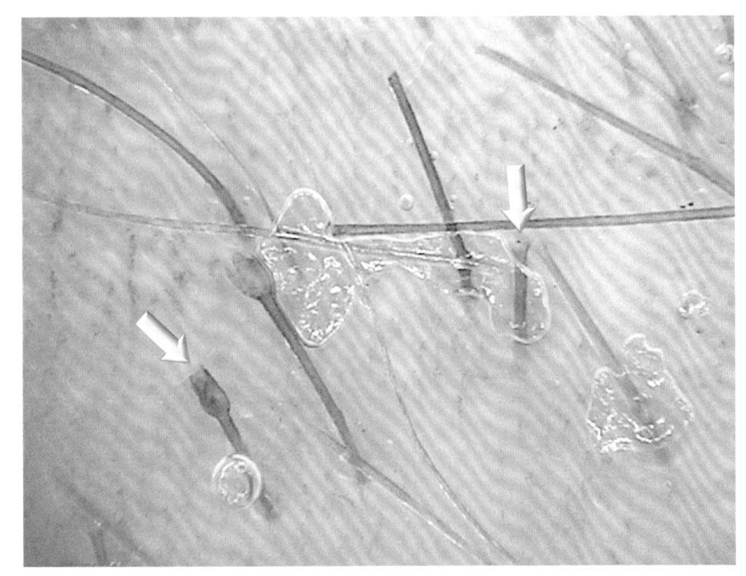

图 9.6 套叠性脆发症的高尔夫球座样发。该例套叠性脆发症患者仅可见高尔夫球座样发，座的深度不一（**箭头**）。两根头发的深杯状凹陷提示其远端的头发近期脱落。此外，皮肤镜镜头的压力也可使毛干末端变平，并对毛干末端产生视觉上的增大效果。在其他毛干中，远端的断裂端是粗糙的，产生更具有特征性的浅凹陷的高尔夫球座样外观。多发的扩张的血管与头皮的炎症改变有关（×70）

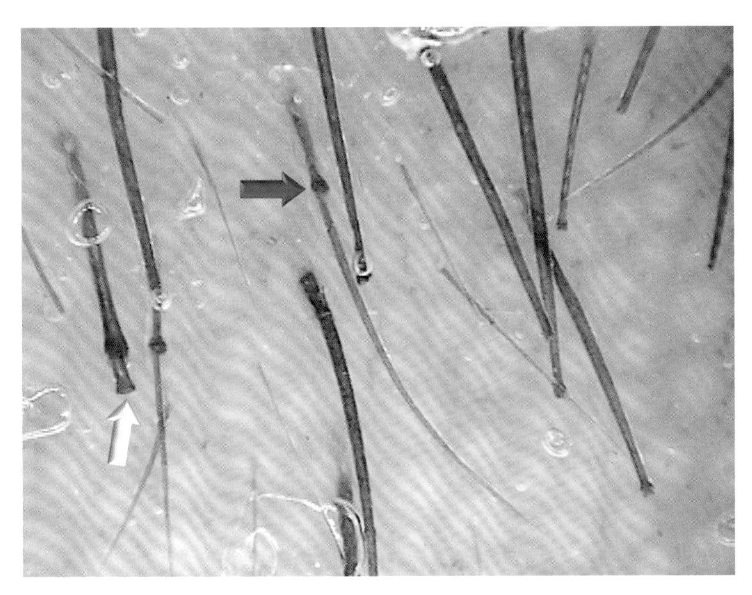

图 9.7 套叠性脆发症的眉毛毛发镜检查。诊断 Netherton 综合征时，至少应观察到一根套叠性脆发症的毛发。然而由于病变位置以及病程的变化，想要发现这种毛发可能并不容易。进行眉毛区域的检查有助于诊断本病，这是因为眉毛较头皮而言，暴露于机械损伤的机会比较少，因此有可能会找到典型的套叠性脆发症的脆发结节。对于全部头发都脱落的患者来说，进行眉毛检查尤其重要。该例患者进行检查时发现几根具有套叠性脆发症特征的毛发（**蓝色箭头**）和断裂毛发的杯形末端（**白色箭头**）（×70）

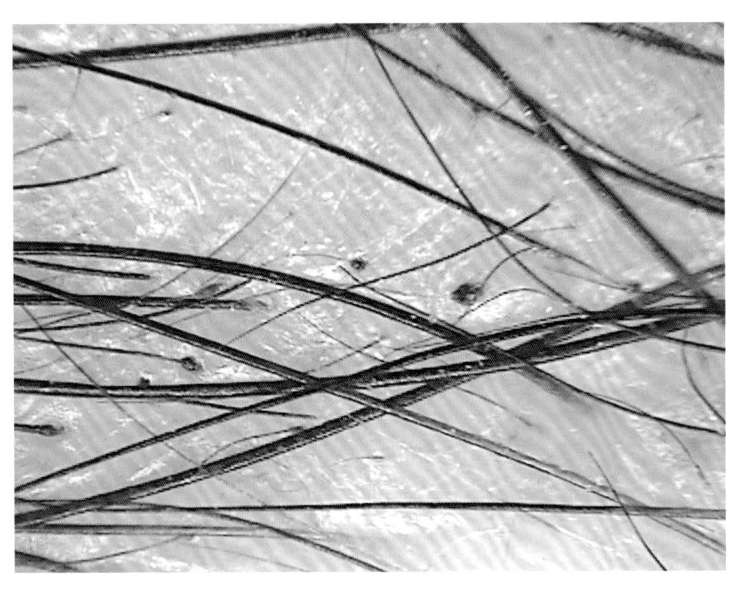

图 9.8 人为导致的结节性脆发症样表现。该患者用染色剂进行植眉，导致毛干出现结节的图像。这些结节不同于套叠性脆发症的毛发结节，主要是结节所在的位置不同，其大部分位于毛发从表皮显露部位，而且也缺乏毛干望远镜样内陷产生的内部结构。见不到具有杯状末端的断裂眉毛（×70）

参考文献

1. Mirmirani P, Huang KP, Price VH. A practical, algorithmic approach to diagnosing hair shaft disorders. Int J Dermatol. 2011;50(1):1–12.
2. Whiting DA, Dy LC. Office diagnosis of hair shaft defects. Semin Cutan Med Surg. 2006;25(1):24–34.
3. Boussofara L, Ghannouchi N, Ghariani N, Denguezli M, Belajouza C, Nouira R. Netherton's syndrome: the importance of eyebrow hair. Dermatol Online J. 2007;13(3):21.
4. Alpigiani MG, Salvati P, Schiaffino MC, Occella C, Castiglia D, Covaciu C, et al. A new SPINK5 mutation in a patient with Netherton syndrome: a case report. Pediatr Dermatol. 2012;29(4): 521–2.
5. Fong K, Akdeniz S, Isi H, Taskesen M, McGrath JA, Lai-Cheong JE. New homozygous SPINK5 mutation, p.Gln333X, in a Turkish pedigree with Netherton syndrome. Clin Exp Dermatol. 2011;36(4): 412–5.
6. Wilkinson RD, Curtis GH, Hawk WA. Netherton's disease; trichorrhexis invaginata (bamboo hair), congenital ichthyosiform erythroderma and the atopic diathesis. A histopathologic study. Arch Dermatol. 1964;89:46–54.
7. de Berker DA, Paige DG, Ferguson DJ, Dawber RP. Golf tee hairs in Netherton disease. Pediatr Dermatol. 1995;12(1): 7–11.
8. Rakowska A, Kowalska-Oledzka E, Slowinska M, Rosinska D, Rudnicka L. Hair shaft videodermoscopy in Netherton syndrome. Pediatr Dermatol. 2009;26(3):320–2.
9. Burk C, Hu S, Lee C, Connelly EA. Netherton syndrome and trichorrhexis invaginata—a novel diagnostic approach. Pediatr Dermatol. 2008;25(2):287–8.
10. Goujon E, Beer F, Fraitag S, Hovnanian A, Vabres P. 'Matchstick' eyebrow hairs: a dermoscopic clue to the diagnosis of Netherton syndrome. J Eur Acad Dermatol Venereol. 2010;24(6): 740–1.
11. Rakowska A, Slowinska M, Kowalska-Oledzka E, Rudnicka L. Trichoscopy in genetic hair shaft abnormalities. J Dermatol Case Rep. 2008;2(2):14–20.
12. Powell J. Increasing the likelihood of early diagnosis of Netherton syndrome by simple examination of eyebrow hairs. Arch Dermatol. 2000;136(3):423–4.
13. Neri I, Balestri R, Starace M, Bardazzi F, Patrizi A. Videodermoscopy of eyelashes in Netherton syndrome. J Eur Acad Dermatol Venereol. 2011;25(11):1360–1.

10 结节性脆发症

Lidia Rudnicka, Malgorzata Olszewska,
Adriana Rakowska, and Ana Maria Costa Pinheiro

马晓蕾 译 周城 审校

摘 要

结节性脆发症的毛发镜表现因放大倍数和是否有浸润液而表现各不相同。低倍镜下，毛发镜显示沿发干出现结节状膨大，这些膨大在深色的毛干处颜色变浅。在这些部位，毛发像圆形的边缘一样弯曲，最终断裂，剩下一个轻度膨胀、圆形的毛干。高倍镜下，可见大量细小毛发纤维，似一对扫帚或刷子相对嵌接。为更好地观察结节性脆发症的毛发镜表现，应该使用干性毛发镜。

关键词

干性毛发镜 • 外胚层发育不良 • 甲状腺功能减退 • 念珠状发 • 物理性损伤 • 瘙痒 • 精神发育迟滞 • 脆发症 • 毛发纵裂症 • 结节性脆发症 • 锌缺乏症

结节性脆发症（trichorrhexis nodosa）是发干沿长轴断裂成许多毛发纤维。异常的部位仅为发干的小部分。外层的纤维向外膨出，导致毛发局部直径增粗。肉眼看上去，像是毛发上有很多结节。毛发最终断裂，留下毛刷样外观的末端[1]。

结节性脆发症起源于希腊语“trichos”（意为毛发），拉丁语“rhexis”（意为破裂），“nodosa”（意为结节），指毛发结节处很容易断裂。结节性脆发症常累及头发，但外阴或其他部位的体毛也可受累[2]。

结节性脆发症很少数情况下可表现为一种单纯的遗传性疾病。结节性脆发症患者中，仅有 5.6% 的儿童只有这一临床表现而不伴有其他临床表现[3]。

一些遗传性或获得性的疾病容易发生结节性脆发症（表 10.1）。这种情况可能是物理或化学性损伤所导致，可以在体外诱导产生[2]。结节性脆发症也可伴有局部严重的瘙痒，控制瘙痒后病情可以缓解[2]。

结节性脆发症的患者临床上毛发干枯，易断裂，断裂长度不一。

毛发镜可根据不同的放大倍数而表现不同。低倍

表 10.1 易发生结节性脆发症的情况

机械性损伤[4-5]
化学性损伤[6]
热损伤[7]
头皮瘙痒[2]
精神发育迟滞（例如，Pollitt 综合征）[8]
腹泻（例如，毛发-肝-肠综合征）[9]
精氨酸琥珀酸尿症[10]
Kabuki 综合征[11]
Menkes 卷发综合征[12]
外胚层发育不良[13-14]
生物素缺乏症[1]
念珠状发样先天性少毛症[15]
维生素 A 缺乏症[a][16]
脂溢性皮炎[2]
Netherton 综合征（附加的，非特异性表现）[1]
XPD 基因突变[17]
Laron 综合征[18]
先天性糖代谢异常[b][19]
锌缺乏症[b][20-21]
少毛症，毛发结构异常，高半胱氨酸发和糖尿病综合征[b][22]
Bazex-Dupre-Christol 综合征[b][23]
甲状腺功能减退[a][24]
不伴其他异常的先天性结节性脆发症[1]

[a] 根据我们的文献搜索结果，有 1 个已发表的病例。
[b] 根据我们的文献搜索结果，有 3 个已发表的病例

镜下，毛发镜显示沿发干出现结节状膨大，这些膨大在深色的毛干处颜色变浅。“结节处”毛干比相同部位毛干直径增加约 25%。光学显微镜显示结节处长度从 0.06 ～ 0.3 mm 不等，宽度从 0.04 ～ 0.13 mm 不等，与毛发镜检查结果相吻合[2]。在结节处增厚的位置，毛发弯曲成圆形的边缘。当毛发在结节处断裂，残留轻微增粗、圆形的毛发末端，看起来比浅色的发干颜色更深。在干性毛发镜下，这些末端比残留的发干颜色浅。高倍毛发镜下观察，可见很多细小的毛发纤维，类似一对扫帚或刷子相对嵌接。断发末端为毛刷样，由大量细小的毛发纤维组成。

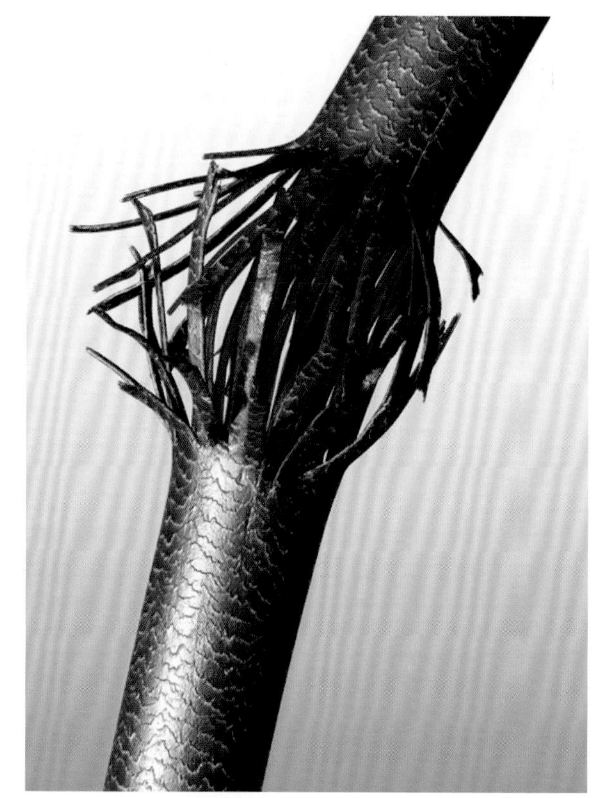

图 10.1 结节性脆发症 毛发可在任何部位纵向断裂成许多毛发纤维，外部的纤维向外膨胀，导致局部毛发直径增粗。肉眼看就像沿着毛干的多个结节。毛发就像是一对扫帚或刷子相对着嵌接在一起，极易断裂。最终毛发在这些地方断裂，残留毛刷样外观的断发末端（*Illustration by* Dr. Wawrzyniec Podrzucki.）

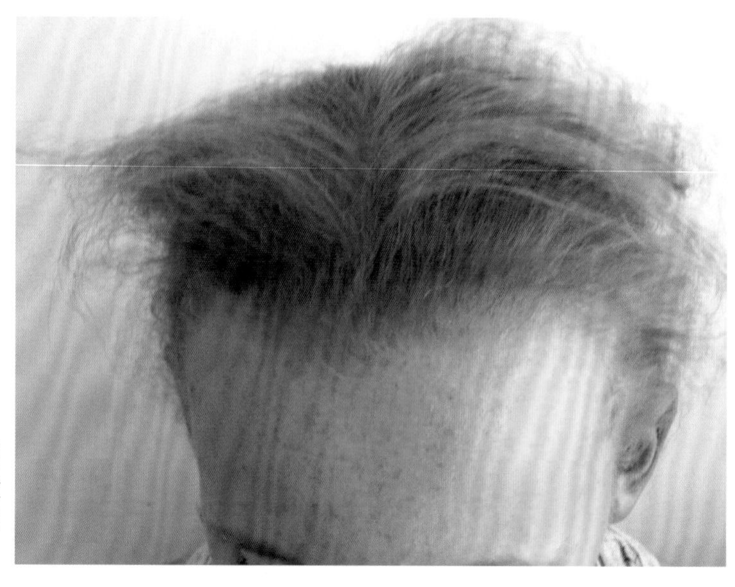

图 10.2 先天性结节性脆发症。毛发干枯、易在不同的长度发生断裂。临床表现取决于毛发受累的数量和断裂位置（近端或远端）。有时肉眼就能看到“结节”

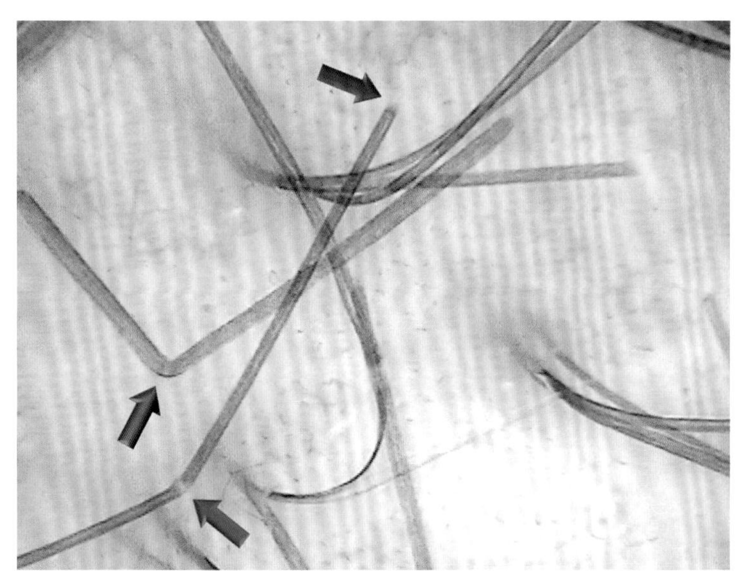

图 10.3 结节性脆发症。毛发镜显示沿着毛干有结节状增粗，在深色发干中结节颜色显得较浅。结节处的毛干较两旁的毛干增粗约 25%（**蓝色箭头**）。在这些增粗的结节处，毛发弯曲成为圆形边缘（**黑色箭头**），最终断裂，毛发镜下留下一圆形断发末端（**红色箭头**；×70）

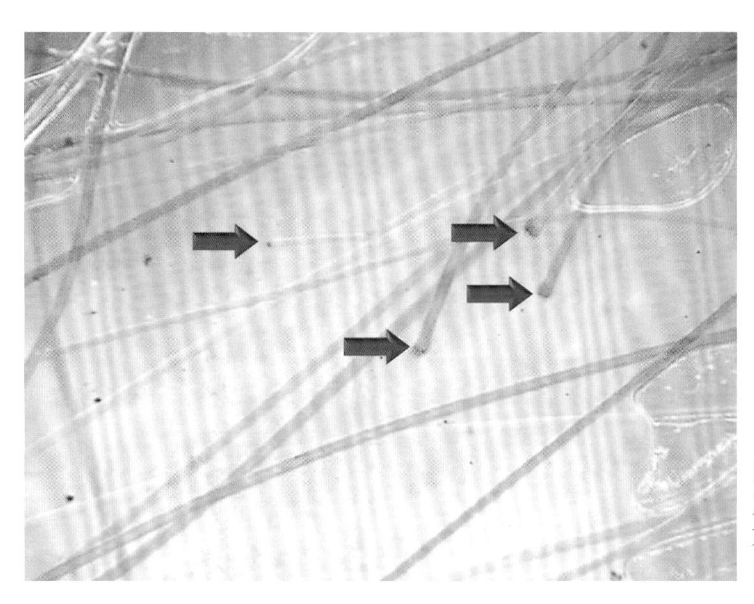

图 10.4 先天性结节性脆发症的断裂发干。毛发在结节处易于断裂，留下圆形或毛刷样断发末端（**箭头**）。使用浸润液观察时，断发远端常比残留毛干其他部分的颜色更深（×70）

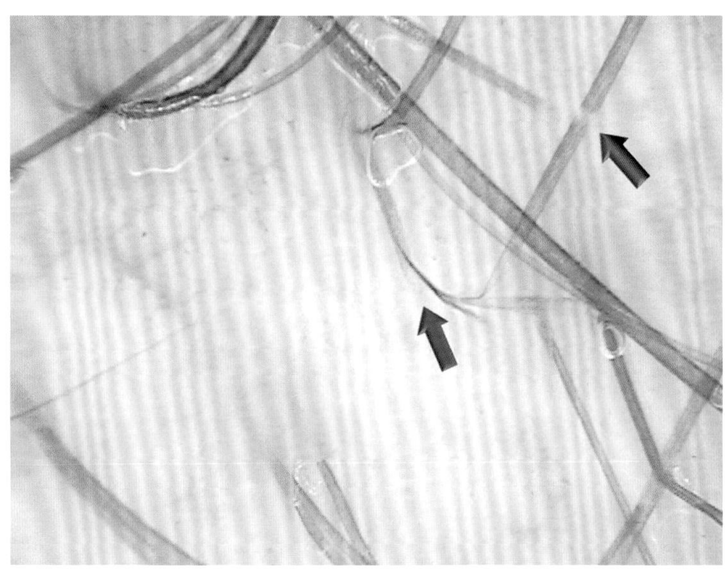

图 10.5 先天性结节性脆发症的毛发纵裂症。毛发纵裂症是毛发沿纵轴断开成 2 个或更多的纤维（**蓝色箭头**）。这和裂发症不同，裂发症是毛发受到牵拉或弯曲产生的横向断裂。这张毛发镜图片显示的是先天性结节性脆发症毛发纵向断裂。右上角（**黑色箭头**）显示的是一个浅色的结节性脆发症的结节，看起来像是毛干横向的间隙（×70）

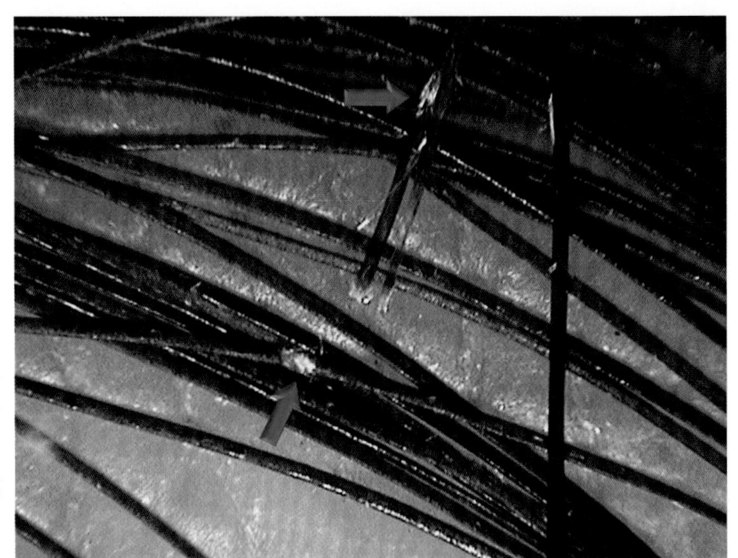

图 10.6 获得性结节性脆发症。这是一位巴西患者，在做发型后出现结节性脆发。皮肤镜下表现为深棕色的头发上的多个白色包含物。由于机械性损伤所致的结节性脆发症，与先天性结节性脆发症相比，结节明显更长且不规则（×70）

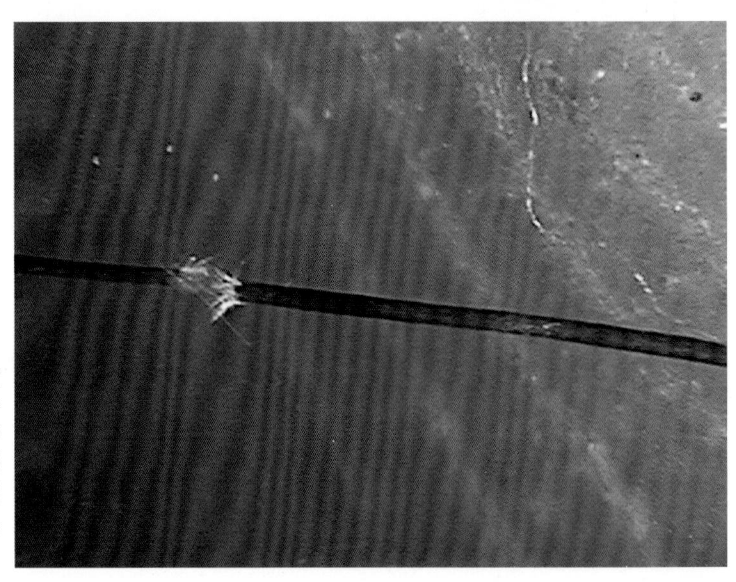

图 10.7 结节性脆发症。毛发镜显示毛发沿纵轴裂成许多小的毛发纤维，像是一对刷子相互嵌接。在这个对接点，毛发是横向断裂的。毛发镜在 70 倍放大倍数下，少数时候能显示如此清晰结节性脆发症的特征性改变。用手持皮肤镜观察，结节性脆发表现为一个白色结节或毛干上的白色不规则节段（×70）

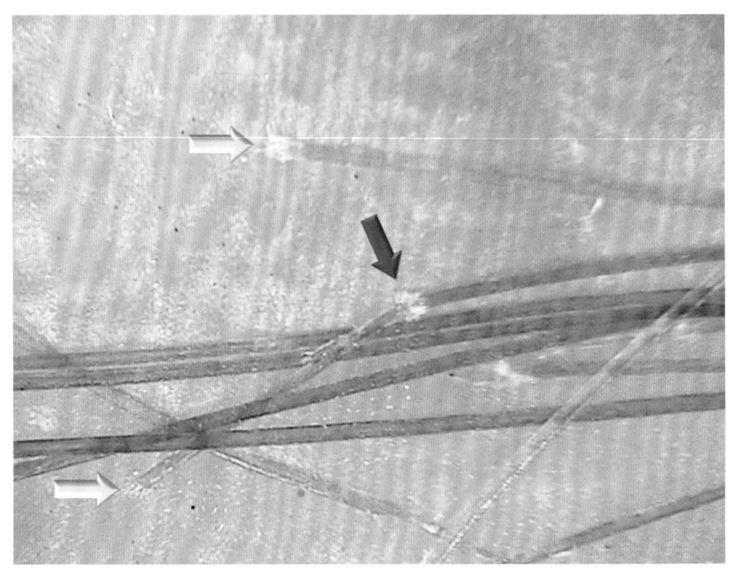

图 10.8 儿童外胚层发育不良伴发结节性脆发症。这个患儿除了毛干异常还伴有牙齿畸形、甲营养不良和出汗障碍。这张图片显示的是结节处（**蓝色箭头**）和断发的远端末梢（**白色箭头**）。使用干性毛发镜以便更好地观察毛发纤维。使用浸液有时难以观察到结节性脆发症（×70）

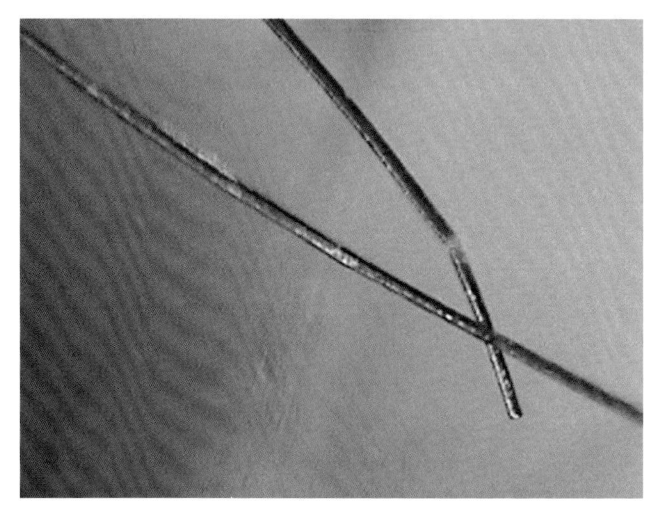

图 10.9 结节性脆发症在毛干的远端的结节。在获得性结节性脆发症中，典型的结节一般出现在毛发远端。在检查过程中，发现病发的最好办法是，检查者用手指捏住患者的少量或多一些的头发，然后顺着毛干检查。获得性结节性脆发症很少在毛发近段出现结节，用毛发镜常规检查一般无法发现异常。毛干近端出现结节最常见于先天性结节性脆发症（×70）

参考文献

1. Bartels NG, Blume-Peytavi U. Hair loss in children. In: Blume-Peytavi U, Tosti A, Whiting D, Trüeb R, editors. Hair growth and disorders. Leipzig: Springer; 2008. p. 293–4.
2. Chernosky ME, Owens DW. Trichorrhexis nodosa. Clinical and investigative studies. Arch Dermatol. 1966;94(5):577–85.
3. Smith VV, Anderson G, Malone M, Sebire NJ. Light microscopic examination of scalp hair samples as an aid in the diagnosis of paediatric disorders: retrospective review of more than 300 cases from a single centre. J Clin Pathol. 2005;58(12):1294–8.
4. Martin AM, Sugathan P. Localised acquired trichorrhexis nodosa of the scalp hair induced by a specific comb and combing habit—a report of three cases. Int J Trichol. 2011;3(1):34–7.
5. Mirmirani P. Ceramic flat irons: improper use leading to acquired trichorrhexis nodosa. J Am Acad Dermatol. 2010;62(1):145–7.
6. Burkhart CG, Burkhart CN. Trichorrhexis nodosa revisited. Skinmed. 2007;6(2):57–8.
7. Callender VD, McMichael AJ, Cohen GF. Medical and surgical therapies for alopecias in black women. Dermatol Ther. 2004;17(2):164–76.
8. Pollitt RJ, Jenner FA, Davies M. Sibs with mental and physical retardation and trichorrhexis nodosa with abnormal amino acid composition of the hair. Arch Dis Child. 1968;43(228):211–6.
9. Fabre A, Andre N, Breton A, Broue P, Badens C, Roquelaure B. Intractable diarrhea with "phenotypic anomalies" and tricho-hepato-enteric syndrome: two names for the same disorder. Am J Med Genet A. 2007;143(6):584–8.
10. Erez A, Nagamani SC, Lee B. Argininosuccinate lyase deficiency-argininosuccinic aciduria and beyond. Am J Med Genet C Semin Med Genet. 2011;157(1):45–53.
11. Abdel-Salam GM, Afifi HH, Eid MM, El-Badry TH, Kholoussi N. Ectodermal abnormalities in patients with Kabuki syndrome. Pediatr Dermatol. 2011;28(5):507–11.
12. Wang XH, Lu JL, Zhang LP, Zou LP, Wu HS, Wang X, et al. Clinical and laboratory features of the Menkes disease [in Chinese]. Zhonghua Er Ke Za Zhi. 2009;47(8):604–7.
13. Kelly SC, Ratajczak P, Keller M, Purcell SM, Griffin T, Richard G. A novel GJA 1 mutation in oculo-dento-digital dysplasia with curly hair and hyperkeratosis. Eur J Dermatol. 2006;16(3):241–5.
14. Rouse C, Siegfried E, Breer W, Nahass G. Hair and sweat glands in families with hypohidrotic ectodermal dysplasia: further characterization. Arch Dermatol. 2004;140(7):850–5.
15. Zlotogorski A, Marek D, Horev L, Abu A, Ben-Amitai D, Gerad L, et al. An autosomal recessive form of monilethrix is caused by mutations in DSG4: clinical overlap with localized autosomal recessive hypotrichosis. J Invest Dermatol. 2006;126(6):1292–6.
16. Colomb D, Cretin J, Vibert J, Steiner HG. Trichorrhexis nodosa in a hypothrepsic child with hypovitaminosis A [in French]. Lyon Med. 1970;223(5):337–8.
17. Botta E, Nardo T, Broughton BC, Marinoni S, Lehmann AR, Stefanini M. Analysis of mutations in the XPD gene in Italian patients with trichothiodystrophy: site of mutation correlates with repair deficiency, but gene dosage appears to determine clinical severity. Am J Hum Genet. 1998;63(4):1036–48.
18. Lurie R, Ben-Amitai D, Laron Z. Laron syndrome (primary growth hormone insensitivity): a unique model to explore the effect of insulin-like growth factor 1 deficiency on human hair. Dermatology. 2004;208(4):314–8.
19. Silengo M, Valenzise M, Pagliardini S, Spada M. Hair changes in congenital disorders of glycosylation (CDG type 1). Eur J Pediatr. 2003;162(2):114–5.
20. Traupe H, Happle R, Grobe H, Bertram HP. Polarization microscopy of hair in acrodermatitis enteropathica. Pediatr Dermatol. 1986;3(4):300–3.
21. Slonim AE, Sadick N, Pugliese M, Meyers-Seifer CH. Clinical response of alopecia, trichorrhexis nodosa, and dry, scaly skin to zinc supplementation. J Pediatr. 1992;121(6):890–5.
22. Blume-Peytavi U, Fohles J, Schulz R, Wortmann G, Gollnick H, Orfanos CE. Hypotrichosis, hair structure defects, hypercysteine hair and glucosuria: a new genetic syndrome? Br J Dermatol. 1996;134(2):319–24.
23. Colomb D, Ducros B, Boussuge N. Bazex, Dupre and Christol syndrome. Apropos of a case with prolymphocytic leukemia [in French]. Ann Dermatol Venereol. 1989;116(5):381–7.
24. Lurie R, Hodak E, Ginzburg A, David M. Trichorrhexis nodosa: a manifestation of hypothyroidism. Cutis. 1996;57(5):358–9.

11 扭曲发

Malgorzata Olszewska and Adriana Rakowska
马晓蕾 译 周城 审校

摘 要

扭曲发是毛发不规则间隔的扁平并且沿毛干长轴出现180°旋转。该表现可以是遗传性的也可以是获得性的。毛发镜检查显示毛发沿着长轴旋转扭曲。干性毛发镜在高倍镜下能够最好地观察到毛干的异常。

关键词

斑秃 • Björnstad综合征 • 瘢痕性脱发 • 外胚层发育不良 • 毛发移植 • 毛发扁平苔藓 • Menkes卷发综合征 • 扭曲发 • 维A酸类 • Schöpf-Schulz-Passarge综合征 • 硬皮病 • 毛发硫营养不良

扭曲发（pili torti）来自拉丁语（pili是毛发的意思；torti是扭曲的意思）[1]。扭曲发是毛发不规则间隔的扁平并且沿毛干长轴出现180°旋转[2]。该表现可以是遗传性的也可以是获得性的。

扭曲发主要累及头皮毛发，但是眉毛、睫毛、腋毛也可以受累。毛发质地干燥易断裂，不能生长到很长[1]。这有可能是由于内毛根鞘的异常引起。多数具有扭曲发表现的遗传性疾病的致病基因目前尚不明确。

扭曲发是1932年由Galewsky和Ronchese分别独立首次报道的[1, 3]。目前，与遗传相关的扭曲发包含两种亚型：①早发型，也称经典型（Ronchese型）；②晚发型（Beare型）。

经典型（Ronchese型），通常在儿童早期时发现，一般在出生后3月至3年内发病。好发于金发女孩。颞部、枕部的毛发最易受累，与这些部位受到的摩擦力较大有关。这种类型的扭曲发可伴发白甲、毛周角化、甲营养不良、鱼鳞病和牙齿发育不良（外胚层综合征）。遗传特征为常染色体显性遗传或隐性遗传。

第二种类型，晚发型（Beare型），一般发生于青春期后，最常见于深色毛发。遗传类型为常染色体显性遗传[1]。

1965年，Bjornstad报告了一群患者，同时患有耳聋和扭曲发；自那以后，Björnstad综合征用来描述同时存在扭曲发和感觉神经性耳聋的常染色体隐性遗传。它与基因 *BCS1L* 突变有关[3-5]。

扭曲发也和其他多种罕见的遗传病和综合征相关。与扭曲发相关病症见表 11.1。

表 11.1 与扭曲发相关的病症

先天性
扭曲发
Ronchese 型
Beare 型
常染色体隐性遗传伴少毛症（ARIH）
Basex 综合征
Beare 综合征
Björnstad 综合征
先天性糖基化异常，Ⅰa 型
Crandall 综合征
少汗性外胚层发育不良症
HOPP（少毛症-骨溶解-牙周炎-掌跖角化）综合征
Menkes 综合征
假性念珠状发
Rapp-Hodgkin 综合征
毛发发育不良性干皮病
毛发硫营养不良（光敏性）
Schöpf-Schulz-Passarge 综合征
获得性
斑秃
瘢痕性脱发
毛发移植
反复性创伤
维甲酸类药物治疗
硬皮病（系统性硬皮病）

获得性扭曲发可能与反复性创伤，系统使用维甲酸类药物[6]，瘢痕性脱发导致毛囊的改变[7]及硬皮病相关。我们观察到 1 例儿童斑秃伴发扭曲发。

光学显微镜显示沿着毛干出现不规则扭曲。仅有一部分的毛发和毛干全长的一部分受累。

毛发镜显示毛发沿着长轴扭曲。在低倍镜下，看到毛发沿不同的角度不规则弯曲。最好用干性毛发镜在高倍镜下观察[8]。

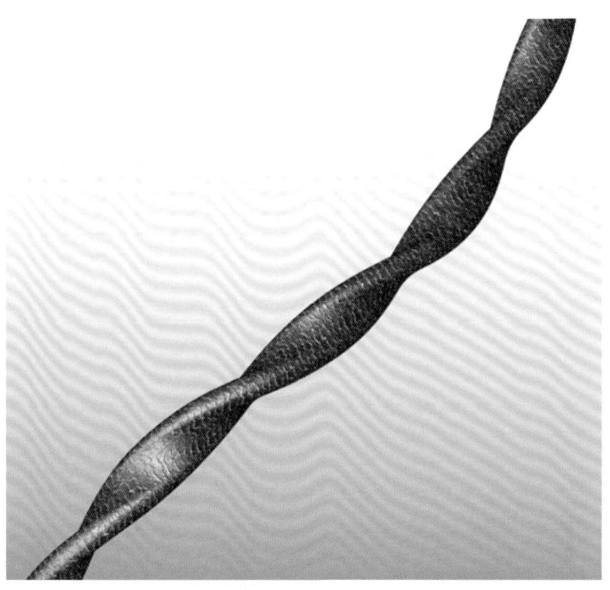

图 11.1 扭曲发。扭曲发是毛发不规则的扁平并且沿长轴出现 180° 旋转[2]。扭曲发主要累及头皮毛发，但是眉毛、睫毛、腋毛也可以受累。分为获得性和遗传性两种类型

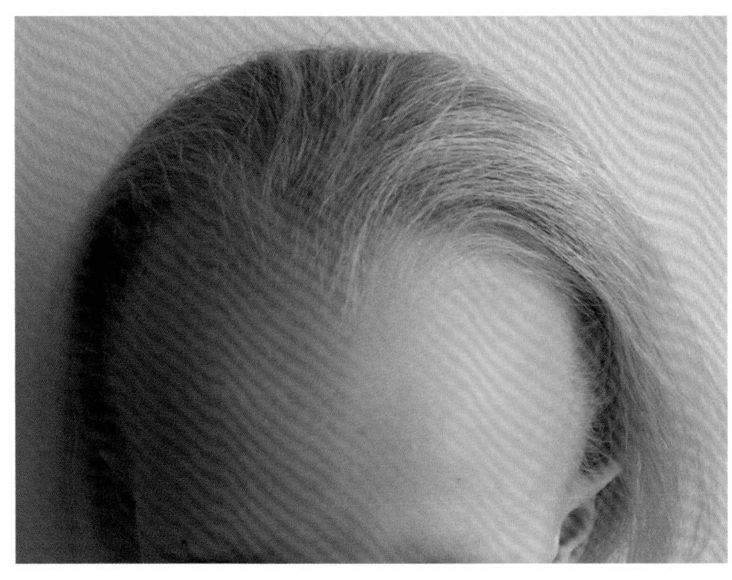

图 11.2 Ronchese 型扭曲发。Ronchese 型扭曲发是早发型，好发于金发女孩。毛发稀疏、粗糙、干燥易脆；可在不同长度断裂，不需要剪发。大部分患者只有部分毛发受累，颞部、枕部最容易发现病发

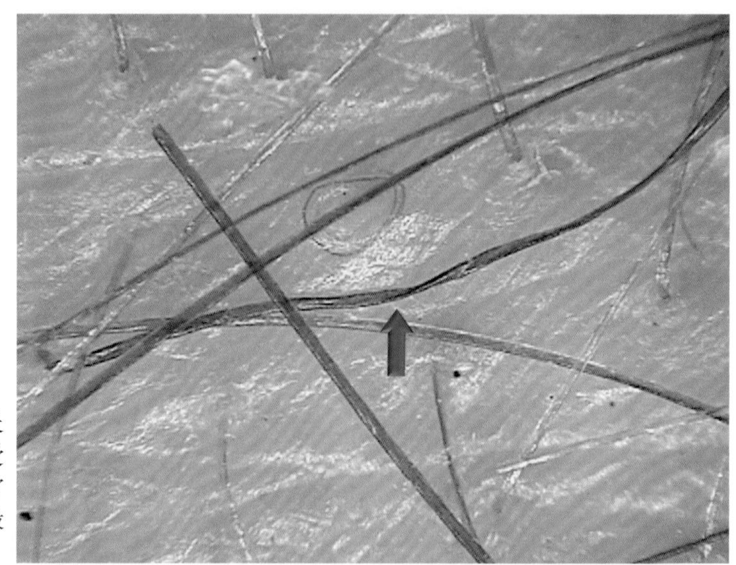

图 11.3　扭曲发。毛发不规则的扁平并且沿长轴出现 180°旋转（**箭头**）。通常只有部分毛发受累，而且同一根病发也只有一部分的发干有异常表现[9-10]。这种扭曲在高倍镜的干性毛发镜下最容易观察到。（干性毛发镜；×70）

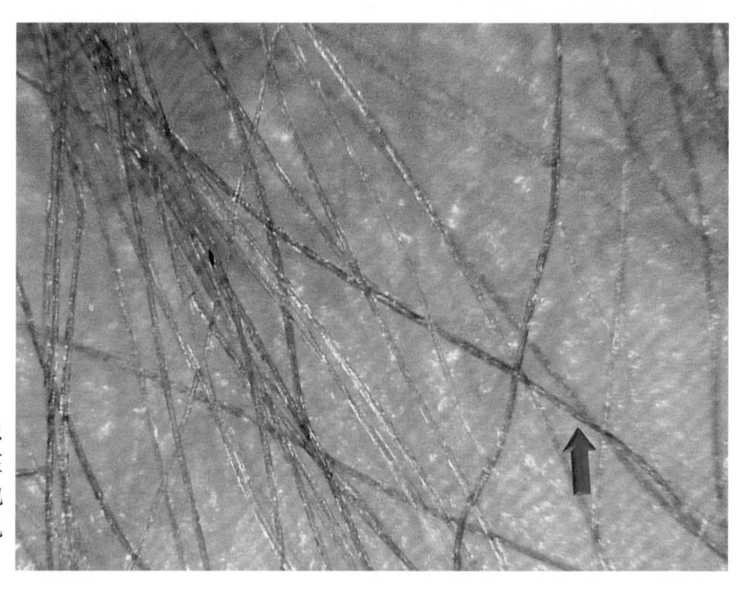

图 11.4　儿童外胚叶发育不良伴扭曲发。该患儿毛发细、稀疏，扭曲（**箭头**）不易察觉。在这张图片，我们能看到外胚层发育不良的其他特征，例如浅色毛发。扭曲发也可以累及浅色毛发

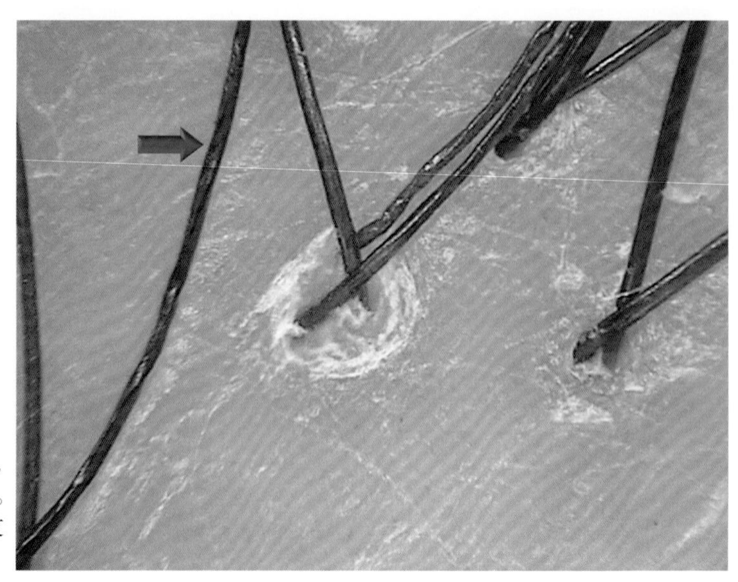

图 11.5　瘢痕性脱发伴扭曲发。瘢痕性脱发中，扭曲发是由于毛周纤维化造成的毛囊变形所致。这张图片显示的是毛发扁平苔藓所致的扭曲发（**箭头**）。能看到特征性的毛周鳞屑（×70）

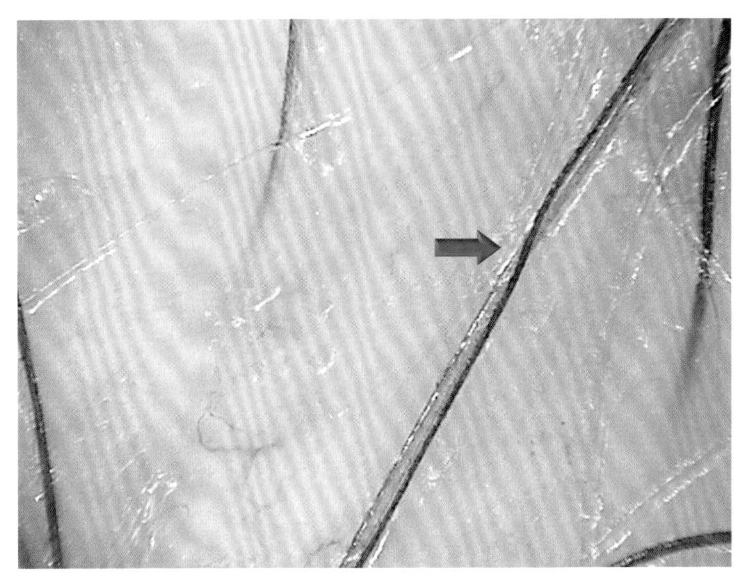

图 11.6 硬皮病伴扭曲发（系统性硬皮病）。系统性硬皮病中，导致扭曲发的原因和瘢痕性脱发一样。这张图片显示的是长期的系统性硬皮病的扭曲发（**箭头**）。能看到典型的延伸的血管。新发的系统性硬皮病，毛发镜下无任何异常

参考文献

1. Mirmirani P, Samimi SS, Mostow E. Pili torti: clinical findings, associated disorders, and new insights into mechanisms of hair twisting. Cutis. 2009;84(3):143–7.
2. Whiting DA, Dy LC. Office diagnosis of hair shaft defects. Semin Cutan Med Surg. 2006;25(1):24–34.
3. Selvaag E. Pili torti and sensorineural hearing loss. A follow-up of Bjornstad's original patients and a review of the literature. Eur J Dermatol. 2000;10(2):91–7.
4. Richards KA4, Mancini AJ. Three members of a family with pili torti and sensorineural hearing loss: the Bjornstad syndrome. J Am Acad Dermatol. 2002;46(2):301–3.
5. Hinson JT, Fantin VR, Schonberger J, Breivik N, Siem G, McDonough B, et al. Missense mutations in the BCS1L gene as a cause of the Bjornstad syndrome. N Engl J Med. 2007;356(8):809–19.
6. Hays SB, Camisa C. Acquired pili torti in two patients treated with synthetic retinoids. Cutis. 1985;35(5):466–8.
7. Sakamoto F, Ito M, Saito R. Ultrastructural study of acquired pili torti-like hair defects accompanying pseudopelade. J Dermatol. 2002;29(4):197–201.
8. Rakowska A, Slowinska M, Kowalska-Oledzka E, Rudnicka L. Trichoscopy in genetic hair shaft abnormalities. J Dermatol Case Rep. 2008;2(2):14–20.
9. de Berker D. Clinical relevance of hair microscopy in alopecia. Clin Exp Dermatol. 2002;27(5):366–72.
10. Rogers M. Hair shaft abnormalities: part I. Australas J Dermatol. 1995;36(4):179–84; quiz 85–6.

12 环纹发

Adriana Rakowska and Malgorzata Olszewska

于聪 译 周城 审校

摘 要

环纹发（*Pili annulati*）在毛发镜下可见发干交替出现黑白色环状条带。白色条带呈模糊的云朵状，比黑色条带短。本病可累及20%～80%的毛发，环状条带至发干远端逐渐消失。毛发镜下的鉴别诊断包括片段性髓质、不当染发和假性环纹发。

关键词

条带 • 染发 • 髓质 • 环纹发 • 假性环纹发

Pili annulati 是环纹发的拉丁文表述。本病为常染色体显性遗传病，特征性表现为发干出现交替的白黑色条带[1]。一个已发现的遗传位点位于染色体12q24.32-24.33[2]，但本病的致病基因仍不清楚。白色条带形成的原因观点不一。大部分作者认为白色条带是皮质内的异常空气间隙所致[3-4]。

环纹发可于出生时或婴儿期发病。临床检查可发现特征性的条带表现。毛发显得光泽，其他基本正常。毛发脆性没有明显增加；但某些患者的浅色条带可能对外界风化刺激更加敏感。本病通常仅累及头发，但腋毛、胡须和阴毛也可受累[1]。环纹发在金发患者中更易发现，因为深色毛发患者发干的条带模式可能被其他颜色掩盖[1]。环纹发与其他毛发疾病或系统疾病无关。虽有一些环纹发伴斑秃的个案报道，但两者在发病机制上并无关联，可能仅为偶然同时发病[6]。

扫描电镜和透射电镜可对环纹发进行准确诊断；但临床上，使用这些方法诊断发干疾病的可操作性不高。

光学显微镜下，环纹发发干表现为交替出现的明暗条带。肉眼和毛发镜下所见的白色条带在光学显微镜下呈暗色，其原因是光不能通过皮质内的空气间隙。

毛发镜下金色和深色毛发发干均可出现交替的黑白条带[7]。环纹发个体约有20%～80%的毛发受累，并且白色条带的数量在发干远端有所减少[6, 8]。这种现象的产生原因并不清楚，推测可能是因为风化刺激导致空气腔崩解，或因为角质层的损伤使得浸润液流入空气腔所致。

毛发镜下，环纹发需鉴别健康个体的片段性或间断性髓质。间断性髓质在毛发镜下可见纵向的白色结构，宽度不超过发干直径的50%。而环纹发是皮质异常，白色条带宽度占发干直径的50%～100%。

假性环纹发亦需与环纹发鉴别[9]，前者条带的产生系光作用于部分扭曲的发干引起。假性环纹发在毛发镜下可见扭曲的发干，无白色条带。

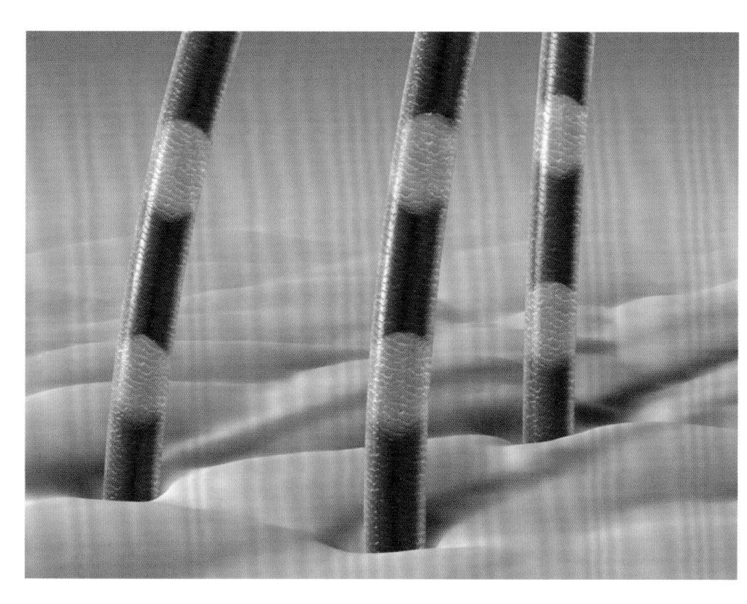

图 12.1　环纹发。本病特征性表现为交替出现的黑白条带（环），宽度为发干直径的50%～100%。此外，毛发生长不受影响。毛发脆性基本正常

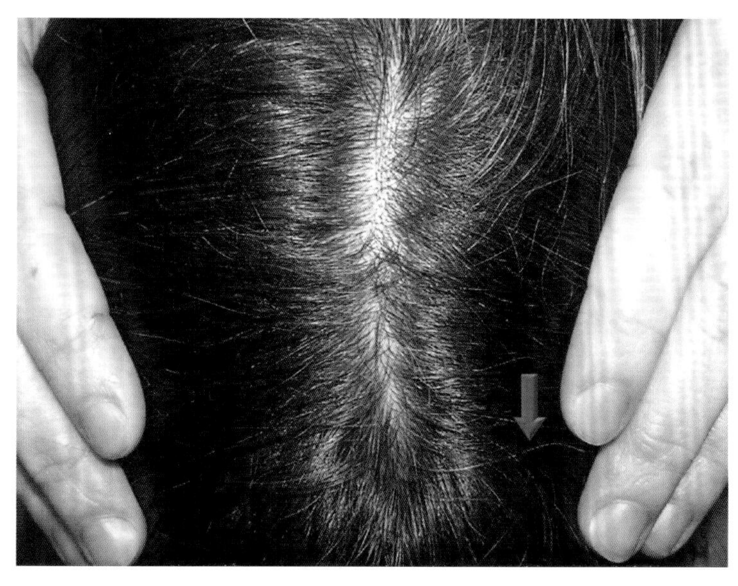

图 12.2　环纹发。一名18岁女性环纹发患者临床照片。在大部分发干中都可见到特征性的明暗条带交替出现。毛发的其他临床特征均正常

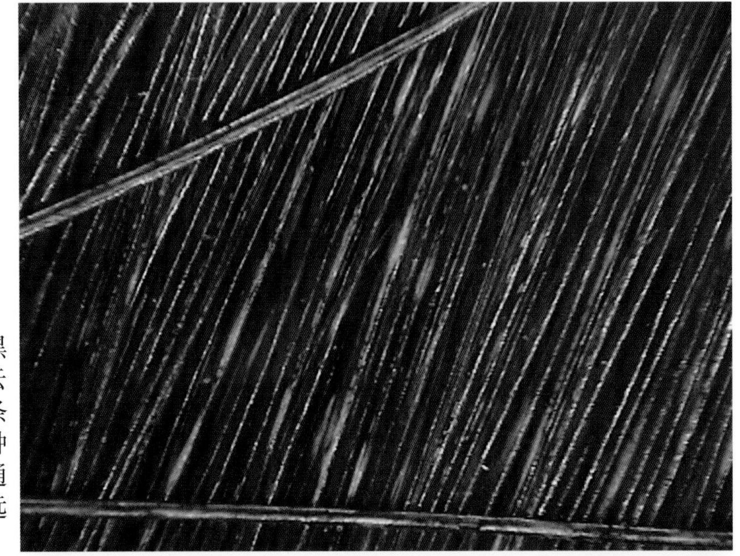

图 12.3 环纹发。毛发镜所示发干交替出现黑白条带。浅色条带边界较不清晰，呈模糊的云雾状外观，且较深色条带短。“浅色的云雾状条带”可以形容这一现象[7]。其他作者描述这种条带外观为模糊的、亮片状的或闪烁的[10]。通常，约 20% ～ 80% 的毛发受累。白色条带在远端消失（×70）

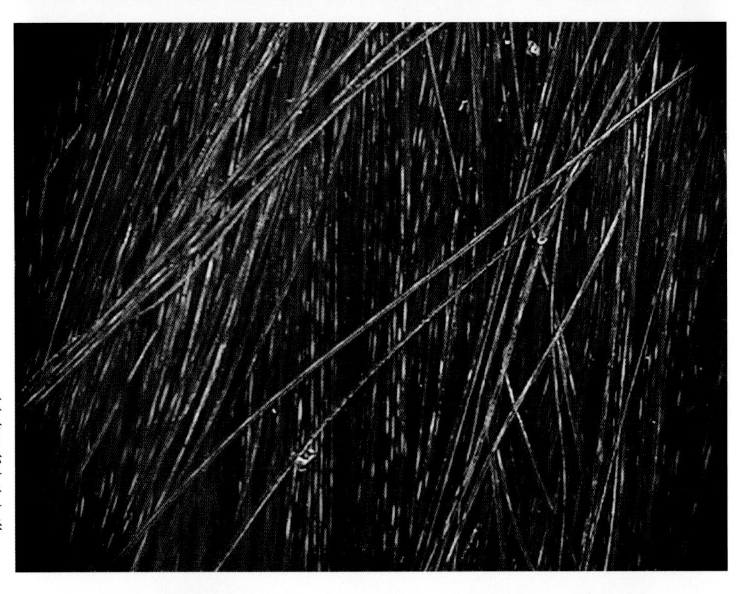

图 12.4 环纹发。低倍毛发镜（如用手持皮肤镜）可见环纹发特征性的白色条带，但较难捕捉到云状的闪亮的内部结构。使用浸润液（较之干性毛发镜），并将皮肤镜镜头置于数根头发的发束前或黑色背景下能更好地观察到这一特征的条带（×20）

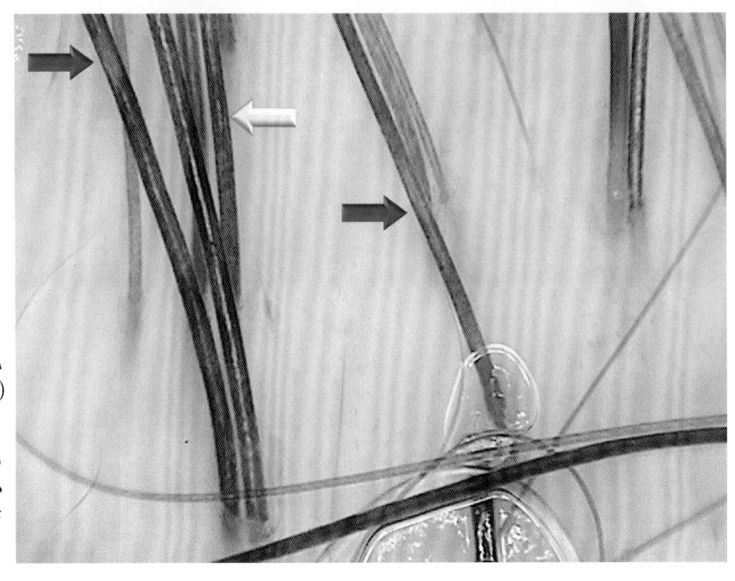

图 12.5 环纹发和片段性髓质。环纹发的白色条带（**蓝色箭头**）可与片断性髓质（**白色箭头**）鉴别。环纹发的白色条带是模糊的云状条带，边界不清，宽度为发干直径的 50% ～ 100%。白色的纵向片段性髓质位于发干中央，宽度小于发干直径的 50%（通常 30% 左右），并且与髓质其他深色部分有着清晰的边界（×70）

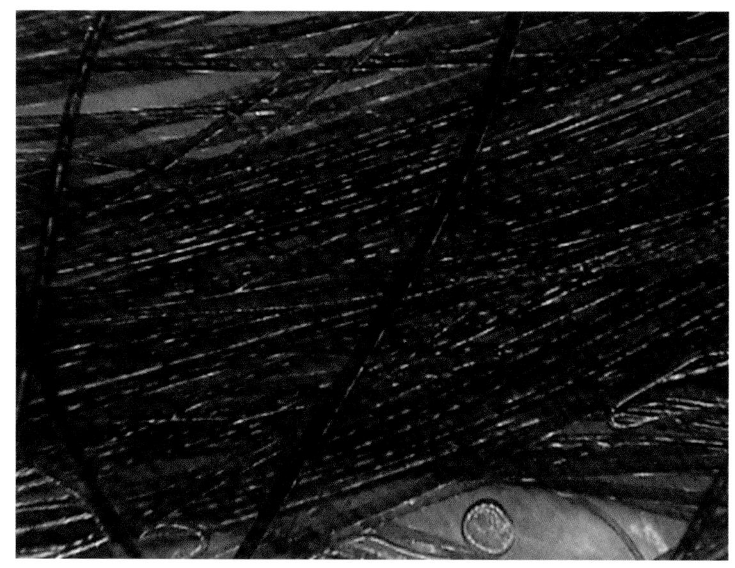

图 12.6 健康人的片段性髓质和间断性髓质。 毛发镜下，环纹发的白色条带需鉴别由于白色髓质而产生的条带。健康人的髓质可以是连续的、间断的、片段的或缺如的[11]。连续的髓质毛发镜下表现为位于毛发中央的浅色纵行结构。片段性髓质这一毛发镜表述实际是指粗的髓质由较细的毛发镜下不可见的髓质片段分隔开来。从而产生发干中间白色片段的图像。本图所示的这些较细的白色片段，需与环纹发鉴别（×20）

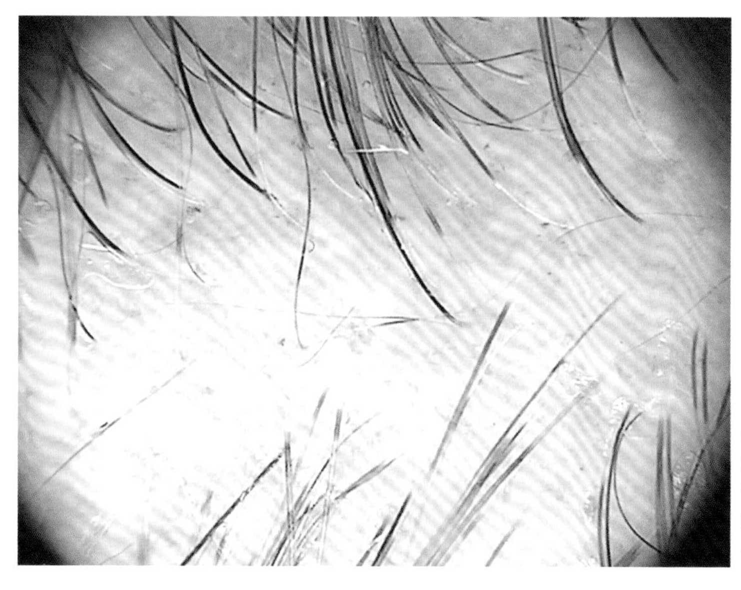

图 12.7 源自不当染发的人为白色条带。 环纹发的鉴别诊断需包括由染发产生的人为条带。这位 61 岁的女性雄激素性秃发患者，白色条带是由于不当的家庭染发所致。这些白色条带没有环纹发模糊的、亮片状的和闪亮的外观（×20）

参考文献

1. Cheng AS, Bayliss SJ. The genetics of hair shaft disorders. J Am Acad Dermatol. 2008;59(1):1–22; quiz 3–6.
2. Giehl KA, Rogers MA, Radivojkov M, Tosti A, de Berker DA, Weinlich G, et al. Pili annulati: refinement of the locus on chromosome 12q24.33 to a 2.9-Mb interval and candidate gene analysis. Br J Dermatol. 2009;160(3):527–33.
3. Streck AP, Moncores M, Sarmento DF, Barbosa HS, Weissmuller G, Baetas-Da-Cruz W. Study of nanomechanical properties of human hair shaft in a case of pili annulati by atomic force microscopy. J Eur Acad Dermatol Venereol. 2007;21(8):1109–10.
4. Giehl KA, Schmuth M, Tosti A, De Berker DA, Crispin A, Wolff H, et al. Concomitant manifestation of pili annulati and alopecia areata: coincidental rather than true association. Acta Derm Venereol. 2011;91(4):459–62.
5. Feldmann KA, Dawber RP, Pittelkow MR, Ferguson DJ. Newly described weathering pattern in pili annulati hair shafts: a scanning electron microscopic study. J Am Acad Dermatol. 2001;45(4):625–7.
6. Giehl KA, Ferguson DJ, Dawber RP, Pittelkow MR, Foehles J, de Berker DA. Update on detection, morphology and fragility in pili annulati in three kindreds. J Eur Acad Dermatol Venereol. 2004;18(6):654–8.
7. Rakowska A, Slowinska M, Kowalska-Oledzka E, Rudnicka L. Trichoscopy in genetic hair shaft abnormalities. J Dermatol Case Rep. 2008;2(2):14–20.
8. Rudnicka L, Olszewska M, Rakowska A, Slowinska M. Trichoscopy update 2011. J Dermatol Case Rep. 2011;5(4):82–8.
9. Lee SS, Lee YS, Giam YC. Pseudopili annulati in a dark-haired individual: a light and electron microscopic study. Pediatr Dermatol. 2001;18(1):27–30.
10. Wallace MP, de Berker DA. Hair diagnoses and signs: the use of dermatoscopy. Clin Exp Dermatol. 2010;35(1):41–6.
11. Wagner R, Joekes I. Hair medulla morphology and mechanical properties. J Cosmet Sci. 2007;58(4):359–68.

13 羊毛状发

Adriana Rakowska and Malgorzatą Olszewska
于聪 译 周城 审校

摘 要

羊毛状发毛发镜下表现为发干呈密集的波浪状卷曲，外观类似“爬行的蛇”。本病发干直径显得不一，是因为毛发扭曲所致。可伴有毛发缠绕和断裂。毛发镜检查不是本病决定性的诊断依据。

关键词

黑点征 • 断发 • 瘢痕性秃发 • 环纹发 • 结节性脆发症 • 羊毛状发

“羊毛状发”（wolly hair）指沿纵向 180°扭曲的细小的紧密卷曲的毛发，并伴有毛发脆性增加。发干横断面呈大小不一的椭圆形[1-2]。可伴有少毛症和毛发色素减退[1]。结节性脆发症和环纹发可能与本病共存[1]。

Hutchinson 等[3]将羊毛状发分为三种变异型：①羊毛状发痣；②常染色体显性遗传（遗传性）羊毛状发，和③常染色体隐性遗传（家族性）羊毛状发。

非综合征的常染色体隐性遗传型羊毛状发与 *P2RY5*、*LIPH*、*LPA* 和 *mPA-PLA1* 基因突变相关[4-8]。在常染色体显性遗传型中，已有报道角蛋白 74（keratin 74，*KRT74*）的螺旋启动基序突变[9]。由于遗传背景的不同，该病临床上可表现为毛发卷曲、少毛症或全秃。

羊毛状发可见于多种遗传性综合征。Naxos-Carvajal 综合征（Naxos and Carvajal syndromes）包括羊毛状发、掌跖角化症、右心室（Naxos）或左心室（Carvajal）心脏病[1, 10-11]。已发现 Naxos 综合征和 Carvajal 综合征的致病基因分别为编码斑珠蛋白和桥粒斑蛋白的基因。桥粒斑蛋白基因缺陷还可导致羊毛状发-皮肤脆性增加综合征，表现为羊毛状发、掌跖角化症、泛发性皮肤大疱和牙釉质异常，无心脏异常或心肌病[12]。

羊毛状发也可见于心-面-皮肤综合征、Noonan 综合征和 Costello 综合征，以上综合征均特征性表现为生长障碍、心脏缺陷、智力低下和外胚层异常[13]。关于这几个综合征之间的异同尚缺乏共识。有报道羊毛状发还可见于 Olmsted 综合征（对称性残毁性掌跖角化症和口周皮肤角化病）、卷曲发-睑缘粘连-指（趾）甲发育不良综合征和毛发牙齿骨综合征[14]。

羊毛状发痣是非遗传性的，局限性发病，境界清楚。病变区域内毛发呈紧密的卷曲状，有时伴有色素减退。可于出生时或生后 2 年内首次发病。[15]

羊毛状发的毛发镜表现为剧烈波浪状的毛发，呈“爬行的蛇”的外观，并有发干断裂。毛发镜并非诊断必需，但典型的波浪状毛发外观可能提示需要更进一步的临床评估[16]。

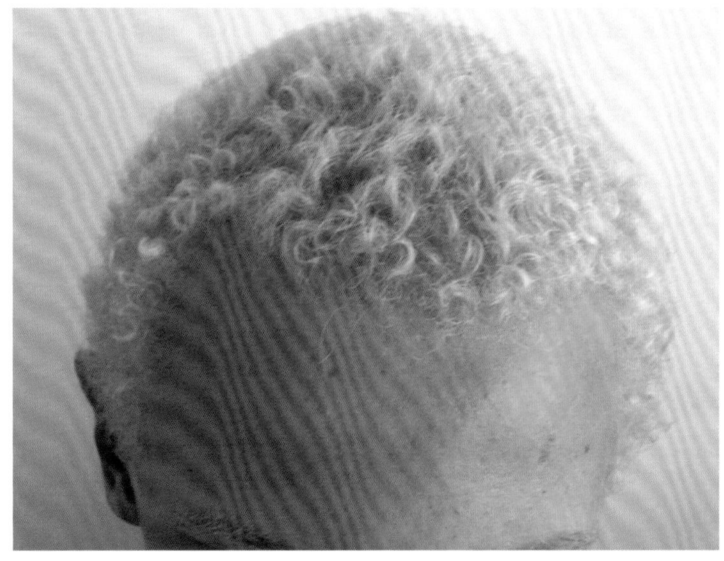

图 13.1 羊毛状发。图为一名常染色体显性遗传型羊毛状发（遗传性羊毛状发）患者。毛发高度卷曲，发短，伴色素减退，并且稀疏。有时会错误地将羊毛状发当成卷发或非裔美国人种的毛发。羊毛状发较健康的卷发脆性增加。羊毛状发患者的毛发不会超过 5 cm 长。羊毛状发发干是非常高度密集的卷曲，并沿纵向 180° 扭曲

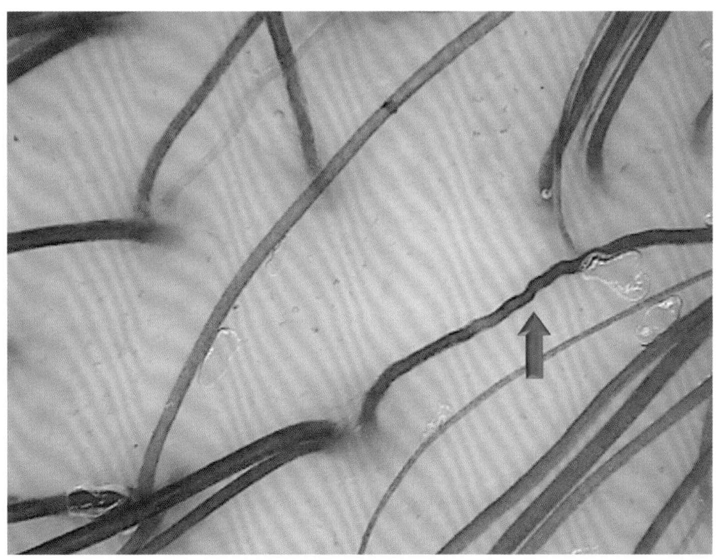

图 13.2 羊毛状发。毛发镜所示发干密集的波浪状卷曲，呈现“爬行的蛇”的外观（**蓝色箭头**）。毛发直径的变化是由扭曲造成的，这是本病的典型表现。可见毛发缠绕。毛发镜不是诊断的必需，但高度密集的波浪状发和扭曲的外观可能提示需要更仔细的临床评估（×70）

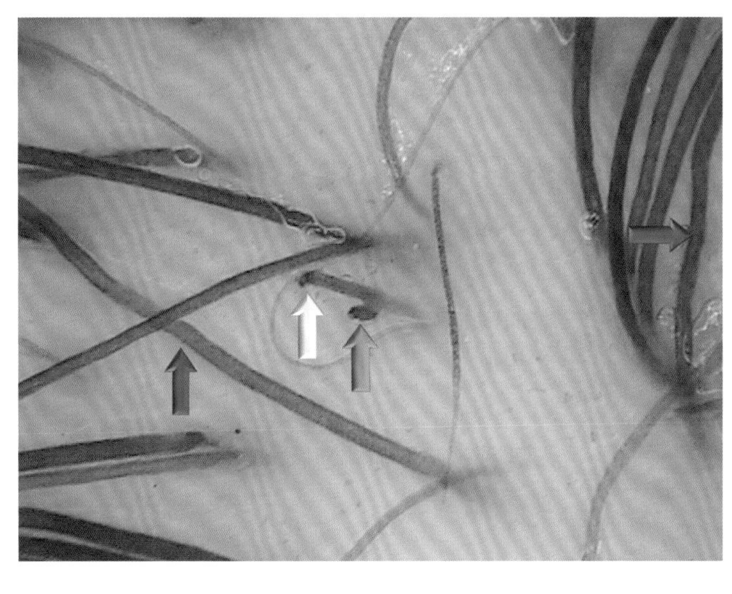

图 13.3 羊毛状发。可见少量波浪状发（**蓝色箭头**）。断发（**白色箭头**）有助于鉴别羊毛状发和正常的高度卷曲的毛发。头皮水平可见由毛发折断所致的黑点征（**绿色箭头**）（×70）

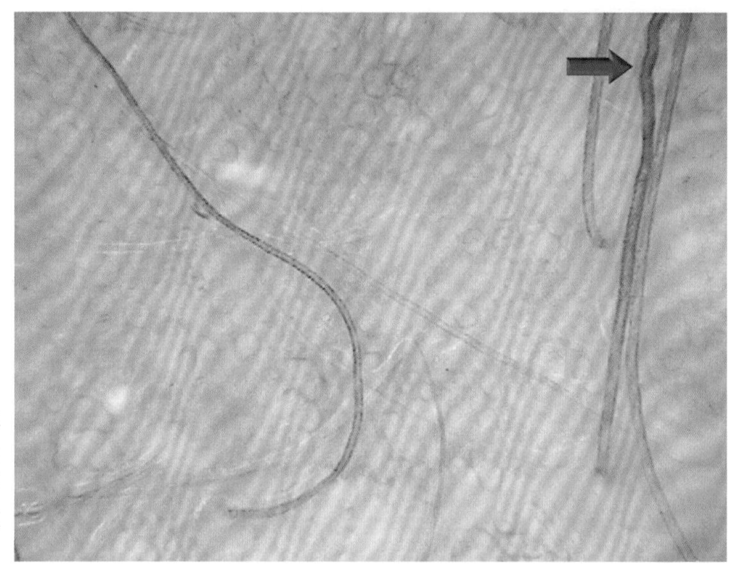

图 13.4 瘢痕性秃发中波浪状扭曲的毛发。本图示一名 56 岁瘢痕性秃发患者的波浪状扭曲的毛发（**箭头**），临床上未见羊毛状发。毛发镜下本例发干与羊毛状发很难区别，提示羊毛状发的毛发镜表现需鉴别很多其他疾病（×70）

参考文献

1. Chien AJ, Valentine MC, Sybert VP. Hereditary woolly hair and keratosis pilaris. J Am Acad Dermatol. 2006;54(2 Suppl):S35–9.
2. Jimenez-Sanchez MD, Garcia-Hernandez MJ, Camacho FM. Woolly hair with alopecia areata in a Caucasian girl. Eur J Dermatol. 2010;20(2):245–6.
3. Hutchinson PE, Cairns RJ, Wells RS. Woolly hair. Clinical and general aspects. Trans St Johns Hosp Dermatol Soc. 1974;60(2):160–77.
4. Horev L, Tosti A, Rosen I, Hershko K, Vincenzi C, Nanova K, et al. Mutations in lipase H cause autosomal recessive hypotrichosis simplex with woolly hair. J Am Acad Dermatol. 2009;61(5):813–8.
5. Horev L, Babay S, Ramot Y, Saad-Edin B, Moorad S, Ingber A, et al. Mutations in two genes on chromosome 13 resulting in a complex hair and skin phenotype due to two rare genodermatoses: KLICK and autosomal recessive woolly hair/hypotrichosis simplex. Br J Dermatol. 2011;164(5):1113–6.
6. Horev L, Saad-Edin B, Ingber A, Zlotogorski A. A novel deletion mutation in P2RY5/LPA(6) gene cause autosomal recessive woolly hair with hypotrichosis. J Eur Acad Dermatol Venereol. 2010;24(7):858–9.
7. Shimomura Y, Wajid M, Ishii Y, Shapiro L, Petukhova L, Gordon D, et al. Disruption of P2RY5, an orphan G protein-coupled receptor, underlies autosomal recessive woolly hair. Nat Genet. 2008;40(3):335–9.
8. Shimomura Y, Ito M, Christiano AM. Mutations in the LIPH gene in three Japanese families with autosomal recessive woolly hair/hypotrichosis. J Dermatol Sci. 2009;56(3):205–7.
9. Shimomura Y, Wajid M, Petukhova L, Kurban M, Christiano AM. Autosomal-dominant woolly hair resulting from disruption of keratin 74 (KRT74), a potential determinant of human hair texture. Am J Hum Genet. 2010;86(4):632–8. PMCID: 2850421.
10. Bolling MC, Jonkman MF. Skin and heart: une liaison dangereuse. Exp Dermatol. 2009;18(8):658–68.
11. Koumantaki E, Gregoriou S, Kakrida M, Christofidou E, Katsambas A. What is your diagnosis? Diffuse nonepidermolytic palmoplantar keratoderma with woolly hair and cardiomyopathy (Naxos-Carvajal syndrome). Cutis. 2010;85(4):180, 9–90.
12. Al-Owain M, Wakil S, Shareef F, Al-Fatani A, Hamadah E, Haider M, et al. Novel homozygous mutation in DSP causing skin fragility-woolly hair syndrome: report of a large family and review of the desmoplakin-related phenotypes. Clin Genet. 2011;80(1):50–8.
13. Weiss G, Confino Y, Shemer A, Trau H. Cutaneous manifestations in the cardiofaciocutaneous syndrome, a variant of the classical Noonan syndrome. Report of a case and review of the literature. J Eur Acad Dermatol Venereol. 2004;18(3):324–7.
14. Tharini GK, Hema N, Jayakumar S, Parveen B. Olmsted syndrome: report of two cases. Indian J Dermatol. 2011;56(5):591–3.
15. Kumaran S, Dogra S, Handa S, Kanwar AJ. Woolly hair nevus. Pediatr Dermatol. 2004;21(5):609–10.
16. Rakowska A, Slowinska M, Kowalska-Oledzka E, Rudnicka L. Trichoscopy in genetic hair shaft abnormalities. J Dermatol Case Rep. 2008;2(2):14–20.

14 毛发硫营养不良

Adriana Rakowska and Malgorzata Olszewska
徐宏俊 译 周城 审校

摘 要

毛发镜下并不能见到毛发硫营养不良最特征性的特点“老虎尾样”条纹，因此，毛发硫营养不良不能通过毛发镜来确诊。非特异性特点包括发干的结构不均匀，就像沙粒一样，而且轮廓略微呈波浪状。可见到裂发症，但是通过毛发镜是不能鉴别裂发症和结节性脆发症的。

关键词

脆发 • 睫毛 • 眉毛 • 沙粒 • 老虎尾 • 裂发 • 毛发硫营养不良

毛发硫营养不良（trichothiodystrophy，TTD），也称为硫缺乏性脆发，是一组具有显著临床异质性的神经外胚层疾病[1]。“毛发硫营养不良”这一术语是由 Price 等[2]在 1980 年提出来的。毛发硫营养不良包含下面几种表现：智力和生长发育迟缓、小颌畸形、小鼻、大耳、小头畸形、甲营养不良、牙齿畸形、鱼鳞病、身材矮小、骨骼畸形和性腺功能减退症[3]。过去曾经用一些字母的缩写来描述毛发硫营养不良的亚型，比如 BIDS、IBIDS、PIBIDS［缩写来自英文首字母：脆发（brittle hair），鱼鳞病（ichthyosis），智力低下（impaired intelligence），生育能力下降（decreased fertility），身材矮小（short stature），光敏感（photosensiti- vity）］[4]。新的临床遗传学分类把毛发硫营养不良分为三类[3]：①光敏型，转录修复因子 IIH（TFIIH）亚基（*XPD*，*XPB*，*TTDA*）基因突变导致；②非光敏型，与 *TTDN1* 基因突变有关；③非光敏型，无 *TTDN1* 基因突变，该型遗传基础尚不明确[3-4]。

毛发硫营养不良的临床症状在分型和严重程度上差异很大。所有患者有一个共同的特点就是脆发[5]。此外，还可能会出现周期性脱发。感染时脱发则会明显增加[6]。头发、眉毛和睫毛是脆弱的、枯乱的、长短不齐的。有作者发现 TTD 中睫毛可以较长[4]。

光学显微镜下显示发干不规则、波浪形轮廓以及发干的横向断裂（裂发症）[7]。

毛发硫营养不良可以通过偏振光显微镜检查发干来确诊。在偏振光下，发干呈明暗交替的带状，就像老虎尾样的条纹[1]。

导致横向断裂的结构异常还不是很清楚。X线微量分析提示沿头发长轴硫含量的改变[8]。X线结果也提示钙在暗色条带中缺乏，在明亮条带中却是正常的[9]。氨基酸分析结果显示头发中半胱氨酸的含量明显降低（比正常含量的一半都低），与总硫含量的降低是一致的[6]。毛小皮的横截面分析发现小皮外层和A层缺失[7]。

毛发硫营养不良靠偏振光显微镜检查，不能凭少数几根明暗交替条纹的头发就诊断，其所有的头发都应该具有老虎尾样的模式[1]。

毛发镜诊断毛发硫营养不良作用有限，因为它不能把偏振光显微镜的典型特征显示出来。毛发检查时，在高倍镜下如果发干出现像沙粒一样的不均匀结构，而且轮廓略微呈波浪状时，提示需要进一步确诊是否存在毛发硫营养不良[10]。可能观察到裂发症[10]。

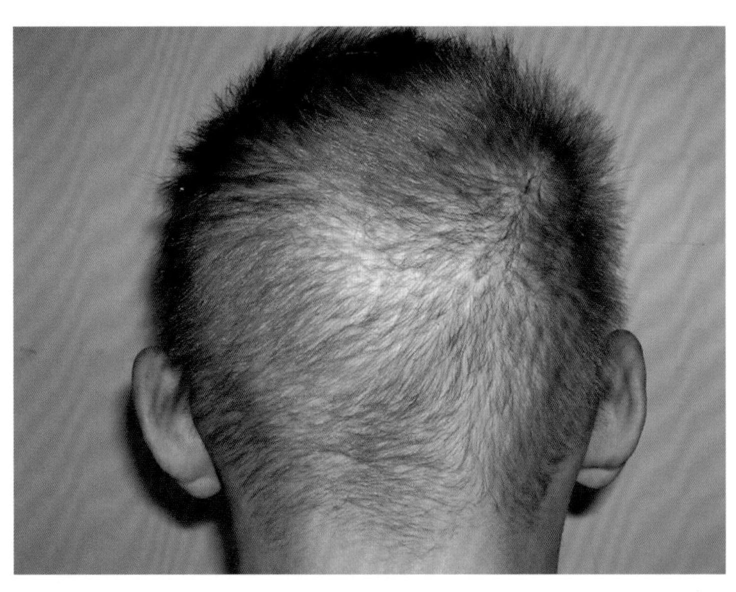

图14.1 毛发硫营养不良。毛发硫营养不良的临床特征在性质和严重程度上相差很大。所有患者具有一个共同特征就是脆发。头发、眉毛和睫毛脆弱、枯乱、长短不齐

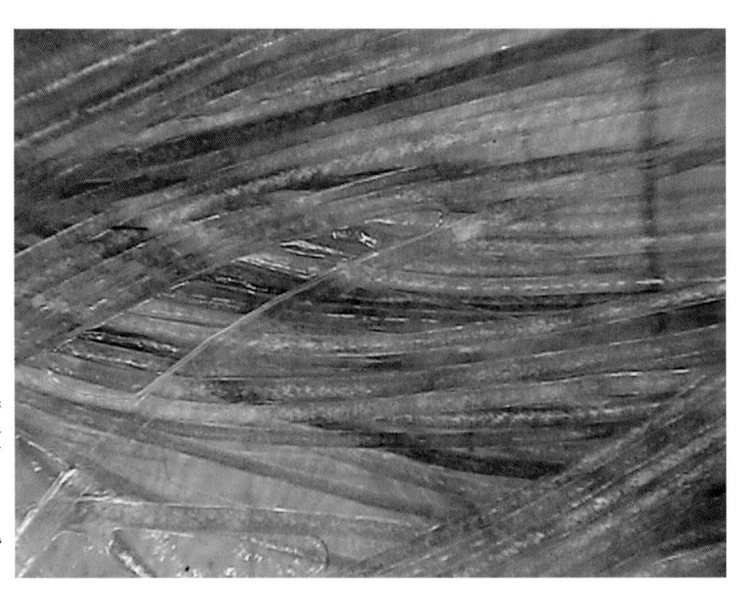

图14.2 毛发硫营养不良发干的非均匀结构。毛发镜不能把毛发硫营养不良最具特征性的特点“老虎尾样”条纹显示出来，而偏振光显微镜却可以。毛发检查观察到的异常并不特异。发干具有非均匀结构，外观就像沙粒一样[10]。毛发的轮廓略微呈波浪状，与光学显微镜下观察到的波形轮廓一致[10]（×70）

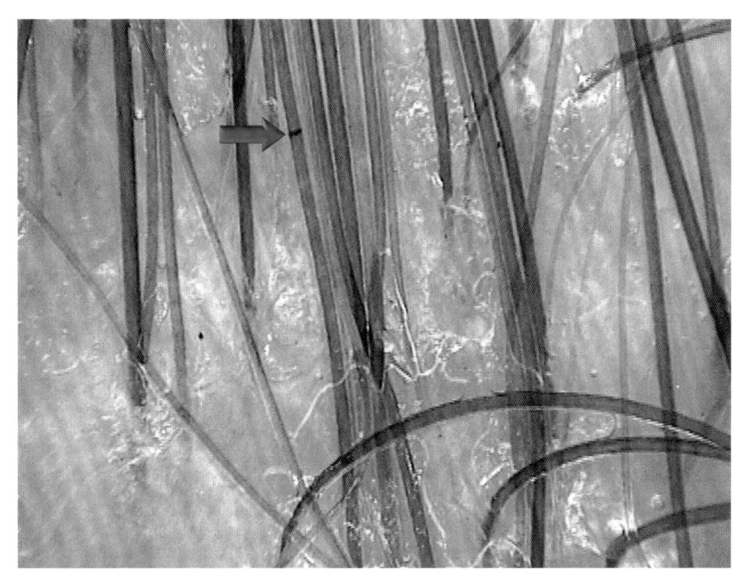

图 14.3 毛发硫营养不良的裂发症。裂发症是发干的横向断裂，断裂发生于发干的低硫区域，这些区域缺乏毛小皮细胞[12]。裂发症是毛发硫营养不良的特征，但也可以出现在念珠状发以及正常人毛小皮机械性受损时（比如过度地做发型）[12]。图中**箭头**所示为一名毛发硫营养不良发患者的裂发症（×70）

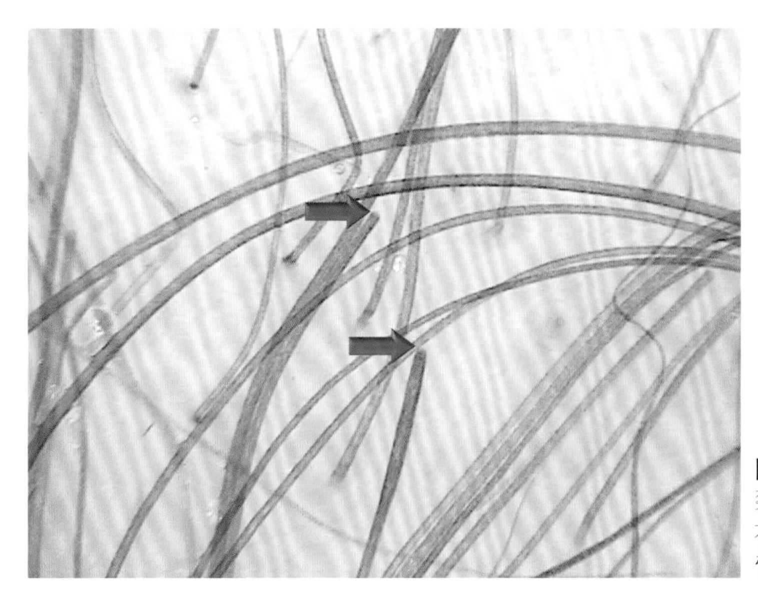

图 14.4 毛发硫营养不良横向断裂的发干末端。裂发症将导致断发远端的脱离，剩下的短发具有整齐的横向远端（**箭头**）。这种现象是毛发硫营养不良的特征，但并非特异性的（×70）

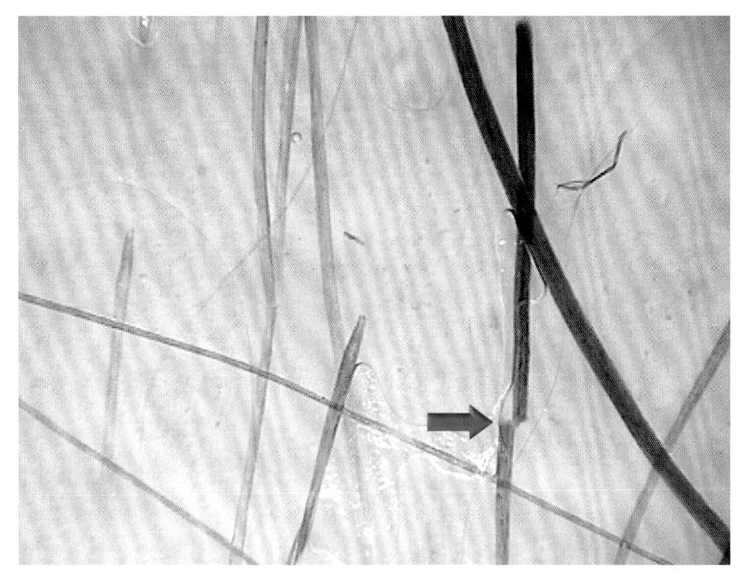

图 14.5 结节性脆发症。裂发症应和结节性脆发症鉴别。高倍光学显微镜下结节性脆发症的毛发横向断面不规则，且毛发的毛小皮完整。毛发镜下结节性脆发症和裂发症非常相似，但是结节性脆发症的毛发远端可能通过完整角质层和近端毛发仍有相连（**箭头**）（×70）

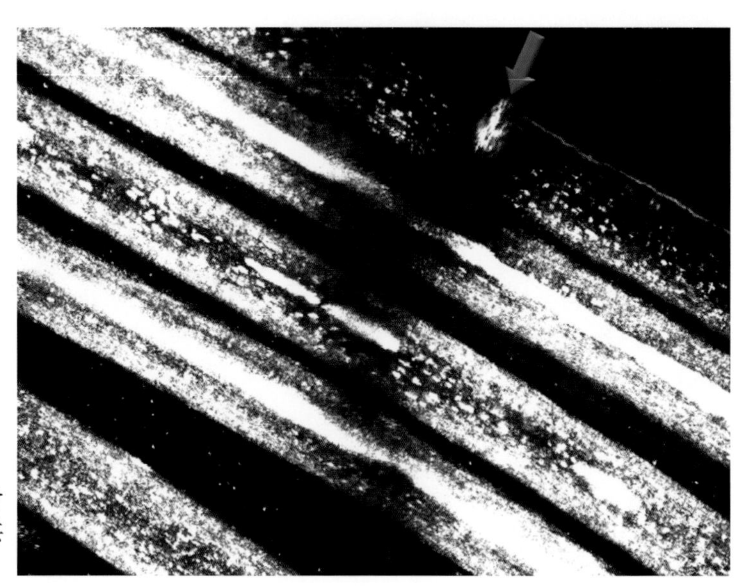

图 14.6 反射共聚焦显微镜下的裂发症。箭头所示是一位毛发硫营养不良患者的裂发症。反射共聚焦显微镜不能区别裂发症和结节性脆发症

参考文献

1. Itin PH, Sarasin A, Pittelkow MR. Trichothiodystrophy: update on the sulfur-deficient brittle hair syndromes. J Am Acad Dermatol. 2001;44(6):891–920; quiz 1–4.
2. Price VH, Odom RB, Ward WH, Jones FT. Trichothiodystrophy: sulfur-deficient brittle hair as a marker for a neuroectodermal symptom complex. Arch Dermatol. 1980;116(12):1375–84.
3. Morice-Picard F, Cario-Andre M, Rezvani H, Lacombe D, Sarasin A, Taieb A. New clinico-genetic classification of trichothiodystrophy. Am J Med Genet A. 2009;149A(9):2020–30.
4. Zhou X, Khan SG, Tamura D, Patronas NJ, Zein WM, Brooks BP, et al. Brittle hair, developmental delay, neurologic abnormalities, and photosensitivity in a 4-year-old girl. J Am Acad Dermatol. 2010;63(2):323–8.
5. Itin PH, Fistarol SK. Hair shaft abnormalities—clues to diagnosis and treatment. Dermatology. 2005;211(1):63–71.
6. Liang C, Kraemer KH, Morris A, Schiffmann R, Price VH, Menefee E, et al. Characterization of tiger-tail banding and hair shaft abnormalities in trichothiodystrophy. J Am Acad Dermatol. 2005; 52(2):224–32.
7. Forslind B, Andersson MK, Alsterborg E. Hereditary hair changes revealed by analysis of single hair fibres by scanning electron microscopy. Scanning Microsc. 1991;5(3):867–74; discussion 74–5.
8. de Berker D, Sinclair RD. The hair shaft: normality, abnormality, and genetics. Clin Dermatol. 2001;19(2):129–34.
9. Richetta A, Giustini S, Rossi A, Calvieri S. What's new in trichothiodystrophy. J Eur Acad Dermatol Venereol. 2001;15(1):1–4.
10. Rakowska A, Slowinska M, Kowalska-Oledzka E, Rudnicka L. Trichoscopy in genetic hair shaft abnormalities. J Dermatol Case Rep. 2008;2(2):14–20.
11. Cheng S, Stone J, de Berker D. Trichothiodystrophy and fragile hair: the distinction between diagnostic signs and diagnostic labels in childhood hair disease. Br J Dermatol. 2009;161(6):1379–83.
12. Camacho F, Montagna W. Trichology. Diseases of the pilosebaceous follicle. Farmington: S. Karger; 1998.

第六部分

外胚层发育不良以及其他与秃发有关的遗传综合征

15 外胚层发育不良以及其他与秃发有关的遗传综合征

Adriana Rakowska, Malgorzata Olszewska, and Lidia Rudnicka
修冰玉 译 周城 审校

摘 要

秃发见于多种遗传病，这些遗传疾病大多为多器官受累。对秃发患儿的体格检查需注意是否存在牙齿、骨骼和眼等方面的异常。适合的情况下可行基因检测。尽管毛发镜不是诊断性的检查，但毛发稀疏、扭曲发和早发白发可能提示患儿存在外胚层发育不良。

关键词

斑秃 • 先天性皮肤发育不全 • 无毛症 • Bloch-Sulzberger 综合征；先天性皮肤发育不全 • 先天性综合征 • 外胚层发育不良 • 眉毛遗传性皮肤病 • 少毛症 • 色素失禁症 • Komura-Guerri 综合征 • 管状发 • 扭曲发 • Satoyoshi 综合征 • 毛发-鼻-指（趾）综合征

秃发与许多遗传疾病相关[1-2]，其中最大一组就是外胚层发育不良（ectodermal dysplasia）。“外胚层发育不良”是一组超过 200 种遗传疾病的常用术语，由 50 余个不同的基因突变所致。最常见的突变发生在外异蛋白（*EDA1*）（编码一种配体）、*EDAR*（编码一种受体）、*EDARADD*（编码一种单一线性通路的细胞内介导信号）[3-4]。外胚层发育不良的特点是有两个或两个以上的外胚层来源的组织发育异常，包括头发、牙齿、指甲、汗腺及其他组织[1, 5-7]。外胚层发育不良，患者头皮头发通常稀疏、颜色浅、纤细、干燥、脆弱、卷曲[8-9]。

大部分患者发量减少 25% ～ 75%[8]。外胚层发育不良患者的秃发可能是由毛囊功能受损和毛发脆性增加导致的[10]。眉毛和睫毛也会稀疏或者缺失[8-9]。

毛发的结果是正常的或者也可能显示休止期毛发的比例增加。

大部分外胚层发育不良患者毛发镜检查可见毛发异常。其最一致性的改变是单一毛发的毛囊单位比例增加和发干颜色的异质性。患者可有多发色素减退的毛发（白发），与年龄无关[11]。本症可见多种发干结构异常，包括扭曲发、裂发、管状发。结节性脆发症或者念珠状发样毛发[11]。偶尔，在高倍放大的头发检测下能发现发干中非均质的颗粒状结构和略呈波浪状的轮廓，这可能表明毛发硫营养不良。瘢痕性秃发较为罕见，其毛发镜下可见均匀的象牙白色的区域，毛囊开口消失[11]。

部分患者可见毛干直径不一；然而，目前尚不清楚这是外胚层发育不良导致的还是存在雄激素性秃发[11-12]。眉毛和睫毛毛发检查可以看到灰褐色的空毛囊开口，但在多数病例中并不能发现明显异常。

对因外胚层发育不良引起的毛发异常的患者，建议同时进行干性毛发镜检查和使用浸润液进行毛发镜检查。干性毛发镜检查可以更好地观察到毛发结构异常，尤其是浅色头发患者。使用浸润液毛发镜检查可以更好地评估毛干内部结构和皮肤表面的异常。

在这一章中，我们也将讨论其他与秃发相关的综合征的毛发镜特征，这些疾病的遗传背景有的已经明确。

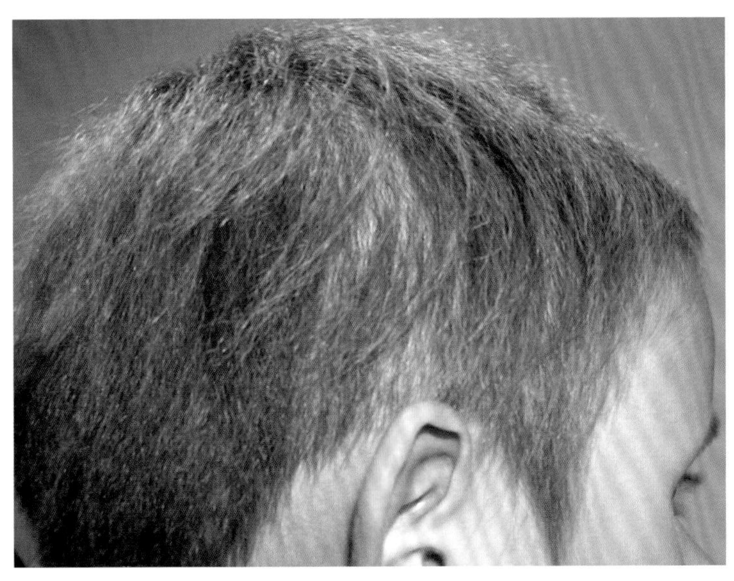

图 15.1　外胚层发育不良引起的发质异常。外胚层发育不良是一种超过 50 种不同的基因突变引起的常见多基因疾病，可表现出不同的临床特点。大多数外胚层发育不良的患者头发稀疏、纤细、颜色浅、干燥、脆弱[8-9]。少数情况下，可观察到非常卷曲的头发。头发的数量通常减少 25% ~ 75%[8]。极少情况会出现头发全部脱落[13]。在一些外胚层发育不良的患者（如 Rapp-Hodgkin 综合征）中，秃发的同时可能会伴有慢性的头皮皮炎

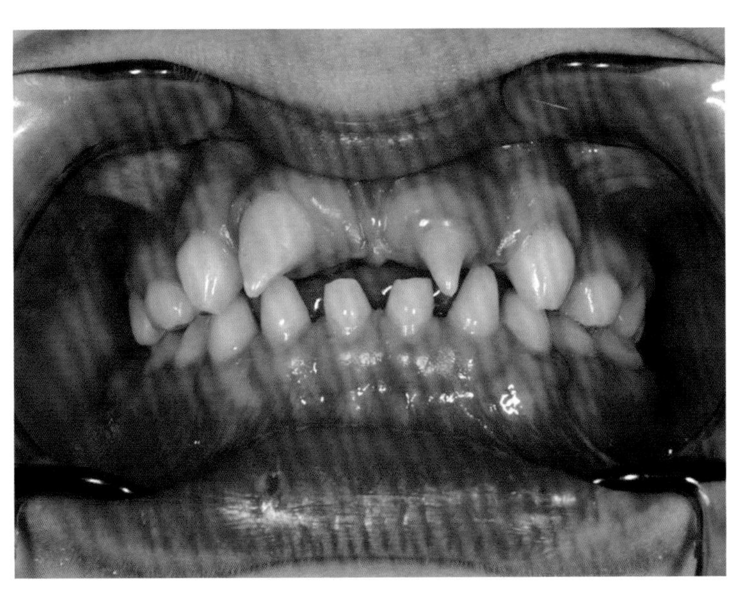

图 15.2　外胚层发育不良引起的牙齿异常。外胚层发育不良是由两个或两个以上源于外胚层的组织的异常引起[1, 5-7]。大部分分类是基于是否存在①头发异常、②牙齿异常、③甲异常和④汗腺功能障碍或出汗障碍[5, 14-15]。手指畸形很常见（例如 Ellis-van Creveld 综合征）却很少被用于分类[16]。这张图片展示了一个患有少汗性外胚层发育不良男孩的典型的尖锐牙齿（*Photo courtesy of* Prof. Malgorzata Zadurska）

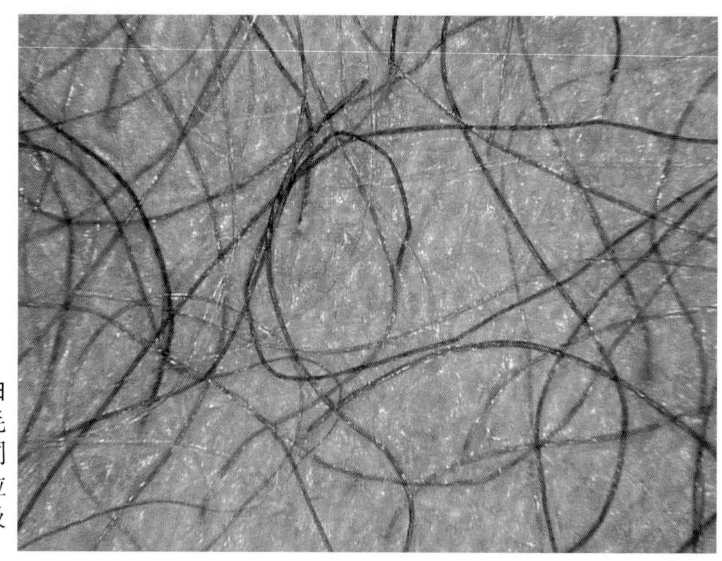

图 15.3 外胚层发育不良引起的头发稀疏及扭曲发。多数外胚叶发育不良患者头发稀疏，大部分毛囊单位只含一根头发。头发间隔不同的距离向不同方向弯曲，是扭曲发的毛发镜典型表现。注意这位4岁的外胚叶发育不良的患者头发颜色的变异以及白发（干性毛发镜检查，×20）

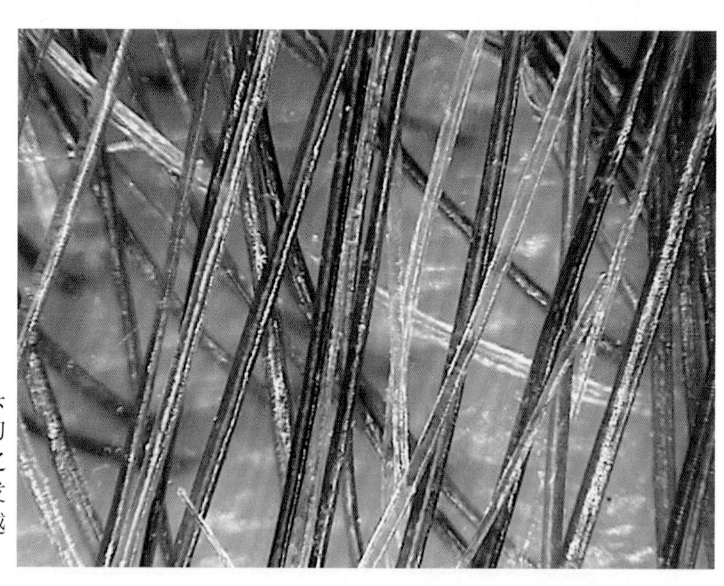

图 15.4 患有外胚层发育不良的 8 岁女孩的白发。头发颜色异质性很大，从白色到深褐色。发干颜色的异质性是外胚层发育不良患者毛发镜最常见的表现之一[11, 18]。一般来说，超过 10% 的毛发为白发，毛发镜下表现为半透明的毛发。有时头发越向末端颜色越深。有些发干表面存在纵沟，符合管状发（×70）

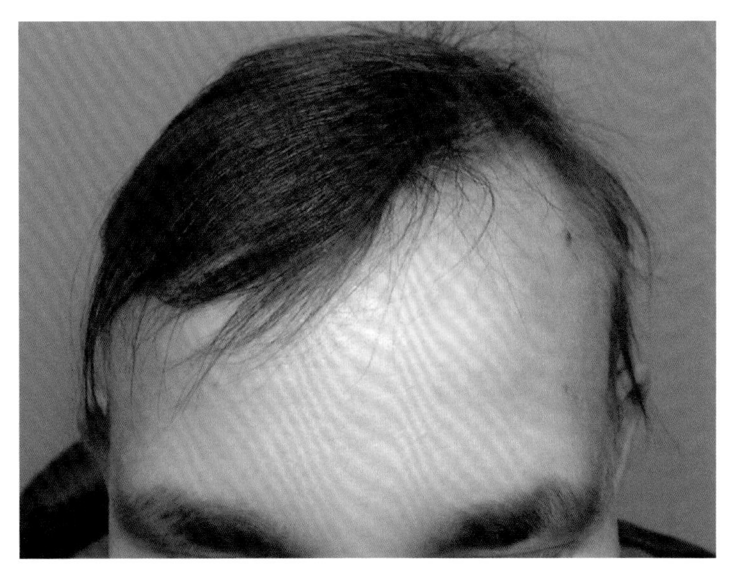

图 15.5 毛发-鼻-指（趾）综合征。毛发-鼻-指（趾）综合征（trichorhinophalangeal syndrome，TRPS）是一种 *TRPS* 基因突变引起的罕见的常染色体显性遗传性疾病[19]。已发现三种不同的 TRPS 临床和分子亚型：Ⅰ型、Ⅱ型（Langer-Giedion 综合征）和Ⅲ型（Sugio-Kajii 综合征）。在所有的亚型中毛发异常的表现很相似，包括头发纤细、稀疏、脆弱以及弥漫性秃发，秃发表现可从几乎正常的头发到重度少毛症甚至全秃。头发生长速度缓慢，长度最多只能达到几厘米。额颞部发际线通常上移，临床上类似雄激素性秃发。枕部发际线也可上移。眉毛内侧很浓密，外侧较稀薄。睫毛稀疏或缺失。毛发稀疏可累及胡须、腋毛和阴毛[20-22]。毛发显微像检查可见休止期毛发比例增加（30%～60%）和营养不良性毛发。交叉偏振光学显微镜通常不会显示发干结构异常。但有时可以观察到结节性脆发症或裂发[20-24]。“手指末端破裂症”是在一项研究中[25]描述的症状，但尚未在其他患有 TRPS 的患者中发现。扫描电子显微镜研究中发现毛小皮的模式有改变。Seitz 等[20]观察到发干远端持续变细。毛发变细是由于头发生长速度显著减慢，使患者很少需要剪发，在长期环境暴露后末端逐渐变细

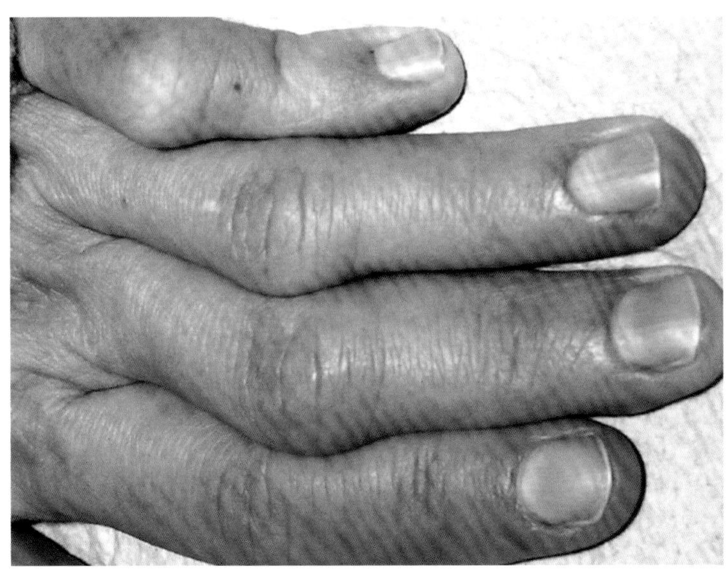

图 15.6 毛发-鼻-指（趾）综合征。TRPS 综合征的毛发以外的异常包括矮小症、球根状鼻尖、锥形骨骺和指骨普遍缩短。也包括人中异常、上唇薄、牙齿异常、关节活动过度、小足、足大趾缩短等异常[23-24]。TPRS 综合征中，Ⅱ型临床表现与Ⅰ型、Ⅲ型有所不同，会有更严重的骨骼畸形，尤其是短指（趾）及成年后的身高。Ⅱ型 TPRS 综合征可由外生骨疣[26]和标志性的智力缺陷来分辨[27-28]

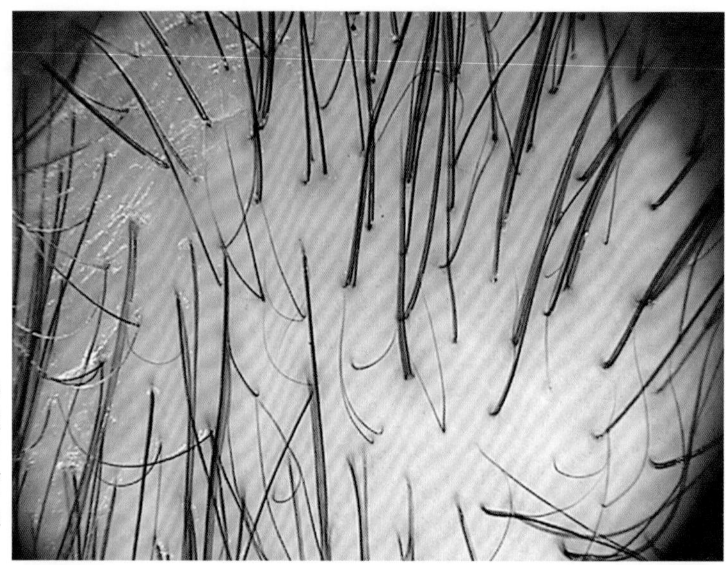

图 15.7　毛发－鼻－指（趾）综合征。这位 23 岁 TRPS 患者的毛发镜检查发现，短而直、远端尖的再生毛发占有很大的比例。部分毛囊口周围可见白晕，大多数毛囊单位包含一根到两根毛发。本病例在反射共聚焦显微镜下可见毛囊口扩张以及真皮乳头层的破坏（×20）

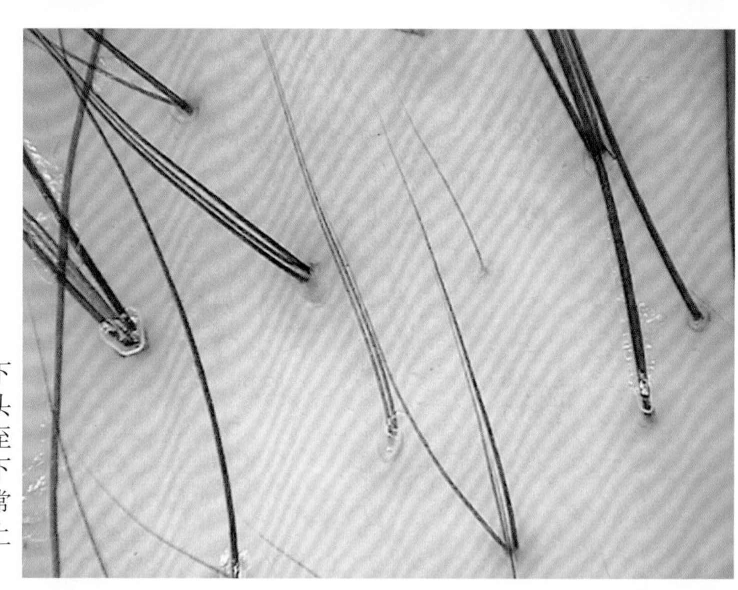

图 15.8　毛发－鼻－指（趾）综合征。毛发镜下显示，该患者有很多再生的短、直、远端尖的头发。与正常的再生发不同的是，这些再生发两至三根成组地出现在同一个毛囊单位中。毛发镜下可看到这些毛发短而尖，类似于眉毛。这些异常的毛发难以到达正常终毛的长度，从而在临床上出现毛发稀疏的表现

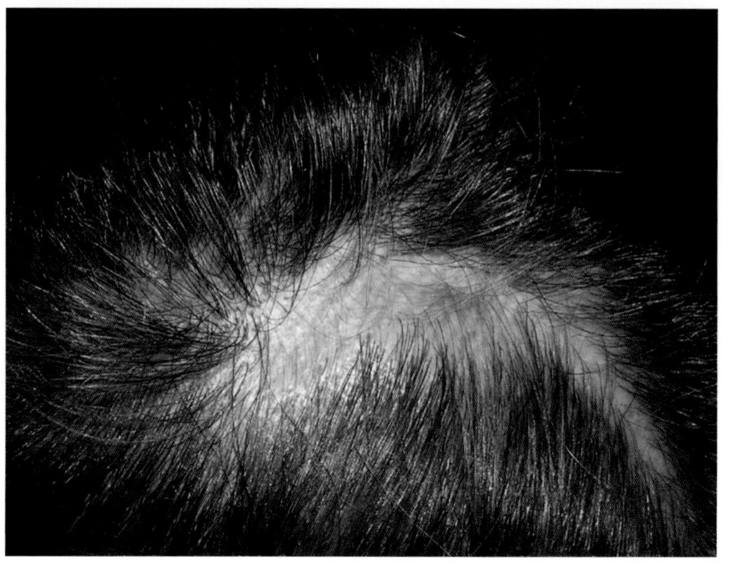

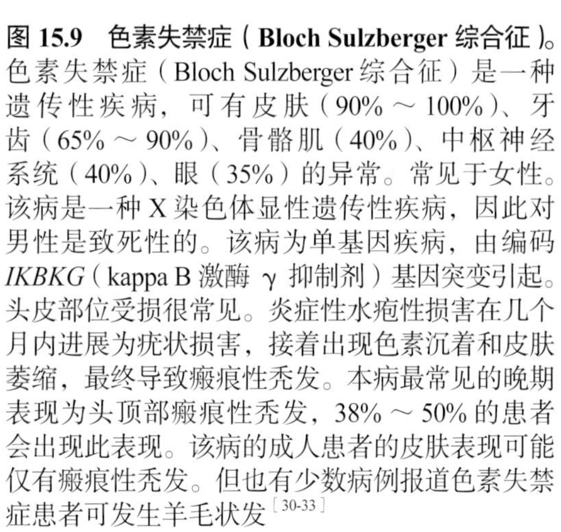

图 15.9　色素失禁症（Bloch Sulzberger 综合征）。色素失禁症（Bloch Sulzberger 综合征）是一种遗传性疾病，可有皮肤（90% ～ 100%）、牙齿（65% ～ 90%）、骨骼肌（40%）、中枢神经系统（40%）、眼（35%）的异常。常见于女性。该病是一种 X 染色体显性遗传性疾病，因此对男性是致死性的。该病为单基因疾病，由编码 *IKBKG*（kappa B 激酶 γ 抑制剂）基因突变引起。头皮部位受损很常见。炎症性水疱性损害在几个月内进展为疣状损害，接着出现色素沉着和皮肤萎缩，最终导致瘢痕性秃发。本病最常见的晚期表现为头顶部瘢痕性秃发，38% ～ 50% 的患者会出现此表现。该病的成人患者的皮肤表现可能仅有瘢痕性秃发。但也有少数病例报道色素失禁症患者可发生羊毛状发[30-33]

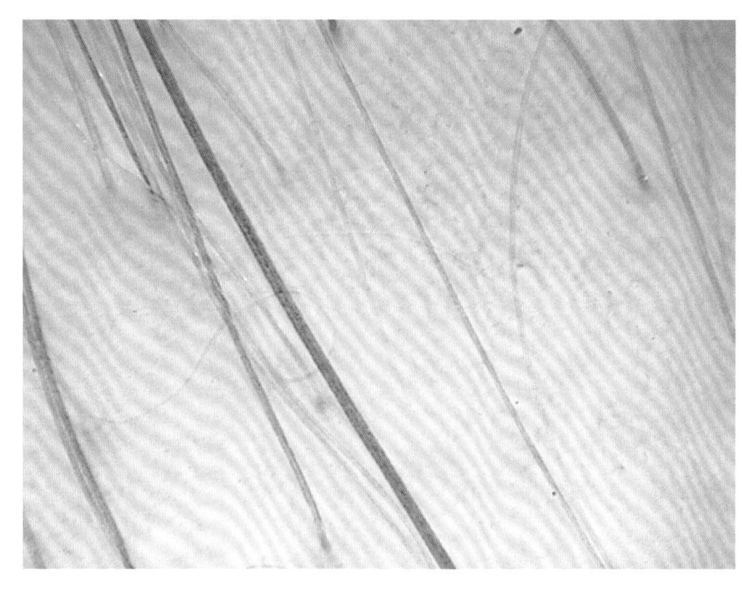

图 15.10 色素失禁症（Bloch Sulzberger 综合征）。在患者顶部瘢痕性秃发区域的边缘，大多数毛囊单位仅有一根毛干。毛干较细，在稀疏的毛囊之间可见蜂窝状色素沉淀。在病变的中部，只有一块象牙白色的区域可见不连续的蜂窝状色素沉淀。该区域毛囊没有开口（×40）

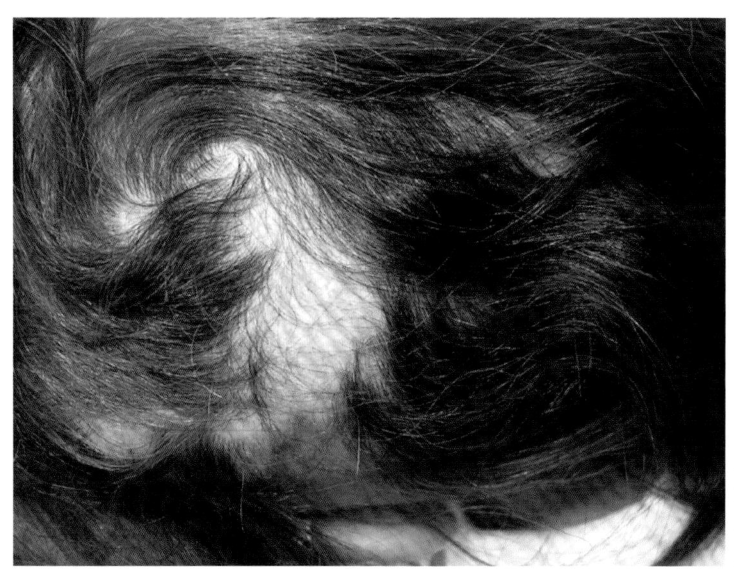

图 15.11 Kabuki 综合征患者的先天性皮肤发育不全。先天性皮肤发育不全是先天性的局部表皮和真皮的缺失。有些情况下，缺失偶尔可累及颅骨和硬脑膜。秃发最常见于头顶区域。临床上，先天性皮肤发育不全的新生儿有一个或多个界限清晰的溃疡或瘢痕。溃疡从外向内愈合需要 1～3 个月的时间，遗留下一个光滑、黄色、纸样萎缩的瘢痕性秃发区域[1, 34-36]。先天性皮肤发育不全根据病变的数量、位置以及是否合并其他畸形，可分为九种亚型。这张照片为一名 9 岁女患儿，患有第 9 型先天性皮肤发育不全伴 Kabuki 综合征

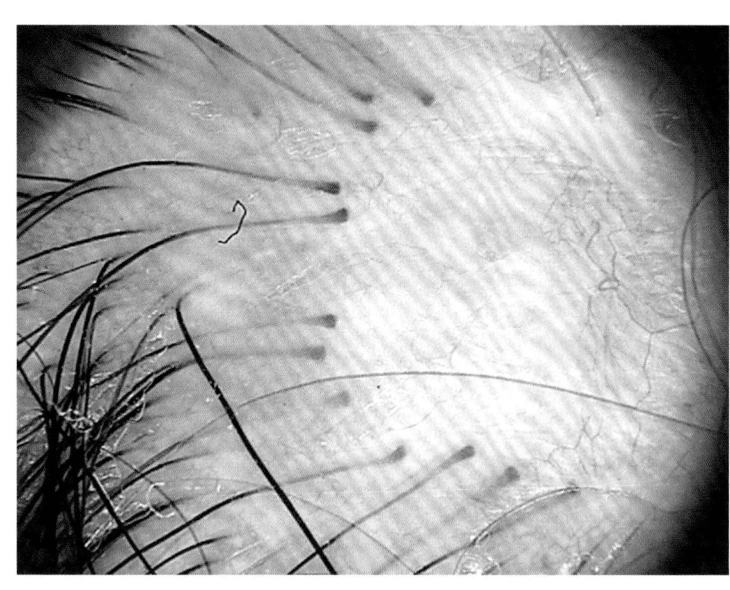

图 15.12 先天性皮肤发育不全。在秃发区边缘，毛干呈放射状排列。透过半透明的表皮，可以看到具有深色色素末端的延伸的毛球，这是典型的生长期头发。皮损中心部分无毛囊开口。皮肤萎缩区域可见血管网（×20）

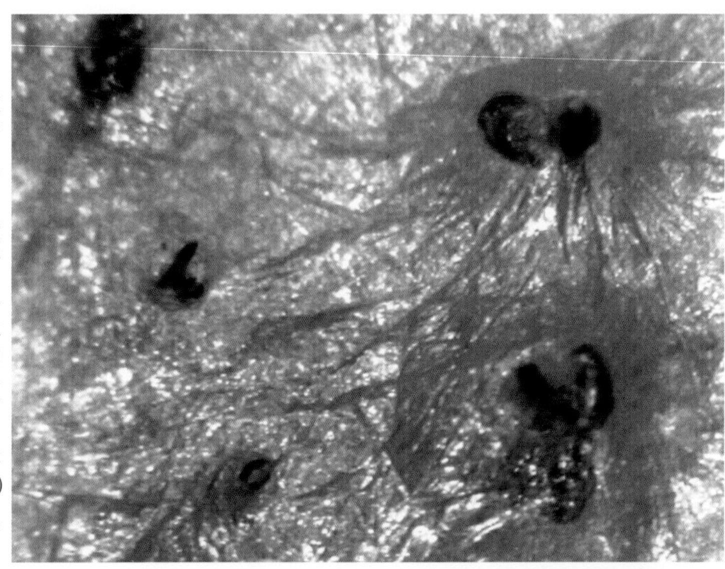

图 15.13 棘状秃发性毛发角化病。棘状秃发性毛发角化病与 *MBTPS2* 基因的错义突变有关[39]。*SAT1* 基因突变也被认为是该病的致病基因之一[40]。本病的特征是出现角化过度性的毛囊性丘疹，然后出现进行性的瘢痕性秃发，累及头皮、睫毛和眉毛。相关的眼部表现包括畏光和角膜营养不良[41-43]。在疾病活动期，毛发镜检查显示头发密度下降，致密的毛周鳞屑和毛囊性丘疹。有些丘疹可见头发向内生长。随着疾病的进展，形成毛囊周围瘢痕并出现星状结构。这些星状结构不同于秃发性毛囊炎增生性的结构，而表现为凹陷、萎缩的外观。残留的向内生长的头发见于这些反转的星状结构的中心（×80）（*Photo courtesy of* Prof. Juan Ferrando and Prof. Ramon Grimalt）

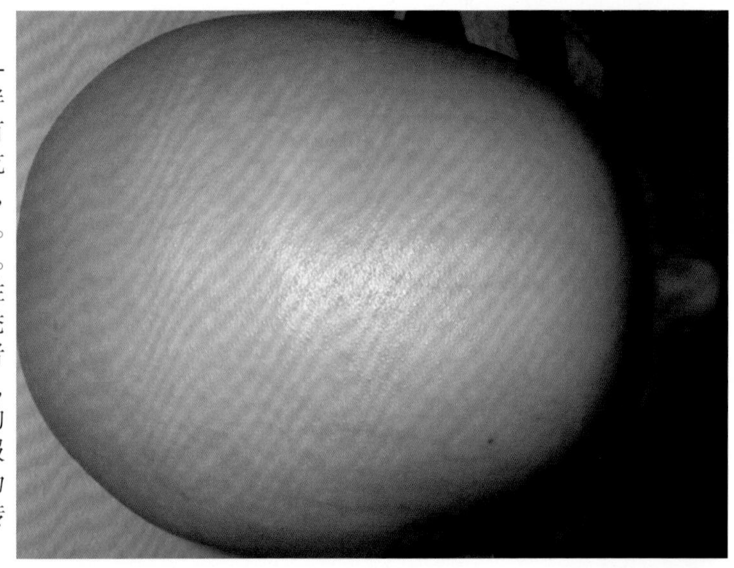

图 15.14 Satoyoshi 综合征。Satoyoshi（Komura-Guerri）综合征的特征是非瘢痕性的全秃，并伴随疼痛性肌肉痉挛以及腹泻。其他临床表现有患者身材矮小、骨骼异常、闭经。经常出现抗核抗体高滴度阳性。患者普遍出生时无症状，首发症状多为肌肉痉挛，常出现于 4 ～ 19 岁。在过去的文献中尚缺乏对该病秃发的详细描述。图中是一名 7 岁的女患儿，4 岁开始出现弥漫性秃发并迅速加重，2 周内头发完全脱落，无斑秃样的秃发。目前尚不清楚 Satoyoshi 综合征患者的秃发是否属于斑秃秃发的范畴。到目前为止，即使在使用大剂量糖皮质激素或环孢素治疗的患者中，也没有头发再生的报道。虽然一些报道认为该病存在自身免疫机制，但也有人认为 Satoyoshi 综合征可能是一种常染色体隐性遗传性疾病[44-46]

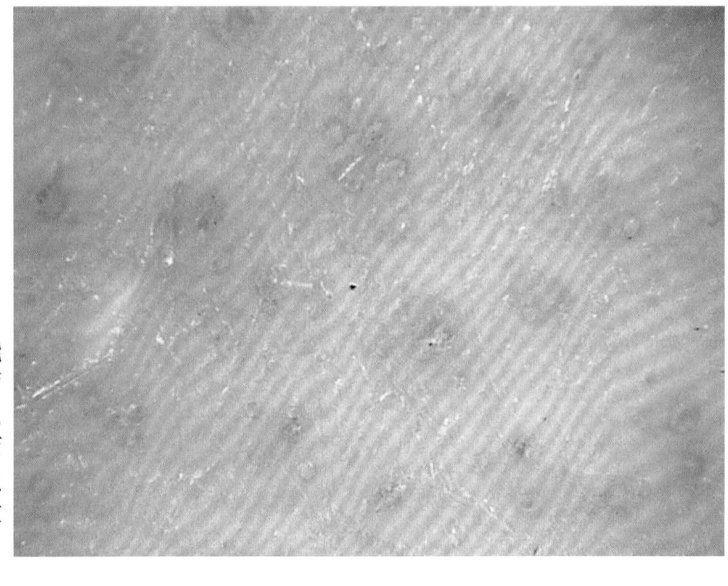

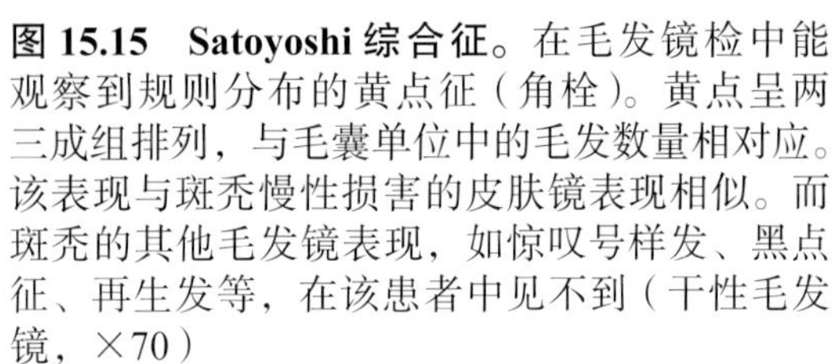

图 15.15 Satoyoshi 综合征。在毛发镜检中能观察到规则分布的黄点征（角栓）。黄点呈两三成组排列，与毛囊单位中的毛发数量相对应。该表现与斑秃慢性损害的皮肤镜表现相似。而斑秃的其他毛发镜表现，如惊叹号样发、黑点征、再生发等，在该患者中见不到（干性毛发镜，×70）

参考文献

1. Bennassar A, Ferrando J, Grimalt R. Congenital atrichia and hypotrichosis. World J Pediatr. 2011;7(2):111–7.
2. Wade MS, Sinclair RD. Disorders of hair in infants and children other than alopecia. Clin Dermatol. 2002;20(1):16–28.
3. Cluzeau C, Hadj-Rabia S, Jambou M, Mansour S, Guigue P, Masmoudi S, et al. Only four genes (EDA1, EDAR, EDARADD, and WNT10A) account for 90 % of hypohidrotic/anhidrotic ectodermal dysplasia cases. Hum Mutat. 2011;32(1):70–2.
4. Mikkola ML. Molecular aspects of hypohidrotic ectodermal dysplasia. Am J Med Genet A. 2009;149A(9):2031–6.
5. Salinas CF, Jorgenson RJ, Wright JT, DiGiovanna JJ, Fete MD. 2008 international conference on ectodermal dysplasias classification: conference report. Am J Med Genet A. 2009;149A(9):1958–69.
6. Visinoni AF, Lisboa-Costa T, Pagnan NA, Chautard-Freire-Maia EA. Ectodermal dysplasias: clinical and molecular review. Am J Med Genet A. 2009;149A(9):1980–2002.
7. Simeonsson RJ. Classifying functional manifestations of ectodermal dysplasias. Am J Med Genet A. 2009;149A(9):2014–9.
8. Mehta U, Brunworth J, Fete TJ, Sindwani R. Head and neck manifestations and quality of life of patients with ectodermal dysplasia. Otolaryngol Head Neck Surg. 2007;136(5):843–7.
9. Rouse C, Siegfried E, Breer W, Nahass G. Hair and sweat glands in families with hypohidrotic ectodermal dysplasia: further characterization. Arch Dermatol. 2004;140(7):850–5.
10. Itin PH, Fistarol SK. Ectodermal dysplasias. Am J Med Genet C Semin Med Genet. 2004;131C(1):45–51.
11. Zadurska M, Rakowska A, Górska R, Rudnicka L. Hair abnormalities in patients with ectodermal dysplasia: clinical evaluation, trichogram, polarized microscopy and trichoscopy. (submitted).
12. Rudnicka L, Olszewska M, Rakowska A, Slowinska M. Trichoscopy update 2011. J Dermatol Case Rep. 2011;5(4):82–8.
13. James KA, Burkhart CN, Morrell DS. Lack of scalp and body hair on an 11-month-old girl. Pediatr Dermatol. 2010;27(6):651–2.
14. Freire-Maia N, Pinheiro M. Ectodermal dysplasias—some recollections and a classification. Birth Defects Orig Artic Ser. 1988;24(2):3–14.
15. Solomon LM, Keuer EJ. The ectodermal dysplasias. Problems of classification and some newer syndromes. Arch Dermatol. 1980;116(11):1295–9.
16. Fryns JP, Moerman P. Short limbed dwarfism, genital hypoplasia, sparse hair, and vertebral anomalies: a variant of Ellis-van Creveld syndrome? J Med Genet. 1993;30(4):322–4.
17. Rakowska A, Slowinska M, Kowalska-Oledzka E, Rudnicka L. Trichoscopy in genetic hair shaft abnormalities. J Dermatol Case Rep. 2008;2(3):14–20.
18. Zadurska M, Siemińska-Piekarczyk B, Thun-Szretter K, Rakowska A, Rudnicka L, Wysocki J. Ellis-van Creveld syndrome: case report. Pol J Environ Stud. 2010;19(6A):316–20.
19. Piccione M, Niceta M, Antona V, Di Fiore A, Cariola F, Gentile M, et al. Identification of two new mutations in TRPS 1 gene leading to the tricho-rhino-phalangeal syndrome type I and III. Am J Med Genet A. 2009;149A(8):1837–41.
20. Seitz CS, Ludecke HJ, Wagner N, Brocker EB, Hamm H. Trichorhinophalangeal syndrome type I: clinical and molecular characterization of 3 members of a family and 1 sporadic case. Arch Dermatol. 2001;137(11):1437–42.
21. Vaccaro M, Guarneri F, Barbuzza O, Gaeta M, Guarneri C. A familial case of trichorhinophalangeal syndrome type I. Pediatr Dermatol. 2009;26(2):171–5.
22. Vaccaro M, Guarneri C, Blandino A. Trichorhinophalangeal syndrome. J Am Acad Dermatol. 2005;53(5):858–60.
23. Sendi-Naderi A, Ludecke HJ, Unger S, Kern JS, Wolff G, Bruckner-Tuderman L, et al. A familial case of tricho-rhino-phalangeal syndrome type I caused by a novel mutation, c.2698G>A, in exon 6 of the TRPS1 gene. J Eur Acad Dermatol Venereol. 2010;24(5):612–4.
24. Ludecke HJ, Schaper J, Meinecke P, Momeni P, Gross S, von Holtum D, et al. Genotypic and phenotypic spectrum in tricho-rhino-phalangeal syndrome types I and III. Am J Hum Genet. 2001;68(1):81–91.
25. Lalević-Vasić BM, Nikolić MM, Polić DJ. Study of hair in type I tricho-rhino-phalangeal syndrome [in French]. Ann Dermatol Venereol. 1994;121(9):618–22.
26. Stabile M, Ametrano O, Della Bruna M, Della Monica M, Lonardo F, Strisciuglio P. Report of three cases with tricho-rhino-phalangeal syndrome type I (two cases) and type II (one case). Australas Radiol. 1988;32(3):338–42.
27. Rue M, Ludecke HJ, Sibon I, Richez C, Taine L, Foubert-Samier A, et al. Rheumatologic and neurological events in an elderly patient with tricho-rhino-phalangeal syndrome type I. Eur J Med Genet. 2011;54(4):e405–8.
28. Niikawa N, Kamei T. The Sugio-Kajii syndrome, proposed tricho-rhino-phalangeal syndrome type III. Am J Med Genet. 1986;24(4):759–60.
29. Rudnicka L, Olszewska M, Rakowska A. Trichoscopy and reflectance confocal microscopy of the scalp in trichorhinophalangeal syndrome. J Dermatol Case Rep. 2013 (in press).
30. Okita M, Nakanishi G, Fujimoto N, Kishida M, Tanaka T. Incontinentia pigmenti with NEMO mutation in a Japanese family. J Dermatol. 2012. doi:10.1111/j.1346-8138.2011.01496.x.
31. Lin SY, Tsao PN, Hsieh WS, Hung CC, Su YN. Genetic mutation in male patients with incontinentia pigmenti. J Formos Med Assoc. 2011;110(11):726.
32. Fryssira H, Kakourou T, Valari M, Stefanaki K, Amenta S, Kanavakis E. Incontinentia pigmenti revisited. A novel nonsense mutation of the IKBKG gene. Acta Paediatr. 2011;100(1):128–33.
33. Succi IB, Rosman FC, Oliveira EF. Do you know this syndrome? An Bras Dermatol. 2011;86(3):608–10.
34. Bakry O, Attia A, El Shafey EN. Adams-Oliver syndrome. A case with isolated aplasia cutis congenita and skeletal defects. J Dermatol Case Rep. 2012;6(1):25–8.
35. Ribuffo D, Costantini M, Gullo P, Houseman ND, Taylor GI. Aplasia cutis congenita of the scalp, the skull, and the dura. Scand J Plast Reconstr Surg Hand Surg. 2003;37(3):176–80.
36. Mihci E, Erisir S, Tacoy S, Luleci G, Alpsoy E, Oygur N. Aplasia cutis congenita: three cases with three different underlying etiologies. Turk J Pediatr. 2009;51(5):510–4.
37. Morrow D, Schelonka R, Krol A, Davies M, Kuang A. Type V aplasia cutis congenita: case report, review of the literature, and proposed treatment algorithm. Pediatr Dermatol. 2012. doi:10.1111/j.1525-1470.2012.01742.x.
38. Frieden IJ. Aplasia cutis congenita: a clinical review and proposal for classification. J Am Acad Dermatol. 1986;14(4):646–60.
39. Aten E, Brasz LC, Bornholdt D, Hooijkaas IB, Porteous ME, Sybert VP, et al. Keratosis follicularis spinulosa decalvans is caused by mutations in MBTPS2. Hum Mutat. 2010;31(10):1125–33.
40. Gimelli G, Giglio S, Zuffardi O, Alhonen L, Suppola S, Cusano R, et al. Gene dosage of the spermidine/spermine N(1)-acetyltransferase (SSAT) gene with putrescine accumulation in a patient with a Xp21.1p22.12 Duplication and keratosis follicularis spinulosa decalvans (KFSD). Hum Genet. 2002;111(3):235–41.
41. Sequeira FF, Jayaseelan E. Keratosis follicularis spinulosa decalvans in a female. Indian J Dermatol Venereol Leprol. 2011;77(3):325–7.
42. Castori M, Covaciu C, Paradisi M, Zambruno G. Clinical and genetic heterogeneity in keratosis follicularis spinulosa decalvans. Eur J Med Genet. 2009;52(1):53–8.
43. Bellet JS, Kaplan AL, Selim MA, Olsen EA. Keratosis follicularis spinulosa decalvans in a family. J Am Acad Dermatol. 2008;58(3):499–502.

44. Venegas-Vega CA, Rivera-Vega MR, Cuevas-Covarrubias S, Orozco J, Kofman-Alfaro S. Satoyoshi syndrome with unusual skeletal abnormalities and parental consanguinity. Am J Med Genet A. 2009;149A(11):2448–51.
45. Mukhopadhyay D, Ghosh A, Mukhopadhyay M. Satoyoshi syndrome. Indian Pediatr. 2011;48(9):729–31.
46. Heger S, Kuester RM, Volk R, Stephani U, Sippell WG. Satoyoshi syndrome: a rare multisystemic disorder requiring systemic and symptomatic treatment. Brain Dev. 2006;28(5):300–4.

第七部分

获得性非瘢痕性脱发

16 斑 秃

Lidia Rudnicka, Malgorzata Olszewska,
Adriana Rakowska, and Joanna Czuwara
姚雪妍 译 周城 审校

摘 要

斑秃的毛发镜最具有标志性的特征是规则分布的黄点征、微惊叹号样发、锥形发、黑点征、断发和直立的、规则卷曲的（圆圈状、猪尾状）再生发。也可以观察到结节性脆发症，特别是在早期、活动期的斑秃中。必须注意的是，微惊叹号样发并不是斑秃特异性的表现。斑秃毛发镜表现因疾病的活动性、严重程度、病情持续时间的不同而有所不同。

关键词

斑秃 • 黑点征 • 断发 • 枯萎发 • 圆圈状发 • 惊叹号样发 • 微惊叹号样发 • 猪尾状发 • Pohl-Pinkus 缩窄 • 规则的卷曲发 • 锥形发 • 直立的再生发 • 黄点征 • 结节性脆发症 • 拔毛癖 • 毳毛

斑秃（alopecia areata）的毛发镜检查具有标志性的特征是头皮上均匀分布的黄点征，微惊叹号样发，锥形发，黑点征（过去也称枯萎发），断发，直立的或卷曲的再生发。斑秃的毛发镜检查因疾病的活动性、严重程度、病情持续时间的不同而有差别。近年来有研究对这些不同进行了评估。

2004 年，Lacarrubba 等[1] 研究评估了 200 例斑秃，该研究将患者分为了急性和慢性组。急性斑秃具有三个特征，包括：微惊叹号样发、黑点征和毳毛。较近期发病的慢性斑秃患者中，头皮光滑变薄，可见明显的毛囊开口。而在较长期的慢性斑秃患者中，可见毛囊开口被角栓堵塞。在一些患者的毛发镜检查中，可见再生的色素性的毛发，可均匀或散在分布。不同于浅、细的毳毛，再生性毛发常有色素，且直立生长。

2006 年，Ross 等[2] 通过对 58 名斑秃患者的研究发现，黄点征、惊叹号样发、黑点征、营养不良发等是斑秃患者毛发镜下最具特征性的表现。这些毛发镜下的特征在不同的斑秃亚型中的表现是相似的，包括斑片性、匐行性、弥漫性、全秃和普秃。

Inui 等[3]通过对 300 例斑秃患者的毛发镜检查，发现了区分斑秃病情活动性和严重程度的标志。该研究发现，黑点征、锥形发和断发等表现与斑秃病情活动度呈正相关，而短毳毛与病情活动呈负相关。黄点征在斑秃非活动期中更加常见。

我们的经验显示黑点征与病情活动具有高度的一致性[4]。Mane 等[5]研究发现在毛发镜下可见断发征的斑秃患者的平均疾病持续时间为 5.31 个月，而毛发镜下未见断发征的斑秃患者的疾病持续时间达 16.33 个月。这一结果提示断发征提示病程较短。在这项研究中，没有发现与斑秃病情的严重程度相关的毛发镜特征。该研究中，66 位斑秃患者中有 2 人（3%）存在念珠状发样毛发（Pohl-Pinkus 缩窄）。

在病程持续数年的弥漫性斑秃患者中，毛发镜下并不能发现任何特异性的特征，甚至见不到代表毛囊开口的点[3]。

头发再生的特点包括色素性的直立再生发和规则卷曲的猪尾状样发[4]。

最近一项土耳其的手持皮肤镜的研究，证实了先前用电子皮肤镜检获得结果[6]。

最常见，但也是最困难的鉴别诊断是拔毛癖。拔毛癖的特征是头发密度降低，可见长短不同的断发，不规则卷曲的头发，稀疏的黄点征，可有或没有黑点征[7]。

表 16.1 斑秃的毛发镜特征

特征	患者（%[a]）
黑点征	44 ～ 70
微惊叹号样发	30 ～ 44
锥形发	12 ～ 42
断发	45 ～ 58
黄点征	63 ～ 94
毳毛	33 ～ 72
结节性脆发	3 ～ 16
念珠状发样毛发	2 ～ 3
Pohl-Pinkus 缩窄	—
直立性再生发	—
猪尾样发	—
Z 形发	—

[a] 皮肤镜特征的发生率评估数据根据参考文献［1-10］

表 16.2 斑秃的毛发镜特征

活动期脱发	慢性非活动期脱发	再生发
黑点征 微惊叹号样发 断发 念珠状发样毛发 结节性脆发	黄点征 毳毛 毛囊开口可能不可见	直立性再生发 猪尾样发（卵圆形或圆形） 毳毛

框 16.1

- 微惊叹号样发并不是斑秃特异性的诊断特征
- 微惊叹号样发也可见于拔毛癖和牵拉性脱发

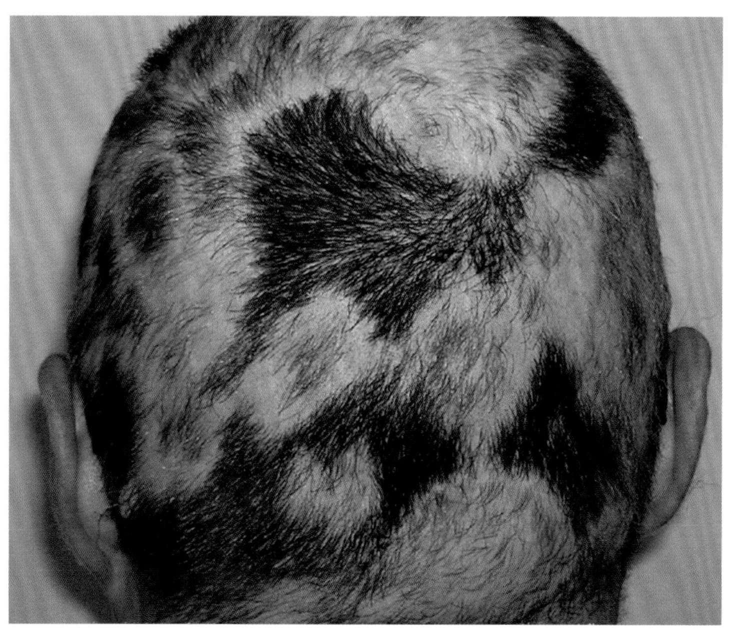

图 16.1 斑秃。斑秃可能会发生于任何毛发覆盖的区域，但大约 90% 的斑秃患者有头皮受累。斑秃可根据脱发的范围和模式进行分型[11]。毛发镜检查结果在不同亚型之间是相似的，但是因疾病的活动度不同而不同。该图示斑片型斑秃患者经过环孢素治疗后部分头发再生

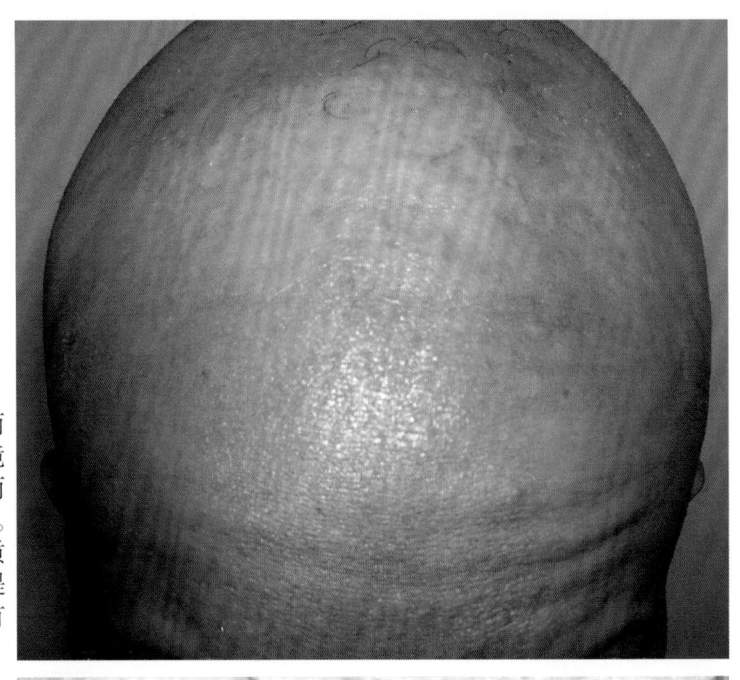

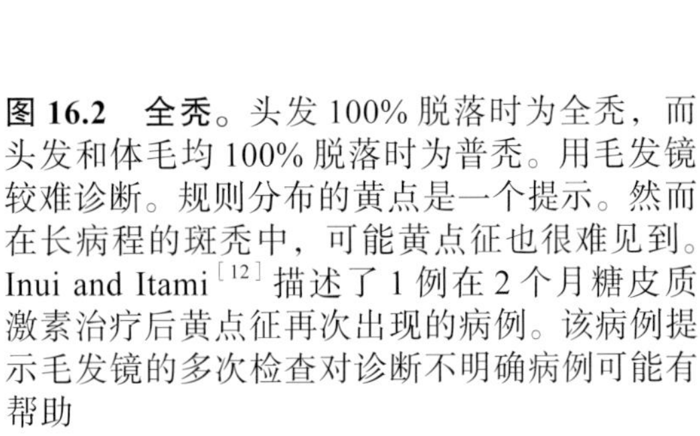

图 16.2　全秃。头发 100% 脱落时为全秃，而头发和体毛均 100% 脱落时为普秃。用毛发镜较难诊断。规则分布的黄点是一个提示。然而在长病程的斑秃中，可能黄点征也很难见到。Inui and Itami[12] 描述了 1 例在 2 个月糖皮质激素治疗后黄点征再次出现的病例。该病例提示毛发镜的多次检查对诊断不明确病例可能有帮助

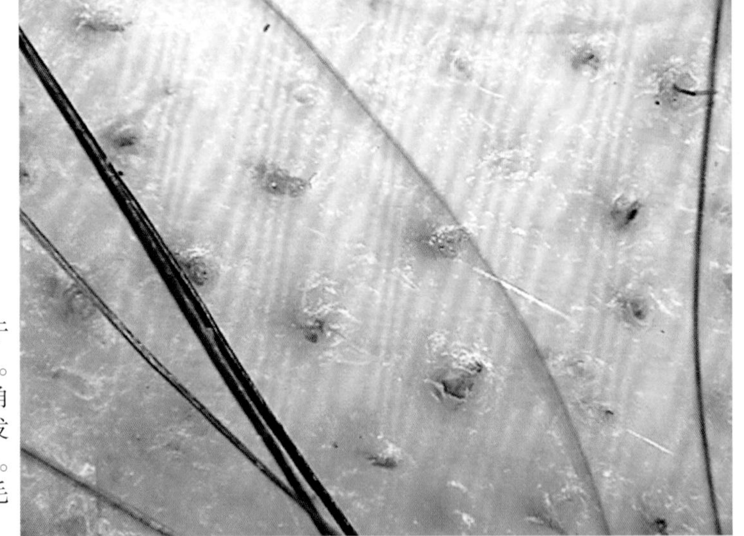

图 16.3　斑秃的黄点征。斑秃的黄点征是由于毛囊角化过度形成角栓堵塞于毛囊漏斗部所致。该干性毛发镜图示慢性病程斑秃患者的头皮角栓结构。在经局部治疗后或使用浸润液的毛发镜时可能观察不到这种“三维”结构的角栓。更多关于黄点征的介绍请参考第 3 章（干性毛发镜；×70）

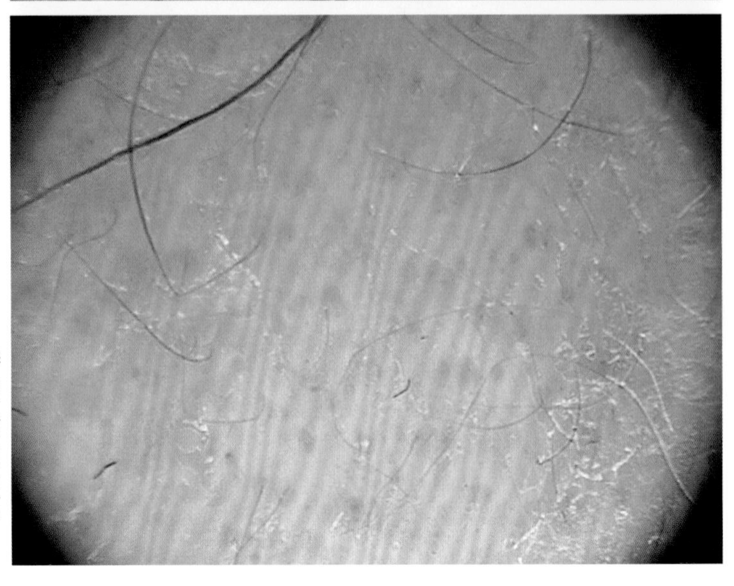

图 16.4　斑秃的黄点征。斑秃患者黄点征的特点是其分布相对规律。一般两个或三个黄点征成组，代表每个毛囊单位的毛干数量。这种黄点征成组分布现象在前额部表现并不明显，因为前额部单毛发毛囊单位的比例更高。黄点征在亚裔斑秃患者中较少见。更多关于亚裔患者的毛发镜表现请参考第 38 章（×20）

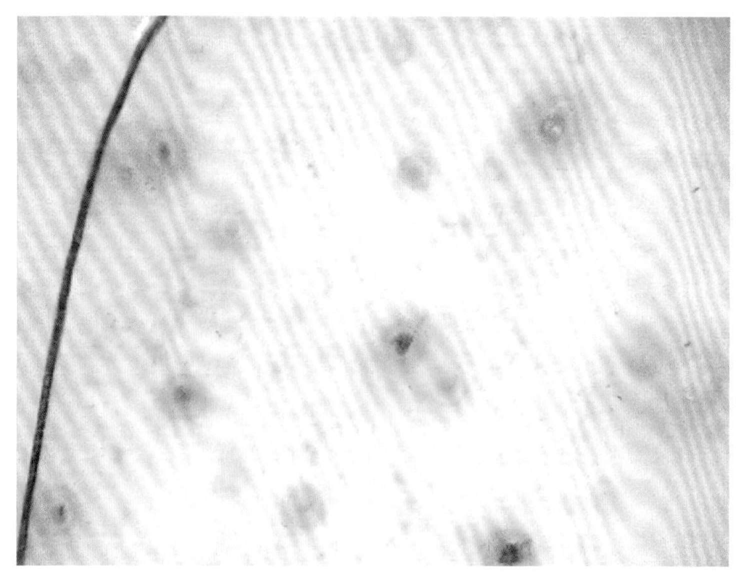

图 16.5 斑秃的黄点征。高放大倍率观察显示黄点征的形状和颜色可能各不相同。多数黄点征可以见到双边缘。该毛发镜照片来自于一位合并雄激素性秃发的男性患者的前额部位，其黄点征并未三两成组。单一的黄点代表该毛囊单位只有一根毛囊（×70）

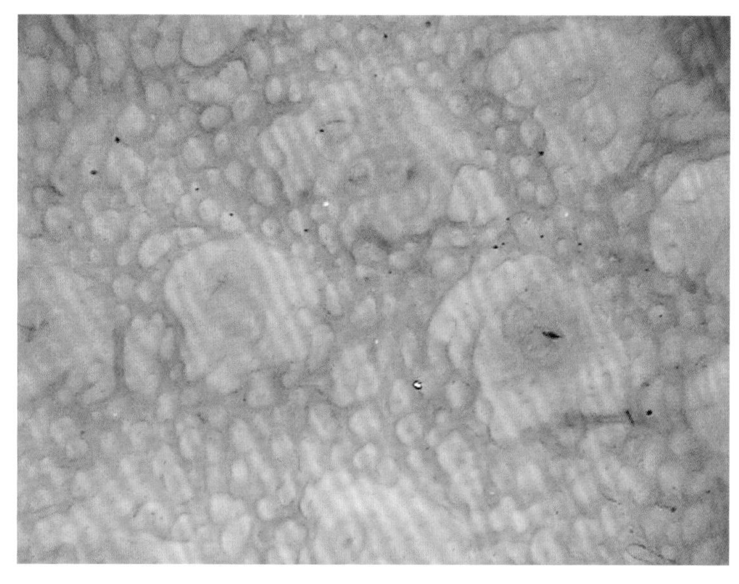

图 16.6 光暴露部位斑秃的黄点征。在光过度暴露的皮肤部位及深色皮肤人群中，黄点征的表现是不同于未经日晒的浅色皮肤的。背景的颜色是由于蜂窝状的色素沉着所致。黄点征应与汗腺导管的开口（小的白点）和正常的毛囊开口（针尖样白点）相区分。黄点征为黄色，有白晕，规则分布，三两成组。更多关于深色皮肤患者的毛发镜表现请参考第 39 章（×70）

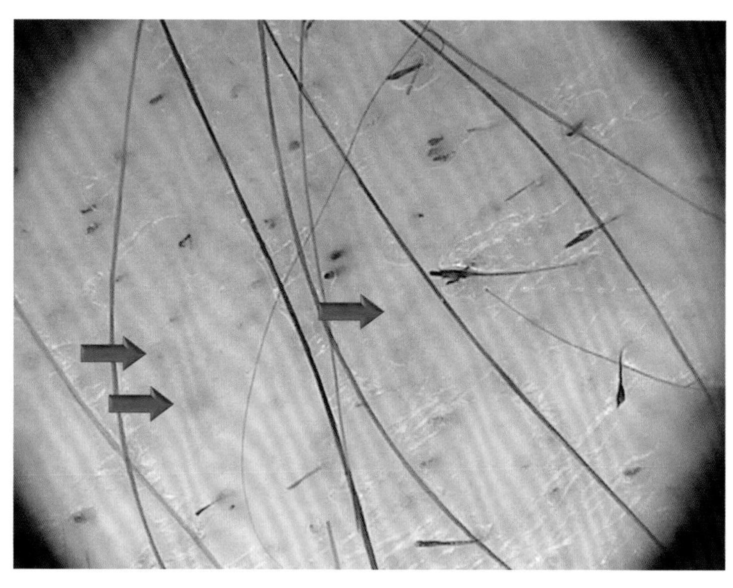

图 16.7 斑秃的黄点征及黑点征。该图示多发黄点征（箭头），伴有黑点征。黑点征（过去称“枯萎发”）是在头皮水平被破坏、断裂的具有色素的残存毛发。黑点征可在 44% ～ 70% 的斑秃患者中见到，是病情处于活动期的标志（×20）

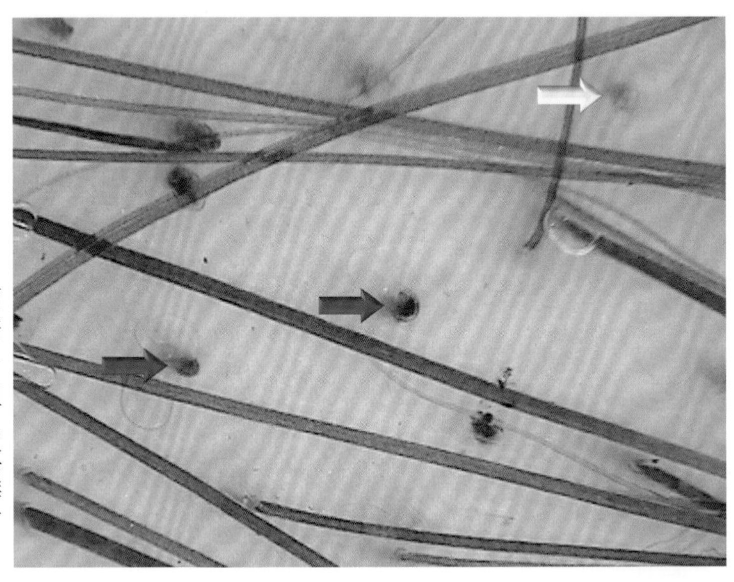

图 16.8　斑秃的黑点征。 斑秃的黑点征在表面表现为色素性毛干的片段（**蓝色箭头**）时清晰可见，但是当其被表皮覆盖时则不易发现（**白色箭头**）。黑点征较同一部位的终毛毛干略粗一些。黑点征在斑秃患者中常见，但并不特异。如图所示，毛发镜下如果只有黑点征，没有其他任何斑秃相关特征，不能确诊斑秃。拔毛癖是首要的鉴别诊断。关于黑点征的更多信息可参阅第 3 章（×70）

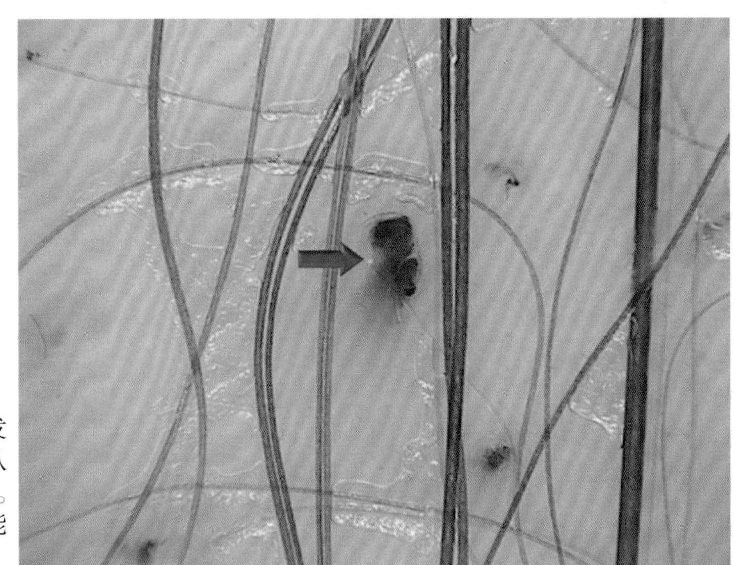

图 16.9　斑秃中短的受损毛发。 使用手持毛发镜观察，短的受损毛发类似黑点征。它们是从毛囊开口中长出的无定形的黑色结构（**箭头**）。它们明显比该视野中其他的终毛要粗大，可能是由于受损毛干收缩导致（×70）

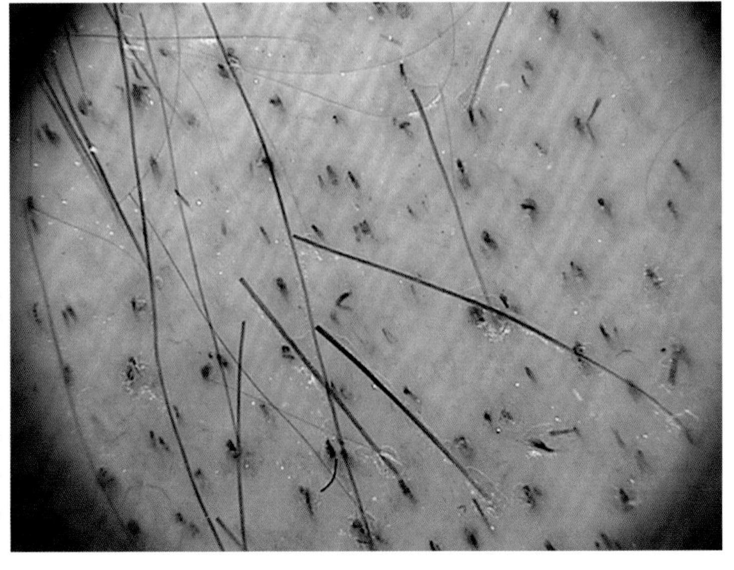

图 16.10　斑秃的断发。 斑秃的断发有两种形成机制。一种机制是炎性过程导致终毛毛干变得脆弱，出现横向断裂。该机制在毛发断裂前，可能出现念珠状发样毛发或结节性脆发征。另一种可能的机制是，先前已形成的黑点征由于毛干不完全破坏并出现快速的生长而表现为断发。斑秃的断发通常是出现在皮肤表面的同一水平，而拔毛癖的断发则长短不一。断发可见于 45% ～ 58% 的斑秃患者（×20）

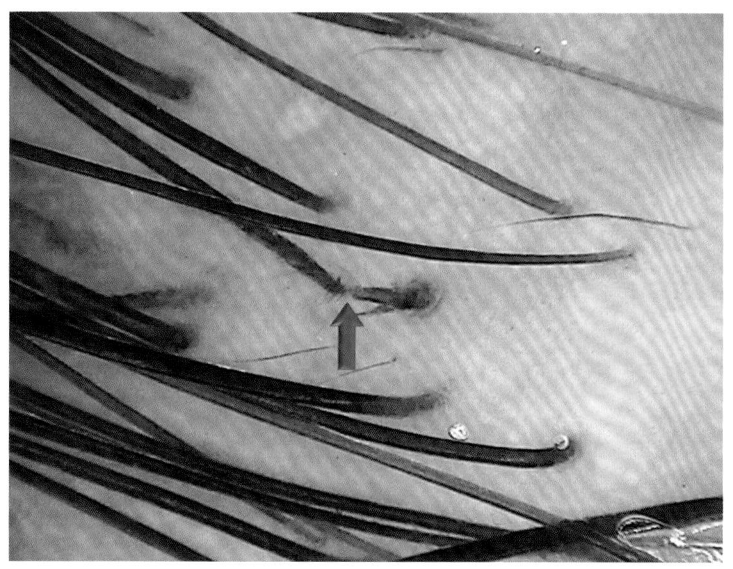

图 16.11 斑秃的断发及锥形发；Pohl-Pinkus 缩窄。该图显示斑秃患者断发的形成机制。毛干中部缩窄（Pohl-Pinkus 缩窄）并在它最脆弱的部位断裂（**箭头**）。注意其他毛干也在开始形成 Pohl-Pinkus 缩窄。这些毛干的近端较远端更细。这些毛干的形态符合锥形发的定义。锥形发进一步可能出现两种结局。第一种是毛干逐渐恢复正常的直径。随着毛发的生长，仅剩下 Pohl-Pinkus 缩窄这一异常，提示曾经的炎症过程，但毛干最终仍可能在如该图所示的最薄弱的部位断裂。第二种可能，由于炎性不断持续，毛干不断变细，最终在头皮水平断裂，形成黑点征（×70）

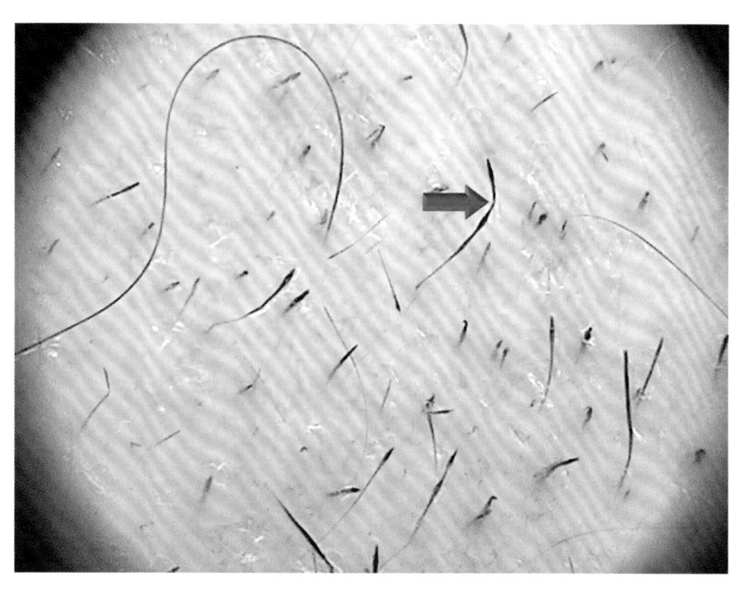

图 16.12 斑秃的念珠状发样毛发。斑秃念珠状发样毛发（**箭头**）的形成是由于反复病情活动形成 Pohl-Pinkus 缩窄。由于斑秃的活动期相互间隔的时间长短并不规则，故毛干的缩窄部位分布不规则，毛干在缩窄部位弯曲、继而断裂（×20）

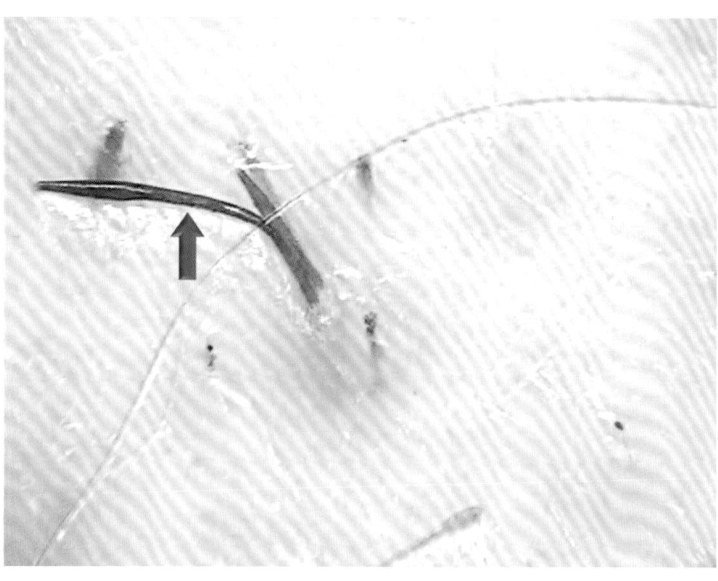

图 16.13 斑秃的念珠状发样毛发。图示在高放大倍数毛发镜下斑秃的念珠状发样毛发，可见其在缩窄处折断。请注意在缩窄处（**箭头**）有色素减退。该毛干可见两处结节状结构（即为该毛发较缩窄部位粗的部分）；其中一处较另一处粗、长。毛发镜下这种结节状结构的不规则性与真正的念珠状发是不同的（×70）

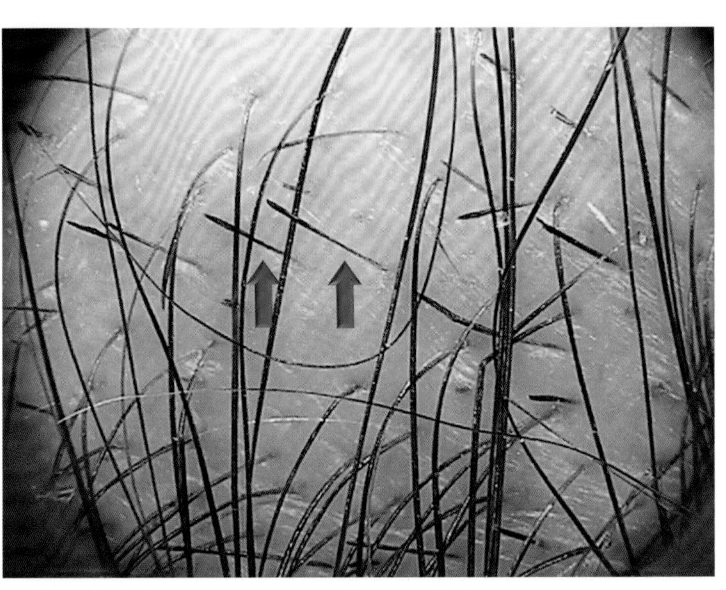

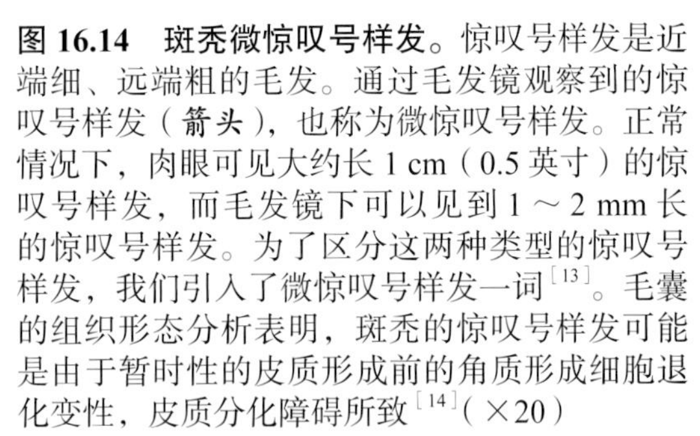

图 16.14 斑秃微惊叹号样发。惊叹号样发是近端细、远端粗的毛发。通过毛发镜观察到的惊叹号样发（**箭头**），也称为微惊叹号样发。正常情况下，肉眼可见大约长 1 cm（0.5 英寸）的惊叹号样发，而毛发镜下可以见到 1 ～ 2 mm 长的惊叹号样发。为了区分这两种类型的惊叹号样发，我们引入了微惊叹号样发一词[13]。毛囊的组织形态分析表明，斑秃的惊叹号样发可能是由于暂时性的皮质形成前的角质形成细胞退化变性，皮质分化障碍所致[14]（×20）

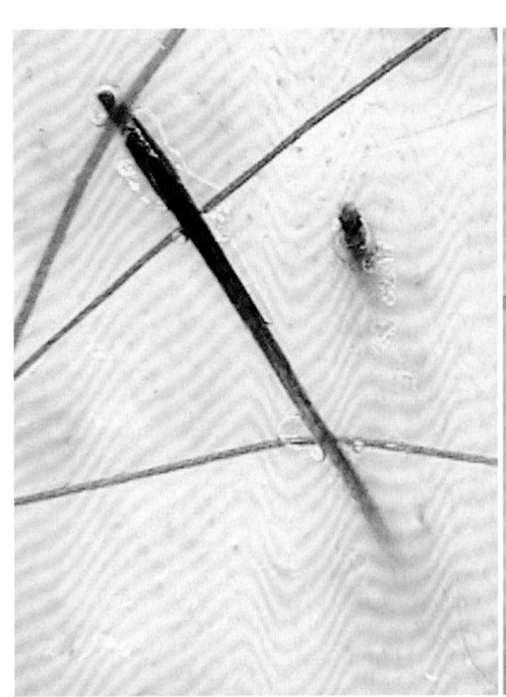

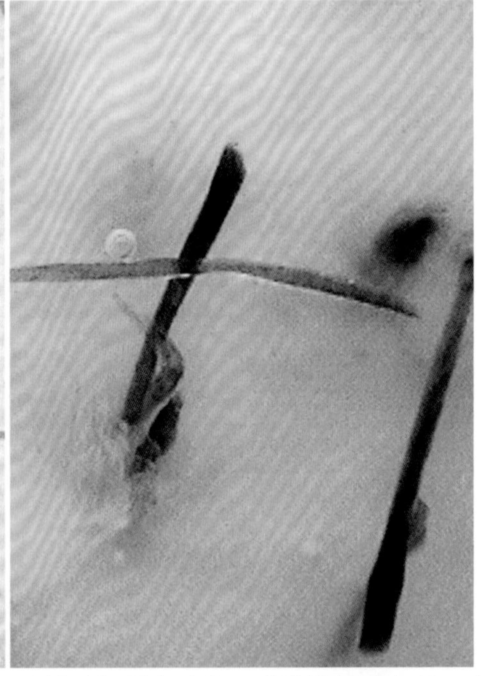

图 16.15 斑秃的微惊叹号样发（左）和拔毛癖（右）。有些情况下，惊叹号样发会被误认为是斑秃的特异性表现而导致误诊。因为惊叹号样发同样可见于拔毛癖或其他牵拉性脱发[15-16]。一项光学显微镜研究显示，大多数斑秃患者中（77.8%）惊叹号样发末端毛糙、不规则，而大多数拔毛癖患者（82.2%）的惊叹号样发末端呈钝性[15]。该研究的作者强调，惊叹号样发远端毛糙不规则也并非斑秃的特异性表现。毛发镜下，斑秃的微惊叹号样发通常近端色素减退，远端尖锐（**左图**）。尖锐的远端是由于毛发在缩窄处断裂。拔毛癖的微惊叹号样发近端无明显色素减退，远端较平。图（**右图**）示该类型两处微惊叹号样发。必须强调的是，上述两种类型的惊叹号样发都不是斑秃或拔毛癖的特异表现（×70）

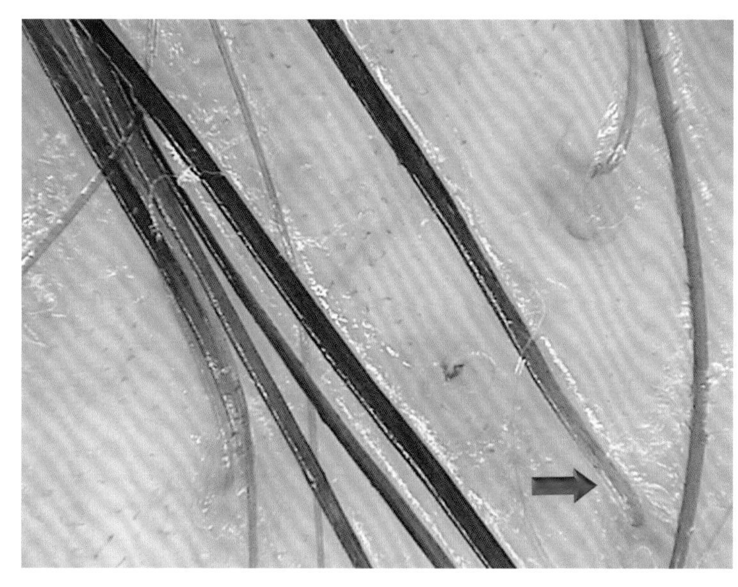

图 16.16 斑秃的锥形发。锥形发（箭头）是非常长的微惊叹号样发。它们近端细，远端渐渐变粗，但远端常常超出皮肤镜视野。锥形发随毛干生长逐渐变细，反映患者病情呈低活动度。这不同于提示疾病处于高活动度的微惊叹号样发。锥形发的近端色素脱失少见。同样，锥形发不是斑秃的特异性表现（×70）

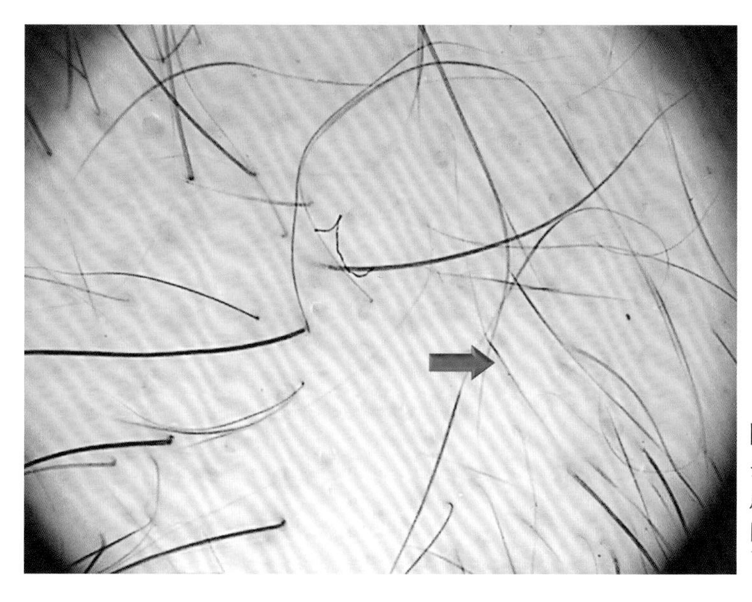

图 16.17 斑秃粗细不均的发干。该毛发（箭头）近端细，中部粗，远端再次渐细，表明该患者在不同时期病变活动度的差异。一些毛发向近端渐粗，另一些毛发向近端渐细。这反映了不同毛囊炎症活动度的不同（×20）

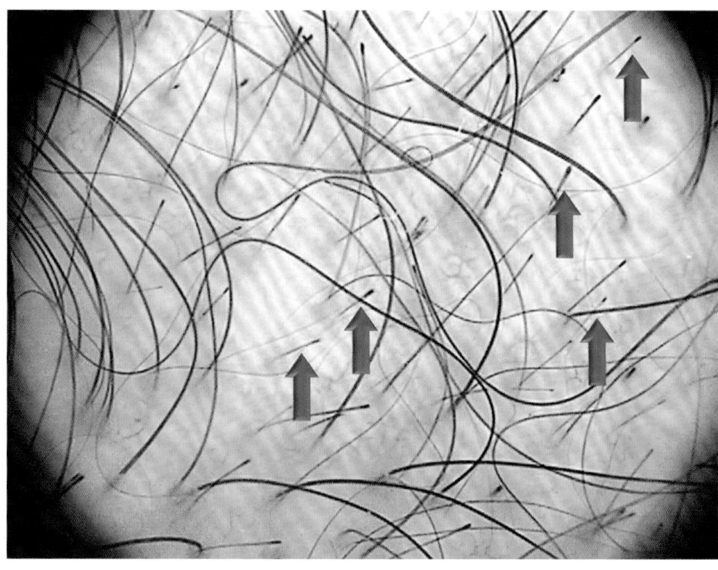

图 16.18 斑秃的郁金香样发。郁金香样发（箭头）与惊叹号样发的不同之处在于郁金香样发只在毛发近端轻度变细，毛干整体颜色浅，只有毛发末梢色深。色深的毛发末梢色素含量高，呈郁金香样（具体请参阅第 2 章）。我们认为该毛干深色部位对应毛发的斜断面。皮肤镜下郁金香样发可见于斑秃及拔毛癖患者[4]（×70）

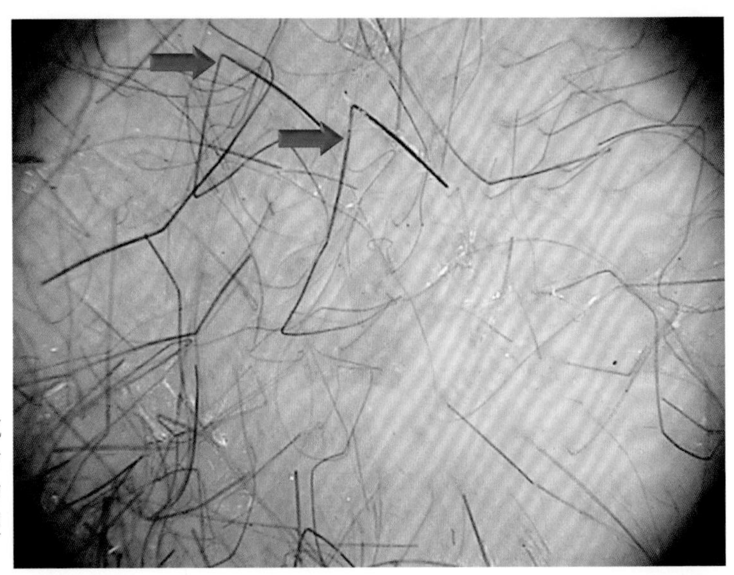

图 16.19 斑秃的 Z 形发。弯曲的、折线状的 Z 形毛发（**箭头**）在近期发病的活动期斑秃中常见。毛发弯曲的部位可以是在结节性脆发征的部位，也可以在无明显异常的毛干处。该类型的图像不应被误诊为头癣[4]（×20）

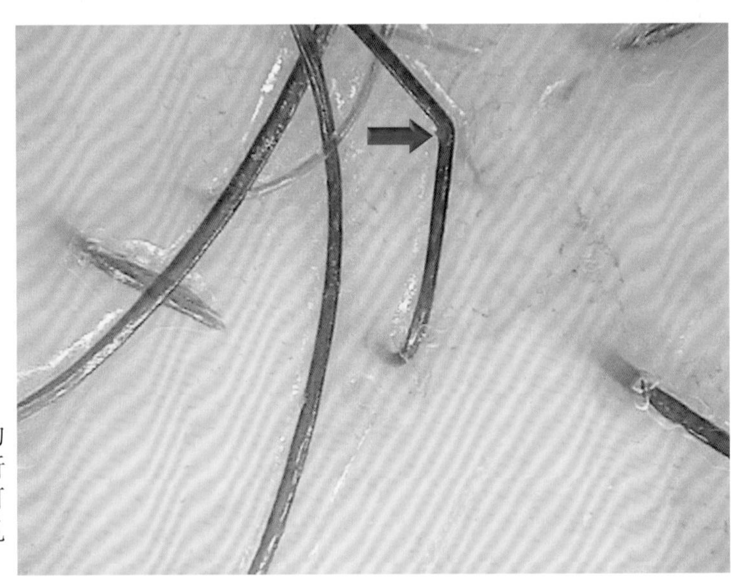

图 16.20 斑秃的 Z 形发。该图像示 Z 形发的弯折部位以及折断的毛干。斑秃中 Z 形发弯折的部位为毛发脆性增加的部位。仔细观察下可见该弯折部位无结节性脆发改变，但毛干可见小的压痕（**箭头**）（×70）

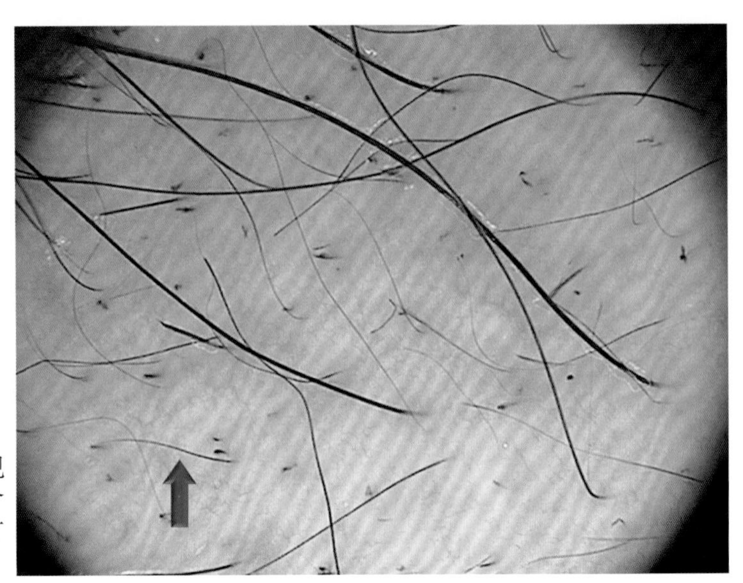

图 16.21 斑秃的直立性再生发。毛发镜下可观察到直立性再生发。这些处于生长期的毛发含色素，末端尖细。图示再生发（**箭头**）还伴有其他斑秃活动期的特征（×20）

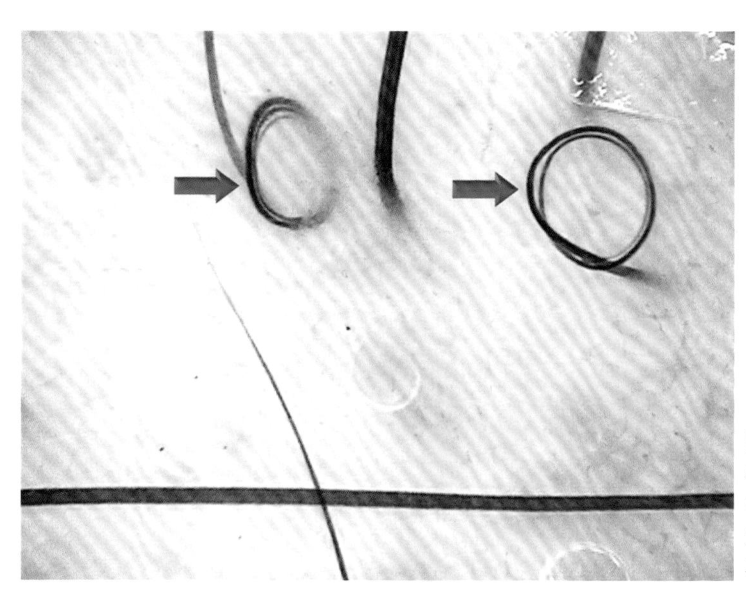

图 16.22 斑秃的猪尾样再生发。猪尾样发为卷曲的呈椭圆形或圆形的毛发，有尖细的末端（**蓝色箭头**）。这说明再生的终毛所在的毛囊并未完全恢复。该特征不是斑秃特异的。直立性再生发在本图中也可见到（×70）

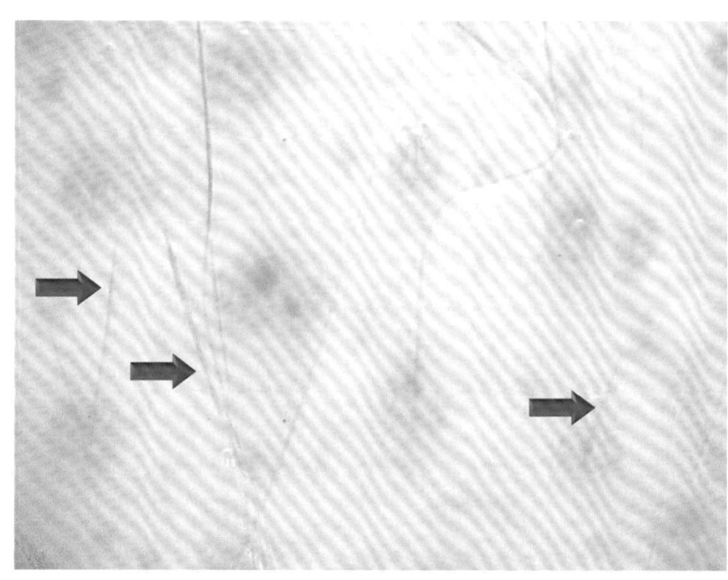

图 16.23 斑秃的毳毛。短的白毳毛再生（**箭头**）可能是最早的、较弱的提示斑秃缓解的表现。一些研究者认为毳毛可以标志疾病的严重程度。因为背景肤色的不同，亚裔患者较白色人种更易见到这种毳毛。干性毛发镜可增加毳毛的可见度（×70）

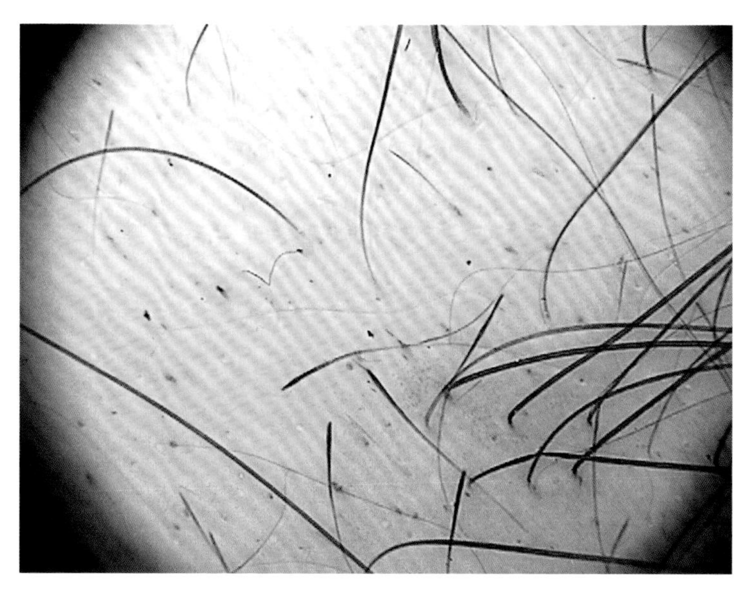

图 16.24 斑秃毛发镜特点。图示毛发镜下斑秃典型模式：多处惊叹号样发、锥形发、黑点征和少数黄点征。该图示疾病活动期（×20 倍）

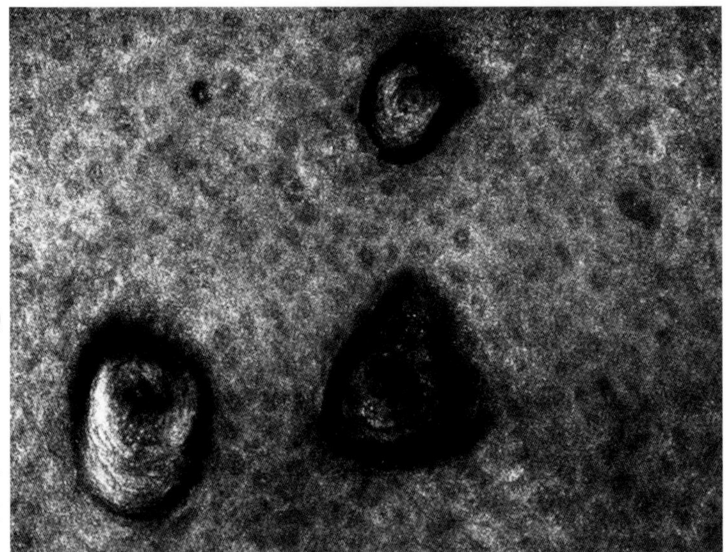

图 16.25 斑秃的在体共聚焦显微镜（RCM）表现。图示共聚焦显微镜下观察毛发镜下对应的 2 个黄点及 1 个黑点。低回声团块为皮脂角化物（对应毛发镜下的黄点），高回声团为残留毛干（对应毛发镜下黑点）。对斑秃的黄点的 RCM 研究表明，RCM 下、毛发镜下及组织病理检查显示黄点即为毛囊开口处伴或不伴毛发残端的角栓结构[17]

参考文献

1. Lacarrubba F, Dall'Oglio F, Rita Nasca M, Micali G. Videodermatoscopy enhances diagnostic capability in some forms of hair loss. Am J Clin Dermatol. 2004;5(3):205–8.
2. Ross EK, Vincenzi C, Tosti A. Videodermoscopy in the evaluation of hair and scalp disorders. J Am Acad Dermatol. 2006;55(5): 799–806.
3. Inui S, Nakajima T, Nakagawa K, Itami S. Clinical significance of dermoscopy in alopecia areata: analysis of 300 cases. Int J Dermatol. 2008;47(7):688–93.
4. Rudnicka L, Olszewska M, Rakowska A, Slowinska M. Trichoscopy update 2011. J Dermatol Case Rep. 2011;5(4):82–8.
5. Mane M, Nath AK, Thappa DM. Utility of dermoscopy in alopecia areata. Indian J Dermatol. 2011;56(4):407–11. PMCID: 3179004.
6. Karadağ Köse O, Güleç AT. Clinical evaluation of alopecias using a handheld dermatoscope. J Am Acad Dermatol. 2012;67:206–14.
7. Abraham LS, Torres FN, Azulay-Abulafia L. Dermoscopic clues to distinguish trichotillomania from patchy alopecia areata. An Bras Dermatol. 2010;85(5):723–6.
8. Inui S. Trichoscopy for common hair loss diseases: algorithmic method for diagnosis. J Dermatol. 2011;38(1):71–5.
9. Inui S, Nakajima T, Itami S. Coudability hairs: a revisited sign of alopecia areata assessed by trichoscopy. Clin Exp Dermatol. 2010; 35(4):361–5.
10. Olszewska M, Rudnicka L, Rakowska A, Kurzeja M. Postępy w diagnostyce łysienia. Przegl Dermatol. 2009;96:247–53.
11. Alkhalifah A, Alsantali A, Wang E, McElwee KJ, Shapiro J. Alopecia areata update: part I. Clinical picture, histopathology, and pathogenesis. J Am Acad Dermatol. 2010;62(2):177–88; quiz 89–90.
12. Inui S, Itami S. Emergence of trichoscopic yellow dots by topical corticosteroid in alopecia areata mimicking frontal fibrosing alopecia: a case report. J Dermatol. 2012;39(1):39–41.
13. Rudnicka L, Olszewska M, Rakowska A, Kowalska-Oledzka E, Slowinska M. Trichoscopy: a new method for diagnosing hair loss. J Drugs Dermatol. 2008;7(7):651–4.
14. Tobin DJ. Morphological analysis of hair follicles in alopecia areata. Microsc Res Tech. 1997;38(4):443–51.
15. Ihm CW, Han JH. Diagnostic value of exclamation mark hairs. Dermatology. 1993;186(2):99–102.
16. Pereboom-Wynia JD, Koerten HK, Van Joost T, Stolz E. Scanning electron microscopy comparing exclamation mark hairs in alopecia areata with normal hair fibres, mechanically broken by traction. Clin Exp Dermatol. 1989;14(1):47–50.
17. Ardigo M, Tosti A, Cameli N, Vincenzi C, Misciali C, Berardesca E. Reflectance confocal microscopy of the yellow dot pattern in alopecia areata. Arch Dermatol. 2011;147(1):61–4.

17 雄激素性秃发

Adriana Rakowska , Monika Slowinska ,
Malgorzata Olszewska, and Lidia Rudnicka

姚雪妍 译 周城 审校

摘 要

男性和女性的雄激素性秃发在毛发镜下有相似的表现，包括毛发直径异质性增加、黄点征、毛周色素改变（即毛周征），细发及毳毛占比增加、大量单一毛发的毛囊单位。同时常伴有细的波浪状毛发和蜂窝状色素沉着，但并不特异。

关键词

雄激素性秃发 • 毛周褐色色素改变 • 临床试验 • 毛囊单位 • 毛干直径 • 蜂窝状色素沉着 • 监测 • 毛周征 • 衰老性秃发 • 老年性秃发 • 毳毛 • 波浪形发 • 黄点征

雄激素性秃发（androgenetic alopecia，AGA）是雄激素相关的疾病，发生于有遗传易感性的个体[1]。在白种人中，该病累及多达80%男性和不低于42%的女性[1-4]。在亚洲人和非裔美国人中该病发病率相对较低。

男性（男性型秃发）和女性（女性型秃发）的雄激素性秃发患者有相同的毛囊组织病理学特征，即毛囊微小化，也具有相似的发病机制。双氢睾酮与疾病易感的毛囊上的雄激素受体结合，进一步活化相关基因，使得粗大终毛毛囊出现微小化转变。

男性和女性的雄激素性秃发患者的毛发镜下特征相似，包括毛发直径异质性、细发、黄点征、毛周色素改变（即毛周征），毳毛占比增加、大量的单一毛发毛囊单位[6-9]。同时常伴有细的波浪状毛发和蜂窝状色素沉着，但并不特异[7, 10]。

毛发直径异质性是指同时存在不同直径的毛发：毳毛、细发、中间发和粗发。手持式皮肤镜可以对毛发直径进行粗略估测。一些皮肤镜影像系统可对毛干直径进行精确到微米的精细测量。虽然，精确的毛干直径测量对诊断而言并不是必需的，但在疗效观察以及临床研究方面却是很有价值的。毛发直径异质性被认为可以反映雄激素性秃发毛囊微小化的过程[8, 11]。

雄激素性秃发的毛发镜下可观察到毳毛比例增加。正常人类头皮中有不超过10%的毳毛。毳毛为色素浅、无髓质、直径小于30 μm、长度小于2～3 mm的毛发[12-13]。女性雄激素性秃发患者前额毳毛比例是20.9±12%[9]，较正常人毳毛比例6.15±4.6%显著增多[9]。

单一毛囊单位中毛发数目减少也是雄激素性秃发的特点，但并不特异。在女性型秃发的患者中，前额部单一毛发毛囊单位约占65.2±19.9%。而该比例在休止期脱发为39.0±13.4%，在正常人为27.3±13%。

黄点征在雄激素性秃发中表现有差异。在不同研究观察中，黄点征分别可在66%[9]、30.5%[14]、10%～26%[8]、7%[7]的雄激素性秃发患者中观察到。

在雄激素性秃发疾病中，毛周褐色色素改变（毛周征）可在20%～66%的该病患者中观察到，可见于32.4±4.7%的毛囊[8-9]。其比例明显高于正常人群。

蜂窝状色素沉着（色素增加）是由于头皮日光暴露增加所致。该表现随秃发的加重而更明显。该现象在白种人的各种类型的非瘢痕性脱发疾病中均可观察到，在深色皮肤类型的正常人群中也总能见到。

正如雄激素性秃发，衰老性（老年性、更年期性）秃发也可见单一毛发毛囊单位为主，毛发密度降低（蜂窝状色素沉着）和倾向于发生毛周褐色色素改变（毛周征）。

皮肤镜下，雄激素性秃发的异常表现在前额部位较枕部更加明显。

表 17.1 雄激素性秃发在毛发镜下特征

毛发直径异质性
细发
毳毛
单一毛发毛囊单位
黄点征
毛周色素改变
波浪状发
蜂窝状色素沉着

表 17.2 毛发镜下雄激素性秃发的鉴别诊断

休止期脱发
老年性秃发
特殊分布模式的纤维性脱发
前额纤维性秃发
弥漫性斑秃
隐匿性斑秃

框 17.1

- 雄激素性秃发毛发异常在前额部位较枕部更加明显。

框 17.2

- 在使用毛发镜诊断雄激素性秃发时，一定要排除可能合并的其他脱发疾病。
- 人群中可有42%～80%的比例患雄激素性秃发，故很多其他原因导致的脱发可能被雄激素性秃发的特征所掩盖。
- 雄激素性秃发最常合并休止期脱发。

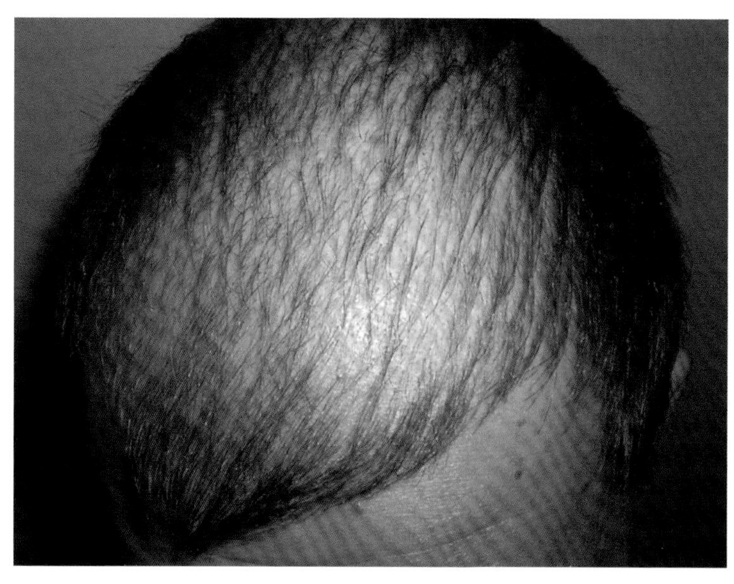

图 17.1 雄激素性秃发（男性型）。典型的男性型 AGA 依靠临床评估来确定诊断，不需更多辅助检查。然而，我们推荐对每位脱发患者进行皮肤镜检查，甚至是临床表现上诊断并没有疑问时。毛发镜检查可以帮助排除类似 AGA 的疾病，如弥漫性斑秃、拔毛癖及模式性分布的毛干营养不良[15]。同时，毛发镜也可以用来除外 AGA 与其他疾病合并的情况

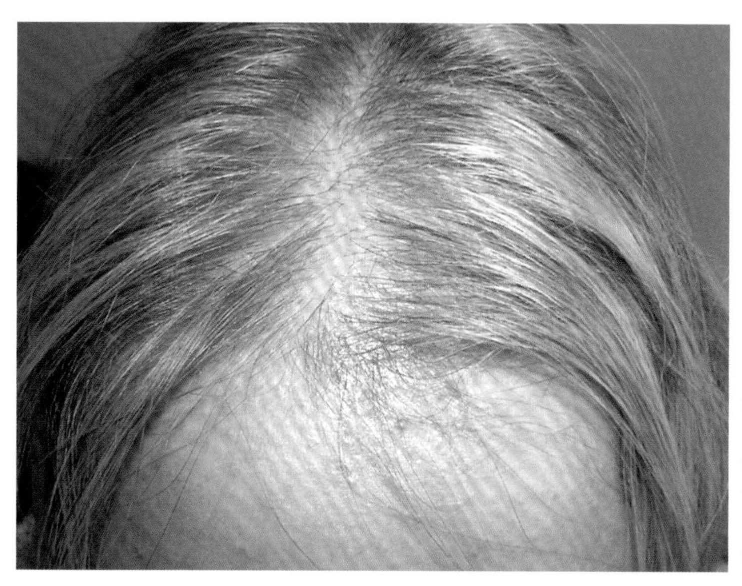

图 17.2 女性型雄激素性秃发（女性型秃发）。若无皮肤镜协助，早期女性型 AGA 的鉴别是十分困难的。在该患者，“圣诞树征”可提示女性 AGA。在类似病例中，皮肤镜可以帮助确定诊断。男性型和女性型 AGA 的皮肤镜表现无明显差异，故本章中所称“AGA”包括男性和女性的 AGA

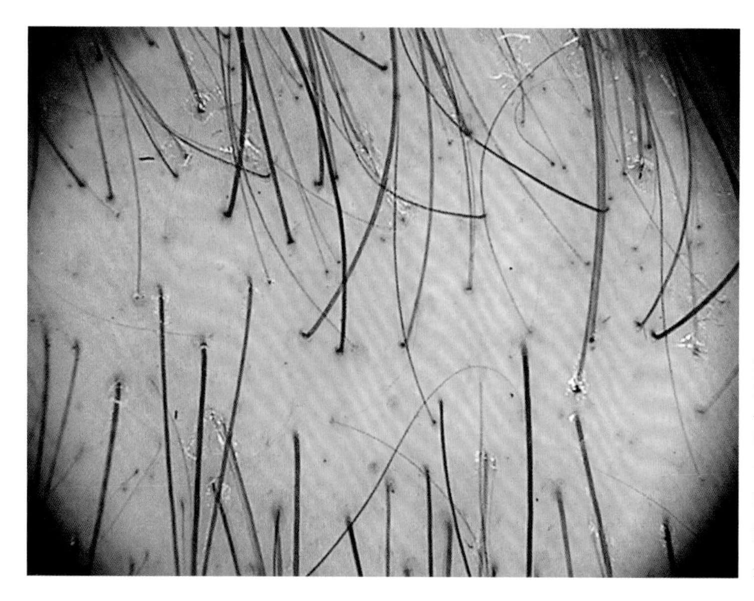

图 17.3 雄激素性秃发毛干直径异质性。毛干直径的异质性是指不同直径的毛发，包括细发、中间发、粗发在同一视野中同时出现。该特征由于毛囊微小化且不同毛囊的受累程度不同而引起。同时存在完全微小化毛囊产生的毳毛，和完全不受累的毛囊产生的终毛。毛干的直径异质性是 AGA 的标志性特征[8-9, 11]（×20）

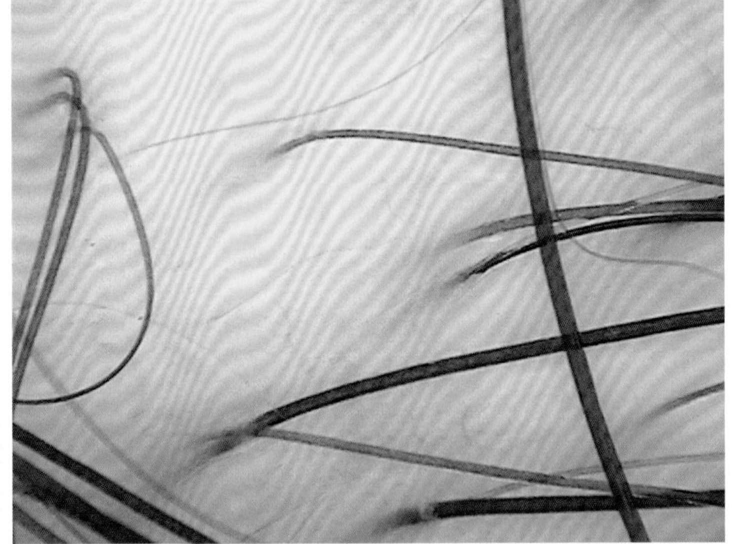

图 17.4 雄激素性秃发毛干直径异质性。利用手持皮肤镜，可对同时存在的不同直径的毛发，包括毳毛、细发、中间发和粗发，进行观察和粗略的评估。一些皮肤镜影像系统可对毛干直径进行精确到微米的精细测量。虽然，精确的毛干直径测量对诊断而言并不是必需的，但在疗效检测以及临床试验方面很有价值（×70）

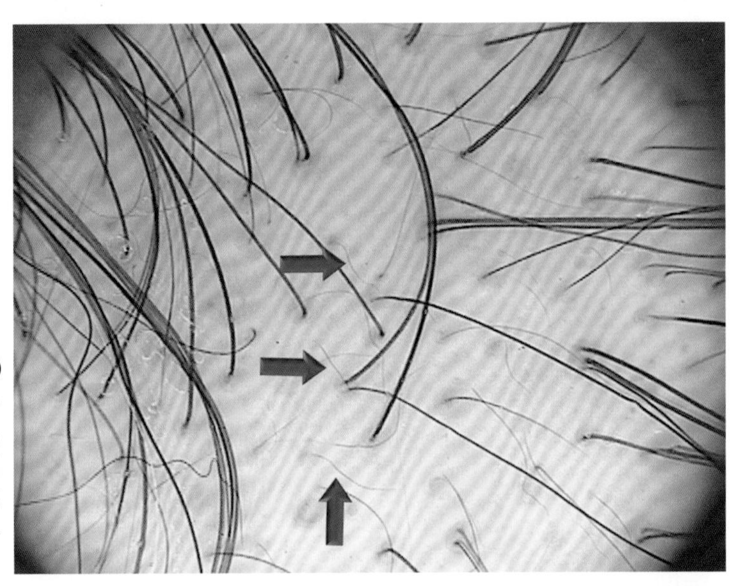

图 17.5 雄激素性秃发的毳毛。毳毛（箭头）为色素浅、无髓质、直径小于 30 μm、长度小于 2～3 mm 的毛发[12-13]。毳毛是微小化的毛囊所产生，故其数量在 AGA 中明显增加。图示该病男性患者前额部毛发镜照片。图示其他特征如毛干直径异质性、大量单一毛发毛囊单位和毛周征（×20）

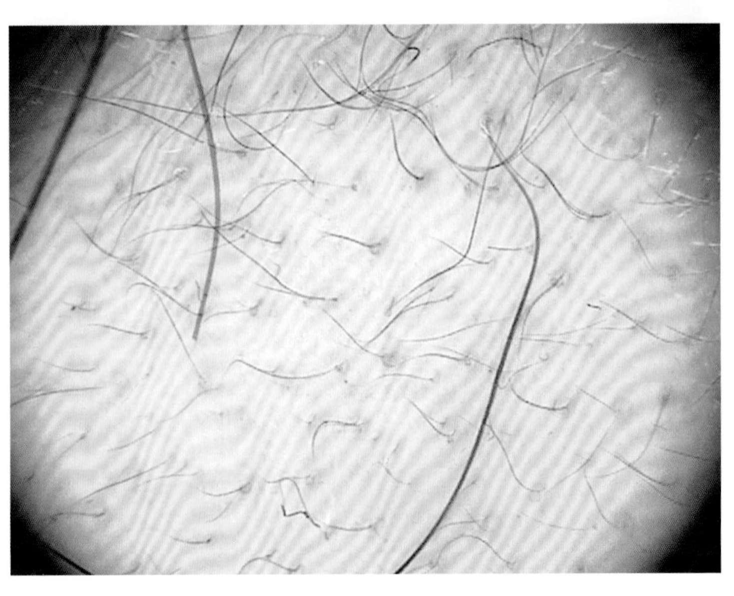

图 17.6 充分发展的雄激素性秃发以毳毛为主。该毛发镜照片为一位充分发展的 AGA 男性患者的额颞部（Norwood-Hamilton 分级，Ⅴ级）。几乎所有的终毛都被毳毛所取代。毳毛要与健康、新生的再生毛发进行鉴别（例如急性休止期脱发中的再生发）。新的再生发同样细而短，但是与毳毛不同的是，健康新生发形态直立，顶端尖，且富含色素（×20）

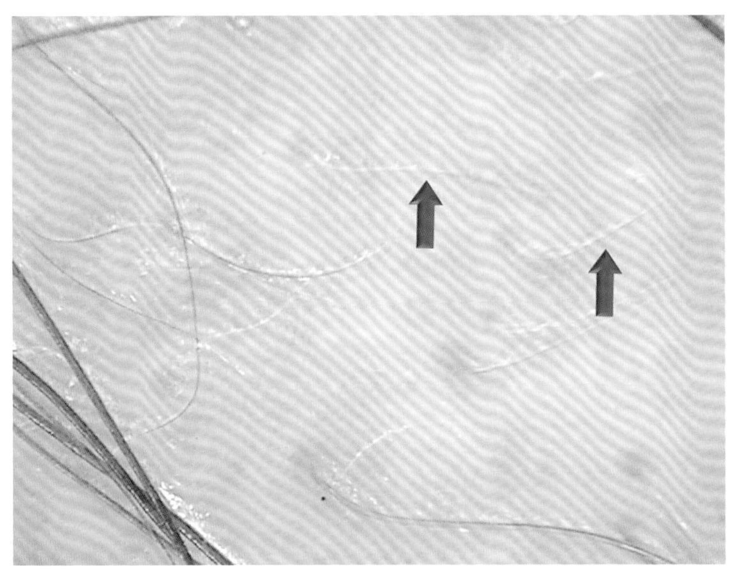

图 17.7 雄激素性秃发进展期中的毳毛。高倍数下皮肤镜示微小纤细的毳毛（箭头）。与直立的再生发不同的是，毳毛形态弯曲，色浅，尖端模糊（×70）

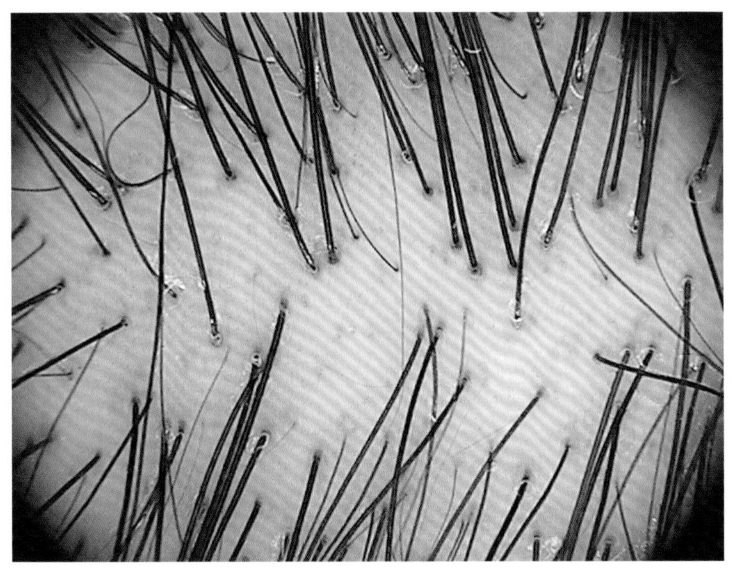

图 17.8 雄激素性秃发中单一毛发毛囊单位为主。通常，每个毛囊单位可生长 1 ～ 3 根毛发[13, 16]。健康人群中，每个毛囊单位平均有 2.4 根毛发生长，且单一毛发毛囊单位的比例小于 30%[9]。但是在 AGA 中这一比例显著升高。本图示基本上绝大多数毛囊单位只有一根毛发。更具体关于毛发镜下毛囊单位介绍请参考第 2 章（×70）

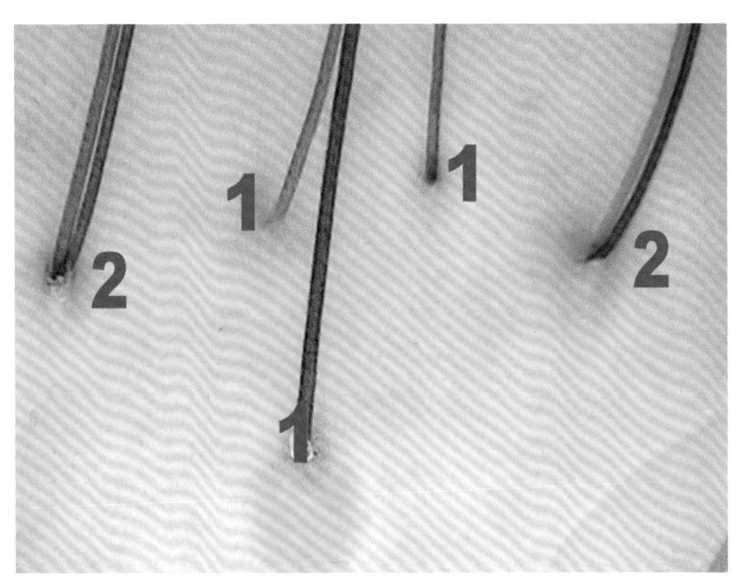

图 17.9 雄激素性秃发中以单一毛发毛囊单位为主。该图片示 5 个毛囊单位，其中 3 个（3/5，60%）为单一毛发生长，该比例较正常人（35%）显著增多。临床上，我们计数 4 个视野中单一毛发毛囊单位所占的比例，分别对额部和枕部进行评价。颞部区域也可进行评估，用于监测疗效或临床试验，但与诊断关系不大。正常白人女性额部区域的正常值：单根毛发的毛囊单位＜ 35%；2 根毛发的毛囊单位 46% ～ 70%；3 根毛发的毛囊单位＞ 10%。与之对应地，枕部毛发的比例分别为：＜ 30%，45% ～ 73%，＞ 10%；颞部毛发的比例分别为：＜ 40%，50% ～ 75%，＞ 10%[13]。该图示平均每个毛囊单位生长的毛发数量为 1.4 根（从左至右：2 ＋ 1 ＋ 1 ＋ 1 ＋ 2 ＝ 7；7∶5 ＝ 1.4），较正常人的平均 2.4 根显著降低（×70）

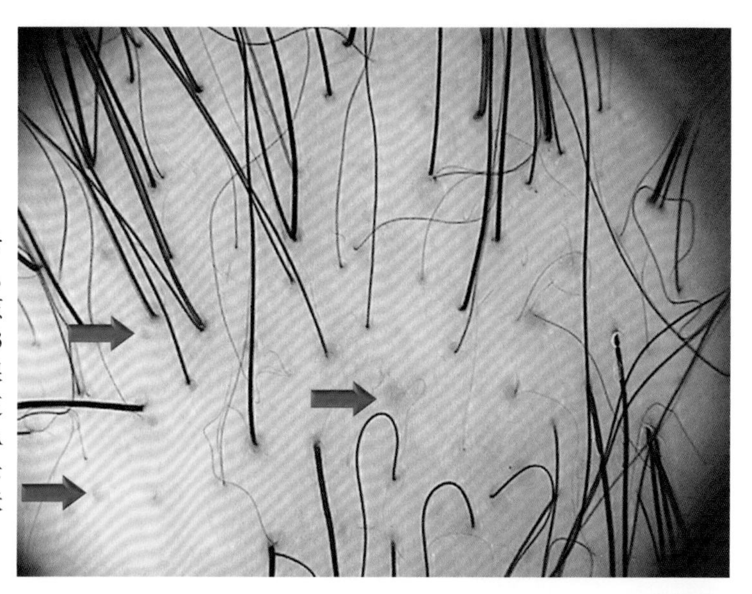

图 17.10 雄激素性秃发中的黄点征。黄点（箭头）是毛囊开口处的角化性物质和（或）脂质。黄点征最早也最常描述于斑秃中，但是不应该低估其在 AGA 中的诊断价值。根据我们在第 3 章中的猜想，AGA 患者的黄点征主要是皮脂腺分泌的脂类堆积于缺乏终毛的空毛囊所致。这些黄点成分中不包含或仅包含少量角质。AGA 患者黄点的这种成分组成，导致其在用力洗头后消失，不易观察到。因此，我们在进行皮肤镜检查时要求患者连续 3 天不要洗头（×20）

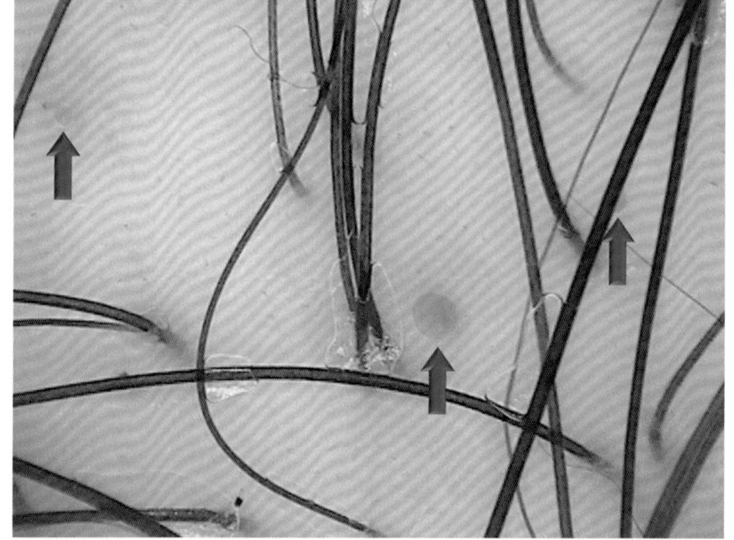

图 17.11 雄激素性秃发中的黄点征。高倍镜下可见雄激素性秃发患者黄点征（箭头）的油性外观。与斑秃的黄点征相比，AGA 的黄点征分布更不规则、黄点征的大小和形状变异更大，即使是在同一患者中。另一点与斑秃不同的是，AGA 的黄点征主要由皮脂和不同量的角质构成，所以黄点征的表现多种多样，外观变化可以从非常“油性”到“角质化”（×70）

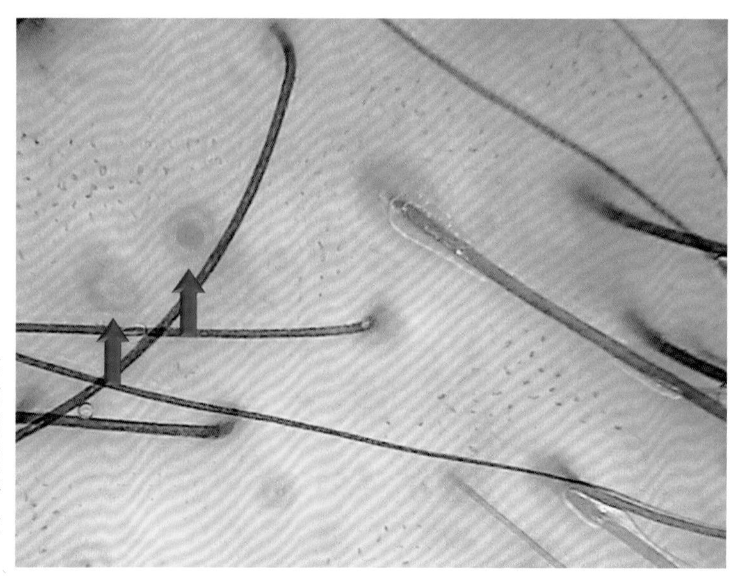

图 17.12 雄激素性秃发中的黄点征。该图示内含角质的黄点征（箭头）有双边，表面不均匀。注意黄点征形状和大小的变异以及不规则的分布。黄点征在 AGA 中出现的比例在不同研究中差别较大，7% ～ 66%[7-9, 14]。我们的研究中[9]黄点征患者较多与我们建议在毛发镜检查之前 2 ～ 3 天不洗头有关

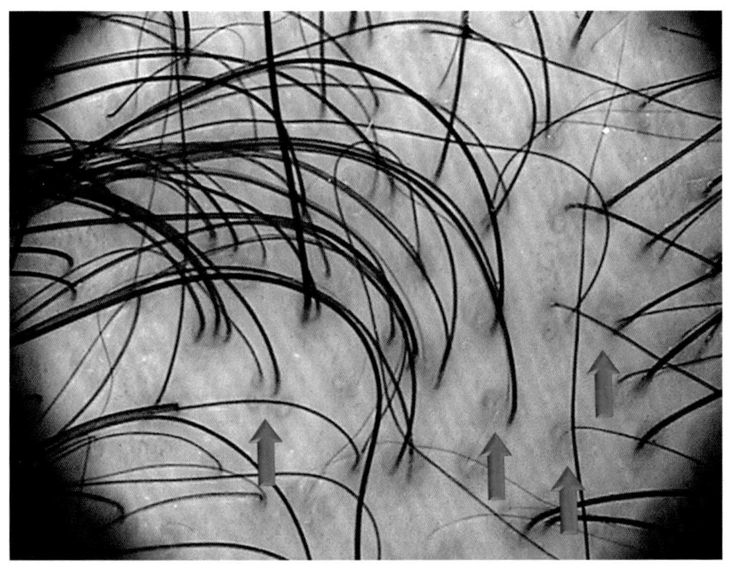

图 17.13 雄激素性秃发的毛周征。毛周征（**箭头**），又称毛周褐色色素改变或毛周色素沉着，与毛囊周围淋巴细胞浸润有关。在 20% ～ 66% 的 AGA 患者中可观察到毛周征，累及 32.4±4.7% 的毛囊[8-9]。一些作者认为毛周征对雄激素性秃发具有特异性[14]；但我们的经验显示，AGA 的毛周征与休止期脱发的类似现象难以鉴别。正常人头皮中也可见比例＜ 5% 的毛周征[13]（×20）

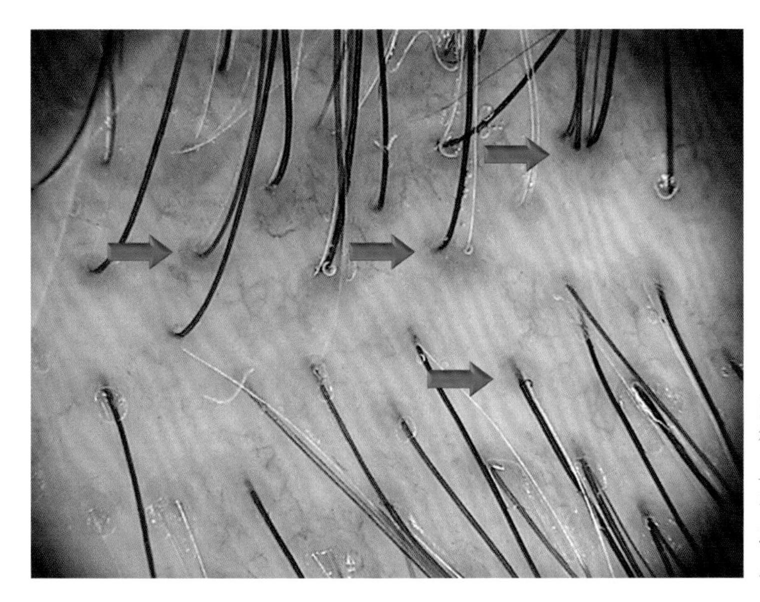

图 17.14 雄激素性秃发的毛周征。该图毛周征（**箭头**）可以在几乎所有的毛囊单位中见到，且每个色素异常区域的范围较上图更大。虽然毛周征、受累毛囊单位比例、色素变异区范围之间的临床联系还不清楚，但是出现广泛的毛周征被认为是预后不良因素（×20）

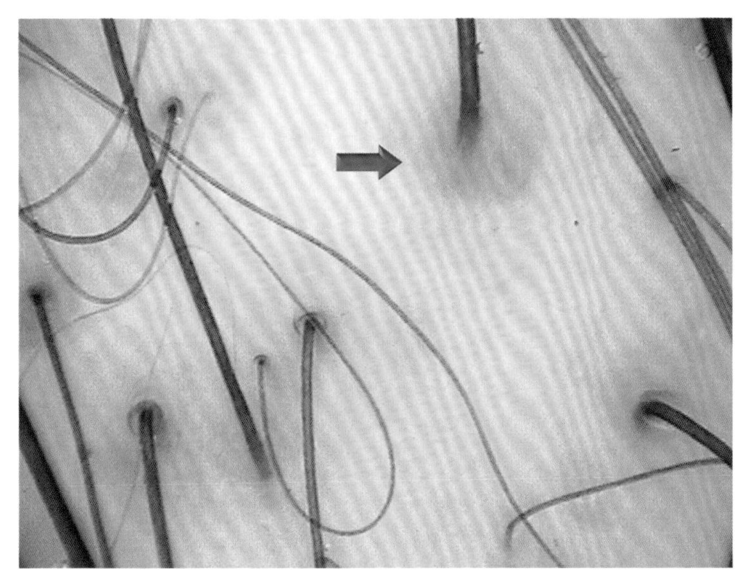

图 17.15 雄激素性秃发的毛周征。毛周色素异常是指毛周褐色、灰褐色的区域，边界不清。在毛周征中心（**箭头**），可见一个黄点和一根毳毛，提示该毛囊单位包含 2 根毛发：其一为终毛，其一为微小化的毳毛。随着毛囊微小化进展，该毳毛将会消失，留下单一毛发毛囊单位，即 AGA 的标志性特征（×70）

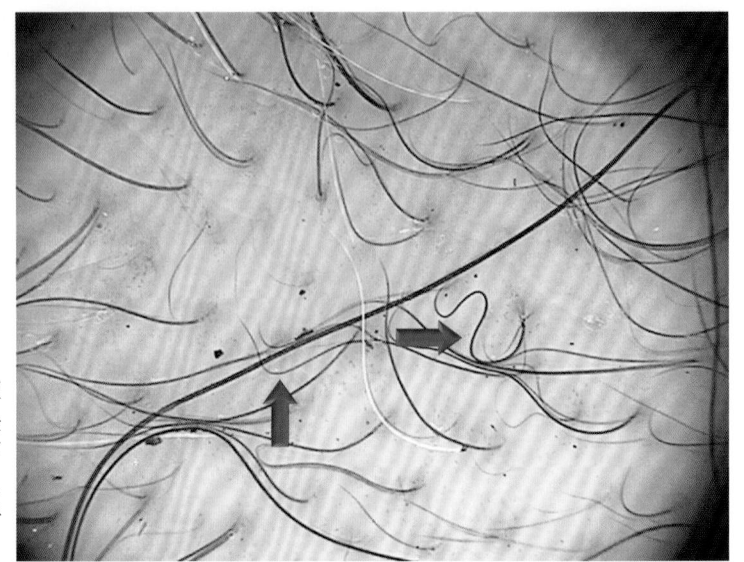

图 17.16　雄激素性秃发的波浪状发。直径在 0.03 ～ 0.05 mm 的短而细的中间发（**箭头**），是不完全微小化的毛囊生长的毛发，在皮肤镜下常呈波浪状外观。波浪状发较毳毛更长、更粗，但是较终毛更短、更细。该波浪状发也可见于隐匿性斑秃（×20）

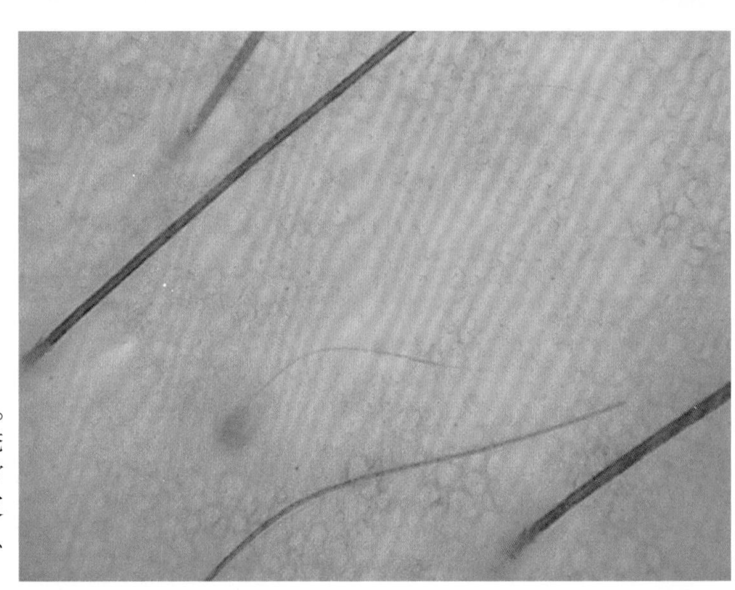

图 17.17　雄激素性秃发头皮的蜂窝状色素沉着。因为失去头发对头皮的保护，头皮光暴露，在秃发充分发展且病程较长的白种人 AGA 患者中常可见到蜂窝状色素沉着。该色素沉着常见于头皮的光暴露部位[7]。在 Fitzpatrick 分型中的Ⅳ型、Ⅴ或Ⅵ型的正常人中也可见到（×70）

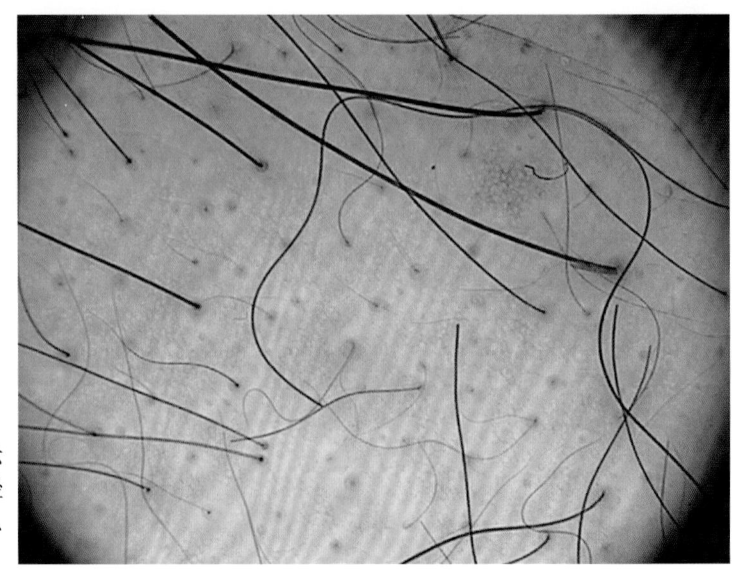

图 17.18　雄激素性秃发的皮肤镜表现。本图示典型 AGA 皮肤镜表现。可见毳毛、毛发直径异质性、波浪状发、单一毛发毛囊单位为主、毛周征以及黄点征（×20）

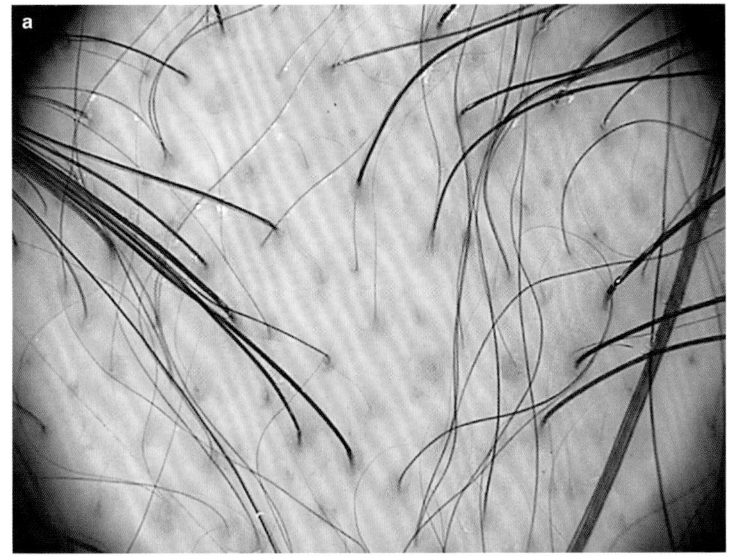

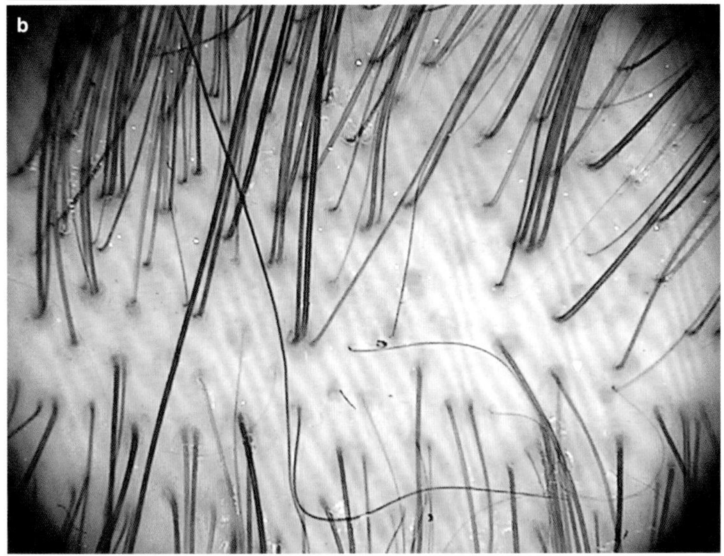

图 17.19 女性型雄激素性秃发。同一患者的前额（**a**）与枕部（**b**）的毛发在皮肤镜下的不同表现可能为男性和女性 AGA 的诊断提供依据。尽管额部和枕部均可见 AGA 特征毛发镜表现，但是额部表现通常更加明显[9]。该患者前额部（**a 图**）的异常表现包括：毛发直径异质性明显，多发细毛和毳毛，80% 的毛囊开口可见毛周征，大约 80% 的毛囊单位仅有单一毛发，可见黄点征。相对应地，该患者枕部（**b 图**）示较小的毛发直径异质性，单根细发和毳毛，70% 的毛囊开口可见毛周征，大约 50% 的毛囊单位仅有单一毛发，以及黄点征。同一患者额部与枕部的这些不同的表现是女性 AGA 的皮肤镜诊断标准的基础[9]。主要标准如下：①在前额的 4 个视野（70 倍）中可观察到超过 4 处黄点征。②额部的平均毛发直径低于枕部。③前额部有超过 10% 的毳毛（< 0.03mm）。次要标准包括下述指标额部 / 枕部比的升高：①单一毛发毛囊单位，②毳毛，③毛周征。满足 2 项主要标准或 1 项主要标准加上 2 条次要标准即可以得出皮肤镜下 AGA 的诊断，该方法有 98% 的特异性。该方法（algorithm）详见第 40 章（×20）

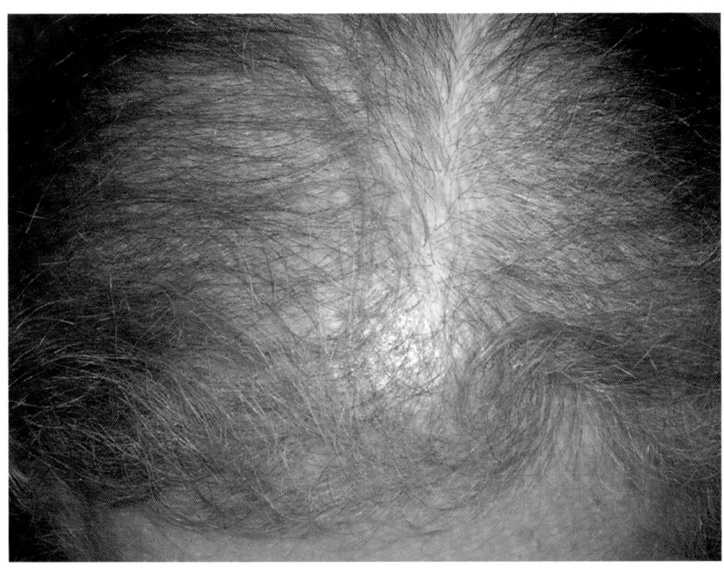

图 17.20 衰老性脱发。衰老性脱发（老年性、更年期性）最初被认为是出现在 50 岁以上、没有 AGA 的家族史及临床表现的患者中。表现为年龄相关、而与雄激素无关的弥漫性头发变细，随年龄增加粗的终毛逐渐减少。目前，对于该疾病的本质并没有共识[17-18]；然而，一项最近的病理研究表明，绝大多数明显的老年性脱发是雄激素相关的[18]。该研究提示符合特定脱落头发分布形式的衰老性脱发可能属于 AGA 的病谱

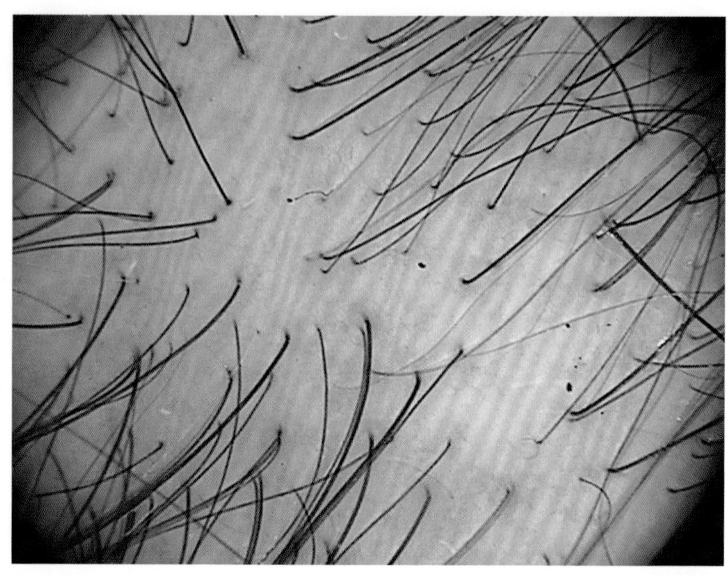

图 17.21　衰老性脱发。与 AGA 皮肤镜下的表现类似，衰老性脱发表现为单一毛发毛囊单位为主、毛发密度下降、蜂窝状色素改变及轻微毛周褐色色素异常（毛周征）。但是不同于 AGA 的是，衰老性脱发无毛发直径异质性，无细发、毳毛及黄点征（×20）

参考文献

1. Otberg N, Finner AM, Shapiro J. Androgenetic alopecia. Endocrinol Metab Clin North Am. 2007;36(2):379–98.
2. Olsen EA. Female pattern hair loss and its relationship to permanent/cicatricial alopecia: a new perspective. J Investig Dermatol Symp Proc. 2005;10(3):217–21.
3. Price VH. Androgenetic alopecia in women. J Investig Dermatol Symp Proc. 2003;8(1):24–7.
4. Trueb RM. Systematic approach to hair loss in women. J Dtsch Dermatol Ges. 2010;8(4):284–97, 298.
5. Wang TL, Zhou C, Shen YW, Wang XY, Ding XL, Tian S, et al. Prevalence of androgenetic alopecia in China: a community-based study in six cities. Br J Dermatol. 2010;162(4):843–7.
6. Lacarrubba F, Dall'Oglio F, Rita Nasca M, Micali G. Videodermatoscopy enhances diagnostic capability in some forms of hair loss. Am J Clin Dermatol. 2004;5(3):205–8.
7. Ross EK, Vincenzi C, Tosti A. Videodermoscopy in the evaluation of hair and scalp disorders. J Am Acad Dermatol. 2006;55(5):799–806.
8. Inui S, Nakajima T, Itami S. Scalp dermoscopy of androgenetic alopecia in Asian people. J Dermatol. 2009;36(2):82–5.
9. Rakowska A, Slowinska M, Kowalska-Oledzka E, Olszewska M, Rudnicka L. Dermoscopy in female androgenic alopecia: method standardization and diagnostic criteria. Int J Trichol. 2009;1(2):123–30.
10. Rudnicka L, Olszewska M, Rakowska A, Slowinska M. Trichoscopy update 2011. J Dermatol Case Rep. 2011;5(4):82–8.
11. de Lacharriere O, Deloche C, Misciali C, Piraccini BM, Vincenzi C, Bastien P, et al. Hair diameter diversity: a clinical sign reflecting the follicle miniaturization. Arch Dermatol. 2001;137(5):641–6.
12. Vogt A, McElwee KJ, Blume-Peytavi U. Biology of the hair follicle. In: Blume-Peytavi U, Tosti A, Whiting D, Trüeb R, editors. Hair growth and disorders. Berlin: Springer; 2008. p. 1–22.
13. Rakowska A. Trichoscopy (hair and scalp videodermoscopy) in the healthy female. Method standardization and norms for measurable parameters. J Dermatol Case Rep. 2009;3(1):14–9.
14. Karadağ Köse O, Güleç AT. Clinical evaluation of alopecias using a handheld dermatoscope. J Am Acad Dermatol. 2011;67:206–14.
15. Jain N, Khopkar U. Monilethrix in pattern distribution in siblings: diagnosis by trichoscopy. Int J Trichol. 2010;2(1):56–9.
16. Yazdabadi A, Magee J, Harrison S, Sinclair R. The Ludwig pattern of androgenetic alopecia is due to a hierarchy of androgen sensitivity within follicular units that leads to selective miniaturization and a reduction in the number of terminal hairs per follicular unit. Br J Dermatol. 2008;159(6):1300–2.
17. Trueb RM. Aging of hair. J Cosmet Dermatol. 2005;4(2):60–72.
18. Whiting DA. How real is senescent alopecia? A histopathologic approach. Clin Dermatol. 2011;29(1):49–53.

18 休止期脱发

Adriana Rakowska, Malgorzata Olszewska,
and Lidia Rudnicka

姚雪妍 译 周城 审校

摘 要

皮肤镜在休止期脱发中诊断价值有限。皮肤镜下常见空毛囊，单一毛发毛囊单位为主，毛周褐色色素异常（毛周征）以及直立再生发，但这些表现并不特异。这些表现在额部与枕部并没有明显差别，这一点可以与AGA相鉴别。但应注意二者临床上常有合并发生。

关键词

雄激素性秃发 • 慢性休止期脱发 • 毛囊单位 • 毛干直径异质性 • 毛周色素异常 • 毛周征 • 休止期脱发 • 直立再生发 • 黄点征

休止期脱发（telogen effluvium）一词，是由Kligman在1961年提出[1]，指临床上出现突发的弥漫性的休止期头发脱落的一大类临床情况。这一特殊类型的脱发在临床上非常常见，但是该病的循证基础较少。分别由Blume-Peytavi[2]及Camacho和Montagna[3]编写的两部毛发学著作，关于休止期脱发介绍仅有很少的几页，反映了目前对该病的科学认识的不足。

已有资料显示，休止期脱发可能是由内在或外在的诱因导致大量头发同时进入了休止期。休止期毛发在暴露于始动因素后3～4个月开始脱落。这些始动因素包括急性发热性疾病，大型手术，心理创伤，妊娠，甲状腺疾病，服用雌激素药物，节食，铁缺乏，药物（β受体阻滞剂、抗凝剂、维A酸、丙硫氧嘧啶、卡马西平、疫苗），变应性接触性皮炎和紫外线暴露[4-11]。

1996年，Whiting[12]总结了慢性休止期脱发的特征，认为是一种独立的疾病。慢性休止期脱发可能为原发性，也可继发于各种系统性疾病，包括吸收不良疾病、慢性营养缺乏症、慢性甲状腺疾病、慢性肾衰竭或慢性肝衰竭、系统性红斑狼疮以及HIV感染[4]。在所有上述可能的诱因中，只有慢性铁缺乏症有较为详细的研究和一些相矛盾的研究结果[4]。

临床上，慢性休止期脱发的特征为累及全部头皮的弥漫性休止期脱发，持续 6～8 个月以上。患者可出现持续数年的、严重的脱发，病情可时轻时重。脱发常表现为头发进行性稀疏，均匀累及全头皮。也可出现明显的颞部受累[11，13-14]。

虽然休止期脱发最常见于绝经期后女性，但该病患者中，有 21% 为绝经期前女性，有 11% 患者为男性[15]。

急、慢性休止期脱发最准确的诊断方法是组织病理学和毛发显微像，同时结合详细的病史信息来发现导致休止期脱发的原因[16]。

皮肤镜在休止期脱发中诊断价值有限。皮肤镜下常见空毛囊，单一毛发毛囊单位为主，毛周褐色色素异常（毛周征）以及直立再生发，但这些表现并不特异。这些表现在额部与枕部并没有明显差别，这一点可以与 AGA 相鉴别。但应注意二者临床上常有合并发生。

表 18.1 休止期脱发皮肤镜特征

- 单一毛发毛囊单位为主
- 直立再生发
- 毛周色素异常（毛周征）
- 空毛囊 / 黄点征
- 缺乏其他脱发疾病的典型特征

框 18.1
- 休止期脱发的皮肤镜表现并不特异。
- 女性 AGA 与休止期脱发常常合并。

表 18.2 休止期脱发与雄激素性秃发的皮肤镜特征

特征	休止期脱发	雄激素性秃发	二者合并
空毛囊（包括黄点征）	+	+	+
前额区单一毛发毛囊单位	+	++	++
直立再生发	++	+/−	+
细终毛	+	+	+
毛周色素异常（毛周征）	+	++	++
毳毛	−	+	+
毛干直径异质性	−	+	+
异常改变以额部为主	−	++	+

Data from Rakowska et al.[14，17] and Slowinska[18]
+，存在；++，常见；−，未见

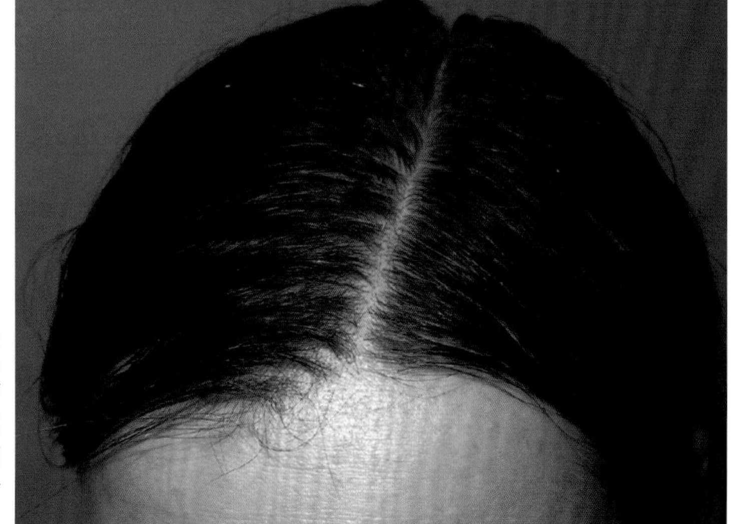

图 18.1 休止期脱发。休止期脱发以起病急、累及全头皮为特征。可见双颞部明显稀疏（图中患者颞部被前额部毛发遮挡）。颞部区域正常情况下的毛发密度相对较低，因此全头皮均匀脱发时，颞部最先表现出稀疏。休止期脱发与早期 AGA 的鉴别可能很困难，且二者常常合并存在

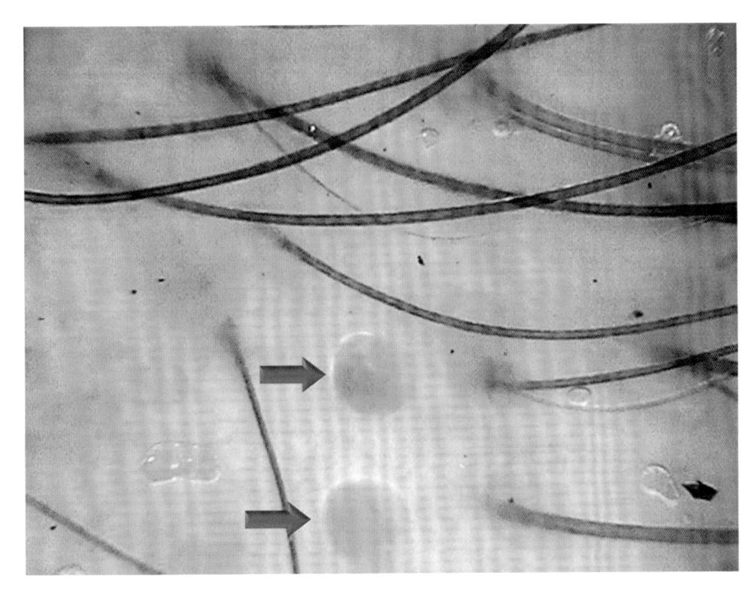

图 18.2 休止期脱发的空毛囊。该特征（**箭头**）罕见，因为通常情况下，休止期毛发脱落（脱落期）后新生毛发紧接着再生。若无毛发再生，毛囊开口将被角质物和皮脂填充，表现为黄点征（×70）

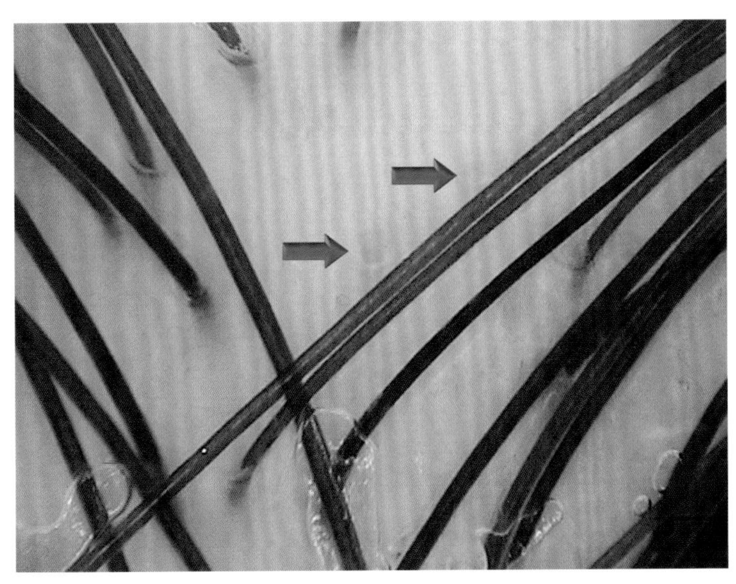

图 18.3 休止期脱发的空毛囊。图示为被角质物和皮脂填充的空毛囊（**箭头**），与 AGA 的黄点征难以鉴别。注意该患者无 AGA 的其他特征。皮肤镜下符合休止期脱发表现（×70）

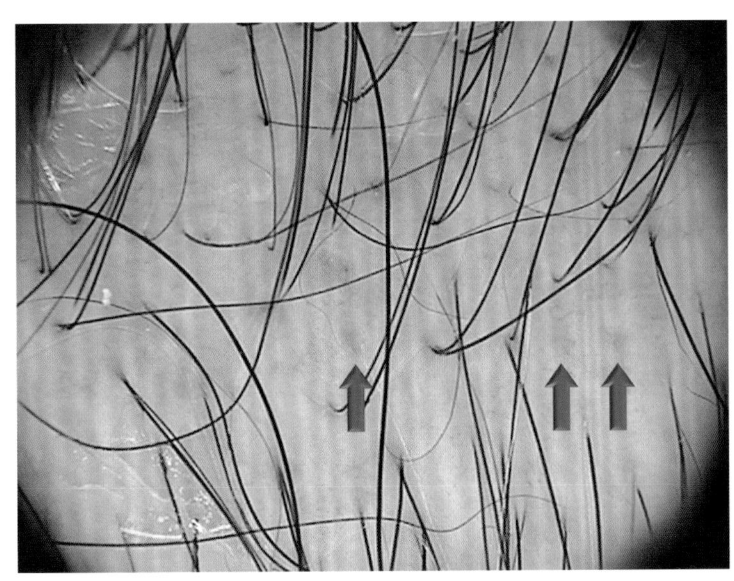

图 18.4 休止期脱发的空毛囊。该图取自一位由于慢性铁缺乏症所致重度休止期脱发患者的颞部。大部分空的毛囊开口表现为黄点征（**箭头**）。颞部该表现可能误导部分毛发镜初学者，因为该部位通常可见高比例的细发及大量单一毛发毛囊单位，如果只对颞部进行毛发镜检查而忽视其他部位，这些特征可能导致误诊为雄激素性秃发（×20）

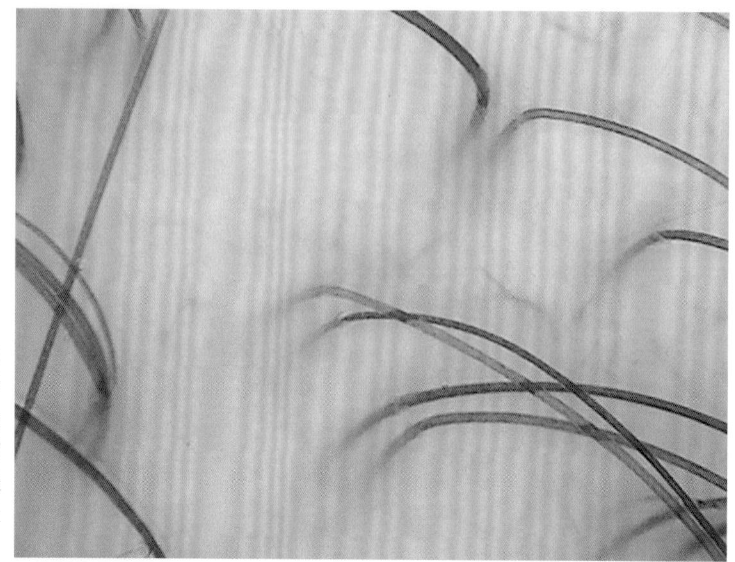

图 18.5　休止期脱发中以单一毛发毛囊单位为主。休止期脱发毛发密度普遍降低。皮肤镜下可见单一毛发毛囊单位为主，而有两到三根毛发生长的毛囊单位比例显著下降或消失。注意该图中未见其他异常特征。该类型图像高度提示休止期脱发，但也可见于其他疾病，如生长期毛发松动综合征、先天性少毛症等（×70）

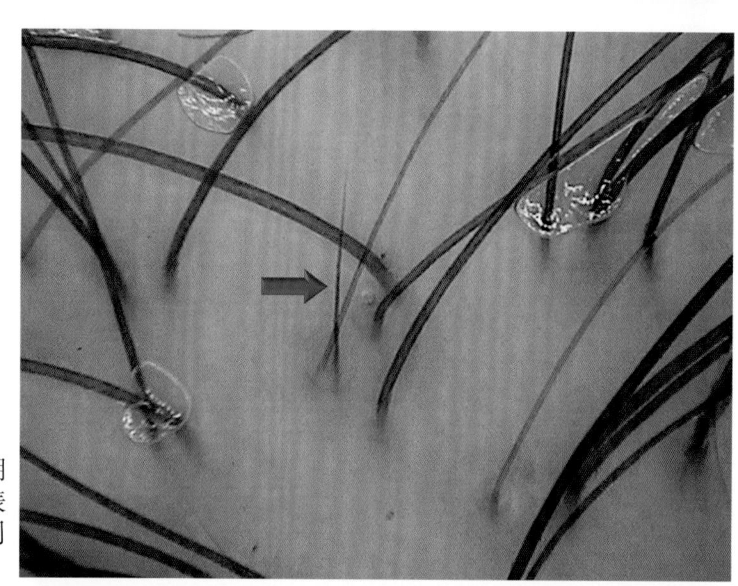

图 18.6　休止期脱发中直立再生发。在休止期脱发中，新的再生的生长期毛发外观正常，表现为坚实、直立、末端尖细（**箭头**）。色素与同区域其他终毛相同（×70）

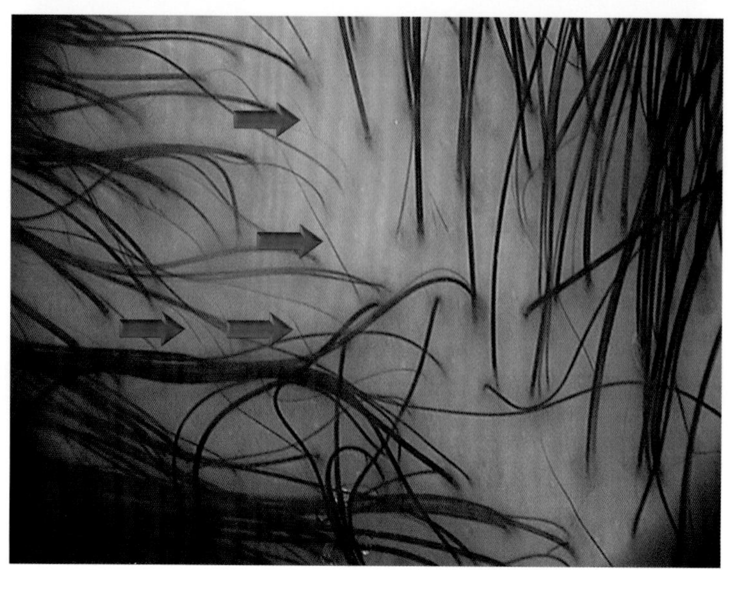

图 18.7　休止期脱发的直立再生发。休止期毛发脱落（脱落期）之后，新生的生长期毛发可立即长出。这种再生表现为多发末端尖细的直立再生发（**箭头**）。大量的直立再生发存在提示急性而非慢性的休止期脱发。另外的一个鉴别急性或慢性休止期脱发的特征为，急性休止期脱发的毛干直径通常为正常终毛直径，而慢性休止期脱发的毛干直径常随着病程持续而变细，平均毛干直径为 48μm[17]，较正常终毛直径减少约 30% ～ 50%（×20）

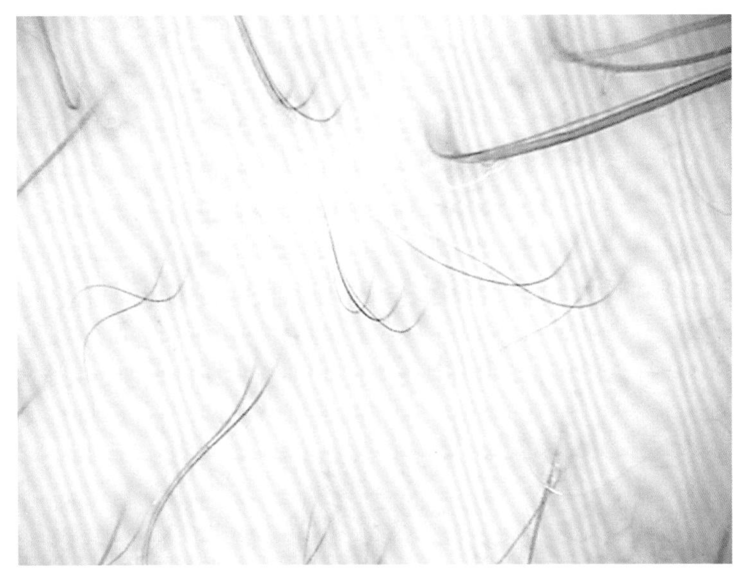

图 18.8 急性休止期脱发中的直立再生发。该图示重度的急性休止期脱发后的再生发。每个毛囊单位可见 2 ～ 3 根毛干同时再生。这些轻度弯曲的毛发（可能由皮肤镜的透镜所致）均符合直立再生发的标准（×70）

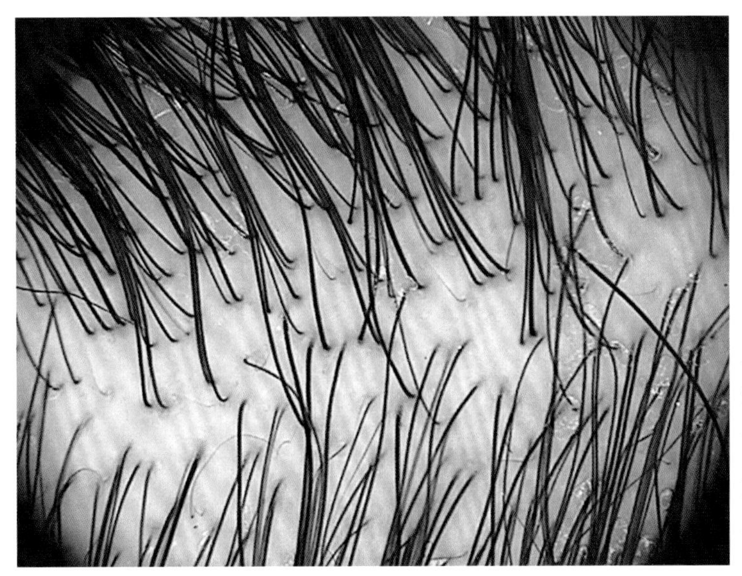

图 18.9 休止期脱发毛周色素异常（毛周征）。休止期脱发毛周色素异常（毛周征）指的是毛囊周围呈褐色或灰褐色变化。提示毛周淋巴细胞浸润，首先被描述于雄激素性秃发[19]。该现象也常见于休止期脱发。注意，终毛直径一致而无明显异质性。可见稀疏散在的新生发，末端尖锐，提示可能处于休止期脱发的早期（×20）

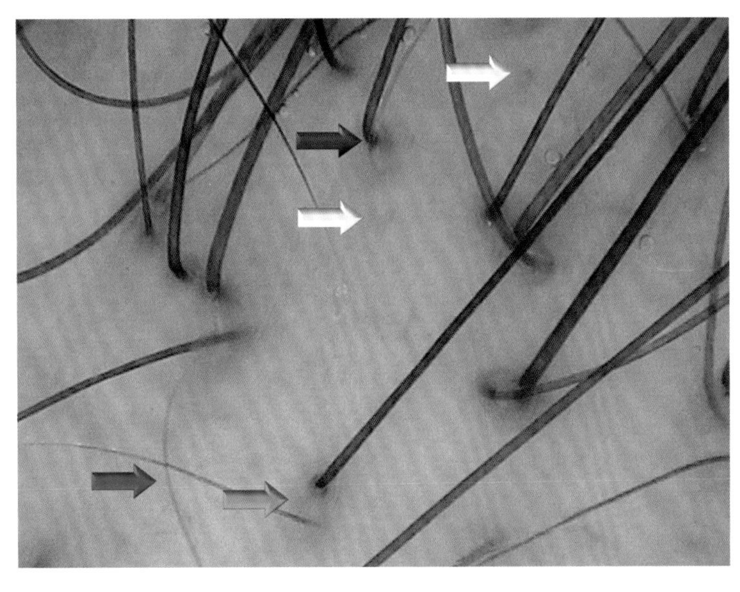

图 18.10 休止期脱发。该图示休止期脱发的各种特征。短而直立的再生发（**蓝色箭头**），空毛囊（**白色箭头**），毛周色素异常（**灰色箭头**），单一毛发毛囊单位（**绿色箭头**）（×70）

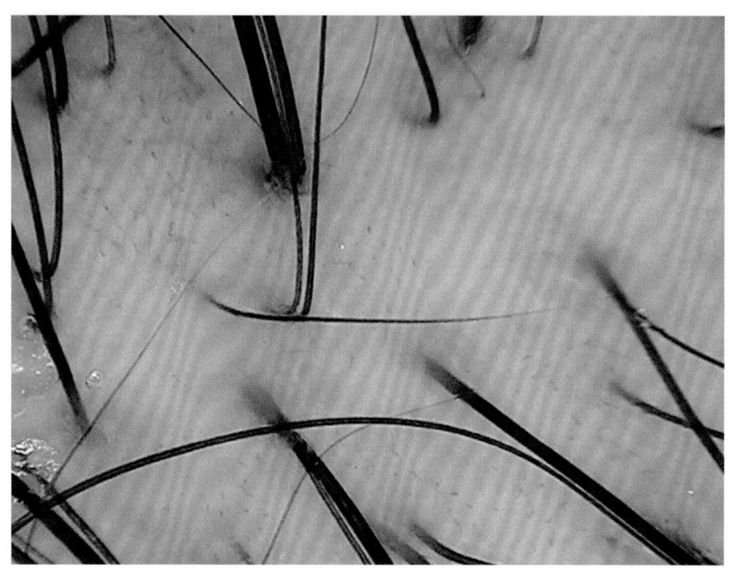

图 18.11 皮肤镜下休止期脱发特征：短的直立再生发，空毛囊，毛周色素异常。在休止期脱发中没有特异性的血管表现。由于各种局部治疗手段而使部分区域的血管变得更加明显（×70）

参考文献

1. Kligman AM. Pathologic dynamics of human hair loss. I. Telogen effuvium. Arch Dermatol. 1961;83:175–98.
2. Blume-Peytavi U, Tosti A, Whiting DA, Trüeb RM, editors. Hair growth and disorders. Berlin/Heidelberg: Springer; 2008.
3. Camacho F, Montagna W, editors. Trichology: diseases of pilosebaceous follicle. Madrid: Aula Medica Group; 1997.
4. Trueb RM. Systematic approach to hair loss in women. J Dtsch Dermatol Ges. 2010;8(4):284–97, 98.
5. Mounsey AL, Reed SW. Diagnosing and treating hair loss. Am Fam Physician. 2009;80(4):356–62.
6. Durusoy C, Ozenli Y, Adiguzel A, Budakoglu IY, Tugal O, Arikan S, et al. The role of psychological factors and serum zinc, folate and vitamin B12 levels in the aetiology of trichodynia: a case-control study. Clin Exp Dermatol. 2009;34(7):789–92.
7. Katz KA, Cotsarelis G, Gupta R, Seykora JT. Telogen effluvium associated with the dopamine agonist pramipexole in a 55-year-old woman with Parkinson's disease. J Am Acad Dermatol. 2006; 55(5 Suppl):S103–4.
8. Patrizi A, Savoia F, Negosanti F, Posar A, Santucci M, Neri I. Telogen effluvium caused by magnesium valproate and lamotrigine. Acta Derm Venereol. 2005;85(1):77–8.
9. Piraccini BM, Iorizzo M, Rech G, Tosti A. Drug-induced hair disorders. Curr Drug Saf. 2006;1(3):301–5.
10. Tosti A, Piraccini BM, van Neste DJ. Telogen effluvium after allergic contact dermatitis of the scalp. Arch Dermatol. 2001;137(2):187–90.
11. Harrison S, Sinclair R. Telogen effluvium. Clin Exp Dermatol. 2002;27(5):389–95.
12. Whiting DA. Chronic telogen effluvium. Dermatol Clin. 1996; 14(4):723–31.
13. Chen W, Yang CC, Todorova A, Al Khuzaei S, Chiu HC, Worret WI, et al. Hair loss in elderly women. Eur J Dermatol. 2010;20(2): 145–51.
14. Rakowska A, Slowinska M, Kowalska-Oledzka E, Olszewska M, Rudnicka L. Dermoscopy in female androgenic alopecia: method standardization and diagnostic criteria. Int J Trichol. 2009;1(2): 123–30.
15. Garcia-Hernandez MJ, Camacho FM. Chronic telogen effluvium: incidence, clinical and biochemical features, and treatment. Arch Dermatol. 1999;135(9):1123–4.
16. Olszewska M, Warszawik O, Rakowska A, Slowinska M, Rudnicka L. Methods of hair loss evaluation in patients with endocrine disorders. Endokrynol Pol. 2010;61(4):406–11.
17. Rakowska A. Trichoscopy (hair and scalp videodermoscopy) in the healthy female. Method standardization and norms for measurable parameters. J Dermatol Case Rep. 2009;3(1):14–9.
18. Slowinska M. The value of videodermoscopy in differential diagnosis of androgenetic alopecia [doctoral thesis]. Warsaw: Medical University of Warsaw; 2010.
19. Deloche C, de Lacharriere O, Misciali C, Piraccini BM, Vincenzi C, Bastien P, et al. Histological features of peripilar signs associated with androgenetic alopecia. Arch Dermatol Res. 2004;295(10): 422–8.

19 生长期脱发

Adriana Rakowska，Malgorzata Olszewska，
and Lidia Rudnicka

冒丹丹　译　周城　审校

摘　要

生长期脱发是指出现弥漫性的生长期毛囊的毛发脱落，可由多种原因引起。这一章主要介绍生长期脱发相关的各种疾病（如化疗引起的脱发、生长期毛发松动综合征、毛发生长期缩短综合征）的毛发镜表现。另外，在分类上有争议的隐匿性斑秃，也会在这一章进行讨论。

关键词

隐匿性斑秃 • 生长期脱发 • 黑点征 • 化疗引起的脱发 • 药物引起的脱发 • 生长期毛发松动综合征 • 念珠状发样毛发 • Pohl-Pinkus缩窄 • 毛发生长期缩短综合征

生长期脱发（anagen effluvium）是指出现弥漫性的生长期毛囊的毛发脱落，可由多种原因引起。生长期脱发最常发生于细胞毒药物或其他毒性因素迅速抑制毛囊的代谢和分裂活性时[1-2]。最广泛的生长期脱发见于接受化疗的患者[1-5]。非细胞毒性药物（如阿维A）引起的脱发，也可能出现生长期脱发[6-8]。生长期脱发可能由暴露于放疗或毒物引起，也可由系统疾病导致。有研究表明，暴露于香烟烟雾也可能是引起生长期脱发的毒性因素[4, 9-10]。毒性因素引起的生长期脱发的毛发镜特征为念珠状发样毛发和黑点征。

另一个与生长期脱发有关的疾病是生长期毛发松动综合征。生长期毛发松动综合征通常见于1～6岁的女童，其特征为生长期毛发在毛囊中锚定缺陷（不牢固）[11-13]。毛发"不生长"、易拔出且不伴疼痛，是生长期毛发松动综合征的典型症状[11-12]。毛发显微像显示70%的生长期毛发的外毛根鞘和内毛根鞘缺失（"松动的生长期毛发"），近端毛干出现变形扭曲，并伴有特征性的毛小皮褶皱。休止期毛发可能见不到[11, 14-15]。毛发镜表现没有特异性，表现为毛发稀少，每个毛囊单位的毛干数目减少，偶尔可见结节性脆发症。

生长期毛发松动综合征需要和毛发生长期缩短综合征进行鉴别。尽管两者病名类似，有相似的毛发不生长的临床表现，但是从病因上看它们是不同的疾病。毛发生长期缩短综合征的特征为

毛发长不长，因其生长期极短。毛发在长到超过3～6 cm之前就完成了一个完整的生长周期，开始脱落[16-17]。毛发显微镜显示生长期毛发的比例降低，有大量的休止期毛发。毛发末梢为尖端，表明未曾被剪断或破坏[16-17]。毛发镜显示毛发密度正常，有许多不同长度的再生毛发[18]。

最近发现有一种秃发不符合现行的脱发分类，其被称为隐匿性斑秃（alopecia areata incognita）。它的脱发特点是额部头发迅速显著变薄，且再生的预后好，女性好发[19-23]。隐匿性斑秃首先由A. Rebora描述[23]，猜测该疾病是女性型雄激素性秃发患者发生的斑秃。基于毛发镜的发现，之后又有人提出该疾病可以归入急性休止期脱发的疾病谱，发生于亚临床的女性型雄激素性秃发的患者。有人提出新的术语“急性毛发微小化”[21]，特征性的毛发镜表现为黄点征和大量短的再生毛发[20-21]。

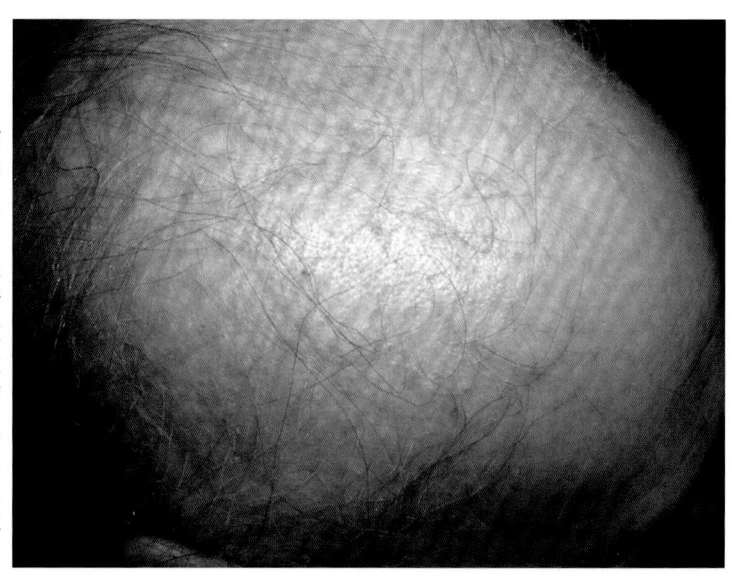

图19.1 化疗引起的脱发。化疗引起的脱发初发于首次化疗后的1～3周[1]。它可能由多种细胞毒药物引起，包括多柔比星、多西他赛、柔红霉素、表柔比星、依托泊苷、异环磷酰胺、伊立替康、紫杉醇、拓泊替康、长春地辛、长春瑞滨[1-4]。新的靶向抗癌药，如索拉非尼、舒尼替尼，也与生长期脱发有关[5]。化疗患者发生脱发的平均比例约为65%，但不同药物的比例差异明显。与单药化疗相比，多药联合化疗引起脱发的概率增加，且临床症状更严重[1]。非细胞毒药物（如阿维A、卡马西平、氯西汀、氟哌替啶、干扰素、利巴韦林、利培酮、舍曲林）引起的脱发，很可能遵循生长期脱发和休止期脱发[6-8]

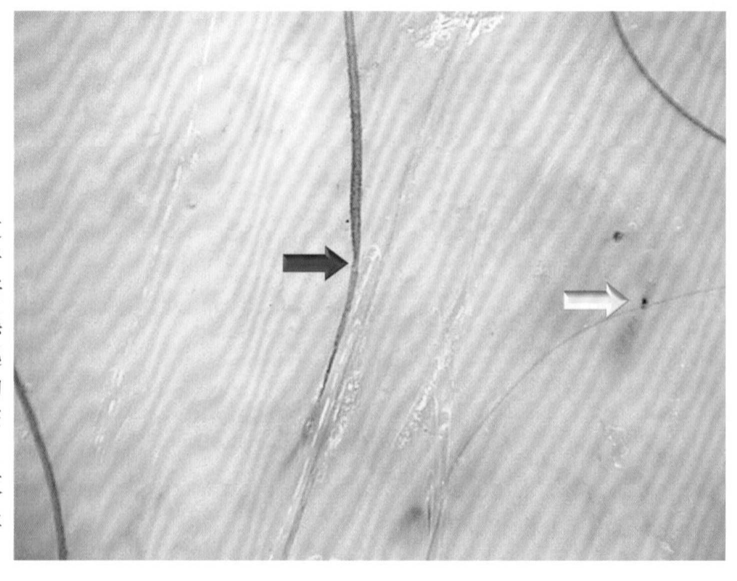

图19.2 化疗引起的脱发。化疗引起的脱发发生于毛囊的有丝分裂活动被快速抑制时。毛干局部变细，并容易断裂，最常见头皮水平的断裂。断裂的毛干残端在毛发镜下表现为一个黑点征（**白色箭头**）。低剂量的药物可能只引起节段性的变细或变窄，而不引起这些薄弱点的折断。这种类型的缩窄被称作Pohl-Pinkus缩窄（**蓝色箭头**）。停药后，毛囊在几周内恢复活性，毛干再次变粗。而下一疗程的药物将再次导致这些变化。同一根毛发的多处缩窄使得毛干呈现念珠状发样的外观（×70）

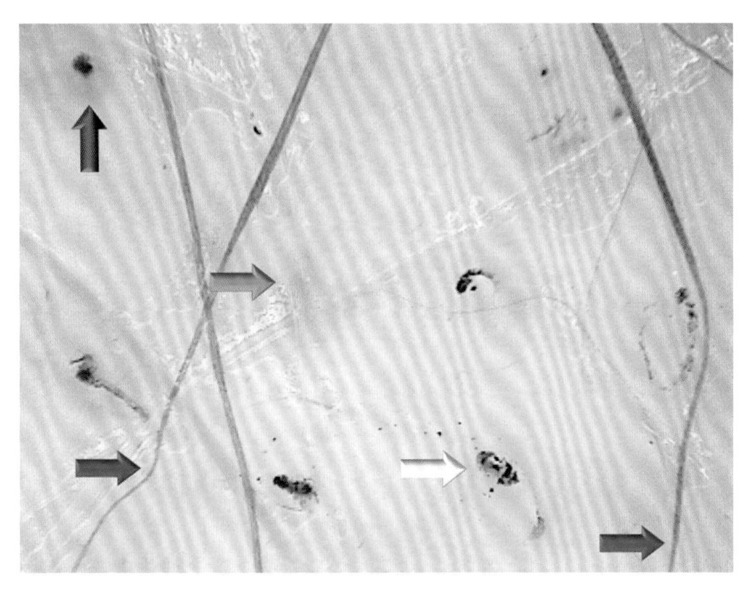

图 19.3 化疗引起的脱发。该图显示多处毛干残端（**白色箭头**），需注意其与拔毛癖的相似性（见第 20 章）。具有 Pohl-Pinkus 缩窄的毛干具有锥形改变（**蓝色箭头**）。可看到黑点征（**黑色箭头**）。黄点征显示出空毛囊（**绿色箭头**）（×70）

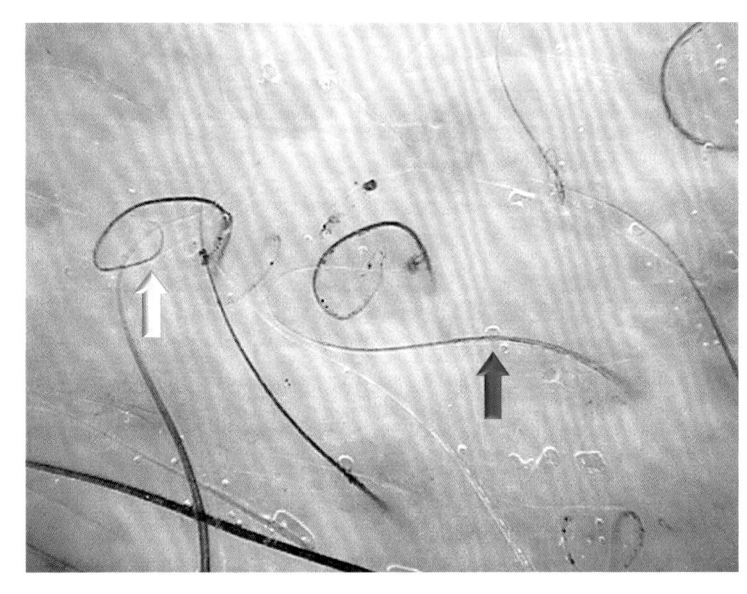

图 19.4 化疗引起的脱发中部分毛发再生。该图显示化疗引起的脱发患者毛发再生（**蓝色箭头**）。一些毛发有猪尾样的外观（**白色箭头**）。环形的猪尾样毛发中的粒状成分表明这些毛干远端存在内部结构异常（×60）

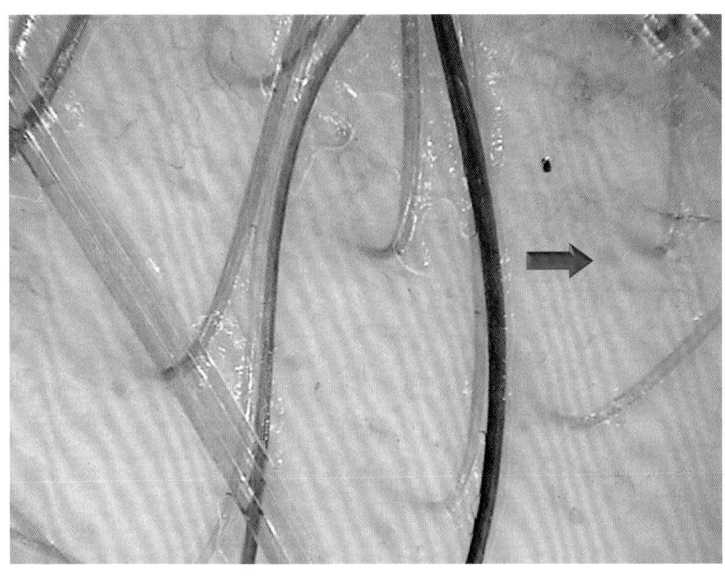

图 19.5 化疗引起的脱发。高倍数的放大更清晰地展示了多处的黄点征（**箭头**），黄点显示出了空毛囊。大多数毛囊单位只有一根毛发，毛干的形状和直径具有一致性（×70）

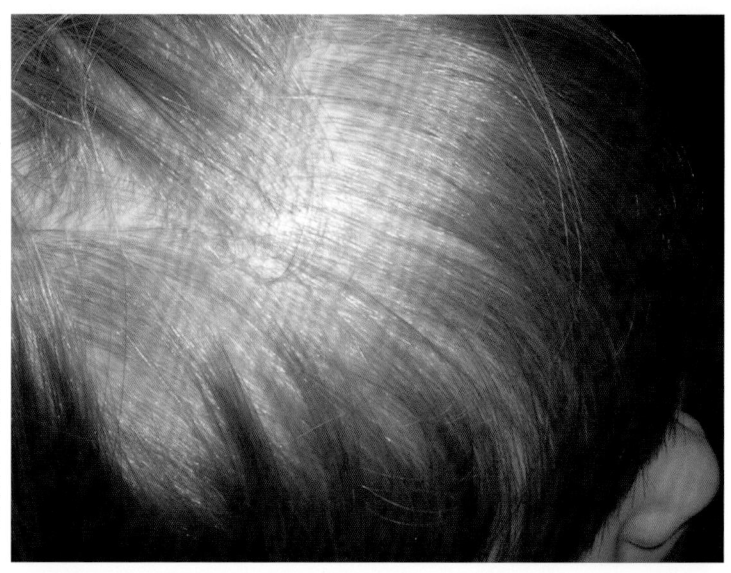

图 19.6 生长期毛发松动综合征。生长期毛发松动综合征最可能的原因是内毛根鞘的角化过早成熟，导致内毛根鞘小皮与毛干的毛小皮之间的黏附障碍。因此，毛发可被最小的机械外力轻易拔出，且不伴疼痛，之后它迅速再生。短发的快速转变给人留下的印象即是“不生长的短发”。该疾病主要影响 1 ~ 6 岁的女童（女：男比例 6：1），好发于枕部。诊断的基础是毛发显微相检查，可见生长期毛发为主，占 90% ~ 100%，且生长期毛发缺乏内、外毛根鞘（即“松动的生长期毛发”）。4- 二甲氨基肉桂醛可以选择性地将内毛根鞘内含瓜氨酸的蛋白质染成亮红色，用其染色可能有一定帮助[14，24-25]。只出现少量松动的生长期毛发并不能诊断该疾病。在健康人群、其他疾病的患者中也可观察到少量的松动的生长期毛发[11，14]

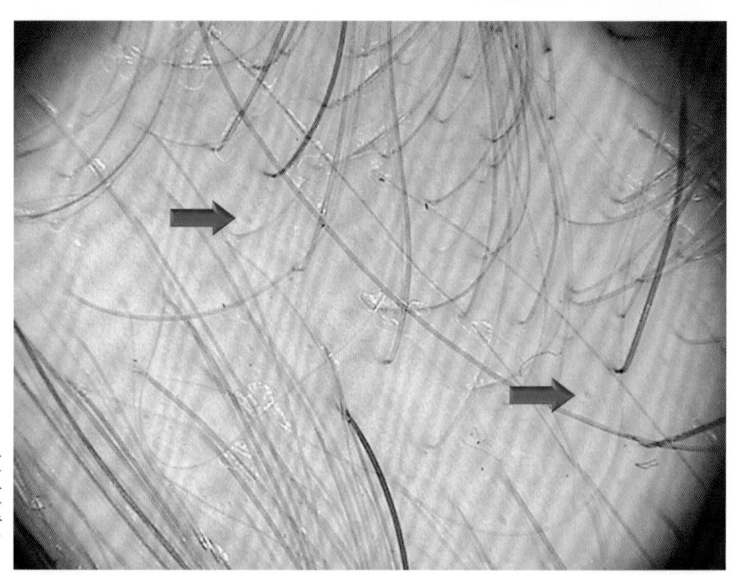

图 19.7 生长期毛发松动综合征。生长期毛发松动综合征并没有特征性的毛发镜表现。毛发密度降低，大多数毛囊单位只有一根毛发，黄点（箭头）与空毛囊一致（×20）

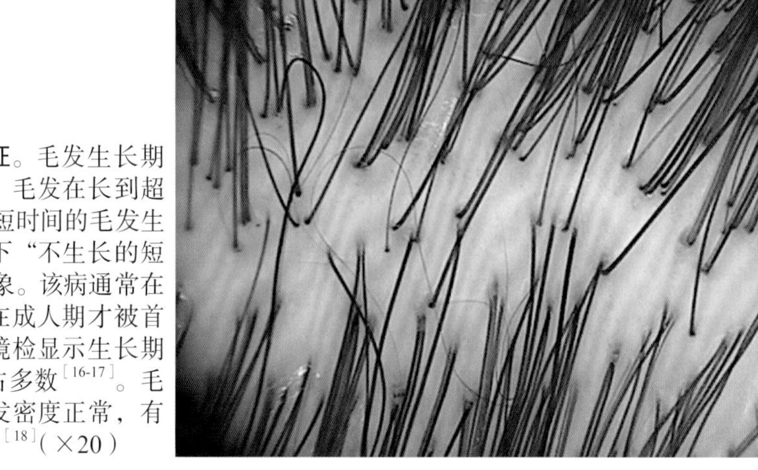

图 19.8 毛发生长期缩短综合征。毛发生长期缩短综合征的毛发生长期极短。毛发在长到超过 3 ~ 6 cm 之前就经历了整个短时间的毛发生长周期，并脱落[16-17]，从而留下“不生长的短发”“从来不需理发”的临床印象。该病通常在出生时或童年期起病，但也有在成人期才被首次诊断的病例报道。毛发显微镜检显示生长期毛发的比例减少，休止期毛发占多数[16-17]。毛发镜表现没有特异性，显示毛发密度正常，有大量直立、长度各异的再生毛发[18]（×20）

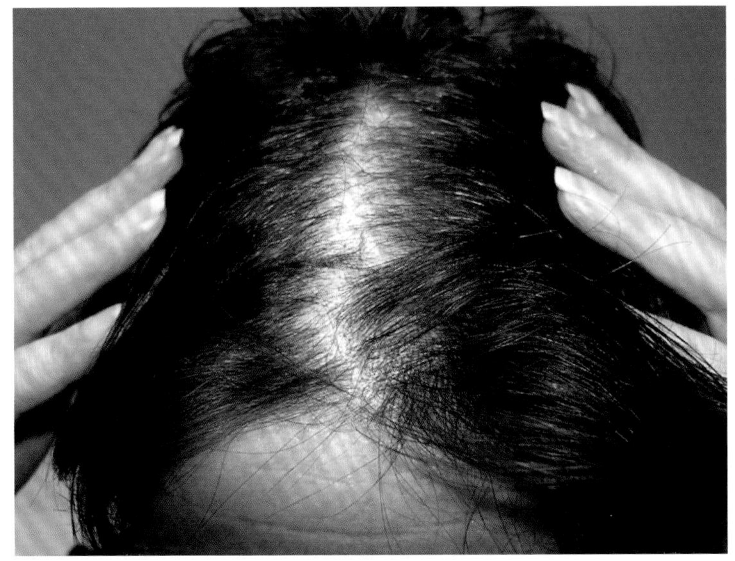

图 19.9 隐匿性斑秃。隐匿性斑秃是急性的、额部为主的脱发，伴有毛囊微型化和毛干变细。该疾病最常见于中年女性，毛发再生的预后好。隐匿性斑秃由 Rebora 在 1987 年首次描述[23]，接下来的 20 年一直备受争论，争论的焦点在于它与斑秃的相似性。Rebora[23] 猜测雄激素性秃发的患者发生斑秃，可导致弥漫性而非斑片状的脱发。因此他将其命名为隐匿性斑秃[22, 26-27]。一些学者现在认为它是斑秃病谱的另一种疾病，与雄激素性秃发截然不同[20, 28-29]。我们认为，隐匿性斑秃与女性型雄激素性秃发患者发生的急性休止期脱发最为一致[21]。该疾病没有斑秃的特点，例如发病早、男女发病比例相同、与自身免疫性疾病同时存在、累及眉毛和其他体毛、有发展为全秃的趋势，也没有斑秃特征性的毛发镜、毛发显微相的表现。与之相反的是，该病急性起病、以额部毛发脱落为主、脱发为自限性，再生预后好、休止期毛发比例增加、毛囊微型化等，加之与上述相符的毛发镜特点，表明在大多数病例中，隐匿性斑秃实际上是急性休止期脱发的一个亚型，发生在女性型雄激素性秃发患者[21]

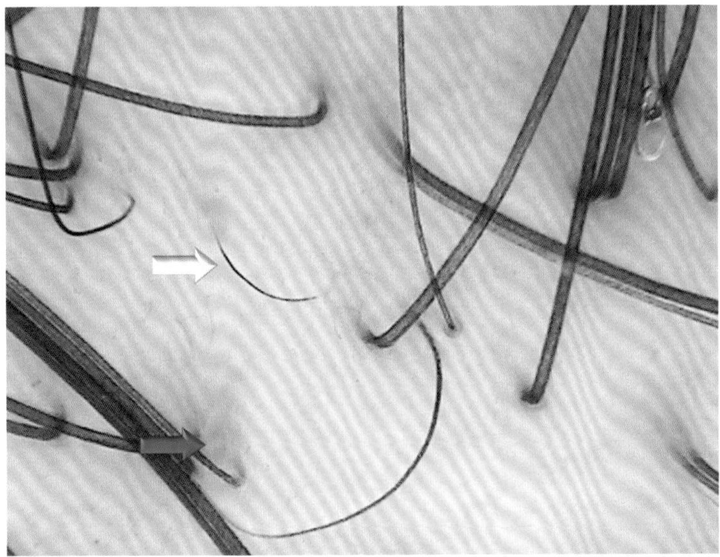

图 19.10 隐匿性斑秃的黄点征和再生毛发。隐匿性斑秃的毛发镜显示多处的黄点征（**蓝色箭头**），其在"雄激素依赖"的区域最丰富，也显示出小的再生毛发（**白色箭头**）。与典型的休止期脱发和斑秃的尖细直立的再生毛发不同的是，隐匿性斑秃的再生毛发形成一些不寻常的形状，如黑线、S 形发、近端膨胀的毛发（蝌蚪状）（×70）

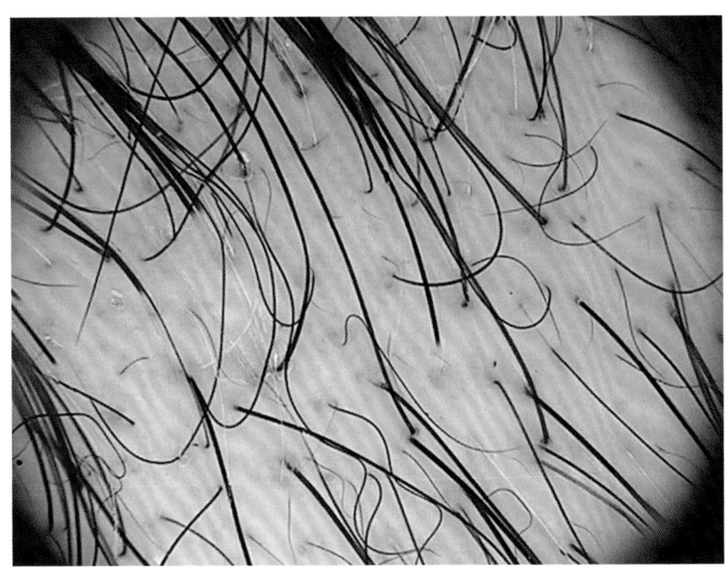

图 19.11 隐匿性斑秃多种形状的再生毛发。隐匿性斑秃的再生毛发长度、形状各异。大多数患者可见 S 形发的形成，也可见每个毛囊单位的毛发数目减少。注意终毛毛干的粗细不一（×20）

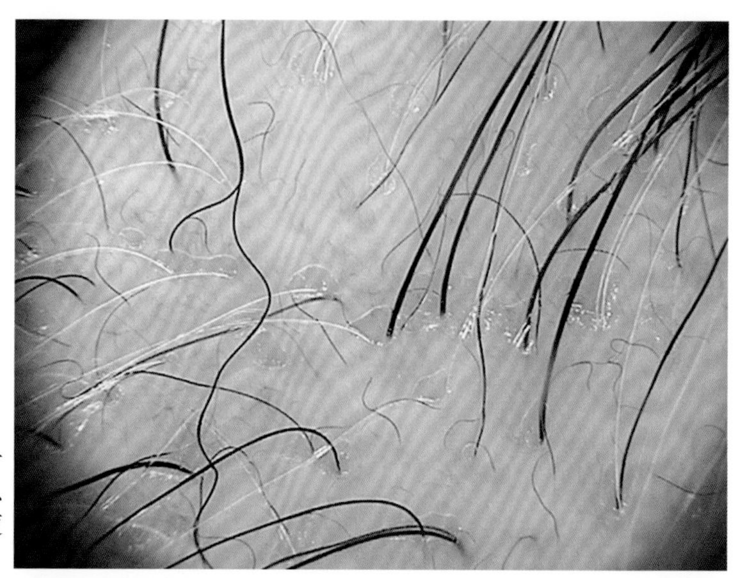

图 19.12 隐匿性斑秃的黑色再生毛发。该患者可见大量、不同长度的 S 形再生毛发。有意思的是，隐匿性斑秃的再生毛发颜色很深，即使患者的自然毛发是灰色的（×20）

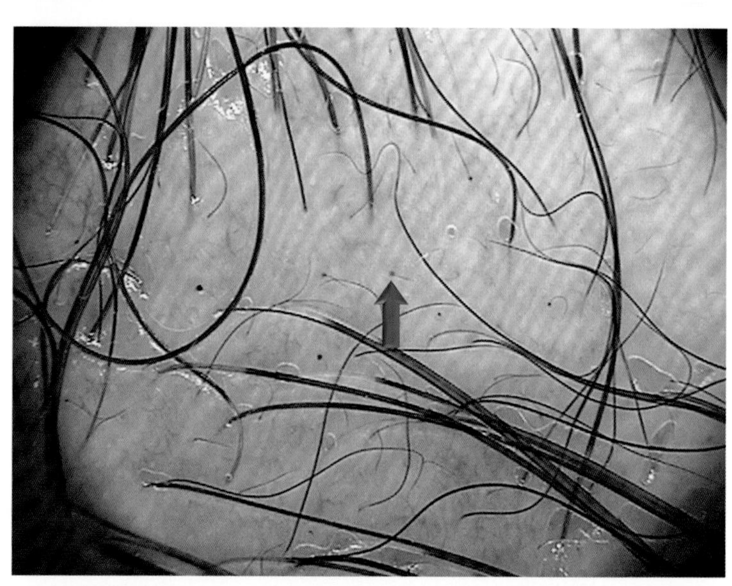

图 19.13 隐匿性斑秃的蝌蚪状发。隐匿性斑秃常见近端膨大（**箭头**）的再生毛发。该图也可见很多 S 形发（×20）

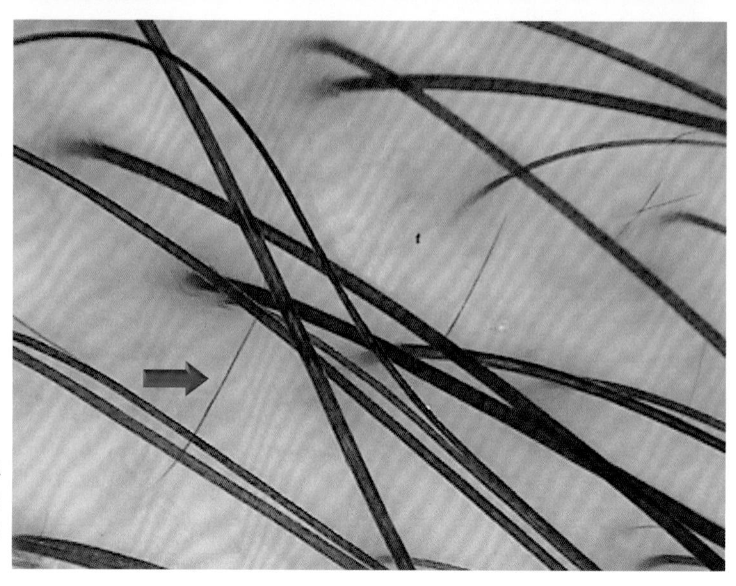

图 19.14 隐匿性斑秃的黑线。黑线是再生的色深、纤细、短的毛发（**箭头**）。偶尔，他们比患者毛发的自然颜色深。很难分辨出这些毛发的近端和远端（×70）

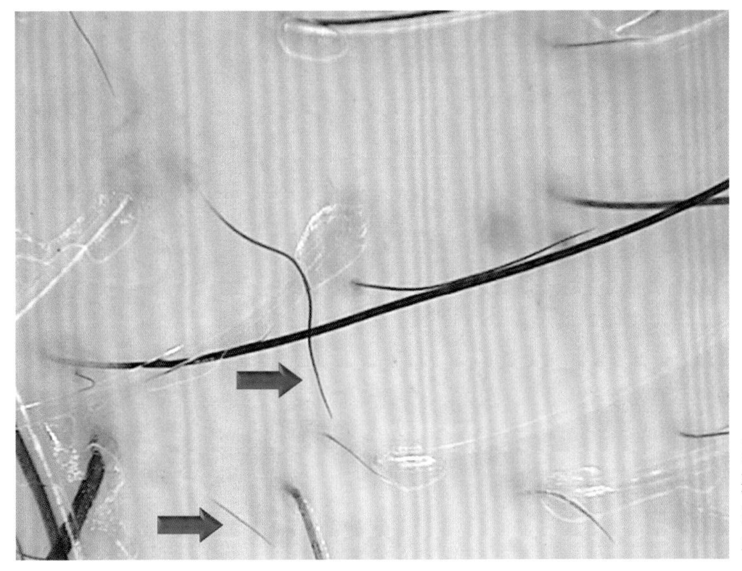

图 19.15　隐匿性斑秃。该图展示的是大小、形态各异的黑线（箭头）。同时，也要注意黄点征的存在。黄点征可出现在空毛囊或者有毛干的毛囊中（×70）

参考文献

1. Trueb RM. Chemotherapy-induced alopecia. Curr Opin Support Palliat Care. 2010;4(4):281–4.
2. Ramos-e-Silva M, Chaves Azevedo-e-Silva M, Carneiro SC. Hair, nail, and pigment changes in major systemic disease. Clin Dermatol. 2008;26(3):296–305.
3. Yeager CE, Olsen EA. Treatment of chemotherapy-induced alopecia. Dermatol Ther. 2011;24(4):432–42.
4. Guillot B, Bessis D, Dereure O. Mucocutaneous side effects of antineoplastic chemotherapy. Expert Opin Drug Saf. 2004;3(6):579–87.
5. Lee WJ, Lee JL, Chang SE, Lee MW, Kang YK, Choi JH, et al. Cutaneous adverse effects in patients treated with the multitargeted kinase inhibitors sorafenib and sunitinib. Br J Dermatol. 2009; 161(5):1045–51.
6. Tosti A, Pazzaglia M. Drug reactions affecting hair: diagnosis. Dermatol Clin. 2007;25(2):223–31, vii.
7. Piraccini BM, Iorizzo M, Rech G, Tosti A. Drug-induced hair disorders. Curr Drug Saf. 2006;1(3):301–5.
8. Trueb RM. Systematic approach to hair loss in women. J Dtsch Dermatol Ges. 2010;8(4):284–97, 298.
9. D'Agostini F, Balansky R, Pesce C, Fiallo P, Lubet RA, Kelloff GJ, et al. Induction of alopecia in mice exposed to cigarette smoke. Toxicol Lett. 2000;114(1–3):117–23.
10. Severs GA, Griffin T, Werner-Wasik M. Cicatricial alopecia secondary to radiation therapy: case report and review of the literature. Cutis. 2008;81(2):147–53.
11. Dhurat RP, Deshpande DJ. Loose anagen hair syndrome. Int J Trichol. 2010;2(2):96–100.
12. Tosti A, Piraccini BM. Loose anagen hair syndrome and loose anagen hair. Arch Dermatol. 2002;138(4):521–2.
13. Price VH, Gummer CL. Loose anagen syndrome. J Am Acad Dermatol. 1989;20(2 Pt 1):249–56.
14. Mirmirani P, Uno H, Price VH. Abnormal inner root sheath of the hair follicle in the loose anagen hair syndrome: an ultrastructural study. J Am Acad Dermatol. 2011;64(1):129–34.
15. Olsen EA, Bettencourt MS, Cote NL. The presence of loose anagen hairs obtained by hair pull in the normal population. J Investig Dermatol Symp Proc. 1999;4(3):258–60.
16. Antaya RJ, Sideridou E, Olsen EA. Short anagen syndrome. J Am Acad Dermatol. 2005;53(2 Suppl 1):S130–4.
17. Barraud-Klenovsek MM, Trueb RM. Congenital hypotrichosis due to short anagen. Br J Dermatol. 2000;143(3):612–7.
18. Giacomini F, Starace M, Tosti A. Short anagen syndrome. Pediatr Dermatol. 2011;28(2):133–4.
19. Quercetani R, Rebora AE, Fedi MC, Carelli G, Mei S, Chelli A, et al. Patients with profuse hair shedding may reveal anagen hair dystrophy: a diagnostic clue of alopecia areata incognita. J Eur Acad Dermatol Venereol. 2011;25(7):808–10.
20. Tosti A, Whiting D, Iorizzo M, Pazzaglia M, Misciali C, Vincenzi C, et al. The role of scalp dermoscopy in the diagnosis of alopecia areata incognita. J Am Acad Dermatol. 2008;59(1):64–7.
21. Rakowska A, Slowinska M, Kowalska-Oledzka E, Olszewska M, Czuwara J, Rudnicka L. Alopecia areata incognita: true or false? J Am Acad Dermatol. 2009;60(1):162–3.
22. Rebora A. Alopecia areata incognita: a comment. Clinics (Sao Paulo). 2011;66(8):1481–2.
23. Rebora A. Alopecia areata incognita: a hypothesis. Dermatologica. 1987;174(5):214–8.
24. Baden HP, Kubilus J, Baden L. A stain for plucked anagen hairs. J Am Acad Dermatol. 1979;1(2):121–2.
25. Cantatore-Francis JL, Orlow SJ. Practical guidelines for evaluation of loose anagen hair syndrome. Arch Dermatol. 2009;145(10):1123–8.
26. Rebora A. Alopecia areata incognita. J Am Acad Dermatol. 2011; 65(6):1228.
27. Rebora A. A comment regarding 'follicular Swiss cheese' in the diagnosis of alopecia areata. J Cutan Pathol. 2012;39(2):307–8.
28. Molina L, Donati A, Valente NS, Romiti R. Alopecia areata incognita. Clinics (Sao Paulo). 2011;66(3):513–5.
29. Muller CS, El Shabrawi-Caelen L. 'Follicular Swiss cheese' pattern—another histopathologic clue to alopecia areata. J Cutan Pathol. 2011;38(2):185–9.

20 拔毛癖和牵拉性脱发

Lidia Rudnicka，Malgorzata Olszewska，
and Adriana Rakowska

冒丹丹 译 周城 审校

摘 要

拔毛癖的毛发镜表现为各种与毛发断裂有关的特征的混乱出现。最具特征性的是毛发在不同的长度断裂、纵裂（末梢分叉）的短发、不规则的卷曲发、无定形的毛发残端、黑点征。拔毛癖少见微惊叹号样发，但这可能成为诊断的误区：因微惊叹号样发的出现而将其误诊为斑秃。牵拉性脱发、创伤性瘢痕性边缘性脱发的毛发镜特征也将在这一章进行简要描述。

关键词

斑秃 • 牵拉性脱发 • 黑点征 • 毛发断裂 • 瘢痕性秃发 • 瘢痕性边缘性脱发 • 卷曲发 • 惊叹号样发 • 火焰状发 • 微惊叹号样发 • 头癣 • 牵拉性脱发 • 郁金香样发 • 毛发纵裂症 • 拔毛癖 • 黄点征

拔毛癖（trichotillomania）是一种患者习惯性、重复性的自行拔发而引起的牵拉性脱发[1-3]。从精神病学角度，这个名词包含了病理性拔发的一系列综合征。根据美国精神病协会的第四版精神障碍诊断与统计手册（DSM-Ⅳ），拔毛癖的诊断标准包括：(a) 经常自行拔除毛发，导致明显的脱发；(b) 在拔毛发前瞬间或试图抵制这种行为时，紧张感增加；(c) 拔出毛发时有逾越、满足、放松感；(d) 拔发不能用其他精神障碍解释；(e) 在社交、工作或者其他重要方面有重大的苦恼或伤害[4]。以上定义描述了一种精神疾病，也许应称为拔毛癖综合征。因此，DSM-Ⅳ诊断标准的有效性最近受到了一些作者的质疑[4-5]。

从皮肤科医生的角度，拔毛癖是重复的自行拔发引起的脱发[6-7]。大多数患者并不符合 DSM-Ⅳ的其他标准。

这种疾病最常发生于 9 ～ 13 岁的儿童[6]，其中女性为主，比例为 70% ～ 93%[6]。成年期发病的拔毛癖有可能继发于潜在的精神困扰，且病程长[6]。

临床上，患者表现为片状脱发区域，其上头发长短不一或无发，通常累及头顶，产生特征性的“拔毛癖秃顶”或者是“Friar Tuck 征”[8]。拉发试

验阴性。患者也可能拔多个区域的毛发，包括眉毛、睫毛、面部、四肢和阴部的毛发[6-7]。

毛发镜显示毛发密度降低、毛发在不同长度断裂、纵裂（末梢分叉）的短发、不规则的卷曲发，垂直再生的毛发和黑点征[9-11]。拔毛癖通常不出现黄点征[9]。Inui 等[12]观察到有一个拔毛癖患者出现了黄点征，但这些黄点与其他疾病的黄点不同，它们中央包含一个黑点[12]。

微惊叹号样发在拔毛癖中少见[13-14]，但这可能成为诊断的误区：因微惊叹号样发的出现而将其误诊为斑秃。

斑秃可能是拔毛癖的最初诱因，这两种疾病也可共同存在[6]，使得拔毛癖的鉴别诊断更具挑战性。

牵拉性脱发，通常由毛发造型过程导致的，其毛发镜表现类似，偶尔可见毛发管型。目前为止，尚没有报道描述拔毛癖和牵拉性脱发的毛发镜差异。创伤性瘢痕性边缘性脱发，是牵拉性脱发的晚期表现，特点是毛发密度降低、毛发变细，以及没有毛囊开口的白点或白色区域。

表 20.1 拔毛癖的毛发镜下鉴别诊断

特征	拔毛癖	斑秃	头癣
毛发断裂	++	+	+
卷曲发（不规则）	+	−	−
纵裂的短发（末梢分叉）	+	−	−
垂直再生的短发（< 3 mm）	+	+	+
微惊叹号样发	+	++	−
锥形发	+	++	−
火焰样发	+	−	−
郁金香样发	++	+/−	−
V 字征	++	+/−	−
形状不一的毛发残留	+	+/−	+
毛发末（零星的毛发）	+	−	−
黑点征	+	++	+
黄点征	+/−	++	−
有散在小黑点的黄点征	+	−	−
再生的猪尾样发（圆或椭圆形）	−	++	−
块状发	+/−	−	++
i 形发	+/−	−	+
色素减退的毳毛	−	+	−
逗号样发	−	−	+
螺旋状发	−	−	+
Z 形发	−	+/−	+
视野中无毛发	−	+	−

−无，+有，++常见

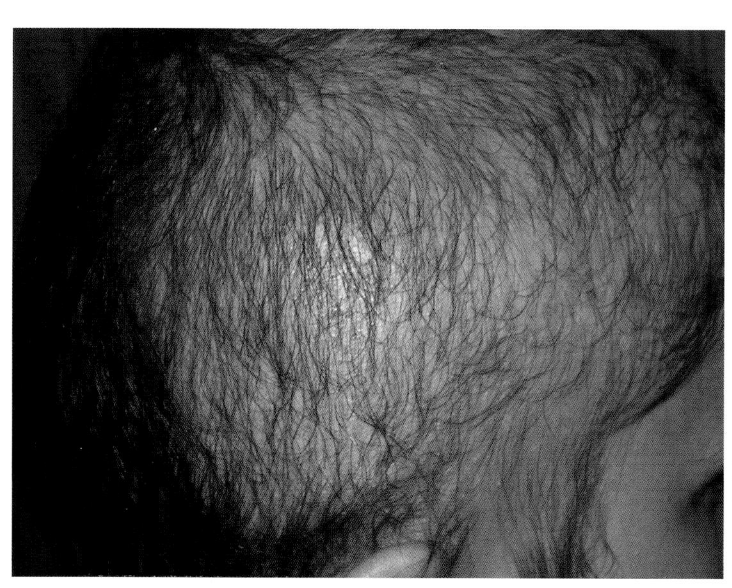

图 20.1 拔毛癖。拔毛癖的临床特点是斑片状的毛发密度降低，毛发长度不一。头发完全缺如的区域少见，因为患者倾向于只拔长发。通常枕中区域不受累，因为其不在手能轻易触及的范围内。该患者的拔发局限于右手范围内。一些患者可能记不起拔过自己的头发

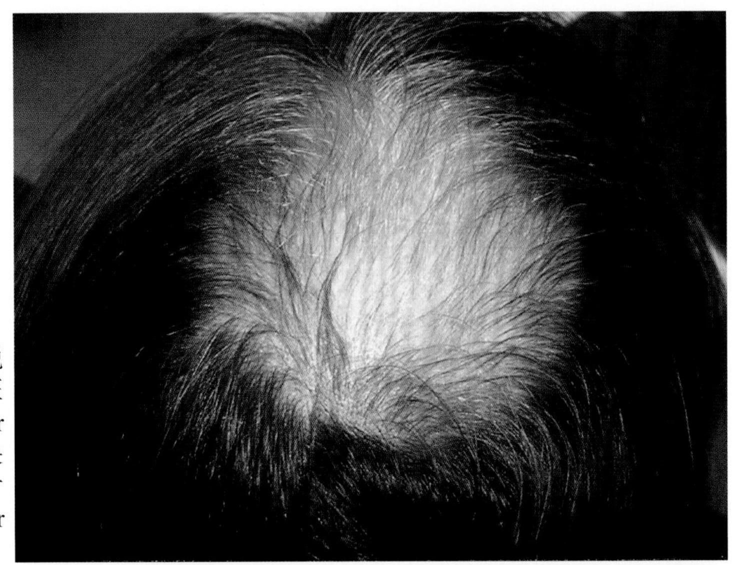

图 20.2 拔毛癖。该图展示的是患者头顶的脱发。在此区域内或外的强迫性拔发导致特征性的秃顶式拔毛癖，也称 Friar Tuck 征。Friar Tuck 征是基督教徒的传统，他们剃去头皮中央的头发，未剃的头发边缘形成圆形。这张图片显示的是 16 岁拔毛癖女性患者特征性的 Friar Tuck 征

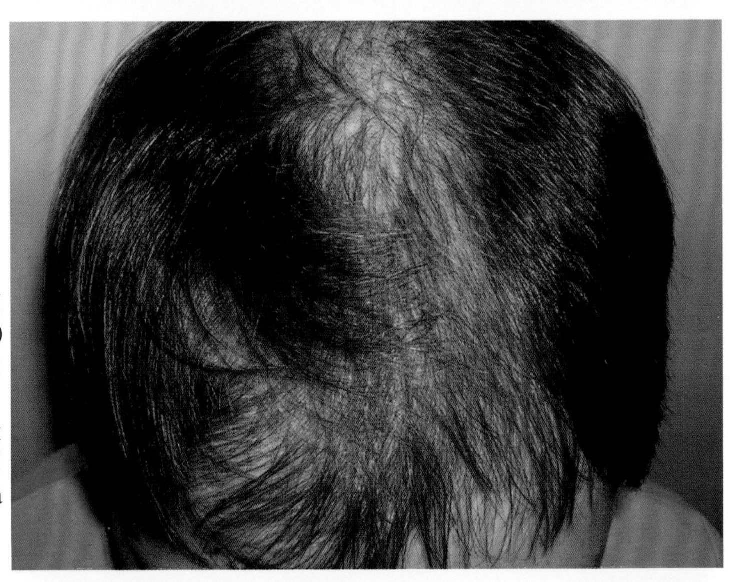

图 20.3 呈雄激素性秃发样分布的拔毛癖。该 22 岁患者，临床表现为雄激素性秃发（模式）分布的局限性脱发，可能指向雄激素性秃发的诊断。但是毛发镜显示拔毛癖的特征。因此，在诊断临床不典型拔毛癖时，毛发镜可能是最有用的辅助手段。这种诊断方法对于两种原因重叠的脱发患者有一定特殊价值。最近，Neila Iglesias 等[15]报道了一例拔毛癖合并念珠状发，毛发镜提供了重要的诊断线索

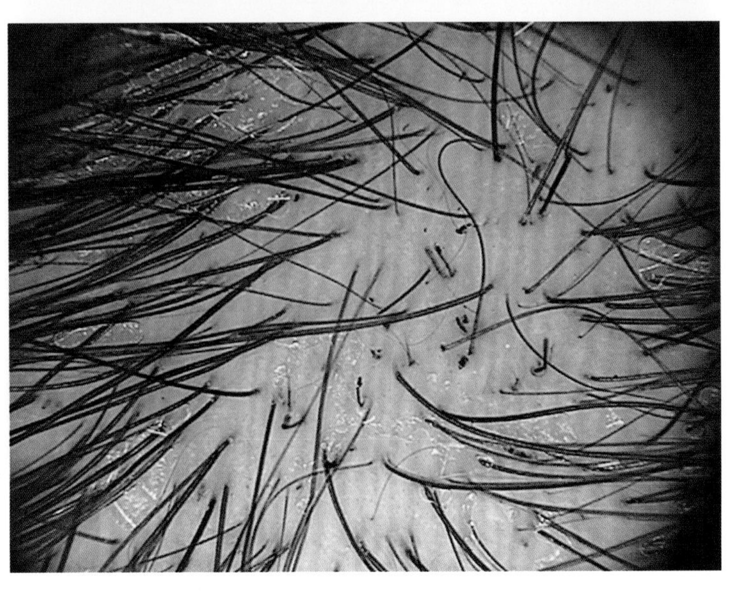

图 20.4 拔毛癖的毛发断裂。拔毛癖的毛发镜检查显示杂乱的多种多样的毛发破坏，可能是局部的（如图所示），也可能累及整个视野。不同长度的毛发断裂是拔毛癖最固有的改变。这些毛发的形态差异性很大，本章的图片展示了其中一些类型，一些在高倍毛发镜下可见更清晰的细节。毛发断裂并不是拔毛癖的特征性表现，它们也可见于斑秃、头癣、结节性脆发症。但是，所有这些疾病的毛发长度和形状的差异性都没有拔毛癖这么大（×20）

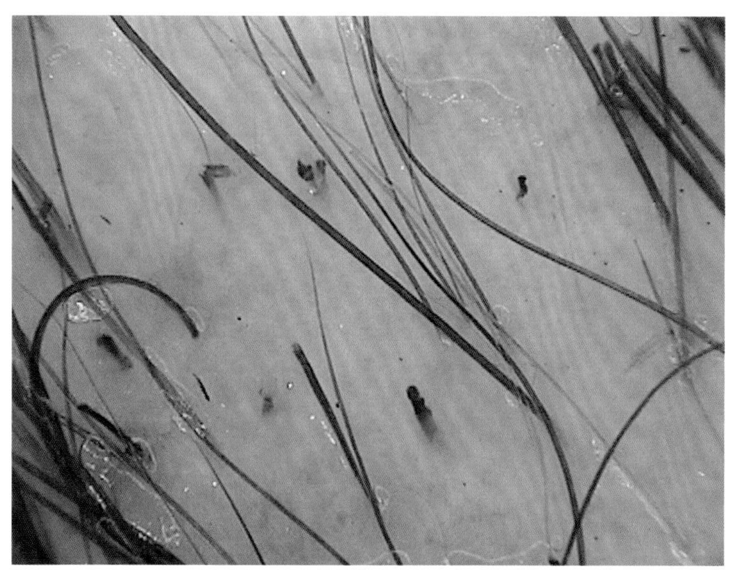

图 20.5 拔毛癖的断发。本图中央可见几根断发。这张图更仔细地显现出每一根断发有不同的长度和形态（×40）

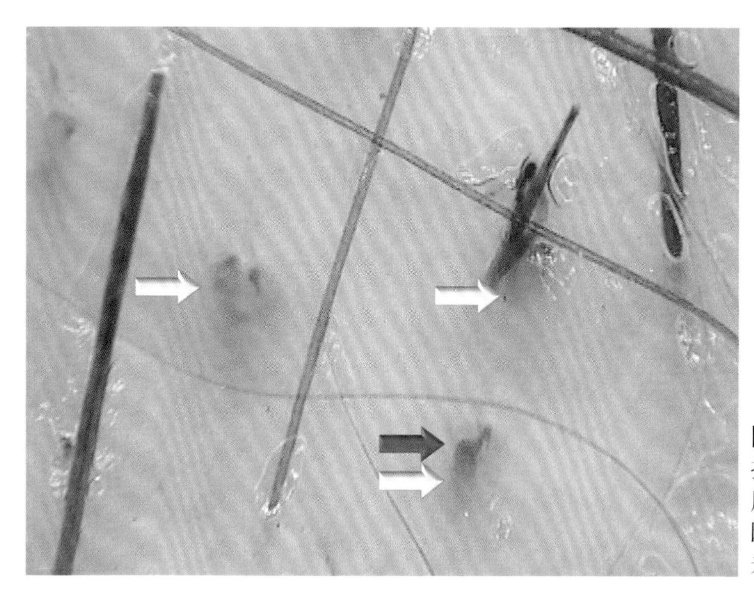

图 20.6 拔毛癖的断发。拔毛癖的毛发可能有接近横向折断的断裂，部分毛小皮在不同的长度被折断（**蓝色箭头**）。机械力拔毛导致的毛发断裂常发生在皮肤表面以下（**白色箭头**），透过未受损伤的表皮可以看到（×70）

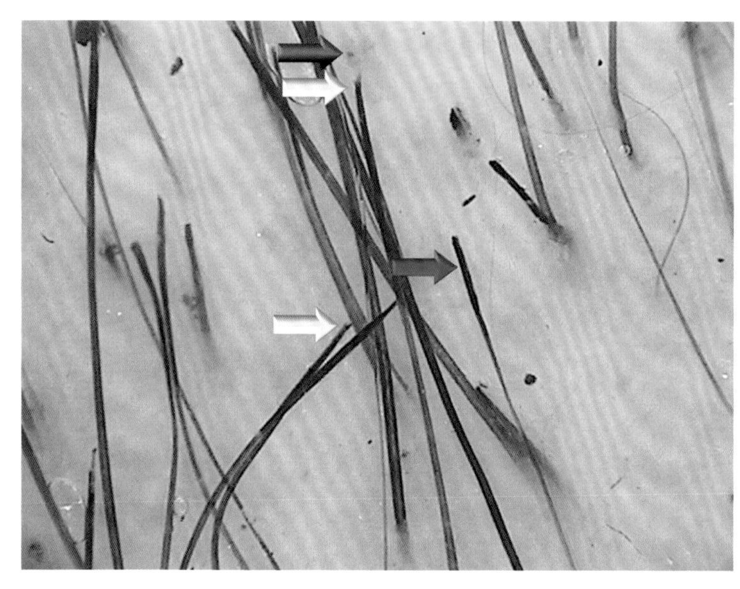

图 20.7 拔毛癖的不同类型的断发。特征性的微惊叹号样发（**蓝色箭头**），其近端较细，远端渐粗、渐平。一些毛发末梢有纵裂（**白色箭头**）。**灰色箭头**指的是一个黑点征（×70）

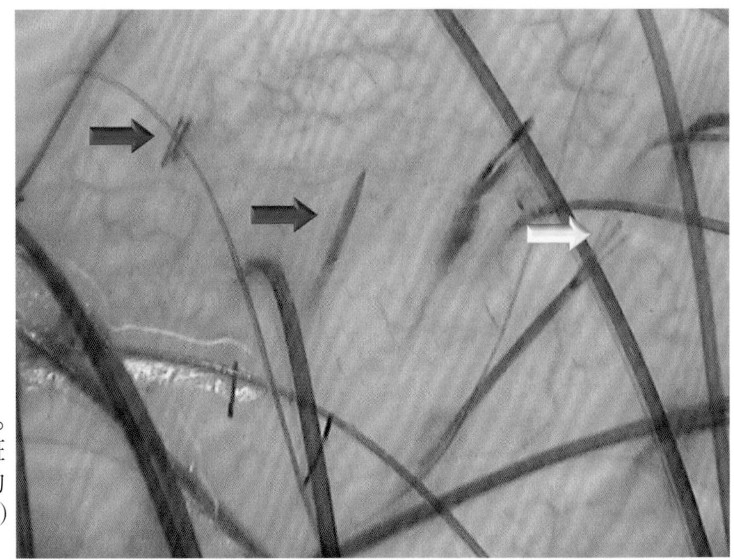

图 20.8 拔毛癖的断发和毛发纵裂（末梢分叉）。 典型的短断发（**蓝色箭头**）位于拔毛癖秃发斑片的毛发边缘的正常终毛间。其特征是毛发的末端不规则、不平坦。毛发纵裂（**白色箭头**）在拔毛癖中常见（×70）

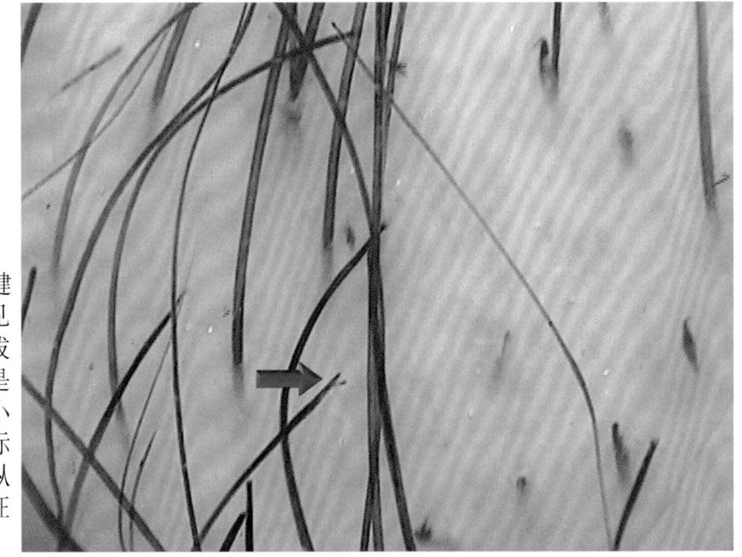

图 20.9 拔毛癖的毛发纵裂（末梢分叉）。 在健康人群中，毛发纵裂（末梢分叉；**箭头**）是常见现象。它通常出现在很久没有剪的长发末端。拔毛癖的不同之处是它累及短发。注意这张照片是70 倍放大，实际展现的是 3.5 mm×2.6 mm 大小的头皮区域。因此，比这张图片短的毛发实际长度短于 2.6 mm。因此，评估拔毛癖的毛发纵裂时，必须记住这是（非常）短的毛发的特征（×70）

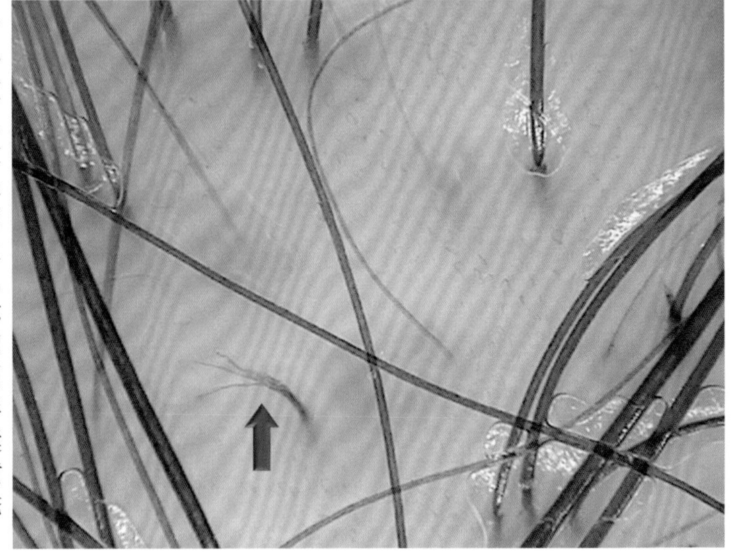

图 20.10 拔毛癖的毛发纵裂（末梢分叉）。箭头指示的是末梢分叉的一根毛发。这些毛发必须和扫帚样发相鉴别。字面上，扫帚样发也被称作刷样发（brushhairs，德语：Pinselhhare）、双发（twin hair，德语：Zwillingshaare）、多发（multiple hairs，Flemming-Giovannini）、多生毛（pili multigemini）[16]。Pinkus[16]在 1951 年详细描述了这些毛发的特征。这些术语一定程度上是指两根或更多的毛干从一个毛囊单位中长出。新的研究，特别是毛发镜的表现，表明之前称作多生毛的现象，一定程度上指的是两根或四根终毛从一个毛囊单位中长出的正常情况。因此，有人提出用扫帚样发、扫帚纤维样发来形容多根纤细的毛发或“毛发纤维”从一个毛囊开口长出的异常现象。该图也可见皮脂性的黄点征，是因为该拔毛癖患者同时有雄激素性秃发（×70）

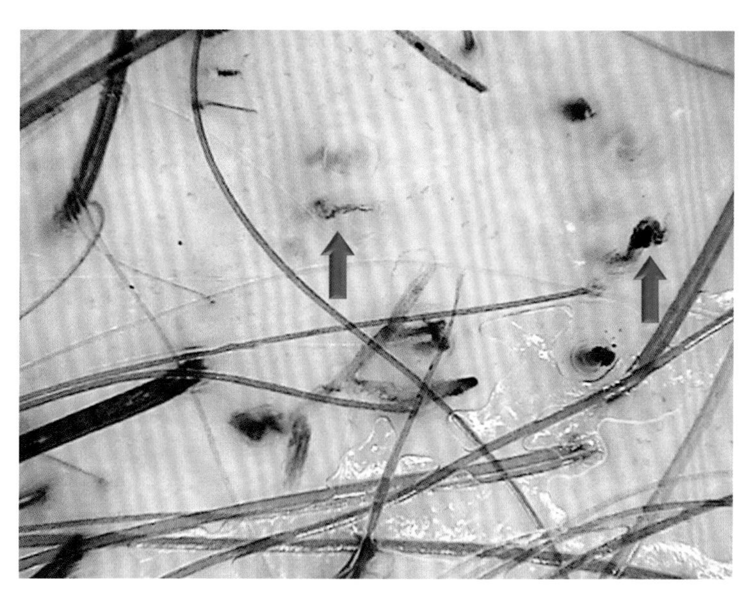

图 20.11 拔毛癖的火焰状发。拔毛所致的严重机械创伤可能导致毛发残端呈半透明、波浪状、圆锥形（**箭头**）。因他们特有的形状，这些毛发被称为火焰状发。这是拔毛癖的高度特征性表现（×70）

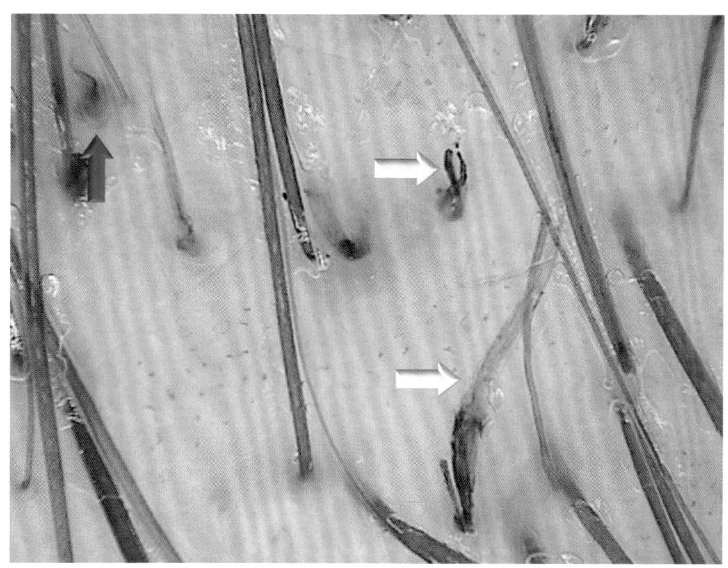

图 20.12 拔毛癖火焰状发的变异表现。最具特征性的火焰状发用**蓝色箭头**标注，但是该图一些其他的毛发（**白色箭头**）也符合波浪发的定义（×70）

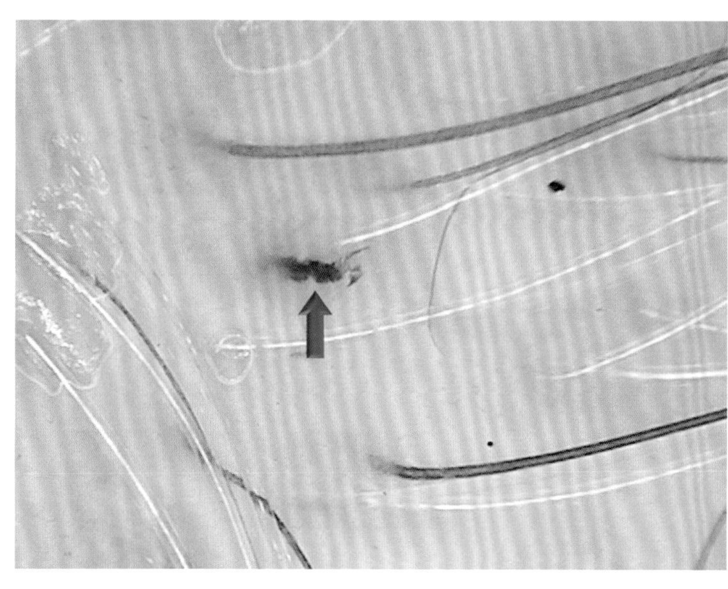

图 20.13 拔毛癖的火焰状发。在正常发色和灰色的终毛间，可见火焰状发。该图显示，偶尔火焰状发可能比其他毛发更粗、颜色更深（×70）

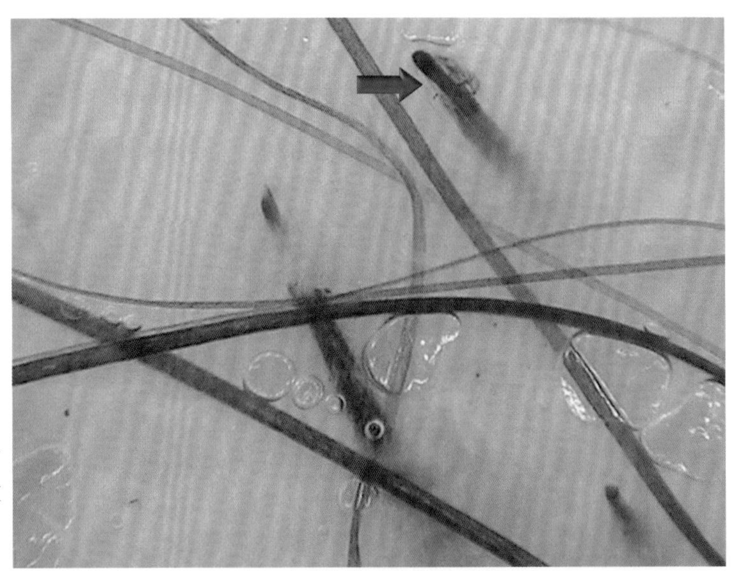

图 20.14　拔毛癖的火焰状发。箭头所指的是有半透明、波浪状、锥形的断发，符合火焰状发的定义。这表明火焰状发可能由毛小皮组成，但这个猜想仍待证实（×70）

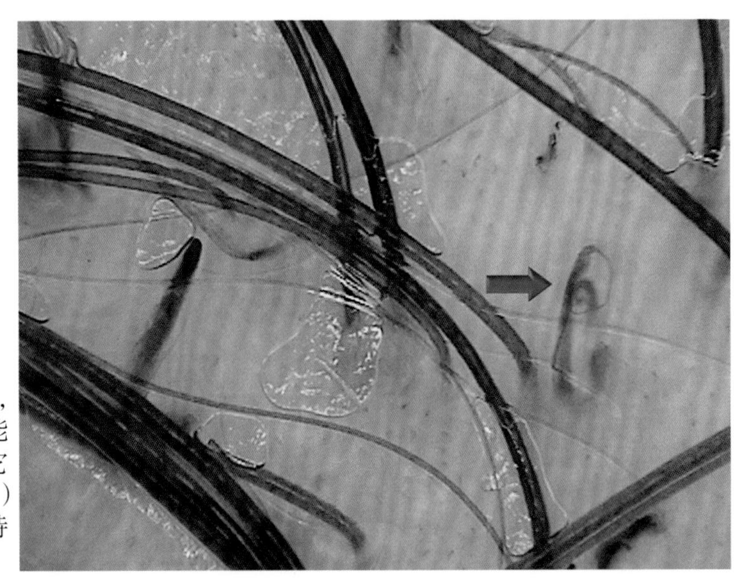

图 20.15　拔毛癖的卷曲发。在外力的作用下，毛干被折断，剩下的、固定在头皮的末端可能缩短、卷曲（**箭头**），这就产生了卷曲发。它们的形状不规则，通常有毛发纵裂（末梢分叉）的特征。卷曲发是拔毛癖 / 牵拉性脱发高度特征性的表现（×70）

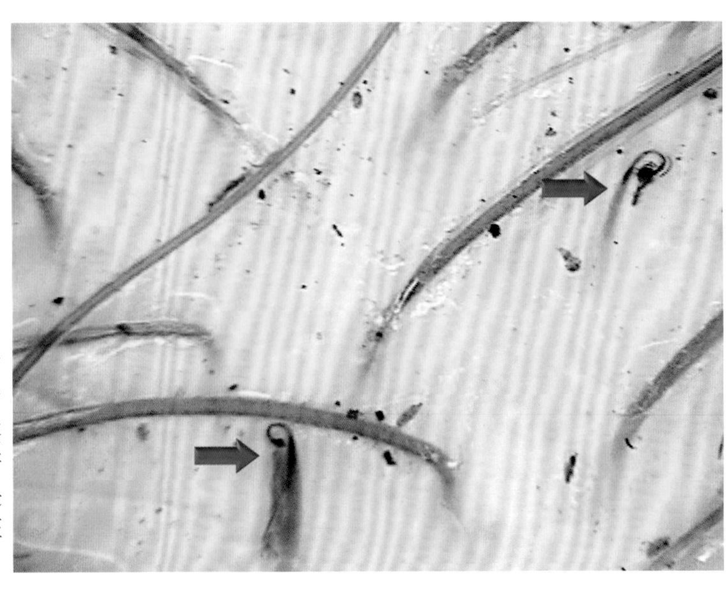

图 20.16　拔毛癖的卷曲发。该拔毛癖患儿，可见两根不规则的卷曲发（**箭头**）。这些卷曲的断发必须和圆形或椭圆形的“猪尾样”发相鉴别。猪尾发是在各种毛囊异常疾病中出现的新的、再生的毛发。这些毛发也是卷曲的，但是它们的直径、颜色一致，形状规则。多处“脏点”的出现可能表明患者的年龄小（×70）

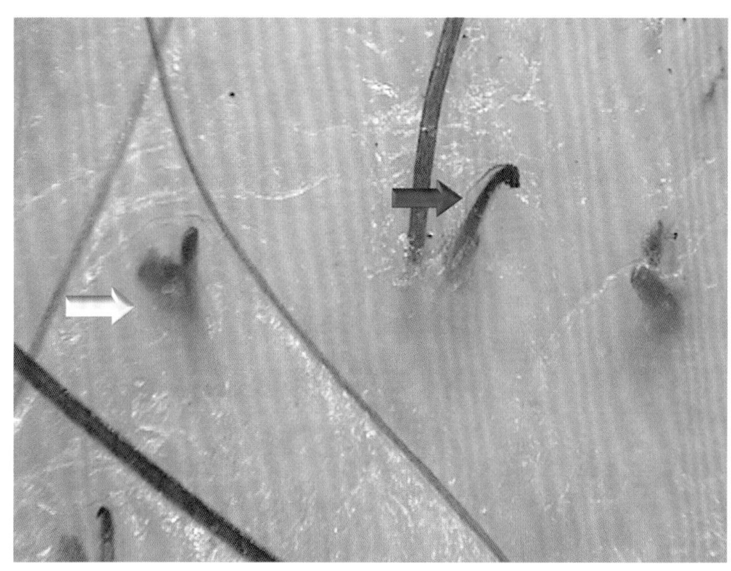

图 20.17 拔毛癖的卷曲发和 V 字征。断发末梢的部分卷曲产生了钩状外观（**蓝色箭头**），这是拔毛癖 / 牵拉性脱发的高度特征性表现。这些部分卷曲的毛发也被称作钩状发或问号发。该图可见 V 字征（**白色箭头**）

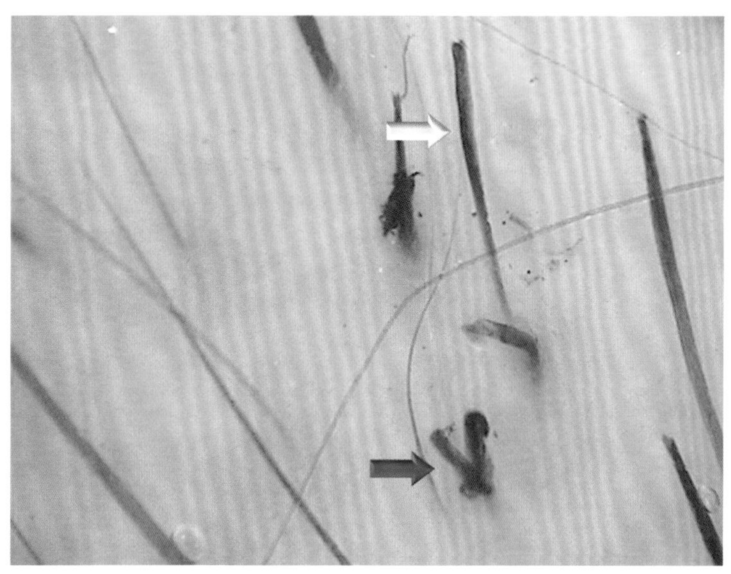

图 20.18 拔毛癖的 V 字征和微惊叹号样发。当同时拔出一个毛囊单位里的两根或两根以上毛发，它们在头皮表面上相同长度断裂时，就产生 V 字征（**蓝色箭头**）。这个特征必须和剃发时出现的健康再生毛发末梢相鉴别。对于健康人，视野中所有的毛发长度相近，但是拔毛癖患者 V 字征周围是长终毛。白色箭头指的是微惊叹号样发，需要重点和有微惊叹号存在的疾病进行鉴别诊断。拔毛癖的微惊叹号样发更常出现末梢扁平、近端色素增加。但是，拔毛癖偶尔可以观察到不平坦、参差不齐的末梢，近端色素减退。在有疑虑的病例中，必须观察微惊叹号样发周围的情况。在该图中可见多种断发（×70）

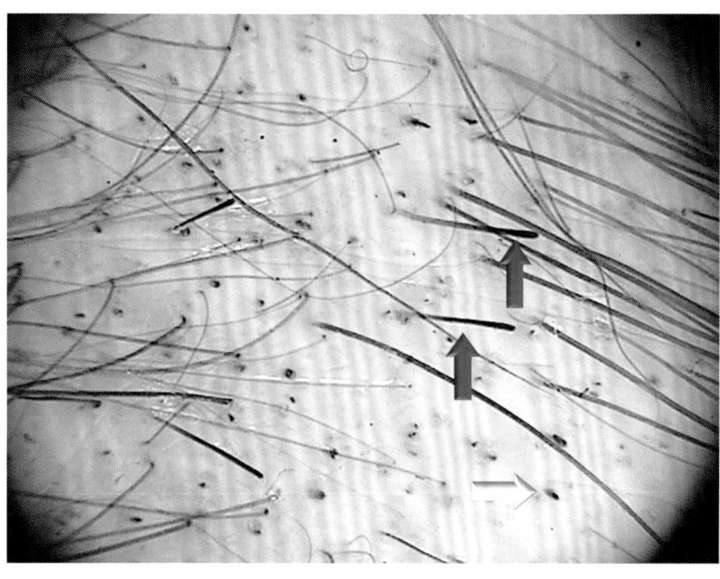

图 20.19 拔毛癖的微惊叹号样发和无定形的毛发残端。该图可见多根微惊叹号样发（**蓝色箭头**），注意它们的末梢都扁平。小的无定形的毛发残端与黑点征难以分辨（**白色箭头**）。图中还可见多根断发（×20）

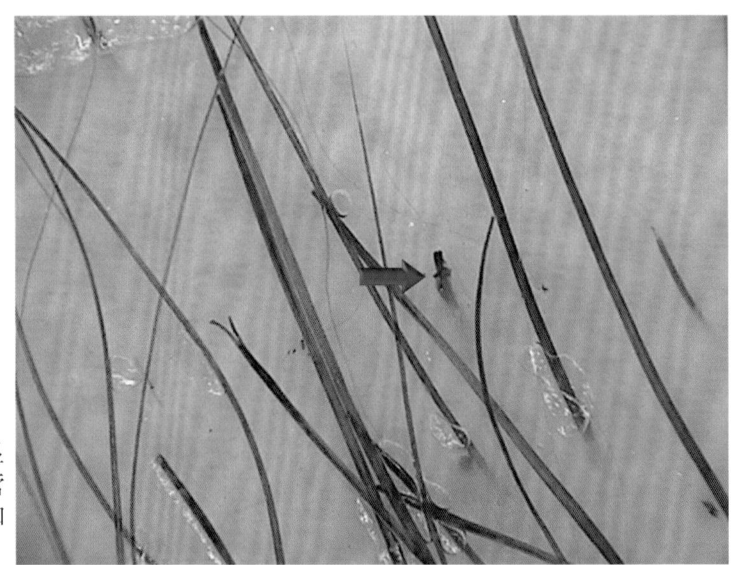

图 20.20　拔毛癣无定形的毛发残端。高倍镜显示从毛囊开口伸出的毛发残端很短、破损、营养不良（**箭头**）。该图也能看到有纵裂的毛发和一些断发（×70）

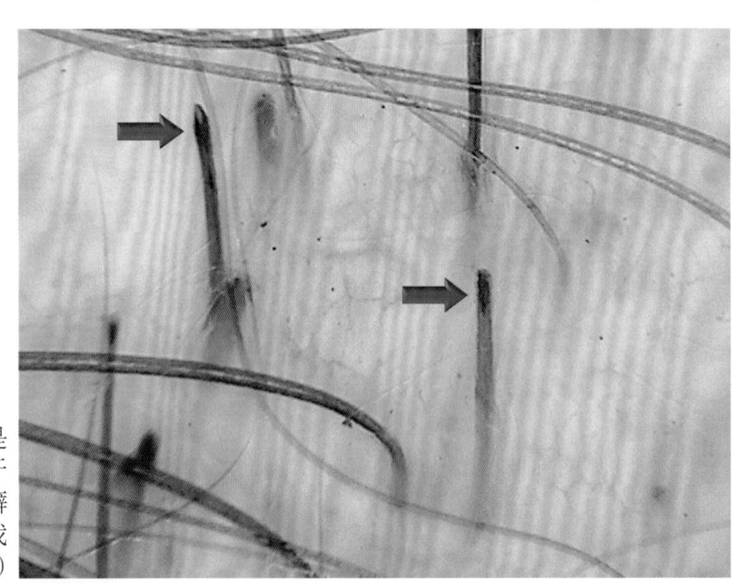

图 20.21　拔毛癣的郁金香样发。郁金香样发是有深色、郁金香形状末梢的短发（**箭头**）。毛干的末梢内部似乎是“空的”。这些毛发是拔毛癣的特征表现，但也能在其他疾病中观察到。我们猜测这些毛发因牵拉导致了斜向断裂（×70）

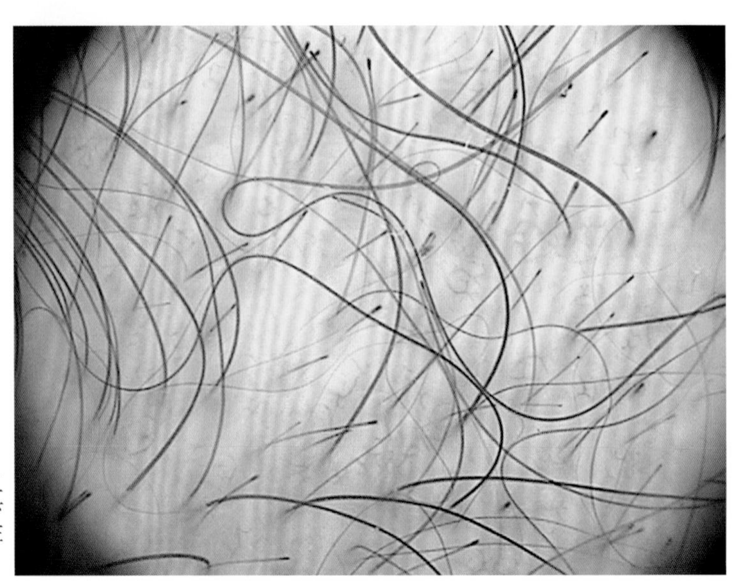

图 20.22　拔毛癣的郁金香样发。在低倍镜下，可以看到多根长度相似的郁金香样发，没有其他拔毛癣的特征，用毛发镜诊断困难。牵拉性脱发和斑秃应是最应考虑的鉴别诊断（×20）

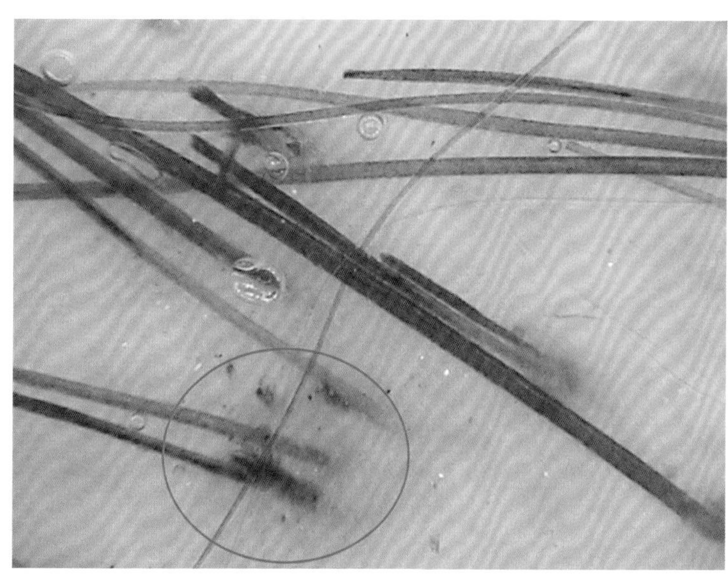

图 20.23 拔毛癖的毛发碎末。在拔毛癖中，毛干可能被机械外力完全破坏，只能看见少量的“毛发碎末”（**蓝圈**）。毛发碎末可能需要和健康儿童的“脏点”[17]鉴别。毛发碎末颜色均一，粉末细、靠近毛干，同时又伴其他毛发破坏的特征。在**蓝圈**的中间部分，可见无定形的毛发残端（×70）

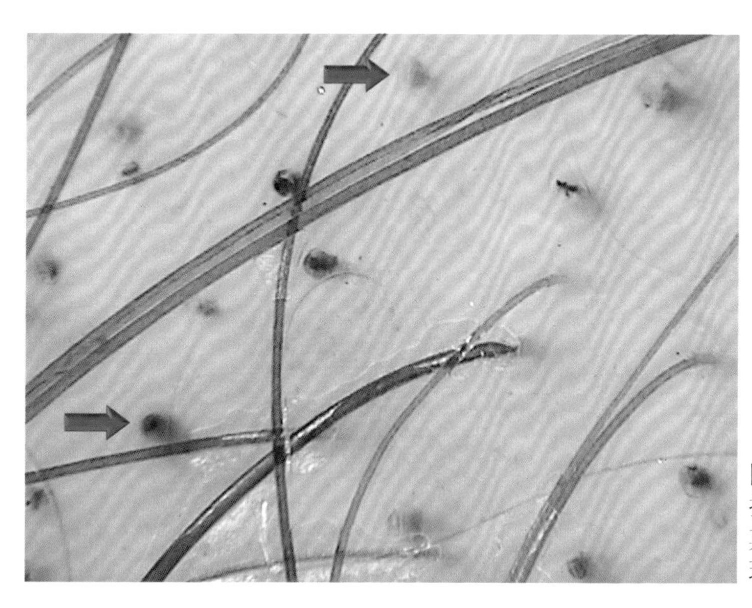

图 20.24 拔毛癖的黑点征。当毛发从头皮表面折断时，表现为黑点征（**箭头**）。这些黑点征与其他疾病如斑秃、头癣、化疗引起的秃发、念珠状发的黑点征难以分辨（×70）

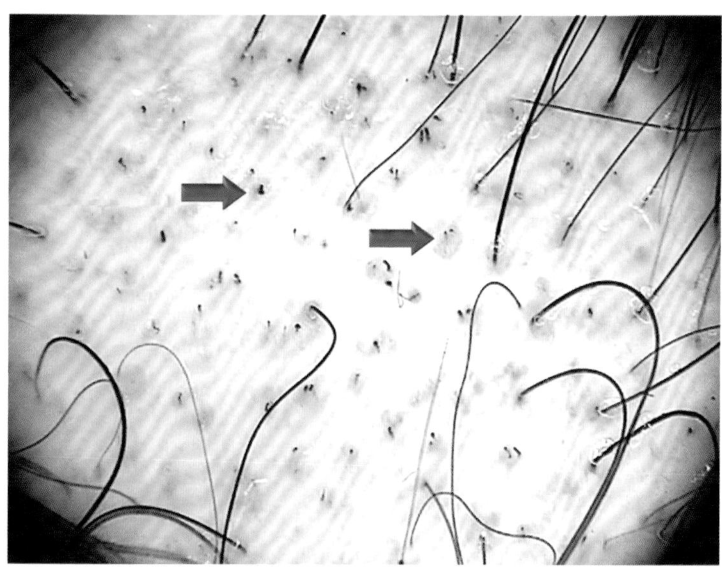

图 20.25 拔毛癖的黄点征。黄点征在拔毛癖中罕见[18]。如果存在的话，它们包含黑点，或者是有特征性的小黑点散在分布于其内（**箭头**）。这种现象的机制目前不清。同时，也必须要考虑拔毛癖可能和有黄点征存在的其他脱发原因同时存在（×20）

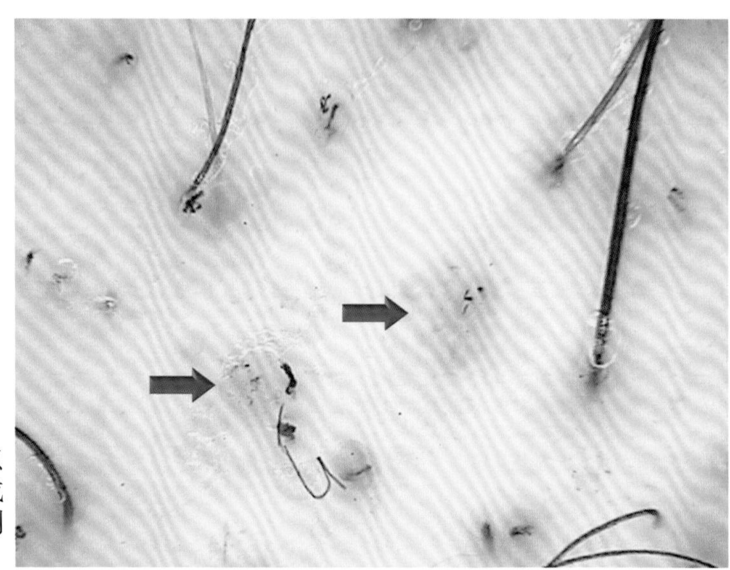

图 20.26 拔毛癖的黄点征。高倍镜显示黄点征（**箭头**）包含小的头发残留，它们可能三两成群。一些黄点被红晕包绕。该图需要和斑秃鉴别（×70）

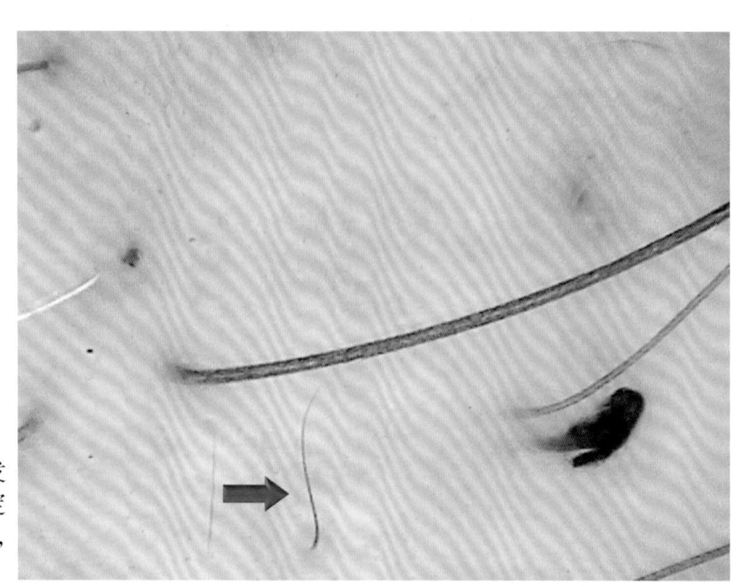

图 20.27 拔毛癖垂直再生的毛发。再生毛发（**箭头**）和进行性的拔毛同时存在，比如无定形的毛发残端和两个黑点征。垂直再生的毛发，是所有疾病毛发再生时的自然过程（×70）

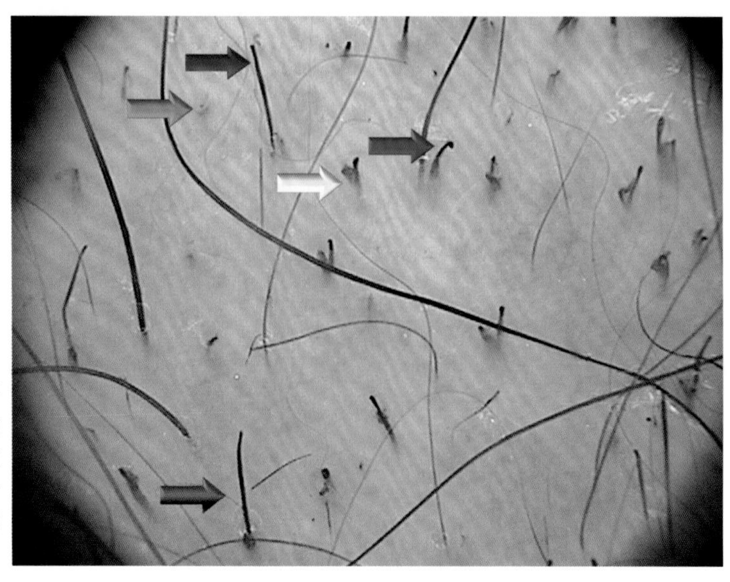

图 20.28 拔毛癖。该图展现了典型的杂乱、多成分的拔毛癖的毛发镜模式。可见部分卷曲的毛发（**蓝色箭头**）、V 字征（**白色箭头**）、断发（**灰色箭头**）、黑点征（**绿色箭头**）、微惊叹号样发（**红色箭头**）。其余的表现包括形态各异的毛发残留，及其附近的毛发碎末（×20）

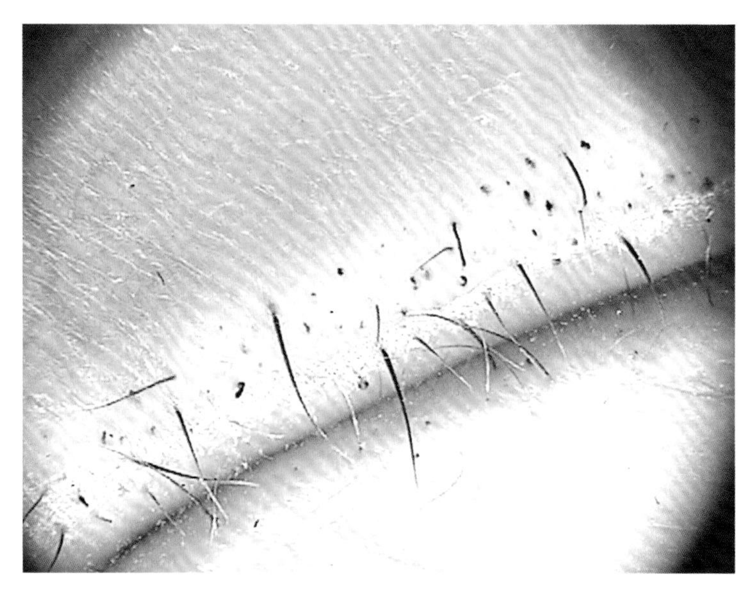

图 20.29 拔睫毛癖。睫毛脱落的临床诊断具有挑战性，用毛发镜进行鉴别诊断也比较困难。该图展示的是睫毛在不同长度断裂、有黑点征，可能指向拔毛癖，但并不能除外斑秃。用毛发镜观察睫毛，需要记住不能用酒精作为浸液。我们通常使用 0.9%NaCl 或不用液体（×20）

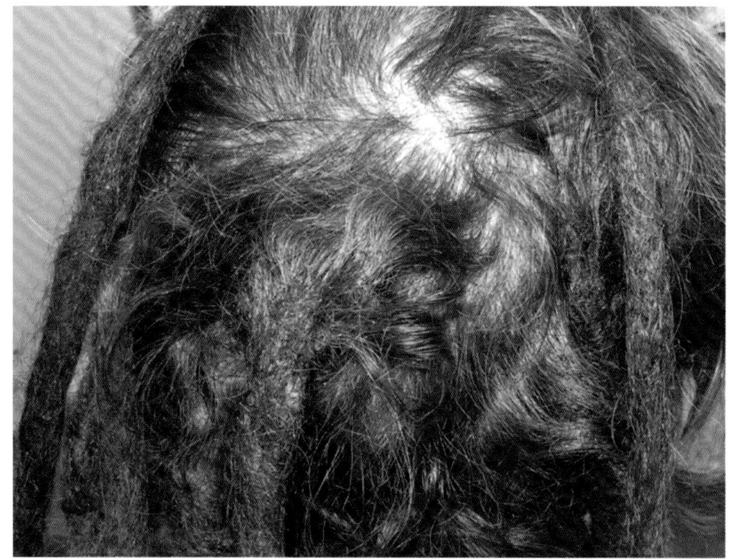

图 20.30 牵拉性脱发。牵拉性脱发（曾称为 alopecia groenlandica）是由于牵拉头发而造成的创伤性脱发。在这种情况下，牵拉头发是无意识的，可能因文化、社会或发型习惯而导致[19]。由创伤性的头发护理习惯而导致的牵拉性脱发最常见于非裔美国女性、儿童。最常见的原因是扎马尾辫、紧包头发、编发、梳辫子、梳发绺、梳排辫、夹子夹着装饰物、裹头巾和睡在滚轮上。临床上需要鉴别边缘性或非边缘性的牵拉性脱发。**边缘性牵拉性脱发**指的是脱发在毛发边缘最明显。牵拉性脱发临床表现进展通常可预测。早期的表现是毛囊周围红斑、毛发变细，局部毛发密度降低。随着牵拉的时间增长，会出现毛囊周围瘢痕，产生瘢痕性秃发。当头皮毛发边缘出现了瘢痕性的斑片，这种疾病就被称作**瘢痕性边缘性秃发**，或者更准确的名称是**创伤性瘢痕性边缘性秃发**[19-20]

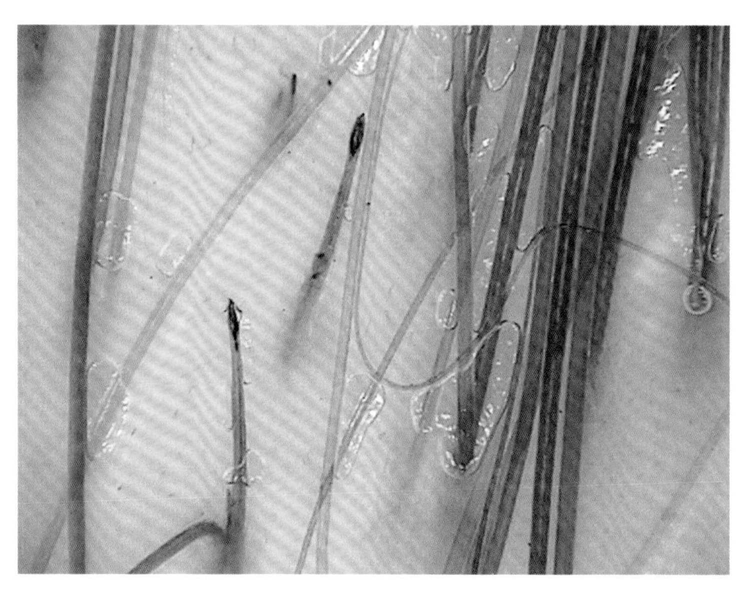

图 20.31 牵拉性脱发的郁金香样发。我们的实验表明牵拉性脱发的毛发镜特点通常和拔毛癖的类似。这些特点包括：毛发密度降低、变细、断裂、郁金香样发。牵拉性脱发的大体图片，较拔毛癖稍规整一些。火焰状发和卷曲发少见，大概是因为牵拉性脱发的机械力作用相对弱。目前还没有充分的研究对比无意识的、无瘢痕的牵拉性脱发和拔毛癖的毛发镜差异。在一些牵拉性脱发的患者中，有毛发管型（细、白色角蛋白柱）形成，在临床和毛发镜下都能看到[19, 21]。这些毛发管型可在毛干上自由移动，直径 3 ～ 7 mm。图 39.7 展示了牵拉性脱发的一个毛发管型。毛发管型是牵拉性脱发的非特异性表现，它也可见于毛发扁平苔藓以及其他的角化过度性头皮疾病（×70）

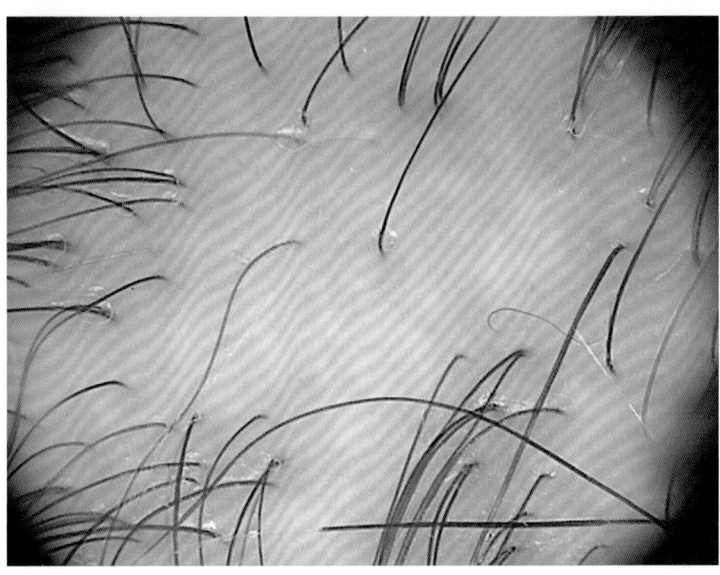

图 20.32 瘢痕性边缘性秃发。瘢痕性边缘性秃发的毛发镜显示毛发密度降低，大多毛囊单位只有一根毛发，毛囊无开口[22]。纤维化的白点可能存在，它是毛囊周围纤维化的表现。直发的患者，细、波浪状的毛干可能从纤维化的白点中长出。晚期瘢痕性边缘性秃发的毛发镜表现和非瘢痕性牵拉性脱发或拔毛癖的表现不同。主要的鉴别诊断是毛发扁平苔藓，其主要表现为毛囊周围鳞屑、管状鳞屑和异常的血管网（×20）

参考文献

1. Witkowski AM, Schwartz RA, Janniger CK. Trichotillomania: an important psychocutaneous disorder. Cutis. 2010;86(1):12–6.
2. Szepietowski JC, Salomon J, Pacan P, Hrehorow E, Zalewska A. Frequency and treatment of trichotillomania in Poland. Acta Derm Venereol. 2009;89(3):267–70.
3. Franklin ME, Zagrabbe K, Benavides KL. Trichotillomania and its treatment: a review and recommendations. Expert Rev Neurother. 2011;11(8):1165–74.
4. Lochner C, Stein DJ, Woods D, Pauls DL, Franklin ME, Loerke EH, et al. The validity of DSM-IV-TR criteria B and C of hair-pulling disorder (trichotillomania): evidence from a clinical study. Psychiatry Res. 2011;189(2):276–80.
5. Stein DJ, Grant JE, Franklin ME, Keuthen N, Lochner C, Singer HS, et al. Trichotillomania (hair pulling disorder), skin picking disorder, and stereotypic movement disorder: toward DSM-V. Depress Anxiety. 2010;27(6):611–26.
6. Sah DE, Koo J, Price VH. Trichotillomania. Dermatol Ther. 2008;21(1):13–21.
7. Hautmann G, Hercogova J, Lotti T. Trichotillomania. J Am Acad Dermatol. 2002;46(6):807–21; quiz 22–6.
8. Dimino-Emme L, Camisa C. Trichotillomania associated with the "Friar Tuck sign" and nail-biting. Cutis. 1991;47(2):107–10.
9. Abraham LS, Torres FN, Azulay-Abulafia L. Dermoscopic clues to distinguish trichotillomania from patchy alopecia areata. An Bras Dermatol. 2010;85(5):723–6.
10. Gallouj S, Rabhi S, Baybay H, Soughi M, Meziane M, Rammouz I, et al. Trichotemnomania associated to trichotillomania: a case report with emphasis on the diagnostic value of dermoscopy [in French]. Ann Dermatol Venereol. 2011;138(2):140–1.
11. Lee DY, Lee JH, Yang JM, Lee ES. The use of dermoscopy for the diagnosis of trichotillomania. J Eur Acad Dermatol Venereol. 2009;23(6):731–2.
12. Inui S, Nakajima T, Nakagawa K, Itami S. Clinical significance of dermoscopy in alopecia areata: analysis of 300 cases. Int J Dermatol. 2008;47(7):688–93.
13. Ihm CW, Han JH. Diagnostic value of exclamation mark hairs. Dermatology. 1993;186(2):99–102.
14. Rudnicka L, Olszewska M, Rakowska A, Slowinska M. Trichoscopy update 2011. J Dermatol Case Rep. 2011;5(4):82–8.
15. Neila Iglesias J, Rodriguez Pichardo A, Garcia Bravo B, Camacho Martinez F. Masquerading of trichotillomania in a family with monilethrix. Eur J Dermatol. 2011;21(1):133.
16. Pinkus H. Multiple hairs (Flemming-Giovannini; report of two cases of pili multigemini and discussion of some other anomalies of the pilary complex. J Invest Dermatol. 1951;17(5):291–301.
17. Fu JM, Starace M, Tosti A. A new dermoscopic finding in healthy children. Arch Dermatol. 2009;145(5):596–7.
18. Inui S. Trichoscopy for common hair loss diseases: algorithmic method for diagnosis. J Dermatol. 2011;38(1):71–5.
19. Hantash BM, Schwartz RA. Traction alopecia in children. Cutis. 2003;71(1):18–20.
20. Goldberg LJ. Cicatricial marginal alopecia: is it all traction? Br J Dermatol. 2009;160(1):62–8.
21. Tosti A, Miteva M, Torres F, Vincenzi C, Romanelli P. Hair casts are a dermoscopic clue for the diagnosis of traction alopecia. Br J Dermatol. 2010;163(6):1353–5.
22. Tosti A, Torres F, Misciali C, Vincenzi C, Duque-Estrada B. The role of dermoscopy in the diagnosis of cicatricial marginal alopecia. Br J Dermatol. 2009;161(1):213–5.

第八部分

原发性瘢痕性秃发

21 经典型毛发扁平苔藓和 Graham Little 综合征

Malgorzata Olszewska, Adriana Rakowska,
Monika Slowinska, and Lidia Rudnicka

刘孟国　译　慕彰磊　徐峰　审校

摘　要

毛发镜可以检测出处于病情活动期的经典型毛发扁平苔藓。典型的毛发镜表现为毛周鳞屑，鳞屑以管状方式缠绕毛干，直至头皮表面上方数毫米。血管细长，通常围绕毛囊开口呈同心性状分布。对于病程长、稳定期的毛发扁平苔藓，毛发镜下表现为大的不规则的白点，可融合并形成具有特征性乳红色区域，具有草莓冰淇淋样的特征。在 Graham Little 综合征中，毛发镜下表现与经典型毛发扁平苔藓相似。腋窝和耻骨区的毛发镜下显示稀疏、较细的终毛，无纤维化的特征。

关键词

血管 • Graham Little 综合征 • 秃发性毛囊炎 • 毛发管型 • 毛发扁平苔藓 • 毛周鳞屑 • 管状鳞屑 • 簇状发 • 紫色区域 • 白点

毛发扁平苔藓是引起成人原发性瘢痕性秃发的最常见原因[1-3]。毛发扁平苔藓分为三型：经典型扁平苔藓、前额纤维性秃发和 Graham Little 综合征[4]。有作者认为模式性分布的纤维性秃发是该病的第四种亚型[5-6]。

经典型毛发扁平苔藓最常累及头顶，但是头皮的其他区域皆可受影响。毛发扁平苔藓很少累及其他毛发区域。病变早期的特征为毛囊紫红斑和毛周角化。有时毛周炎症或角化可能非常轻微，难以临床诊断。当炎症消退时，毛周区域出现萎缩性瘢痕，这与任何瘢痕性秃发的终末期相同。一些受炎症过程影响的毛发可能持续存在于秃发区域的中心[2, 5]。

毛发扁平苔藓最具特征的毛发镜下特征是毛周鳞屑和炎症、紫色区域以及细长、平行排列的血管。

活动期毛发扁平苔藓最具特征的毛发镜下表现是毛周鳞屑，鳞片可沿毛干移动并形成管状结构，覆盖于毛干的近端，该结构称为“领圈样”或“管状”毛周角化过度[7-8]。鳞屑可覆盖毛干，并高出皮面数毫米。此特征可能是外毛根鞘变化的结果，导致毛周大量脱屑。这个特征是毛发扁平苔藓的特点，却并非其特异性改变。

在深色皮肤患者中，毛周圆形蓝灰色或紫色区域，围绕空的毛囊开口形成靶样模式[9]。这种现象可能与表皮下毛囊产生的黑素有关，毛囊进入退行期，最终导致终末期纤维化。

毛发扁平苔藓中的白点被认为是进行性毛周纤维化所致[9-11]，这些是缺乏毛囊开口的不规则白色区域。它们的直径通常大于 100 μm，常融合并形成象牙色或乳红色区域。必须与针尖大小白点区分，后者为Ⅳ、Ⅴ和Ⅵ型皮肤的患者空毛囊[12]。白点和乳红色区域是毛发扁平苔藓的晚期表现。单独的缺少毛囊口的白点和乳红色区无特异性，可能见于其他类型的毛囊中心性瘢痕性秃发[9-10]。

在纤维化皮损的周围可出现获得性扭曲发[13]。78.9% 的毛发扁平苔藓患者可见毛发周围延长的血管[8]。

在 Graham Little 综合征中，毛发镜下表现不同于经典型毛发扁平苔藓。在腋窝和耻骨区域，毛发镜下见毛发稀疏、色素减退的纤细毛干，极少情况下可见黄点征[7]。

表 21.1 经典型毛发扁平苔藓的毛发镜下特征

活动期皮损
毛周鳞屑
鳞屑呈管状围绕毛干，高出皮面 2 ～ 3 mm
毛发管型
细长线性血管
紫色区域
稳定期皮损
不规则大白点（纤维化白点）
白色区域
乳红色区域（草莓冰淇淋颜色）
簇状发

表 21.2 经典型毛发扁平苔藓的毛发镜下鉴别诊断

前额纤维性秃发
秃发性毛囊炎
盘状红斑狼疮
切割性蜂窝织炎
头皮银屑病
脂溢性皮炎
单克隆丙种球蛋白病
瘢痕性类天疱疮

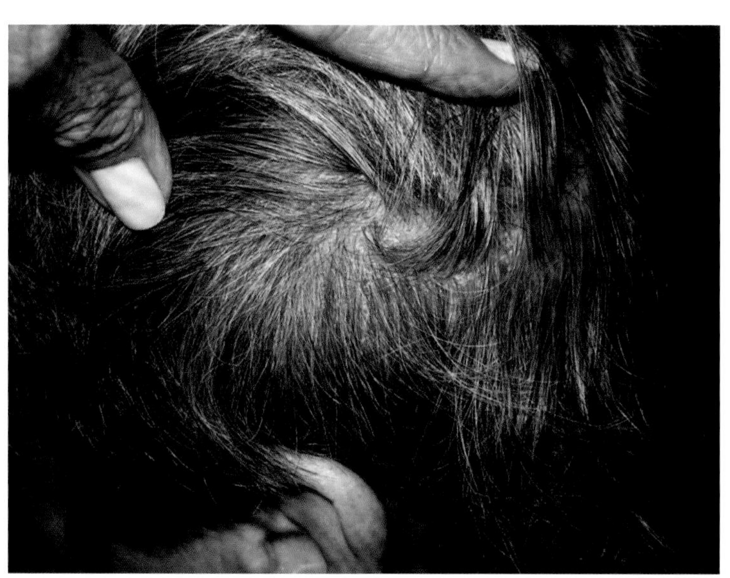

图 21.1 毛发扁平苔藓：早期的毛发扁平苔藓临床表现为轻度红斑和鳞屑。皮疹的中央由于搔抓而出现抓痕，可伴有持续而强烈的瘙痒

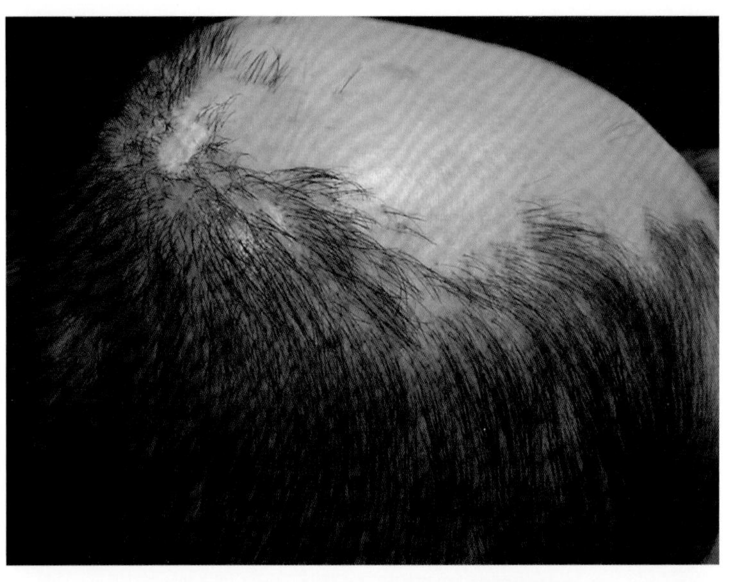

图 21.2 类似雄激素性秃发的晚期毛发扁平苔藓。经典型毛发扁平苔藓的严重脱发表现。前额和头顶区域可见脱发（“模式脱发”），发际线边缘由多灶性的脱发斑组成。在脱发的中心区域仍可见到一些粗的终毛，这是经典型毛发扁平苔藓的特征性表现[2, 5]，但也可出现于其他类型的毛发扁平苔藓中[14]。有毛区边缘毛周轻度红斑可提示毛发扁平苔藓。局灶性秃发的患者行毛发镜检查以及活组织检查应当在皮损的有毛区边缘处进行

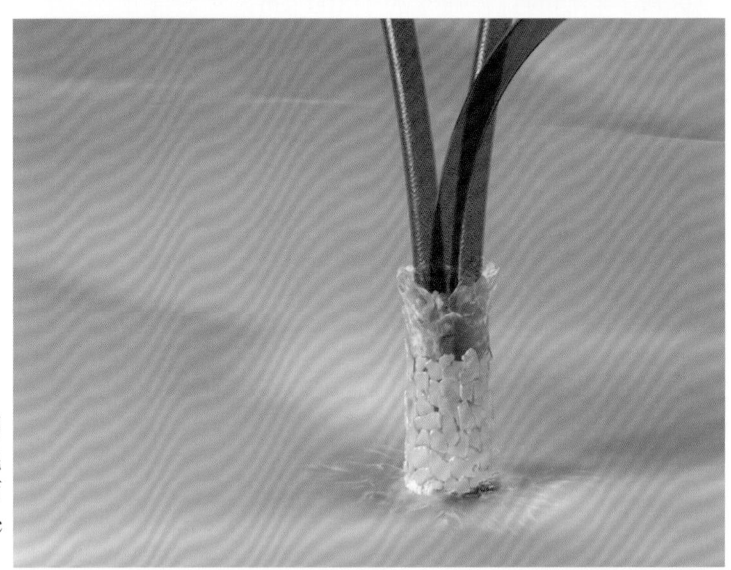

图 21.3 毛发扁平苔藓的毛周鳞屑。毛周领圈状脱屑是毛发扁平苔藓的标志。鳞屑围绕毛干形成银白色管状结构，通常达到头皮表面上方约 1 ～ 3 mm（*Graphic by* Dr. Wawrzyniec Podrzucki）

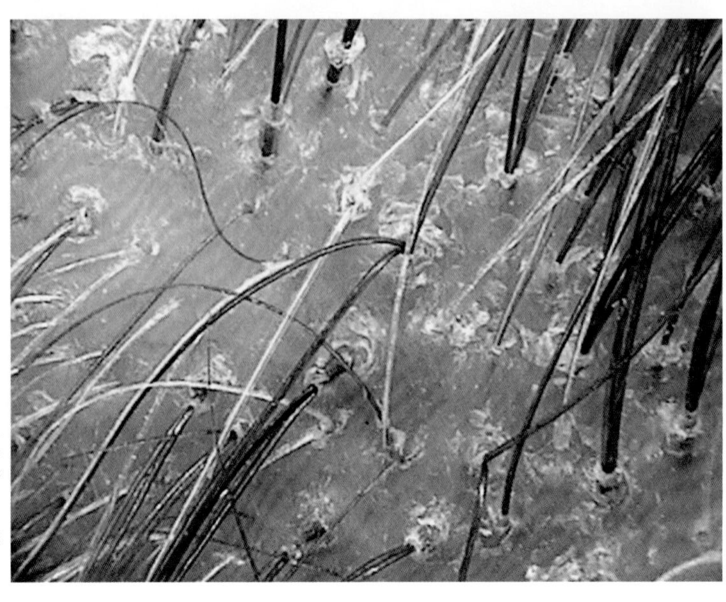

图 21.4 毛发扁平苔藓的毛周鳞屑。白色的或银白色的鳞屑在毛干周围形成管状结构，该特征最好通过干性毛发镜来观察。干性毛发镜下，背景（毛囊间区域）可表现为光滑而略有光泽（×20；干性毛发镜）

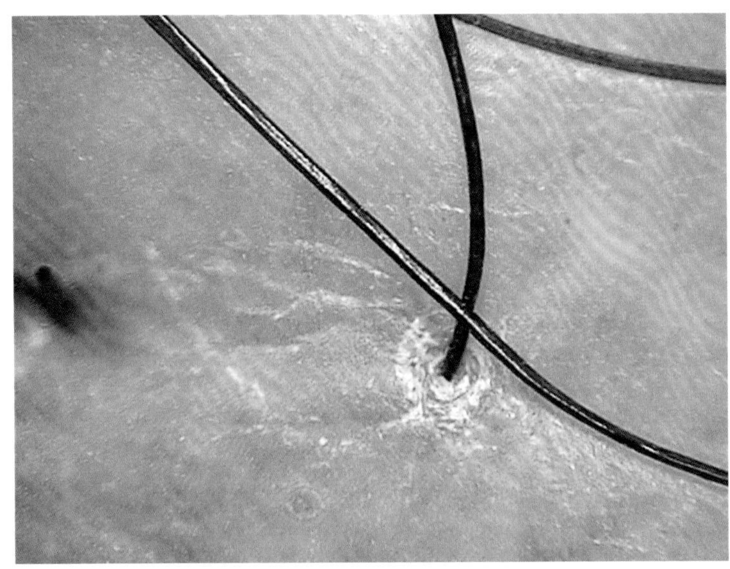

图 21.5 毛发扁平苔藓的毛周鳞屑。在病程较长的中度活动期毛发扁平苔藓患者，轻度银白色鳞屑围绕毛囊皮脂腺单位和单根毛发。周围皮肤光滑的粉红色反映了近期发生的瘢痕性改变，一些作者使用**"草莓冰淇淋色"**来描述早期瘢痕性秃发的颜色[7]。前额纤维性秃发的毛发镜下亦可表现为相似的白色鳞屑，但是背景颜色通常是象牙白色的，这是由于这些患者的炎症活动较少（×70；干性毛发镜）

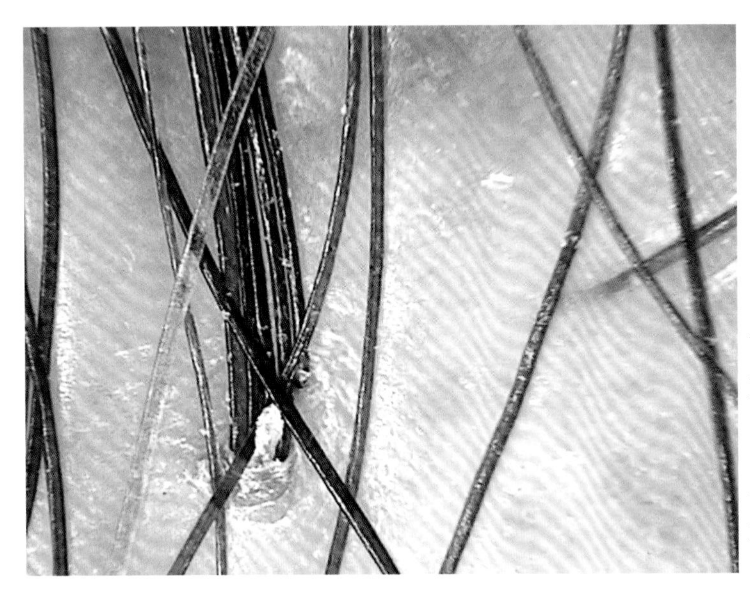

图 21.6 毛发扁平苔藓的毛周鳞屑和簇状发。仅有 5% 的毛发扁平苔藓患者中可观察到簇状发（一个毛囊开口出现 5 根及以上的毛发）。通常为 5～7 根毛发的小簇，这与秃发性毛囊炎中每簇 10 根及以上毛发不同。在毛发扁平苔藓中，毛簇覆盖银白色鳞屑。秃发性毛囊炎由于黄色脓性分泌物产生类似的黄色鳞屑。远端卷起的鳞屑管在毛发扁平苔藓中较秃发性毛囊炎中少（×70；干性毛发镜）

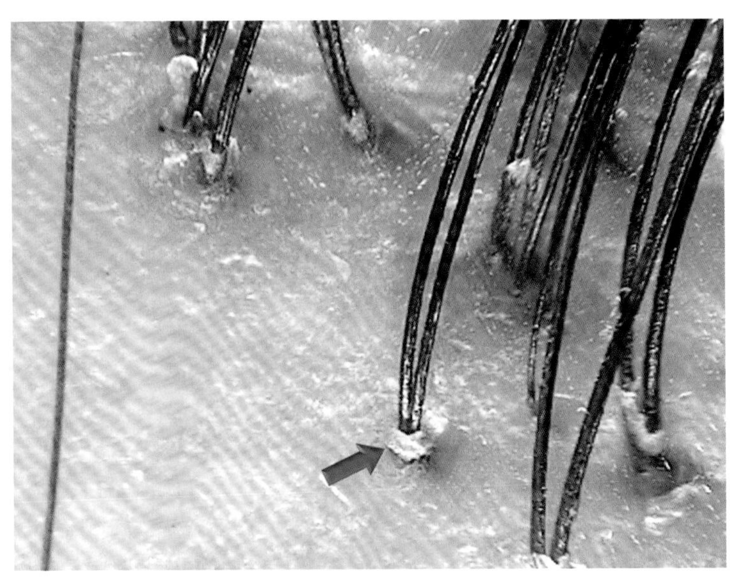

图 21.7 毛发扁平苔藓的毛周鳞屑和缺少毛囊开口的区域。毛发镜下显示在有毛区边缘所有毛囊皮脂腺单位都存在毛周炎症和鳞屑，它们形成银白色管状结构附着于毛干。有时，鳞屑在毛发远端，并在毛干周围形成宽的领圈（**箭头所示**）。与秃发性毛囊炎相比，这些领圈样结构在毛发扁平苔藓中较少出现。图像的左侧临近皮肤缺乏毛囊开口，是完全纤维化所致（×70；干性毛发镜）

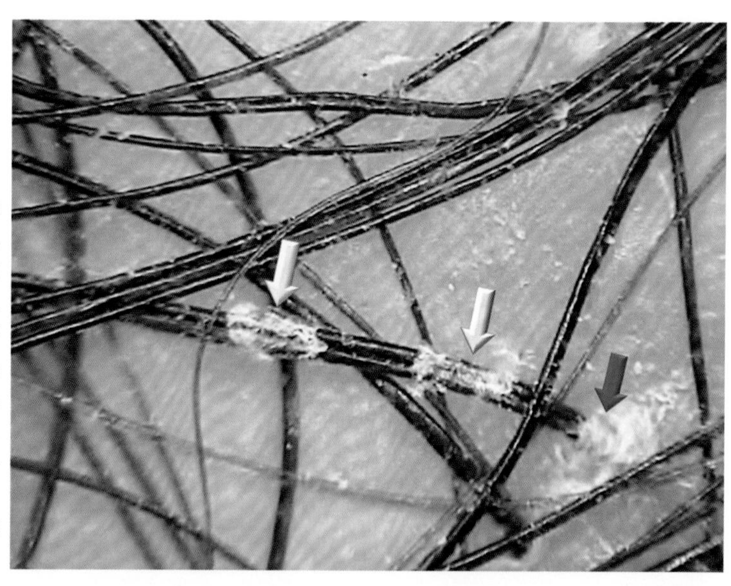

图 21.8 毛发扁平苔藓的银白色毛发管型。毛发管型是完全包裹毛干的小的白色角化结构。它们的特征在沿着头皮毛发分布的可自由移动的管状团块，可见于多种疾病，如脂溢性皮炎、银屑病、虱病、白色毛结节菌病和单克隆丙种球蛋白病[7, 15-16]。在毛发扁平苔藓中，围绕毛干的管状鳞屑有时从根部脱离并且在毛发生长时仍附着于毛干，产生管状银白色毛发管型。该图显示了在毛发扁平苔藓中头发的近端部分典型的毛周鳞屑（**蓝色箭头**）和两个毛发管型（**白色箭头**），每个长度约 4 mm。这种特征在干性毛发镜下显示得最为清楚（×70；干性毛发镜）

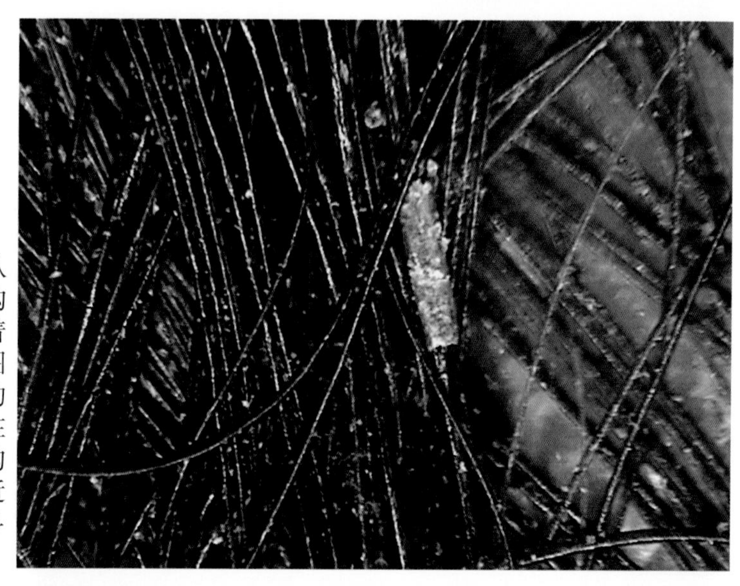

图 21.9 毛发扁平苔藓的银白色毛发管型。从毛周表皮分离的银白色鳞屑的形状由毛干结构决定。这些管状毛发管型可以非常牢固地附着到发干，即便反复洗发仍然持续存在。该图显示了在两根毛干周围生长的大约 6 mm 长的毛发管型，随着毛发的生长而向远端移动。在毛发扁平苔藓中观察到的这些均匀的管状结构不是经典的毛发管型，也即管型具有圆锥形近端和锥形或漏斗形远端[16]，类似于毛囊漏斗（×70）

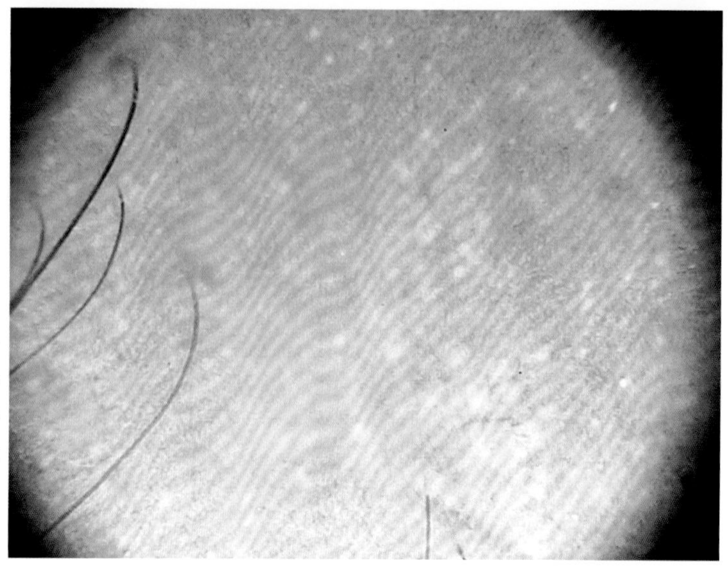

图 21.10 毛发扁平苔藓的白点征。在该图中可见两种类型的白点。图片**上部**针尖大小白点为日光暴露皮肤上的外泌汗腺和毛囊开口。该特征在深肤色患者和经过暴晒后浅肤色患者中表现最明显（详见第 3 章）。图片**下部**所示较大的不规则白点，具有钝边缘和趋于融合。这些白点是毛发扁平苔藓的毛囊纤维化（×70）

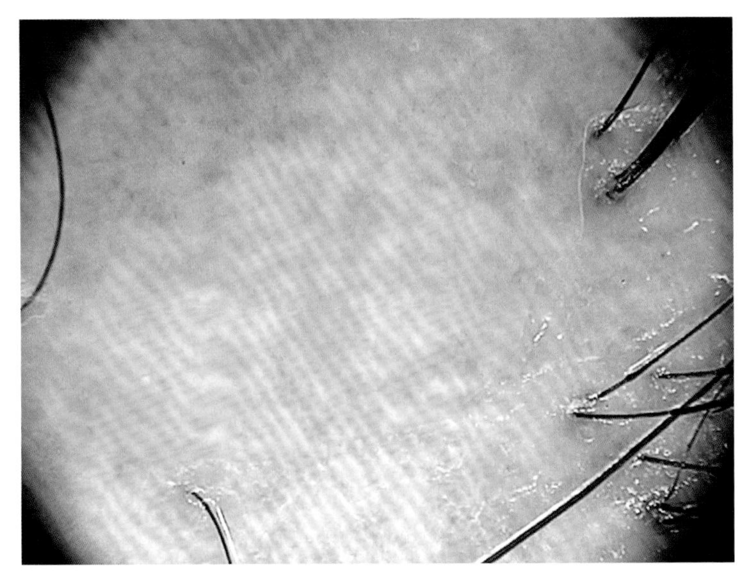

图 21.11 毛发扁平苔藓的“草莓冰淇淋模式”的乳红色区域和白点。在毛发扁平苔藓中，白点常融合，形成没有毛囊开口的白色或乳红色区域，这是纤维化的结果。鉴于它们的特殊颜色，一些研究者将乳红色区域称为“草莓冰淇淋模式”。这种模式是瘢痕性秃发近期发生纤维化的特征。颜色随着时间的推移逐渐退去，变为象牙白色或白色（×20）

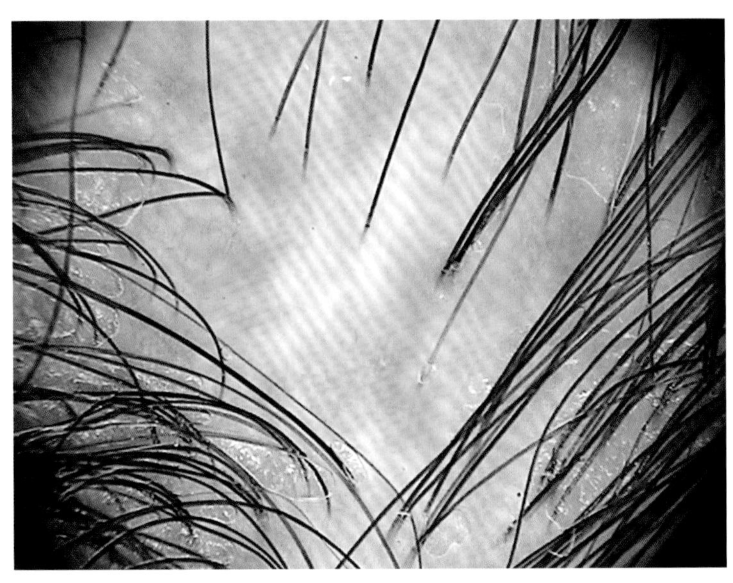

图 21.12 毛发扁平苔藓缺乏毛囊开口的白点和白色区域。毛发镜显示有毛区边缘的毛干周围有白色晕环，这是毛周纤维化的结果。在此过程中，毛囊被纤维化组织代替，在毛发镜下表现为大的不规则白点，融合形成白色或乳红色区域（×20）

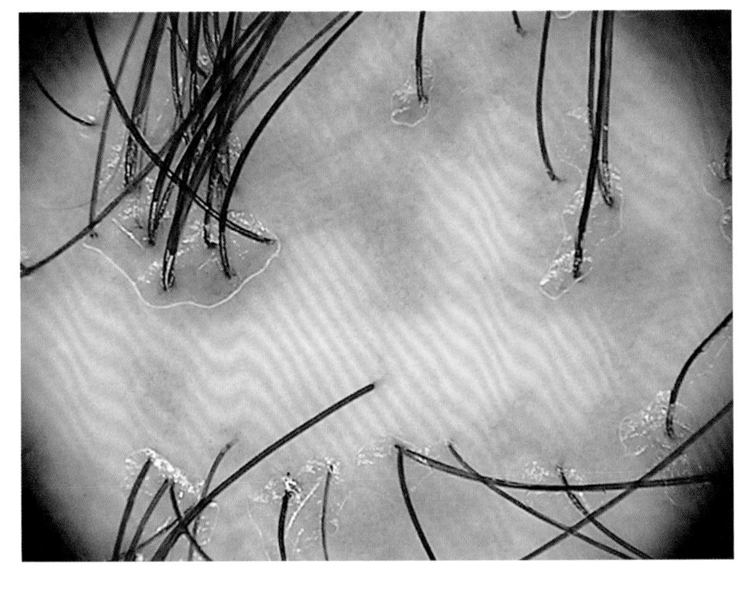

图 21.13 毛发扁平苔藓的白色区域。在毛发镜下纤维化表现为乳红色背景下融合的毛囊间白色区域，这些区域缺少毛囊开口。具有毛发的毛囊周围的红色晕圈表示毛囊周围炎症（×20）

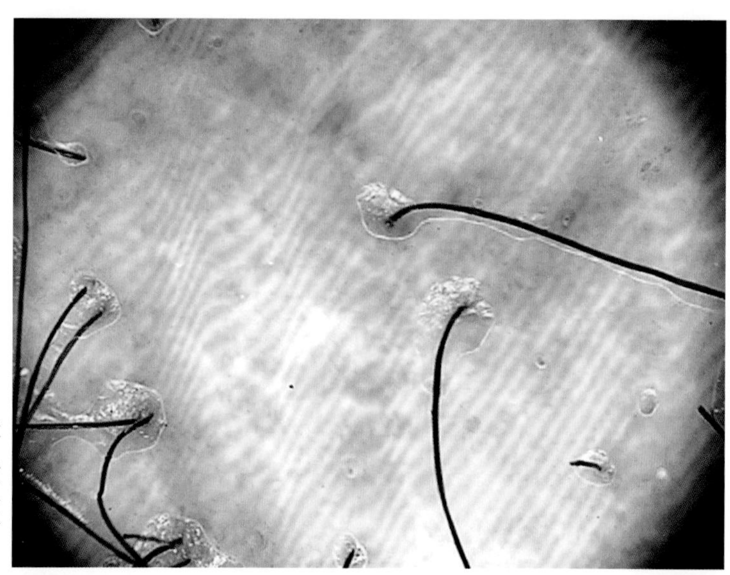

图 21.14　毛发扁平苔藓的 Wickham 纹。皮肤扁平苔藓的丘疹上的 Wickham 条纹表现为红色背景上的白色网状线，提示颗粒层增厚，在皮肤镜下容易见到[17]。该特征在头皮的毛发扁平苔藓中非常少见，发生率不足 5%（×20）

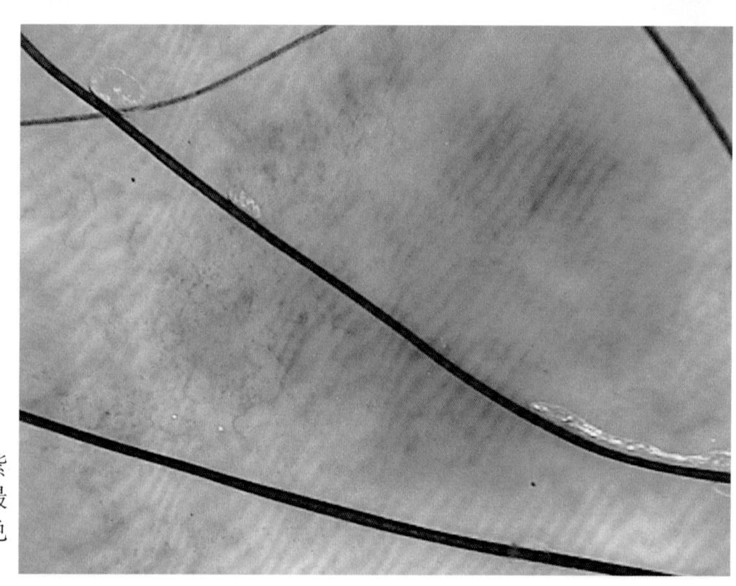

图 21.15　毛发扁平苔藓的紫色区域。紫色或紫褐色区域常见于毛发扁平苔藓的炎性病变，最常见于活动性病变，对应于组织病理学上的色素失禁（×70）

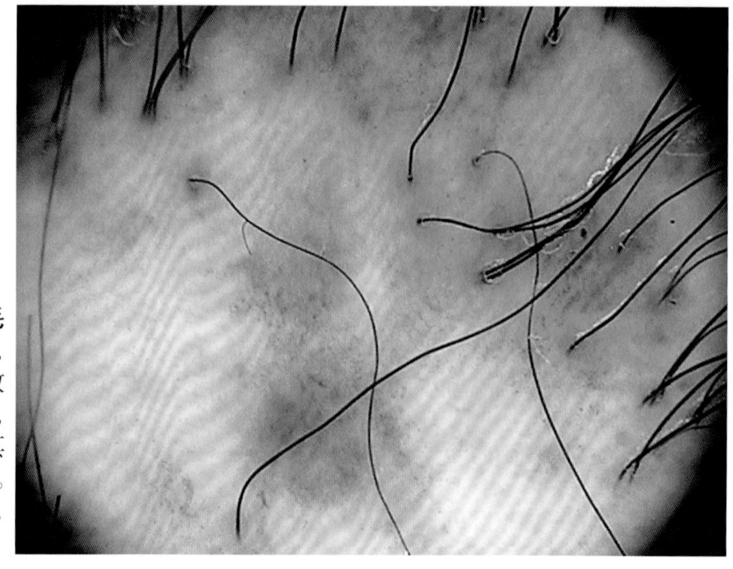

图 21.16　毛发扁平苔藓的紫色区域和获得性毛干营养不良。在这个瘢痕性秃发的中间部分，可以看到一个紫色区域。纤维化区域可见少数几根毛发。毛干有不规则的弯曲、扭结结构，这种表现很常见，特别是在毛发扁平苔藓和其他来源的瘢痕性秃发纤维化区域的有毛区边缘。获得性毛干营养不良是由毛周纤维化引起的，这改变了毛囊的结构（×20）

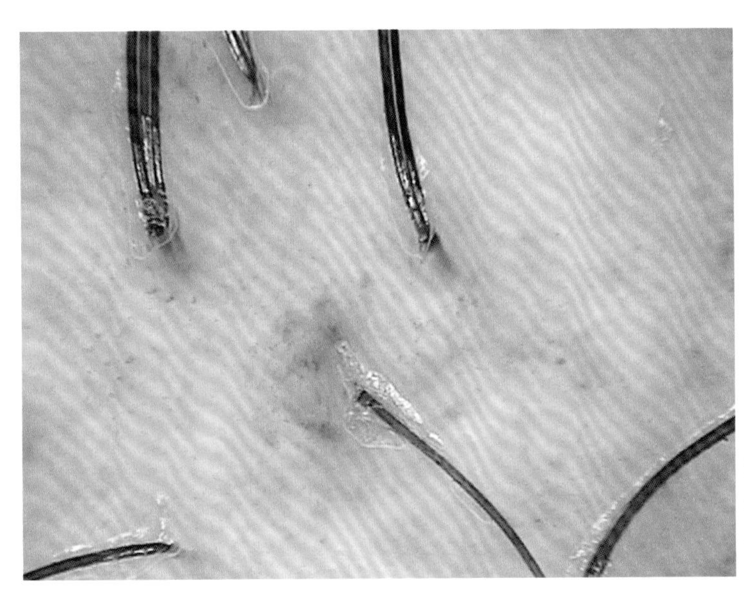

图 21.17 毛发扁平苔藓的分散的棕色皮肤改变。分散的棕色皮肤改变在毛发扁平苔藓中很少见。这种表现为浅表的黑色素或与表皮萎缩共存的色素失禁所致，常见于盘状红斑狼疮（×70）

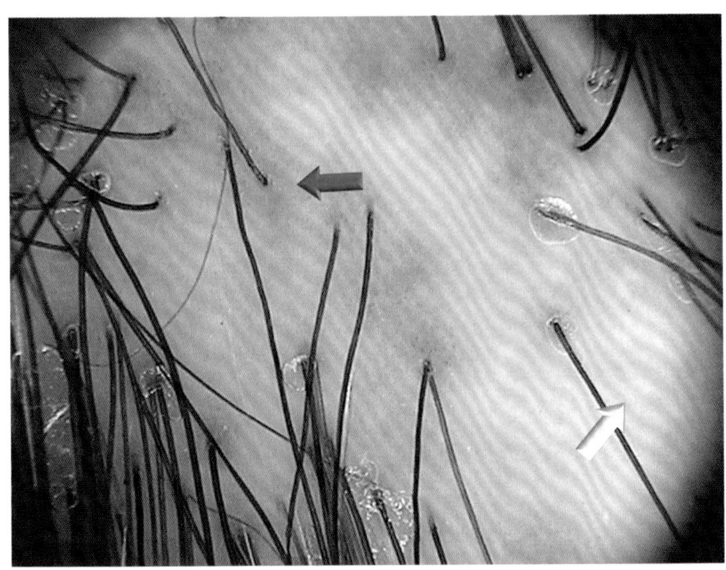

图 21.18 毛发扁平苔藓的毛周紫色改变。境界模糊的紫色、蓝灰色和棕灰色区域（**蓝色箭头**）对应于表皮棘层肥厚区域的色素失禁。它们的紫色调、更大的尺寸和不规则的模糊边界不同于雄激素性秃发中的毛周色素沉着。白点融合成白色的纤维化区域（**白色箭头**），缺少毛囊开口（×20）

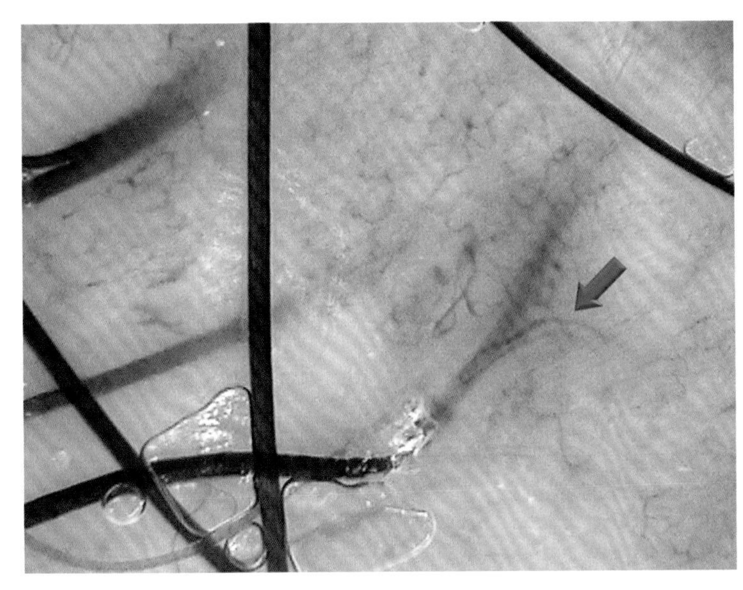

图 21.19 毛发扁平苔藓中的细长血管。瘢痕性秃发的有毛区边缘显示血管网络以及靠近毛囊的多个细长血管。细长的血管与相应的毛干（**箭头**）形成“V”形。通常，细长的血管环在毛囊开口周围形成同心性模式（×70）

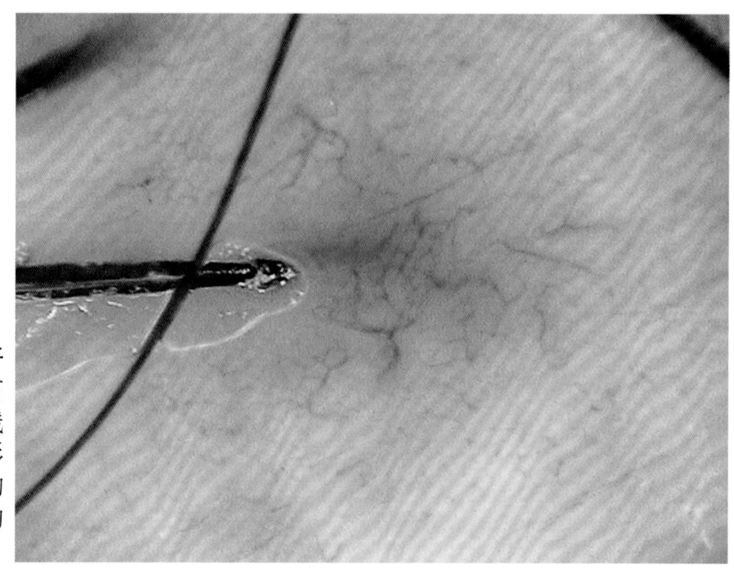

图 21.20　毛发扁平苔藓中的细长血管在毛囊开口周围形成同心性模式。在毛发扁平苔藓的有毛区边缘观察到毛周血管网络。多个细长的线状血管和分支状血管在毛囊开口周围与毛干形成一个同心性模式。一些细长的血管与相应的毛干形成“V”形。这种外观是疾病在可逆期的活动性毛周炎症的特征性表现（×70）

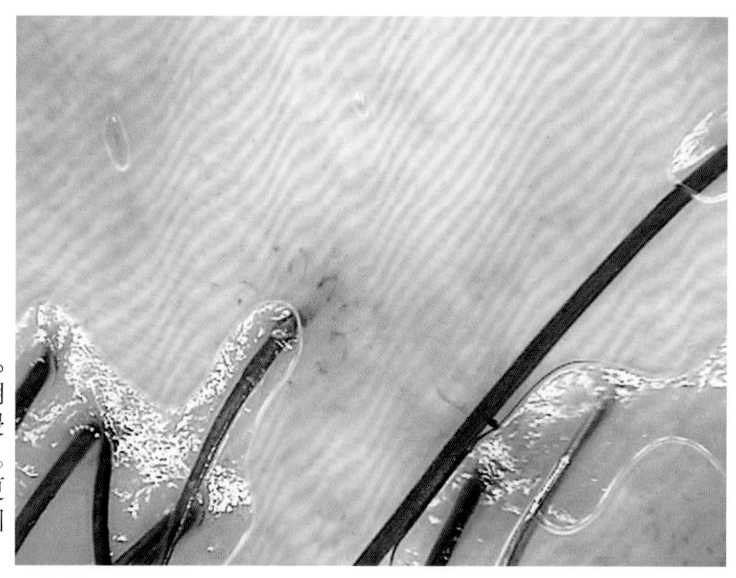

图 21.21　毛发扁平苔藓中的同心性毛周血管。毛囊周围同心性血管是扁平苔藓早期、可逆期的特征。毛发扁平苔藓的毛发边缘只有采用浸润液和镜头轻微施压才能观察到小的毛周血管。使用超声波凝胶而非酒精或水，可使小血管更易见。凝胶的缺点是更容易形成气泡，如在图像的下部所示（×70）

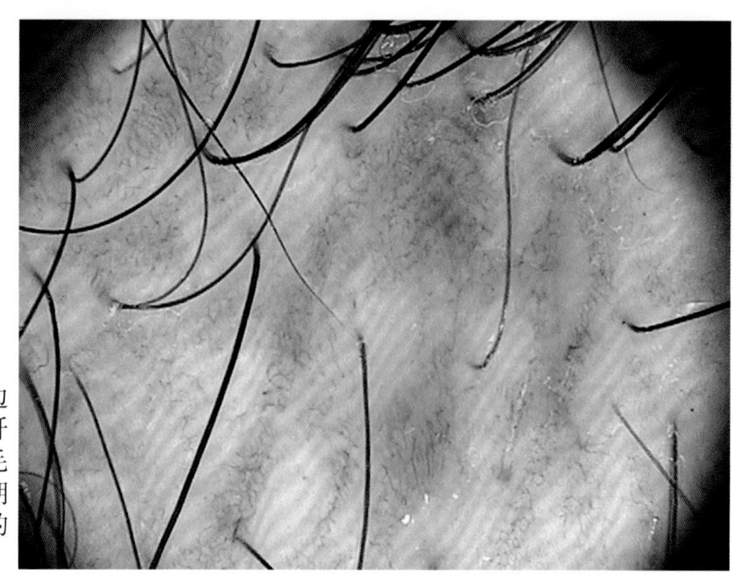

图 21.22　毛发扁平苔藓的血管和白色区域。边缘模糊的大白点和围绕毛干的白色晕系毛周纤维化所致。采用强效外用糖皮质激素治疗的毛发扁平苔藓患者中可见多个伸长的血管。长期使用糖皮质激素导致皮肤萎缩，增加了血管的可见度（×20）

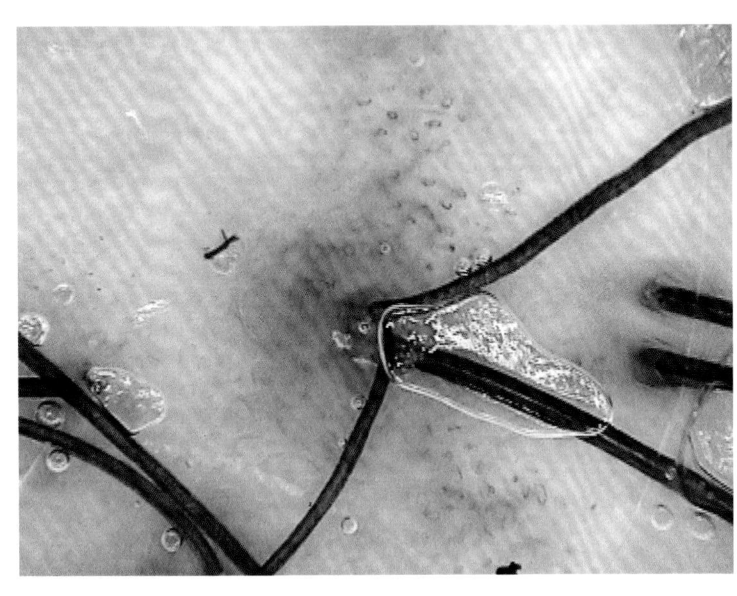

图 21.23 毛发扁平苔藓的血管、毛周紫色区域和白色区域。具有白色晕的多个卷曲和点状血管沿毛周分布。具有白色晕的针尖大小血管在毛发扁平苔藓中少见，需要同切割性蜂窝织炎等其他疾病鉴别。然而，这些血管的毛周排列、围绕毛囊开口的紫色区域以及毛囊间白色区域提示毛发扁平苔藓（×70）

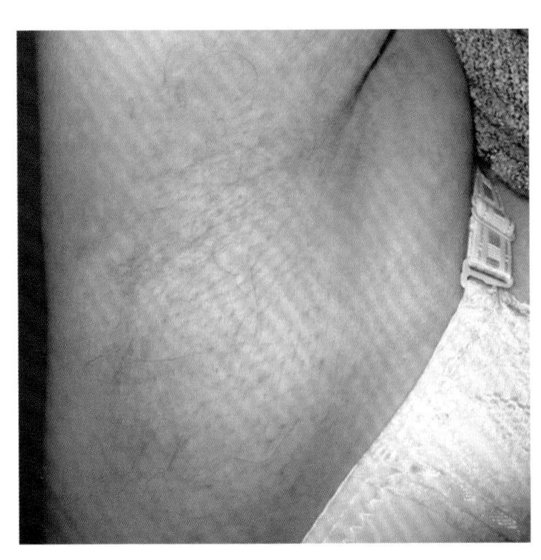

图 21.24 Graham Little 综合征的患者中腋毛的非瘢痕性脱失。Graham-Little 综合征（也称为 Graham Little-Piccardi 或 Graham Little-Piccardi-Lasseur 综合征）的特征包括三方面：①头皮的斑状瘢痕性秃发，②腋窝和耻骨区的非瘢痕性秃发，③光滑皮肤的毛囊性扁平苔藓[18]

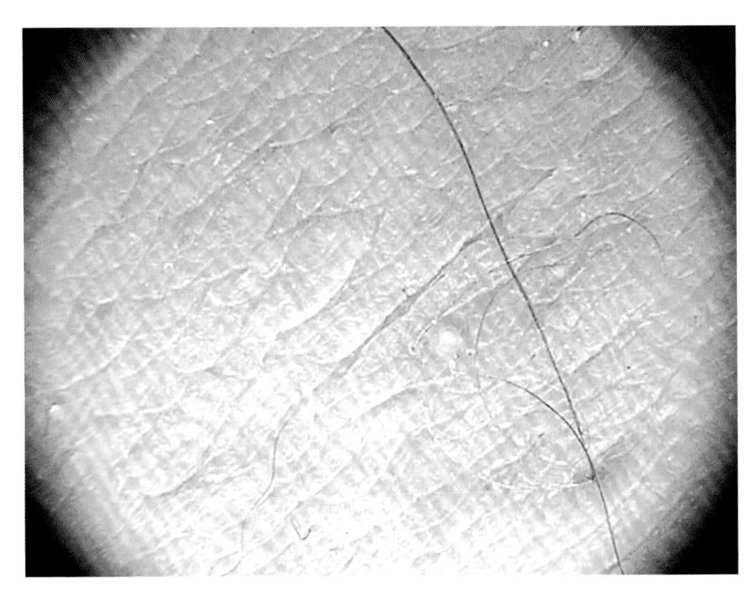

图 21.25 Graham Little 综合征中腋窝的非瘢痕性秃发。毛发镜下显示稀疏、细的终毛，以及缺乏毛发的皮肤褶皱和缝隙区域，但没有纤维化的特点，如白点或光滑的白色至象牙白色区域。耻骨区域的毛发镜显示与非瘢痕性秃发类似的非特异性特征。Graham Little 综合征的头皮病变的毛发镜表现与经典的毛发扁平苔藓相似（×20）

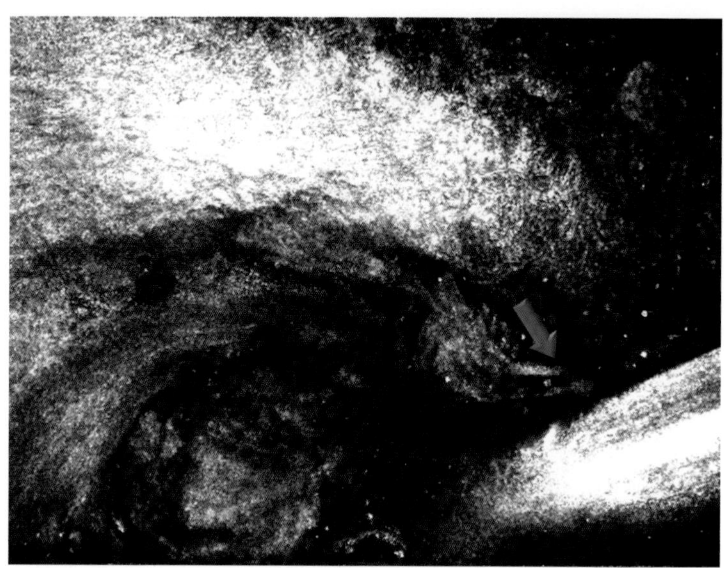

图 21.26 毛发扁平苔藓的反射式共聚焦显微镜表现。反射式共聚焦显微镜显示扩大的毛囊开口中充满角质物。鳞屑黏附到毛干的外部并覆盖其近端部分（**箭头**）。漏斗和邻近表皮的颗粒层增强。毛干没有异常改变

参考文献

1. Ochoa BE, King Jr LE, Price VH. Lichen planopilaris: annual incidence in four hair referral centers in the United States. J Am Acad Dermatol. 2008;58(2):352–3.
2. Otberg N, Kang H, Alzolibani AA, Shapiro J. Folliculitis decalvans. Dermatol Ther. 2008;21(4):238–44.
3. Price V, Mirmirani P, editors. Cicatricial alopecia: an approach to diagnosis and management. New York: Springer; 2011.
4. Abbas O, Chedraoui A, Ghosn S. Frontal fibrosing alopecia presenting with components of Piccardi-Lassueur-Graham-Little syndrome. J Am Acad Dermatol. 2007;57(2 Suppl):S15–8.
5. Assouly P, Reygagne P. Lichen planopilaris: update on diagnosis and treatment. Semin Cutan Med Surg. 2009;28(1):3–10.
6. Wiseman MC, Shapiro J. Scarring alopecia. J Cutan Med Surg. 1999;3 Suppl 3:S45–8.
7. Rudnicka L, Olszewska M, Rakowska A. Trichoscopy update 2011. J Dermatol Case Rep. 2011;5(4):82–8. doi:10.3315/jdcr.2011.1083.
8. Rakowska A, Slowinska M, Kowalska-Oledzka E, Olszewska M, Rudnicka L. Trichoscopy in cicatricial alopecia. J Drugs Dermatol. 2012;11(6):753–8.
9. Duque-Estrada B, Tamler C, Sodre CT, Barcaui CB, Pereira FB. Dermoscopy patterns of cicatricial alopecia resulting from discoid lupus erythematosus and lichen planopilaris. An Bras Dermatol. 2010;85(2):179–83.
10. Ross EK, Vincenzi C, Tosti A. Videodermoscopy in the evaluation of hair and scalp disorders. J Am Acad Dermatol. 2006;55(5):799–806.
11. Rudnicka L, Olszewska M, Rakowska A, Kowalska-Oledzka E, Slowinska M. Trichoscopy: a new method for diagnosing hair loss. J Drugs Dermatol. 2008;7(7):651–4.
12. Abraham LS, Pineiro-Maceira J, Duque-Estrada B, Barcaui CB, Sodre CT. Pinpoint white dots in the scalp: dermoscopic and histopathologic correlation. J Am Acad Dermatol. 2010;63(4):721–2.
13. Trueb RM. Systematic approach to hair loss in women. J Dtsch Dermatol Ges. 2010;8(4):284–97, 98.
14. Tosti A, Miteva M, Torres F. Lonely hair: a clue to the diagnosis of frontal fibrosing alopecia. Arch Dermatol. 2011;147(10):1240.
15. Miller JJ, Anderson BE, Ioffreda MD, Bongiovanni MB, Fogelberg AC. Hair casts and cutaneous spicules in multiple myeloma. Arch Dermatol. 2006;142(12):1665–6.
16. Whiting DA, Dy LC. Office diagnosis of hair shaft defects. Semin Cutan Med Surg. 2006;25(1):24–34.
17. Vazquez-Lopez F, Alvarez-Cuesta C, Hidalgo-Garcia Y, Perez-Oliva N. The handheld dermatoscope improves the recognition of Wickham striae and capillaries in Lichen planus lesions. Arch Dermatol. 2001;137(10):1376.
18. Zegarska B, Kallas D, Schwartz RA, Czajkowski R, Uchanska G, Placek W. Graham-Little syndrome. Acta Dermatovenerol Alp Panonica Adriat. 2010;19(3):39–42.

22 前额纤维性秃发

Adriana Rakowska，Malgorzata Olszewska，
and Lidia Rudnicka

王上上　译　慕彰磊　徐峰　审校

摘　要

前额纤维性秃发的毛发镜特点包括毛囊开口缺失和毛囊周围轻度鳞屑、孤立毛发，偶见毛囊周围红斑，背景为象牙白至象牙黄色。在眉毛区，皮肤镜下可见规则分布的红色或灰色小点。

关键词

瘢痕性秃发 • 眉毛 • 前额纤维性秃发 • 灰点 • 象牙白区 • 毛发扁平苔藓 • 毛囊周围鳞屑 • 红点

前额纤维性秃发（frontal fibrosing alopecia，FFA）是一种原发性淋巴细胞浸润引起的瘢痕性秃发[1-2]，属于毛发扁平苔藓的范围。本病常常累及绝经后女性[3-4]。Chew 等[3]的综述中发现，在所有报道的前额纤维性秃发的人群中，只有 7.6% 是绝经前女性，1.9% 是男性。

本病临床表现为缓慢进展的对称性额颞部和额顶部的发际线后退。疾病进程不一，平均发际线后退速度为 0.3 ～ 1.7 mm/ 月[5]。50% ～ 83% 的患者有眉毛缺失，一般始于外三分之一，逐渐发展为全部眉毛缺失。27% ～ 77% 的患者有体毛缺失，常累及腋下、外阴，偶尔累及四肢[5-7]。

诊断常根据典型临床表现。组织病理和毛发镜可以帮助进行鉴别诊断。

前额纤维性秃发的毛发镜表现为毛囊开口的缺失和毛囊周围轻度鳞屑[8-12]，偶尔可见毛囊周围红斑。在有毛区边缘，一个毛囊往往只有一根毛发，并可见孤立毛发。有研究发现脱发区可有树枝状血管[13]，但没有被其他研究证实[8-9]。

毛发扁平苔藓毛发镜下可见到早期纤维化区域呈现乳红色背景，而前额纤维性秃发的背景通常是象牙白或象牙黄色[8-9]。

在眉毛区域，毛发镜显示患区规律分布的红色或灰色小点，晚期可见毛囊开口消失[10]。

虽然在毛发镜下眉毛区无明显炎症和瘢痕，大部分学者仍然认为头皮和眉毛区皮损在组织病理上表现是相似的，都有毛囊数量的减少，毛囊周围淋巴细胞的浸润和纤维化[5-7]。

表 22.1　前额纤维性秃发的毛发镜特点

头皮
毛囊开口缺失
均质化的象牙色背景
毛囊周围轻度鳞屑
毛囊周围红斑
有毛区边缘毛囊中仅有一根毛发
毛囊周围褐色或褐紫色区域（深色皮肤患者）
眉毛
多发规则分布的红色小点（疾病早期）
多发规则分布的红色或灰色至灰褐色小点（晚期）

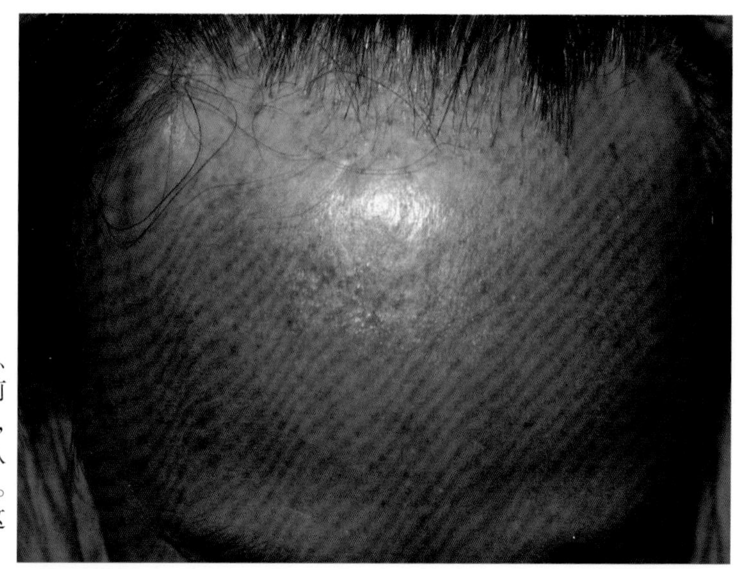

图 22.1　前额纤维性秃发。临床表现为对称性、瘢痕性前额发际线退行带，可累及额顶区。前额发际线可以 0.3 ～ 1.7 mm/ 月的速度退移[5]，可见轻度毛囊周围鳞屑。常见眉毛累及，一般从外侧开始脱落，逐渐进展至整个眉毛脱落[5-7]。面部常见非炎症性毛囊性丘疹，患者常认为这些丘疹是因为皮肤粗糙[14]

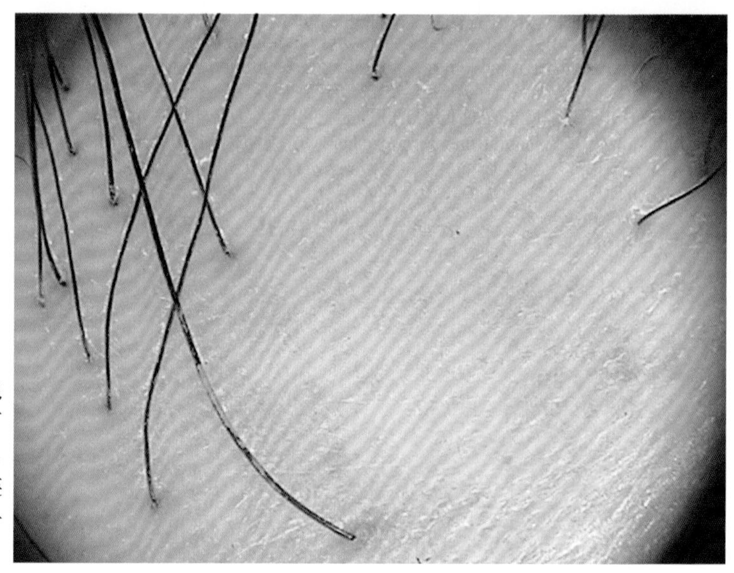

图 22.2　前额纤维性秃发毛囊开口缺失和象牙色背景。前额发际线的退行和毛囊开口的缺失有关。毛发镜下背景一般表现为象牙白或象牙黄，有时呈象牙粉色。这和毛发扁平苔藓及其他类型的瘢痕性秃发有所不同。在有毛区边缘，一般一个毛囊中仅有一根毛发（×20）

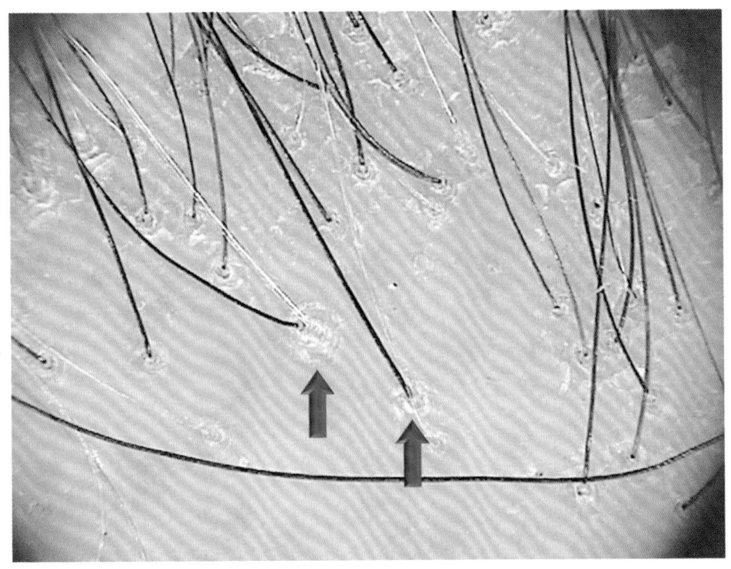

图 22.3 前额纤维性秃发的毛囊周围轻度鳞屑。毛发镜下可见毛囊周围轻度鳞屑，有些患者中可见轻度管状鳞屑（**箭头**），而经典的毛发扁平苔藓和秃发性毛囊炎中管状鳞屑比较少见，而且程度较轻。可以观察到有毛区边缘的毛囊单位中只有一根毛发（**顶部**）。在纤维化区域可见到毛囊开口缺失以及象牙白色背景上的浅红色斑片（**底部**）（×20）

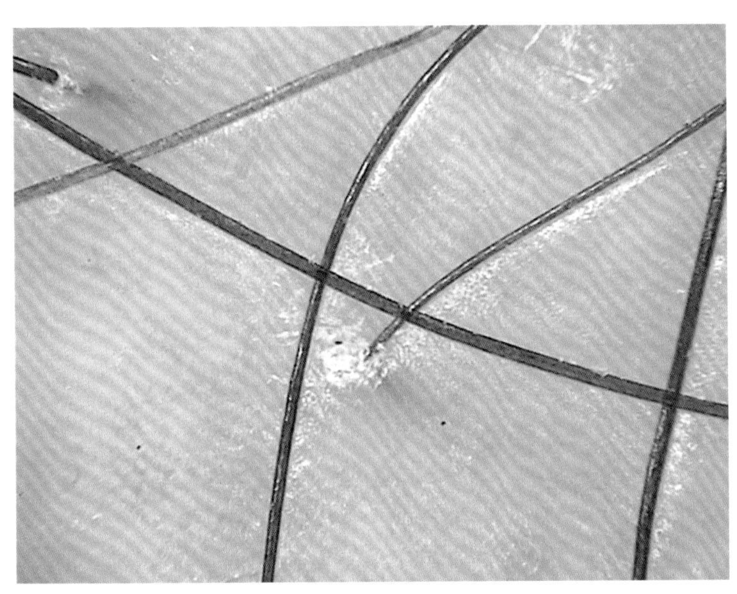

图 22.4 前额纤维性秃发的毛囊口轻度脱屑。高放大倍数下见孤立毛干周围的毛囊口轻度脱屑。典型情况下，受累毛发周围的皮肤一般比较光滑平坦、颜色均一。与此不同的是，秃发性毛囊炎中表现为星爆状模式增生，毛发扁平苔藓或盘状红斑狼疮中可见背景中有多种颜色（×70）

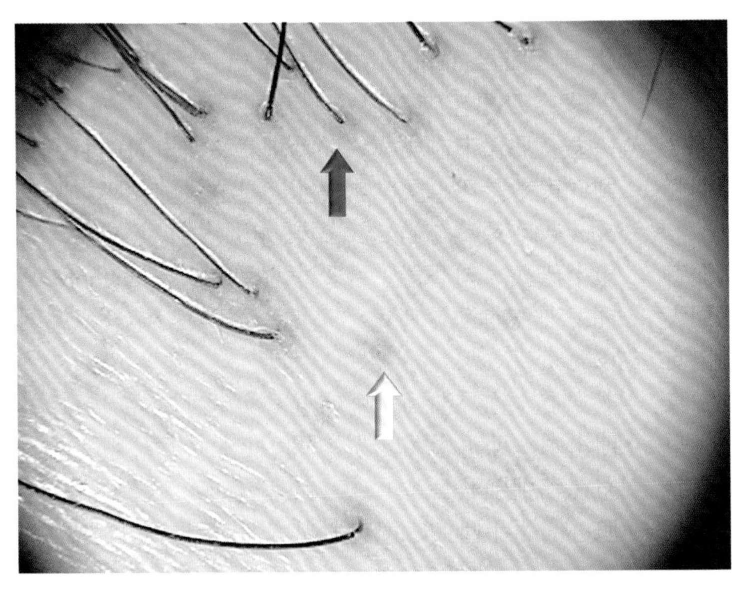

图 22.5 前额纤维性秃发毛囊周围褐色和褐紫色改变。前额纤维性秃发患者中可见到毛囊周围褐色和褐紫色改变（**蓝色箭头**），这种改变在深色皮肤中更加常见。在靠近有毛区边缘，偶尔可见没有毛发的毛囊开口（**白色箭头**）。图片**左下方**的纤维化皮肤区域可见到非常细小的平行皱褶（×20）

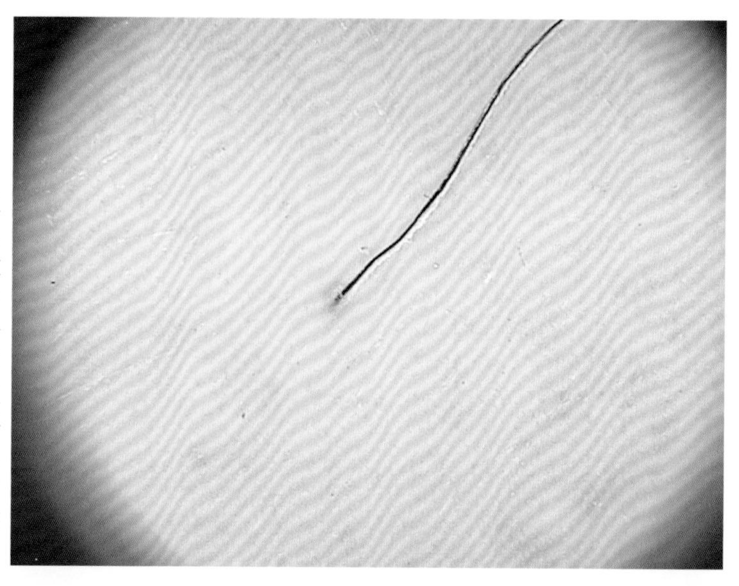

图 22.6 前额纤维性秃发中的孤立毛发。“孤立毛发”是临床诊断前额纤维性秃发的线索[15]。临床表现为孤立的单个毛发，位于前额原始发际线区域的中央。毛发可数厘米长，有时可以伴有毛囊周围鳞屑。在这张图片中可以看到一个孤立毛发，并可以看到轻微红斑和鳞屑，周围背景表现为均一的象牙色。毛发镜下的孤立毛发并不仅见于前额纤维性秃发，在毛发扁平苔藓和其他类型的瘢痕性秃发中也可以见到。需要强调的是，诊断前额纤维性秃发时，没有明确的毛发镜诊断标准，必须结合临床病史综合判断（×20）

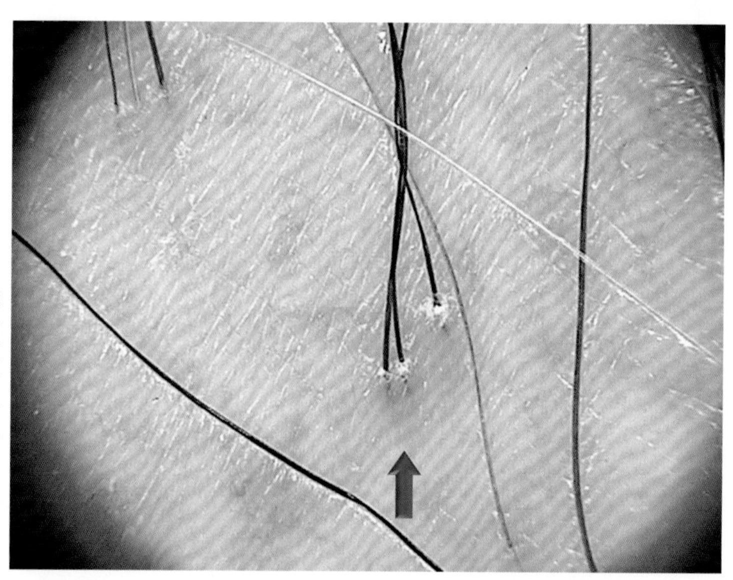

图 22.7 局部外用糖皮质激素致前额纤维性秃发的皮肤萎缩。前额纤维性秃发的患者的典型背景是象牙色，但不是所有的都是象牙色。这是一位 78 岁女性患者的毛发镜图片，此患者长期外用强效糖皮质激素，所以看不到典型的象牙色背景。而且，不同于典型患者的血管区域，本患者的毛发镜下仅看到一些较细的树枝状血管。另外可看到典型的毛囊周围轻度脱屑，毛囊开口周围有淡褐紫色区域（**箭头**）（×20）

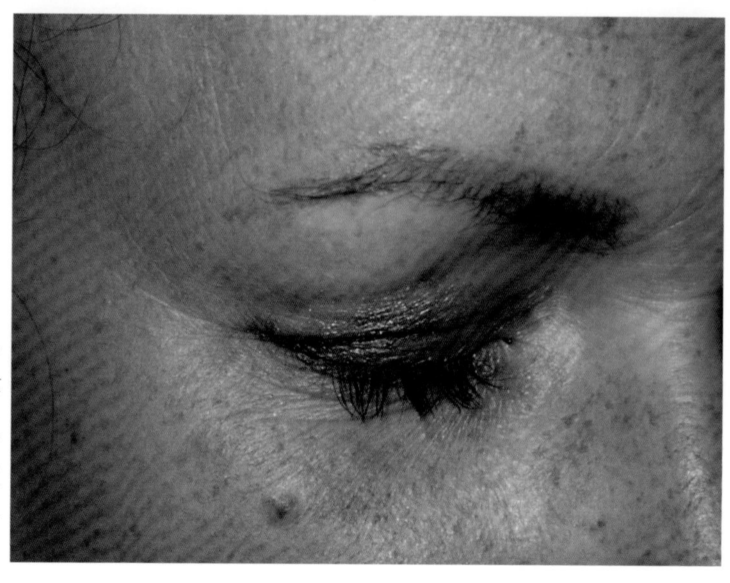

图 22.8 前额纤维性秃发的外侧眉毛脱失。50% ～ 83% 的前额纤维性秃发的患者可看到部分或全部眉毛脱失，眉毛缺失一般始于外侧三分之一，逐渐进展至整个眉毛。27% ～ 77% 的患者伴有其他部位体毛的缺失[5-7]。所以，有人认为前额纤维性秃发是一个系统性疾病，而不仅仅是毛发扁平苔藓的一种局限性表现[3]

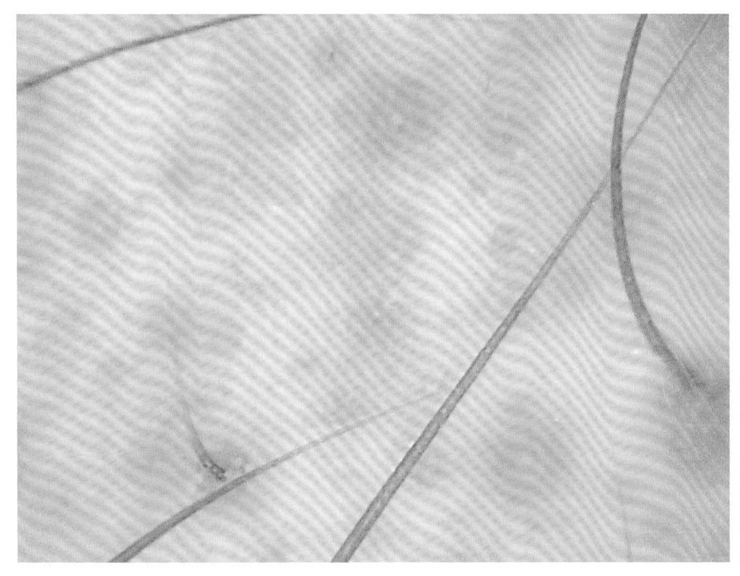

图 22.9 前额纤维性秃发眉毛处的红色小点。 前额纤维性秃发患者眉毛处的毛发镜表现和头皮不同，可见到较多无毛发的毛囊。在疾病早期，这些毛囊表现为红色小点；随着疾病发展，颜色逐渐变灰。在本图片中，可以见到一根新生毛发，伴有毛囊周围的鳞屑（×70）

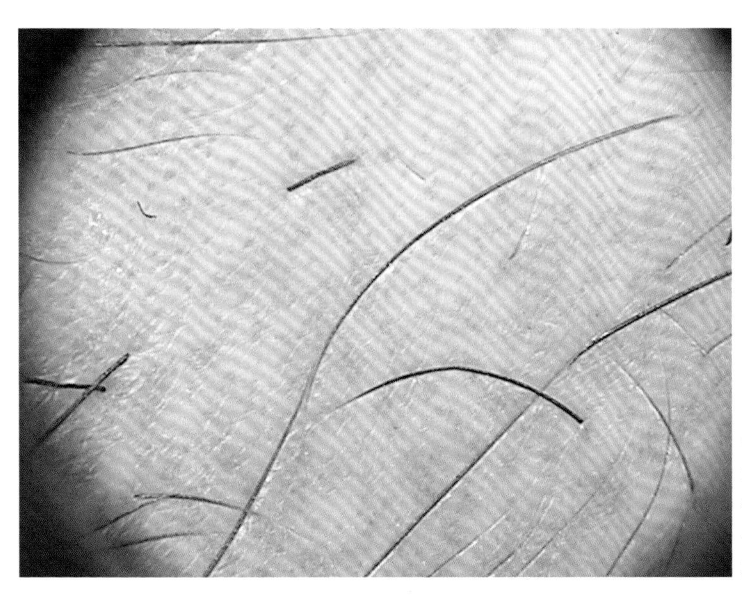

图 22.10 前额纤维性秃发眉毛处的灰色小点。 图片显示的是一位进展期前额纤维性秃发的患者眉毛脱失，可以看到密集的无毛发的毛囊，表现为灰色小点。眉毛区的毛发镜下很少见到伴有整个毛囊缺失的纤维化，这也可以解释为何眉毛处的毛发可以再生[16]，而前额纤维化区域却不会出现毛发的再生（×20）

参考文献

1. Olsen EA, Bergfeld WF, Cotsarelis G, Price VH, Shapiro J, Sinclair R, et al. Summary of North American Hair Research Society (NAHRS)-sponsored Workshop on Cicatricial Alopecia, Duke University Medical Center, February 10 and 11, 2001. J Am Acad Dermatol. 2003;48(1):103–10.
2. Samrao A, Chew AL, Price V. Frontal fibrosing alopecia: a clinical review of 36 patients. Br J Dermatol. 2010;163(6):1296–300.
3. Chew AL, Bashir SJ, Wain EM, Fenton DA, Stefanato CM. Expanding the spectrum of frontal fibrosing alopecia: a unifying concept. J Am Acad Dermatol. 2010;63(4):653–60.
4. Poblet E, Jimenez F, Pascual A, Pique E. Frontal fibrosing alopecia versus lichen planopilaris: a clinicopathological study. Int J Dermatol. 2006;45(4):375–80.
5. Tan KT, Messenger AG. Frontal fibrosing alopecia: clinical presentations and prognosis. Br J Dermatol. 2009;160(1):75–9.
6. Tosti A, Piraccini BM, Iorizzo M, Misciali C. Frontal fibrosing alopecia in postmenopausal women. J Am Acad Dermatol. 2005; 52(1):55–60.
7. Kossard S, Lee MS, Wilkinson B. Postmenopausal frontal fibrosing alopecia: a frontal variant of lichen planopilaris. J Am Acad Dermatol. 1997;36(1):59–66.
8. Rubegni P, Mandato F, Fimiani M. Frontal fibrosing alopecia: role of dermoscopy in differential diagnosis. Case Rep Dermatol. 2010; 2(1):40–5.
9. Inui S, Nakajima T, Shono F, Itami S. Dermoscopic findings in frontal fibrosing alopecia: report of four cases. Int J Dermatol. 2008;47(8):796–9.
10. Rudnicka L, Olszewska M, Rakowska A, Slowinska M. Trichoscopy update 2011. J Dermatol Case Rep. 2011;5(4):82–8.
11. Rakowska A, Slowinska M, Kowalska-Oledzka E, Olszewska M, Rudnicka L. Trichoscopy in cicatricial alopecia. J Drugs Dermatol. 2012;11:753–8.
12. Miteva M, Whiting D, Harries M, Bernardes A, Tosti A. Frontal fibrosing alopecia in black patients. Br J Dermatol. 2012; 167(1):208–10. doi:10.1111/j.1365-2133.2012.10809.x.
13. Duque-Estrada B, Tamler C, Sodre CT, Barcaui CB, Pereira FB. Dermoscopy patterns of cicatricial alopecia resulting from discoid

lupus erythematosus and lichen planopilaris. An Bras Dermatol. 2010;85(2):179–83.
14. Donati A, Molina L, Doche I, Valente NS, Romiti R. Facial papules in frontal fibrosing alopecia: evidence of vellus follicle involvement. Arch Dermatol. 2011;147(12):1424–7.
15. Tosti A, Miteva M, Torres F. Lonely hair: a clue to the diagnosis of frontal fibrosing alopecia. Arch Dermatol. 2011;147(10):1240.
16. Donovan JC, Samrao A, Ruben BS, Price VH. Eyebrow regrowth in patients with frontal fibrosing alopecia treated with intralesional triamcinolone acetonide. Br J Dermatol. 2010;163(5):1142–4.

23 盘状红斑狼疮

Lidia Rudnicka，Malgorzata Olszewska，
and Adriana Rakowska

缪盈 译 慕彰磊 徐峰 审校

摘 要

活动性盘状红斑狼疮最具特征性的毛发镜表现为大的黄点征（角栓）、粗分支状血管、散在深褐色改变、红点征和蓝灰色点。慢性的非活动性盘状红斑狼疮的特点为无结构的乳红色区域或白色区域和毛囊开口消失，也可存在粗的分支状血管。

关键词

无菌性脓疱病 • 分支状血管 • 蓝灰色点 • 褐色改变 • 皮肤型红斑狼疮 • 瘢痕性秃发 • 瘢痕性类天疱疮 • 盘状红斑狼疮 • 眉毛 • 粉红色区域 • 系统性红斑狼疮 • 白色区域 • 白色晕 • 红点征 • 黄点征

尽管盘状红斑狼疮（discoid lupus erythematosus，DLE）已经被列为原发性淋巴细胞性瘢痕性秃发[1]，但一些作者强调 DLE 不是原发性瘢痕性秃发，因为毛囊并非毛囊中心性炎症攻击的主要靶部位[2]。

DLE 可以在任何年龄段发病，主要发病年龄在 20 ～ 40 岁之间。女性发病率高于男性[3]。DLE 病变可能出现在系统性红斑狼疮的病程中。

病变初起为边界清楚的圆形或卵圆形紫色斑疹或丘疹，后逐渐扩大成为伴有毛囊角栓、红斑和附着性鳞屑的脱发斑。病变可以为色素减退或者色素沉着。症状有瘙痒、疼痛、灼烧感和压痛。疾病晚期特点是毛囊口消失的纤维化、萎缩、光滑的白色斑块[3]。长期存在的 DLE 在临床上难以与原发性瘢痕性秃发谱中的其他疾病进行区别[4-6]。

诊断依靠直接免疫荧光和病理。直接免疫荧光可以见到 IgG 在真表皮交界处沉积。

活动性 DLE 最具特征性的毛发镜表现为大的黄点征（角栓）、粗分支状血管、散在深褐色改变和蓝灰色点。DLE 中的大的黄点征不同于斑秃和雄激素性秃发的黄点征。DLE 中的黄点的直径平均为 653±125 μm（均值 ± 标准差），而在斑秃中黄点的直径约为 212±66 μm，在雄激素性秃发中为 190±71 μm[7-8]。DLE 中的大黄点比其他疾病中的黄点颜色更深，通常为深黄色至浅褐色。大黄点征

和以黄点为中心放射分布的细分支状血管是纤维化前的晚期 DLE 皮损的特征性表现[7-8]。这个特征被比喻为“黄点中的红蜘蛛”[7-8]。

粗分支状血管通常出现在皮损的周围。DLE 皮损中最粗的血管的平均值为 114±28 μm（均值±标准差），明显粗于正常头皮或脂溢性皮炎中的分支状血管（36±17，$p < 0.05$）[7-8]。DLE 皮损中的粗分支状血管与基底细胞癌中常见的血管没有显著差别。

皮肤的深褐色改变使皮肤看起来很“脏”，通常出现在活动性皮损中。这与组织病理学上的色素失禁有关[7-8]。这个发现似乎与 DLE 皮损中蓝灰色点形成的“斑点状”模式不同，后者是由 Duque-Estrada 等人在深色皮肤型 DLE 患者中发现的[9]。

Tosti 等[10]提出毛囊红点征是活动性 DLE 的特征性表现，是毛囊再生预后良好的指标。

慢性非活动性皮损不同于活动性皮损。特点为无结构的乳红色区域或白色区域和毛囊开口消失。也可存在粗的分支状血管。

表 23.1 盘状红斑狼疮的毛发镜特点

活动性（早期）皮损
粗分支状血管
大黄点征（毛囊角栓）
细小的毛囊间鳞屑
散在深褐色改变
红点征
蓝灰色点征（深色皮肤或是曝光部位）
非活动性（晚期）皮损
毛囊口消失
粉红色区域
白色区域
分支状血管
含有细蜘蛛状血管的黄点（纤维化前期皮损）

表 23.2 盘状红斑狼疮的毛发镜鉴别诊断

基底细胞癌
脂溢性皮炎
银屑病
日光性角化病
Brocq 假性斑秃
毛发扁平苔藓
瘢痕性类天疱疮

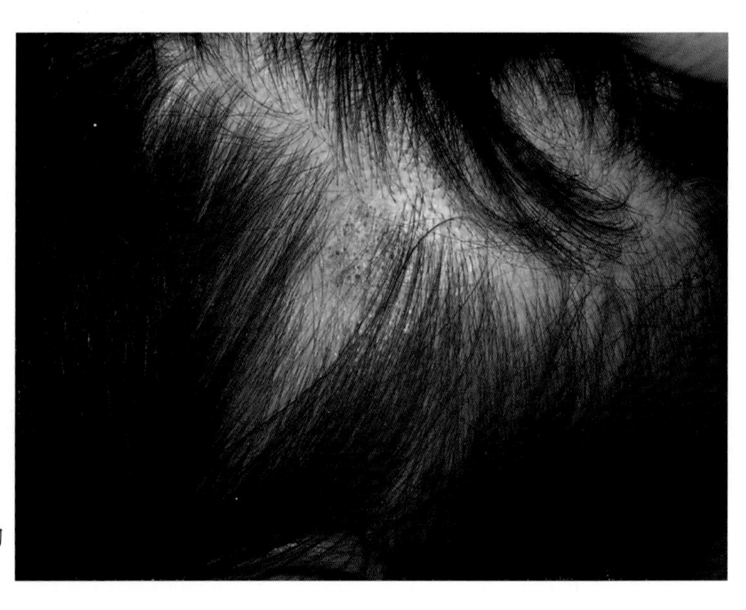

图 23.1 盘状红斑狼疮。早期 DLE 皮损典型的圆形表现。仅观察到少量的脱发

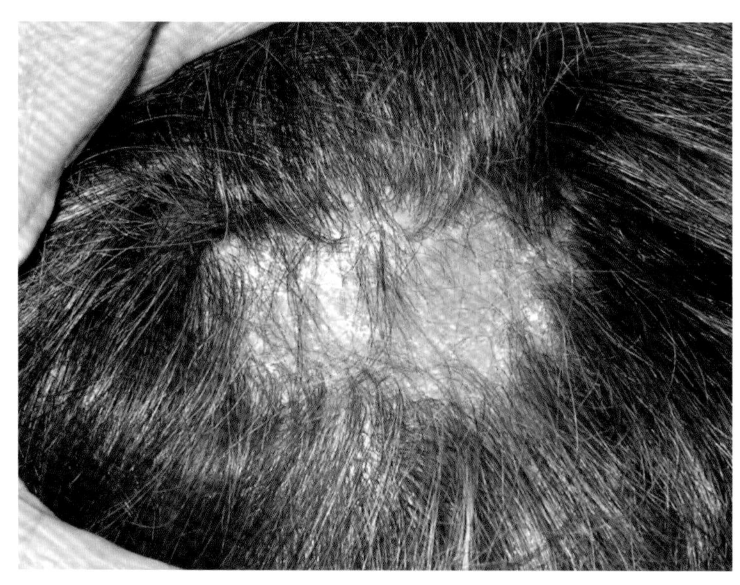

图 23.2 盘状红斑狼疮。图示为持续性 DLE 病程中的瘢痕性秃发。DLE 的毛发镜特点取决于疾病的病程和活动性

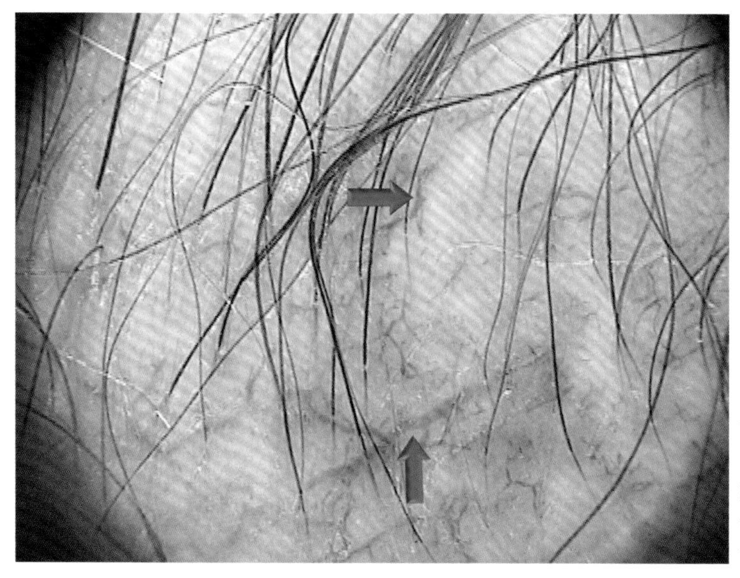

图 23.3 盘状红斑狼疮中的粗分支状血管：粗分支状血管（箭头所示）可以见于两种不同的临床疾病：DLE 和基底细胞癌。因此，仅依靠这种类型的血管进行诊断时容易将 DLE 误诊为基底细胞癌。其他表现为粗分支状血管的疾病一般不发生于头皮（×20）

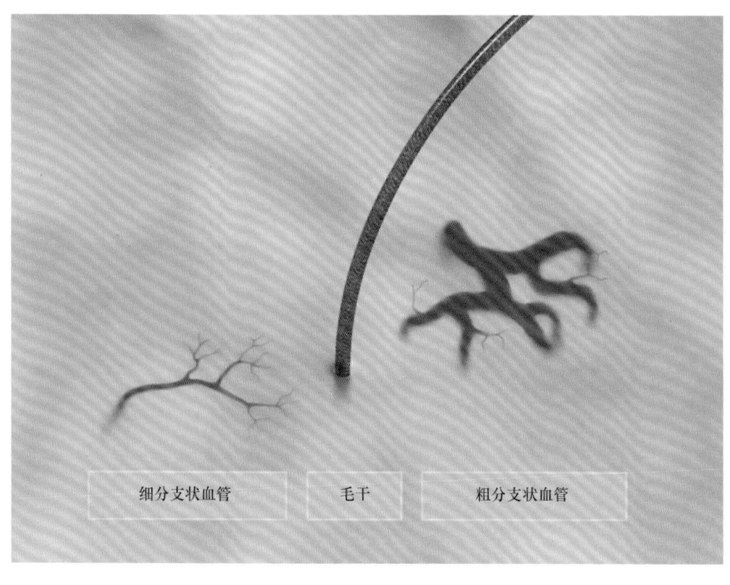

图 23.4 盘状红斑狼疮中的粗分支状血管："血管-毛发测试"。粗分支状血管可见于 DLE 和盘状红斑狼疮，但在其他疾病中极少见。通过比较血管的粗细与毛干的直径可与正常头皮中观察到的细分支状血管区分[8]。大部分毛干直径为 55 ～ 100 μm。一般情况下，细分支状血管直径小于 50 μm，而粗分支状血管大于 100 μm。因此，这些血管可以通过与同一视野中的毛干的平均直径进行比较来区分。通常，细分支状血管较毛干细，80% 的粗分支状血管较毛干粗。应当将视野中最粗的血管与毛干的平均直径进行比较（*Graphic by* Dr. Wawrzyniec Podrzucki, courtesy of *Journal of Dermatological Case Reports*）

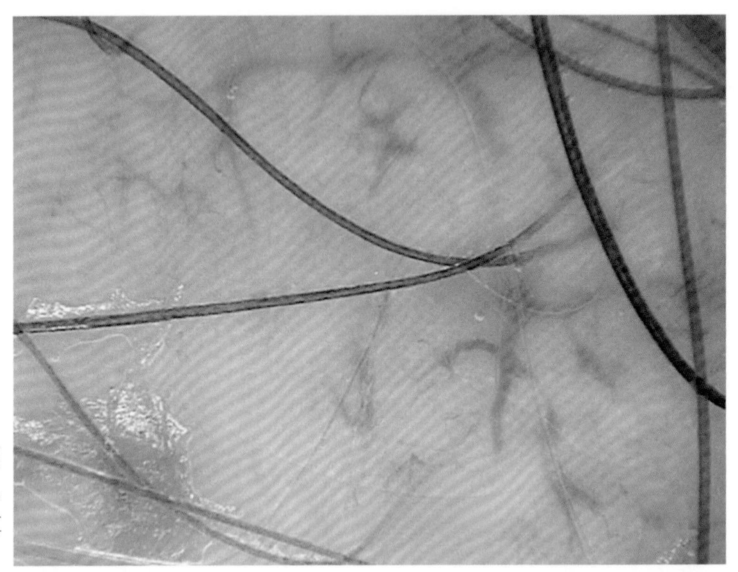

图 23.5 盘状红斑狼疮中的粗分支状血管。图片中最粗的血管大于该视野中毛干的平均直径。图片中也显示了 DLE 的另一毛发镜特点——大黄点征（×70）

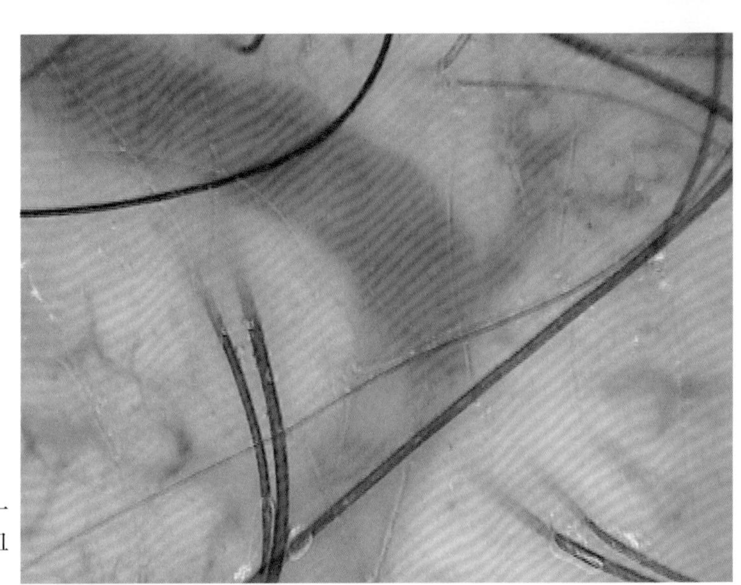

图 23.6 盘状红斑狼疮中的粗分支状血管。一根巨大的血管明显粗于毛干的平均直径。该血管在变薄的表皮上清晰可见（×70）

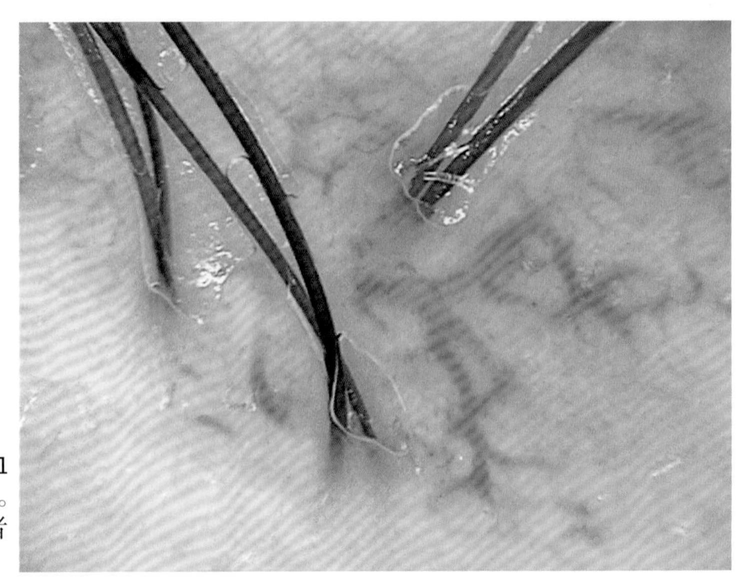

图 23.7 活动性盘状红斑狼疮中的粗分支状血管。粗分支状血管较常见于活动性皮损的周围。在纤维化的过程中可能被瘢痕组织所替代，或者持续存在数年，尽管疾病的活动性降低（×70）

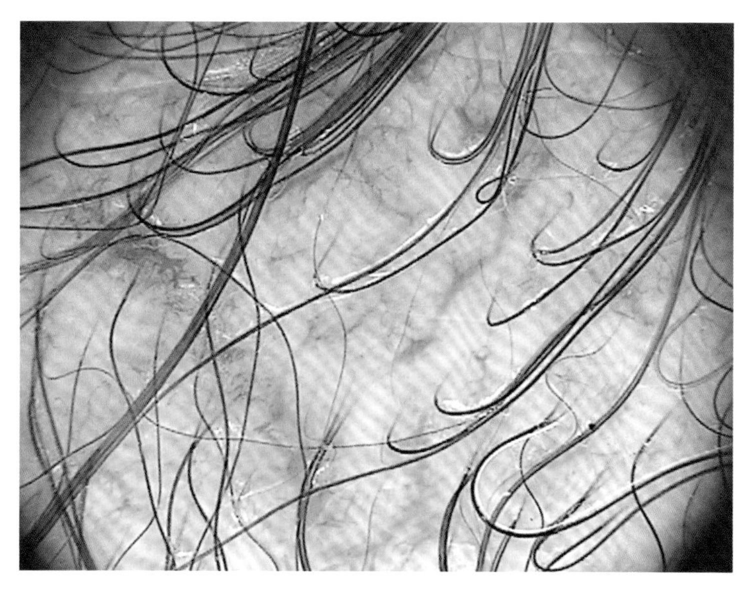

图 23.8 非活动性盘状红斑狼疮中的粗分支状血管。图示经过治疗后的非活动性盘状红斑狼疮的皮损，显示了粗分支状血管和根状血管。经过糖皮质激素治疗后可以出现致密的血管网。皮下毛干清晰可见，反映了表皮明显变薄。在该皮损内可见部分毛发再生（×20）

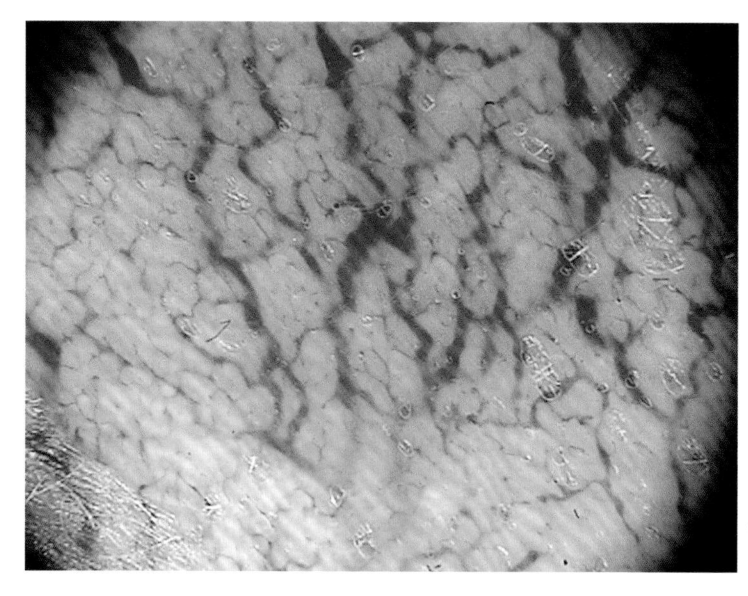

图 23.9 前额盘状红斑狼疮中的粗分支状血管。由于没有毛发和毛囊口，可以更详细地分析血管的结构。可以清晰观察到表皮下血管网中的大的分支状血管（×20）

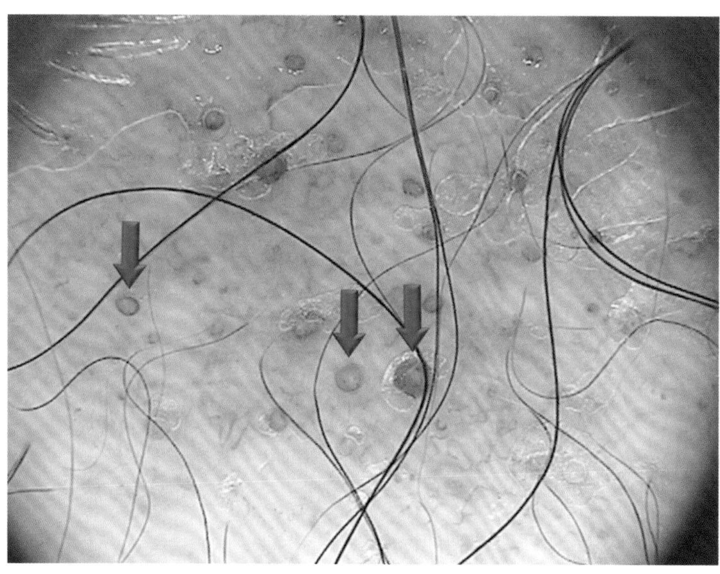

图 23.10 盘状红斑狼疮中的大黄点征。DLE 中的黄点征（箭头所示）比斑秃和雄激素性秃发中的要大且颜色深，是毛囊角栓。大黄点征是活动性病变的标志（×20）

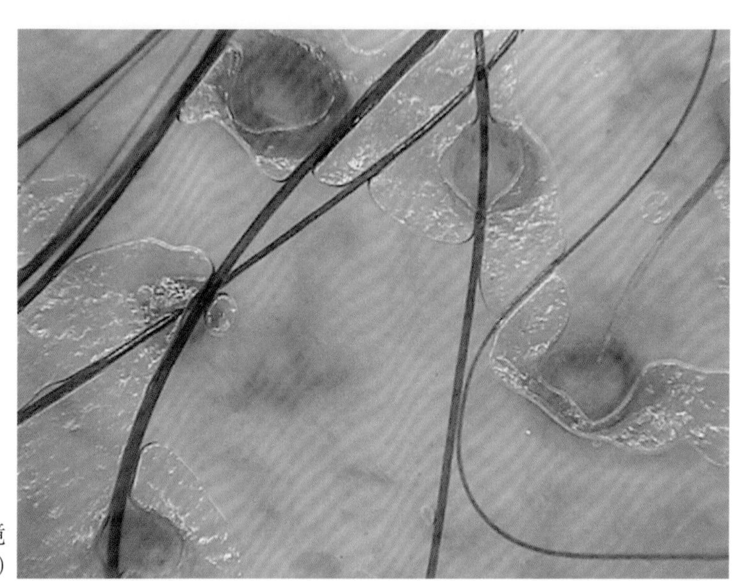

图 23.11 盘状红斑狼疮中的大黄点征。高倍镜显示 DLE 中的黄点征边界清楚且有双边（×70）

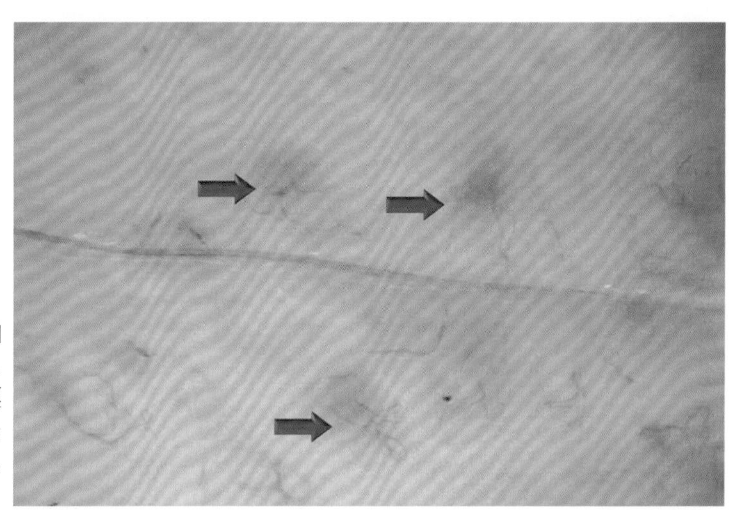

图 23.12 非活动性盘状红斑狼疮中的含有细蜘蛛状血管的黄点征。在非活动性 DLE 皮损中，黄点征不明显，变得比较扁平、苍白、边界模糊。偶尔可见黄点上的细分支状长血管（**箭头所示**）。这称为“黄点中的红蜘蛛”，是晚期、非活动性 DLE 皮损的特征（×70）

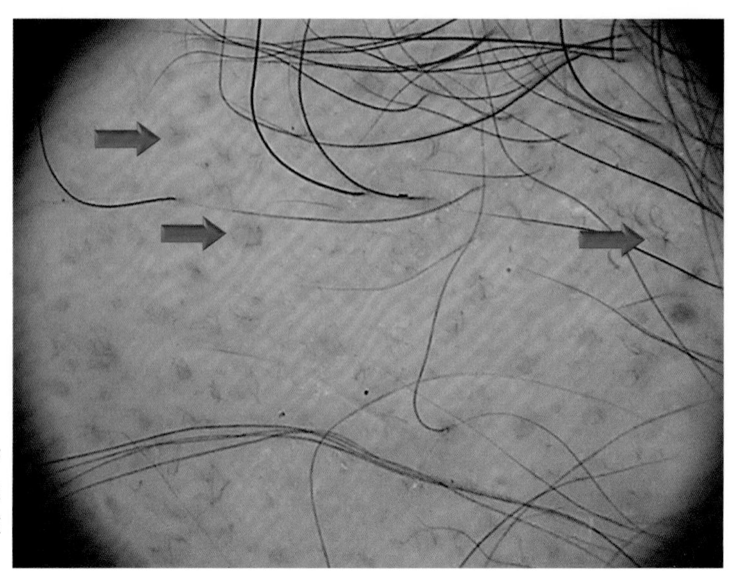

图 23.13 盘状红斑狼疮中的含有细蜘蛛蛛状血管的黄点征。在低倍毛发镜中，黄点中的红蜘蛛几乎不可见。**箭头**所指的黄点征中可见特征性叠加的红色细血管（×20）

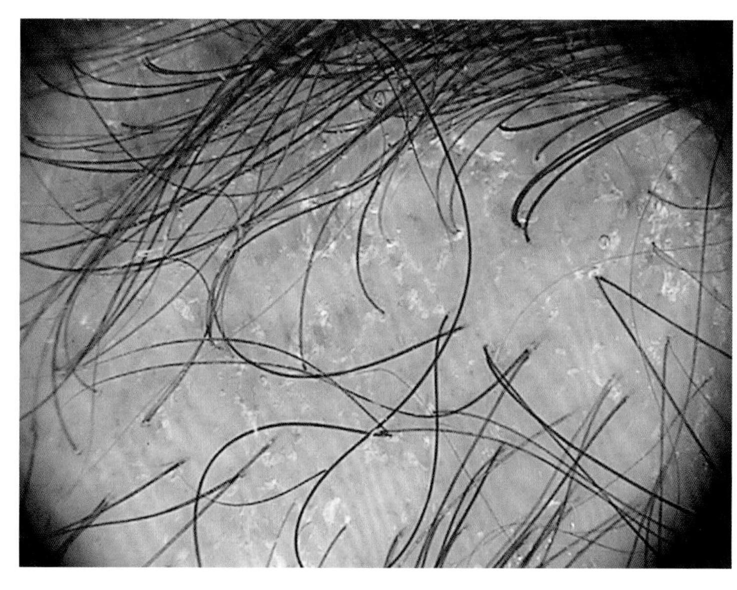

图 23.14 盘状红斑狼疮的细小鳞屑。在活动性 DLE 皮损中鳞屑为常见表现。鳞屑较为细小且紧紧黏附在表皮上。鳞屑常常早于或伴发纤维化。本图示细小鳞屑、毛囊开口数量广为减少伴粉红色改变，对应于最近发生的纤维化（×20）

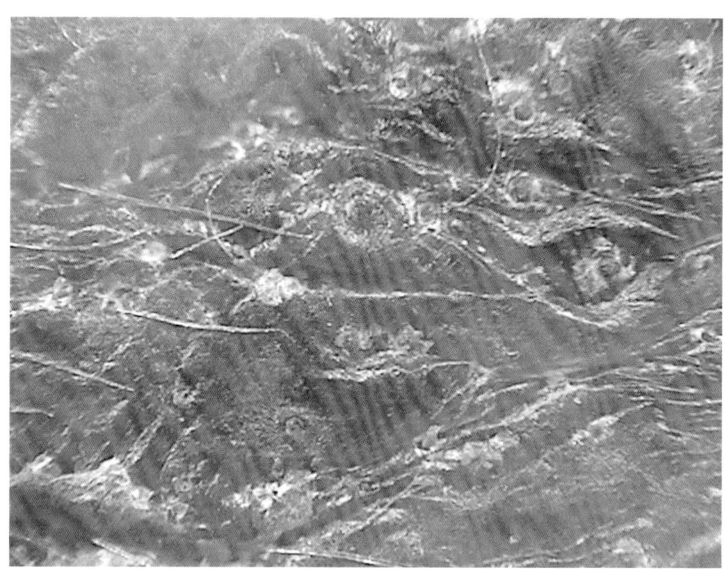

图 23.15 盘状红斑狼疮中与纤维化相关的细小鳞屑。在 DLE 的病程中，常见覆盖细小鳞屑并且鳞屑在毛周加重[11]。特征性的圆形薄片附着于纤维化的毛囊开口处（×70）

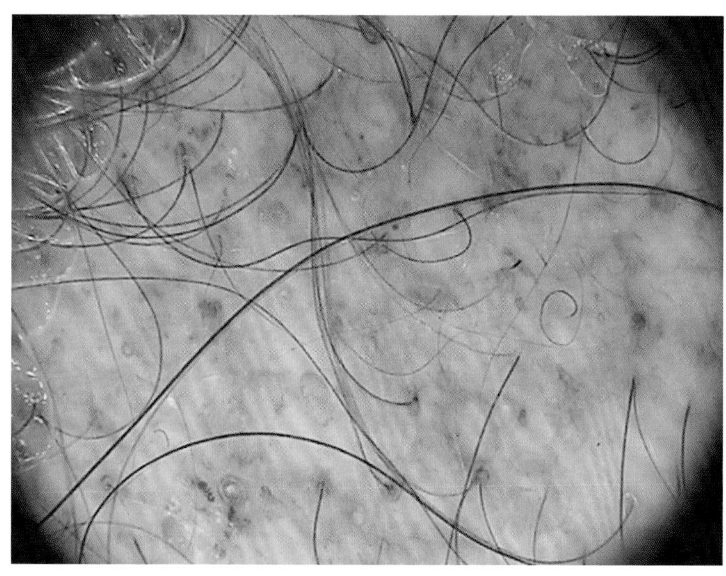

图 23.16 活动性盘状红斑狼疮中散在的深褐色改变。盘状红斑狼疮活动性病变中可以观察到散在的深褐色改变。这个特征在组织病理上表现为色素失禁。在该图片中还可见 DLE 的其他特征，包括粗分支状血管、线性螺旋血管和大黄点征（×20）

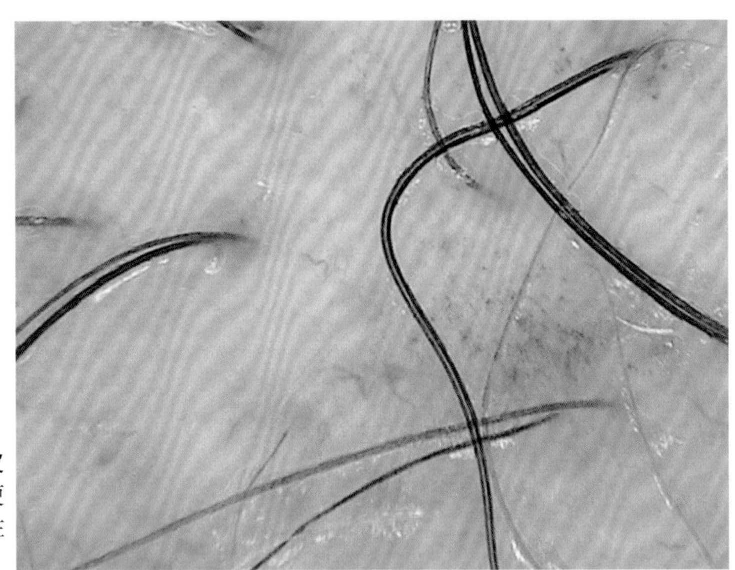

图 23.17 活动性盘状红斑狼疮中的散在褐色皮肤改变。高倍镜显示为播散性的褐色颗粒，使得皮肤看起来“脏脏的”。该表现需要与日光性角化病或染发时的褐色染料鉴别（×70）

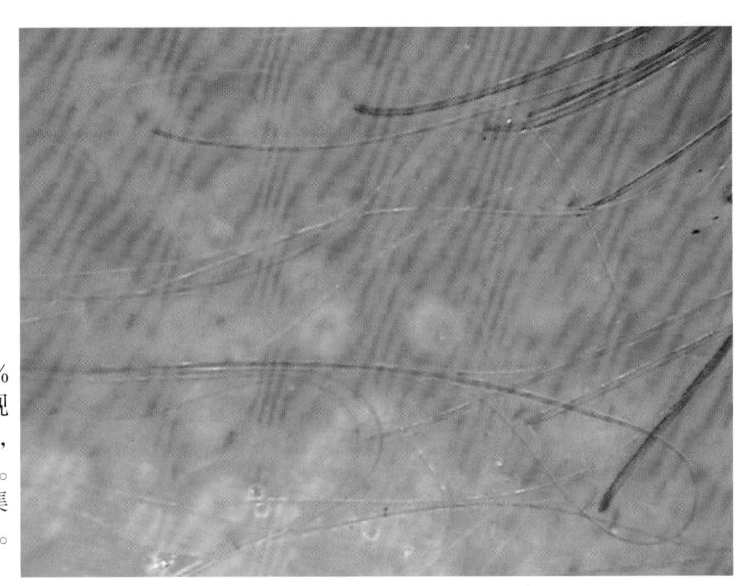

图 23.18 盘状红斑狼疮中的红点征。5% ~ 38% 的 DLE 患者中可以观察到红点征[7, 10]。表现为毛囊口或周围规律分布的多环同心状结构，直径为 0.16 ~ 0.47 mm。颜色为淡红至深红色。红点征是由于增宽的毛囊漏斗部血管周围的密集淋巴细胞浸润、血管扩张和红细胞外渗所致[10]。有红点征的区域可能出现毛发再生（×70）

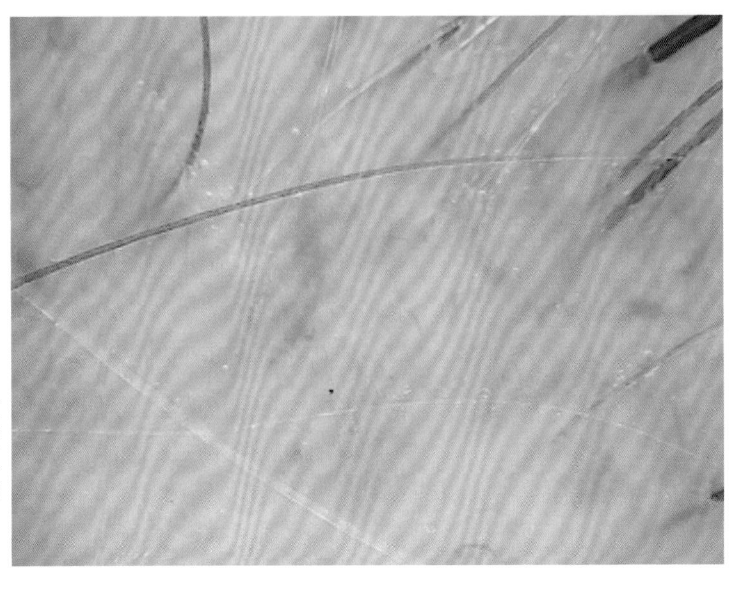

图 23.19 盘状红斑狼疮中的瘢痕性秃发。缺乏毛囊口的白色和乳红色区域与纤维化相关。在有毛区边缘，毛发较正常细，每个毛囊单位仅有一根毛发。有毛区边缘附近可以看到模糊的粗血管。在该病变的中部（*底部左侧*）无血管，提示为长期的纤维化（×70）

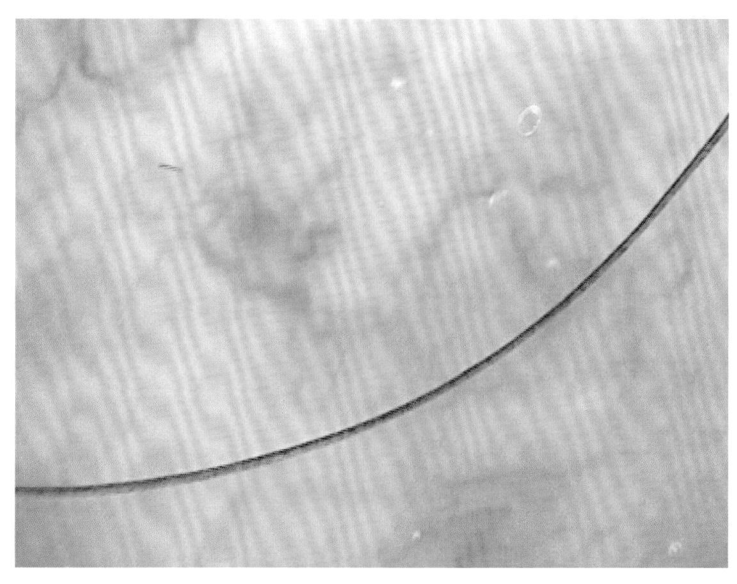

图 23.20 盘状红斑狼疮中的瘢痕性秃发。图示为 DLE 的晚期纤维化，毛囊口消失。由于存在一些粗分支状血管，因此应考虑该诊断。值得注意的是，DLE 中的纤维化区域并非其他大多数瘢痕性秃发中的象牙白色。透过薄薄的表皮可以看到由于血管网形成的**粉红色**（×70）

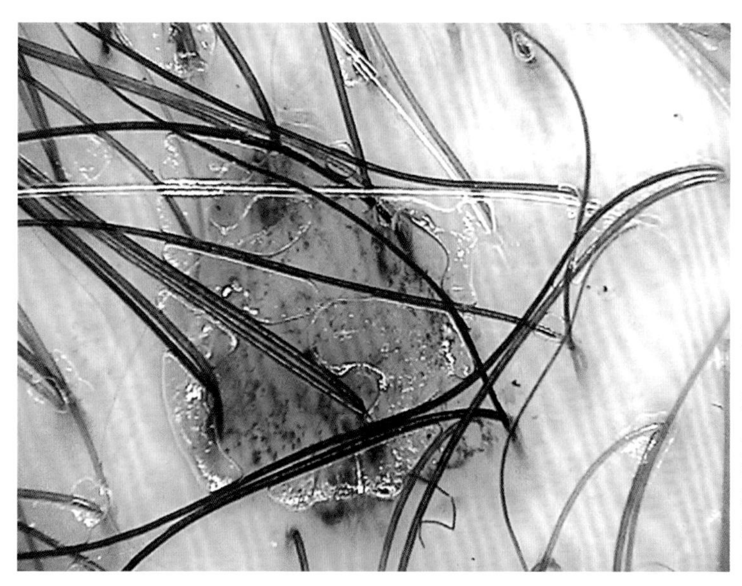

图 23.21 盘状红斑狼疮相关性无菌性脓疱病。自身免疫病相关的无菌性脓疱病是一种以反复急性发作的脓疱性皮损为特征的疾病，主要累及头皮、耳、外生殖器及皮肤褶皱处。这种情况可在多种自身免疫性疾病的病程中出现。图示为 DLE 向系统性红斑狼疮发展过程中的脓疱。这些脓疱比较大、突起、色黄且表面光滑，含有数条短线性血管和少量渗出（×70）

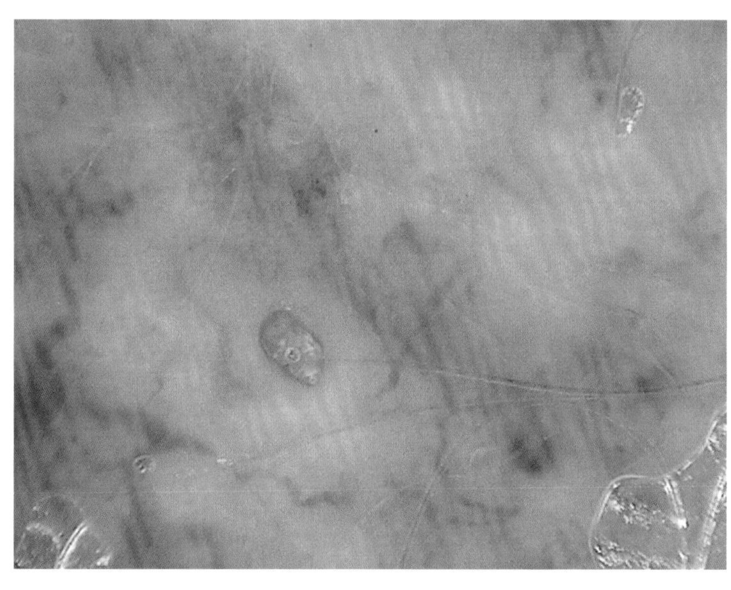

图 23.22 盘状红斑狼疮的毛发镜模式。同时存在大黄点征、粗分支状血管、散在皮肤褐色改变是 DLE 的特征模式（×70）

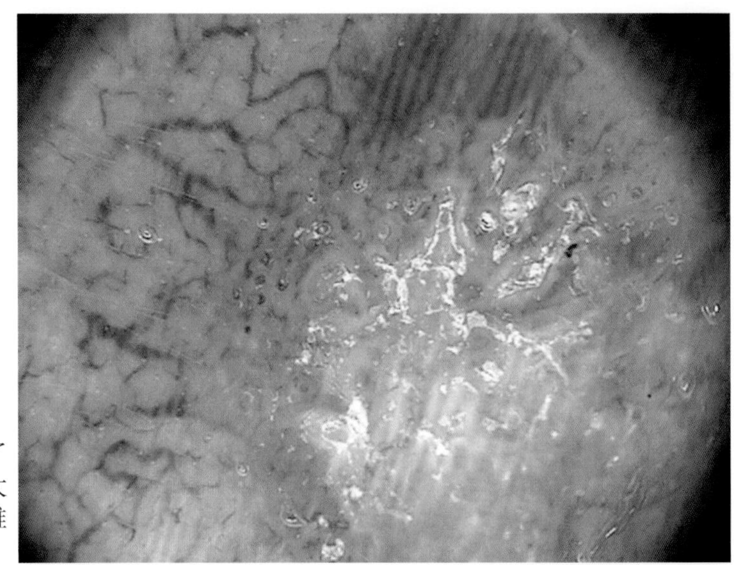

图 23.23 盘状红斑狼疮皮损。从*左至右*显示了 DLE 典型特征的演变过程：粗分支状血管、大黄点征、散在皮肤褐色改变、细小鳞屑和纤维化的白色区域（×20）

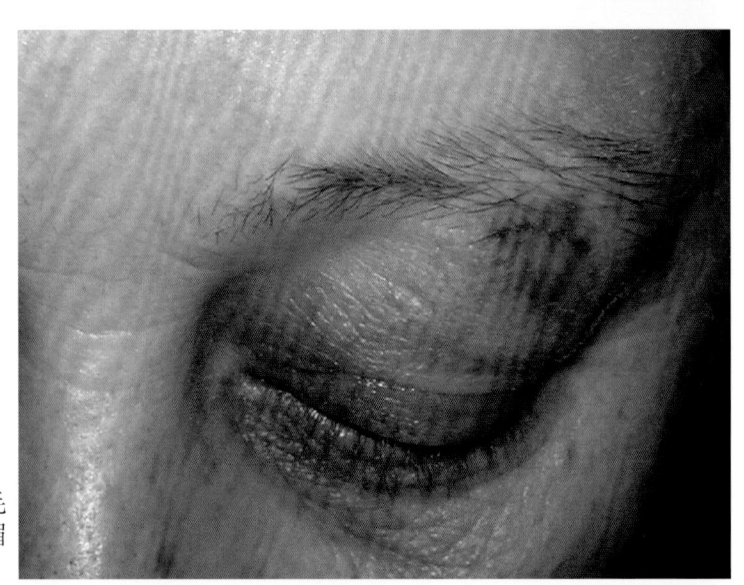

图 23.24 眉毛处的盘状红斑狼疮。图示为眉毛处的典型盘状红斑狼疮皮损。在一些疾病中眉毛处的主要毛发镜特征与头皮不同，如 DLE

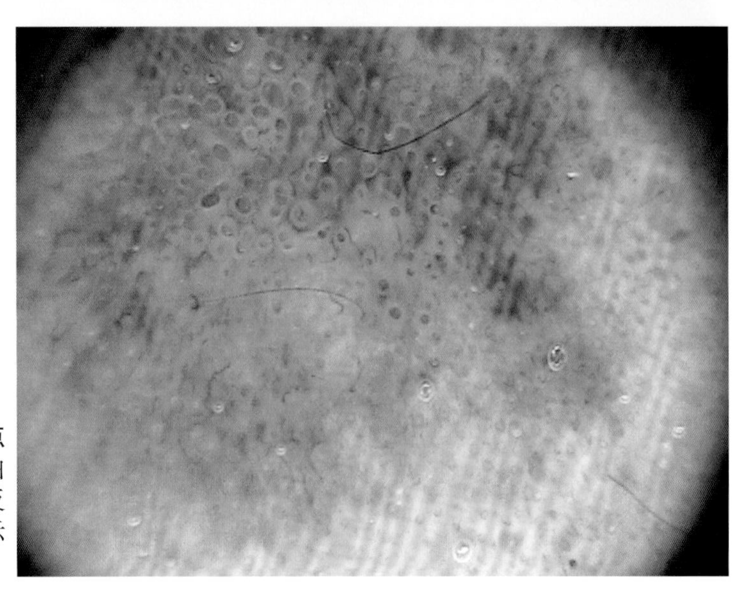

图 23.25 眉毛处盘状红斑狼疮中的毛囊红点征。毛发镜示多个密集分布的红点，周围有白晕。可见细分支状血管。弥漫性的皮肤发红反映了活动性炎症反应，模糊的乳白色区域提示近期发生的纤维化（×20）

参考文献

1. Olsen E, Stenn K, Bergfeld W, Cotsarelis G, Price V, Shapiro J, et al. Update on cicatricial alopecia. J Investig Dermatol Symp Proc. 2003;8(1):18–9.
2. Price V, Mirmirani P, editors. Cicatricial alopecia: an approach to diagnosis and management. New York: Springer; 2011.
3. Walling HW, Sontheimer RD. Cutaneous lupus erythematosus: issues in diagnosis and treatment. Am J Clin Dermatol. 2009;10(6): 365–81.
4. Hordinsky M. Cicatricial alopecia: discoid lupus erythematosus. Dermatol Ther. 2008;21(4):245–8.
5. Fabbri P, Amato L, Chiarini C, Moretti S, Massi D. Scarring alopecia in discoid lupus erythematosus: a clinical, histopathologic and immunopathologic study. Lupus. 2004;13(6):455–62.
6. Stefanato CM. Histopathology of alopecia: a clinicopathological approach to diagnosis. Histopathology. 2010;56(1):24–38.
7. Rakowska A, Slowinska M, Kowalska-Oledzka E, Olszewska M, Rudnicka L. Trichoscopy in cicatricial alopecia. J Drugs Dermatol. 2012;11(6):753–8.
8. Rudnicka L, Olszewska M, Rakowska A, Slowinska M. Trichoscopy update 2011. J Dermatol Case Rep. 2011;5(4):82–8.
9. Duque-Estrada B, Tamler C, Sodre CT, Barcaui CB, Pereira FB. Dermoscopy patterns of cicatricial alopecia resulting from discoid lupus erythematosus and lichen planopilaris. An Bras Dermatol. 2010;85(2):179–83.
10. Tosti A, Torres F, Misciali C, Vincenzi C, Starace M, Miteva M, et al. Follicular red dots: a novel dermoscopic pattern observed in scalp discoid lupus erythematosus. Arch Dermatol. 2009;145(12): 1406–9.
11. Lopez-Tintos BO, Garcia-Hidalgo L, Orozco-Topete R. Dermoscopy in active discoid lupus. Arch Dermatol. 2009;145(3):358.

24 秃发性毛囊炎

Adriana Rakowska, Catherine Stefanato, Joanna Czuwara, Malgorzata Olszewska, and Lidia Rudnicka

赵俊 译 慕彰磊 徐峰 审校

摘 要

活动性秃发性毛囊炎在毛发镜下表现为毛周增生围绕的丛状发，可形成星爆样模式（星爆征）。本病活动期的其他常见毛发镜特征为：淡黄色管状鳞屑，及中央部位有新生发干的毛囊性脓疱。慢性皮损主要表现为缺乏毛囊开口的白色和乳红色区域。

关键词

血管 • 药物诱发 • 毛囊性脓疱 • 秃发性毛囊炎 • 毛发移植 • 毛发扁平苔藓 • 乳红色区域 • 天疱疮 • 星爆征 • 头癣 • 管状鳞屑 • 丛状毛囊炎 • 黄色渗出 • 白色区域 • 白点征

秃发性毛囊炎（folliculitis decalvans）是一种中性粒细胞性原发性瘢痕性秃发[1]。*decalvans* 一词来源于拉丁文 *decalvare*，意思是“去除毛发”。

本病主要累及头顶部和枕部区域的头皮。少数情况下，胡须和其他头皮以外区域的毛发也会受累。单个扩张的毛囊中长出多根毛发的现象是秃发性毛囊炎的典型表现[2-5]。这些毛囊丛通常由 5 ～ 20 根或更多的毛发组成[2]。这种毛囊丛是由纤维化所致的相邻毛囊单位的簇集，及受累毛囊中的休止期毛发的滞留而形成[6-7]。

本病活动期的特点为复发性的毛囊脓疱，此外还可表现为毛囊周围为主的红斑、暗灰黄色鳞屑、毛囊角化过度、糜烂、血痂等。其症状包括头皮疼痛、瘙痒和烧灼感[2-4]。在疾病的进程中，会出现小的或广泛且形状不规则的瘢痕性秃发斑。随着疾病进展，脱发斑可融合成大片瘢痕性秃发[2-5]。

约 20% ～ 75% 的患者的细菌培养可以观察到金黄色葡萄球菌轻至中度的繁殖[8]。

丛状毛囊炎是一个独立的疾病还是秃发性毛囊炎的一种类型有争议。许多学者认为这两者无论是在临床表现还是在组织病理学上都没有差别。但是 Price 和 Mirmirani[9] 指出在丛状毛囊炎中，通常只有一个或以上小范围受累，很少脱发，且预后比秃发性毛囊炎好。

皮肤镜下丛状毛囊炎和秃发性毛囊炎具有相似的特征。最常见的是丛状发。在基底部，这些丛状发被一堆黄色的鳞屑和毛周表皮增生包绕，形成星爆样模式（星爆征）[10]。活动性秃发性毛囊炎的其他皮肤镜特征包括黄色管状鳞屑、毛囊脓疱和黄色渗出[10-12]。慢性病损的皮肤镜图像以缺乏毛囊开口的白色和乳红色区域为主[10, 12]。Baroni 和 Romano[13]的一个患者和我们最近研究中的一个患者身上观察到了白点征。病损区域似乎没有特异性的血管模式，可以看到细长的血管袢、蕾丝样和卷曲血管[12-14]。脓疱形成的早期，毛囊周围可见血管的聚集[12-14]。

表 24.1 秃发性毛囊炎的皮肤镜特点

活动期
一个毛囊单位内有 5 根或以上的发从
黄色的毛囊脓疱
有领圈形成的管状鳞屑
黄色渗出
星爆征
表皮增生皱褶
血管：细长血管袢、卷曲血管，毛周向心性排列
晚期、静止期
表皮增生皱褶
缺乏毛囊开口的乳红色区域
缺乏毛囊开口的白色区域

表 24.2 有丛状发的疾病

- 丛状毛囊炎（根据定义）
- 秃发性毛囊炎（极常见）
- 毛发扁平苔藓（常见）
- 盘状红斑狼疮（少见）
- 中央部离心性瘢痕性秃发（少见）
- 瘢痕疙瘩性痤疮（少见）
- 切割性蜂窝织炎（少见）
- 头癣（极少见）
- 项部瘢痕疙瘩性毛囊炎 *
- 切割性蜂窝织炎 *
- 天疱疮 *
- 与表皮生长因子受体靶向抗肿瘤药物有关的 *
- 与免疫抑制治疗有关的 *
- 毛发移植 *

* 仅有病例报道

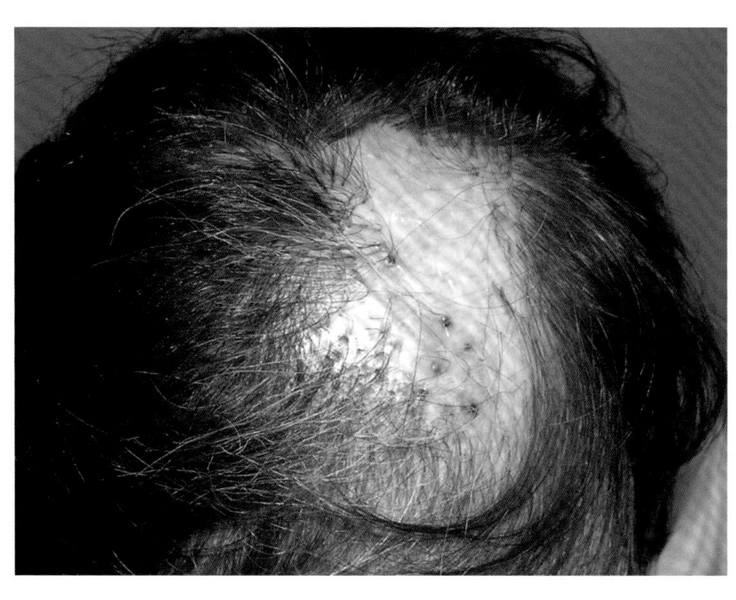

图 24.1 秃发性毛囊炎。秃发性毛囊炎主要累及头顶部和枕部区域的头皮，单个扩张的毛囊开口中长出多根毛发的现象是其最典型的表现。这些毛囊丛通常由 5～20 根毛发组成。本病活动期主要表现为毛囊开口周围的复发性毛囊脓疱、红斑、灰黄色鳞屑、毛囊过度角化、糜烂、血痂等。可能出现头皮疼痛、瘙痒和烧灼感。在疾病的进程中，会出现小的或广泛且形状不规则的瘢痕性秃发斑。随着疾病进展，脱发斑会融合成大面积的瘢痕性秃发[2-5]

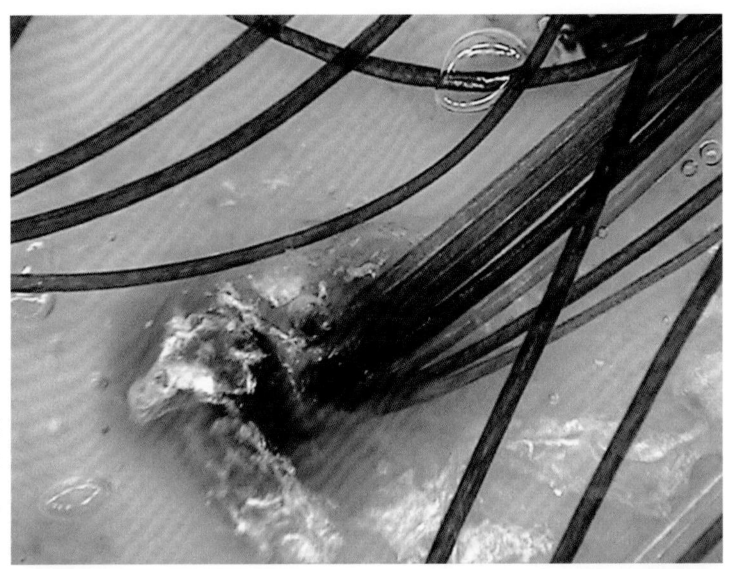

图 24.2 秃发性毛囊炎的丛状发。秃发性毛囊炎时，单个扩张的毛囊开口中可有数根（5 根及以上）头发生长。如图所示，一个毛囊开口中包含 7 根头发，亦可见明显的毛囊周围鳞屑（×70）

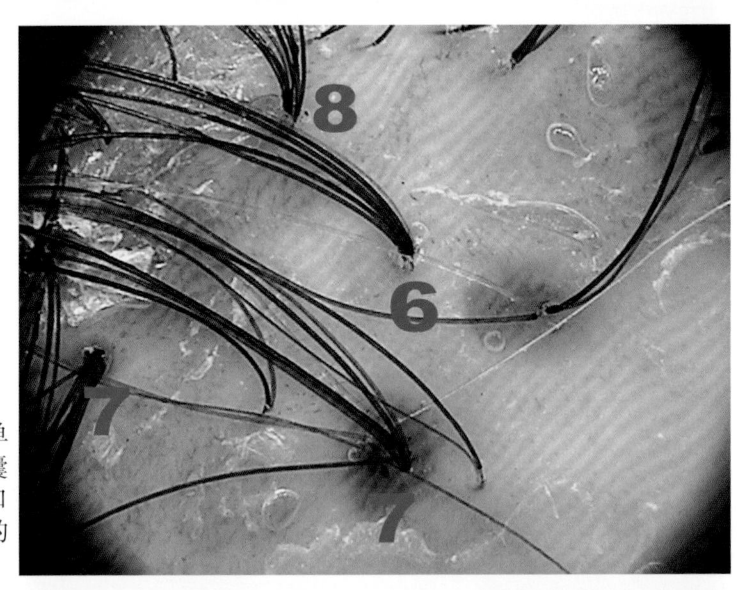

图 24.3 秃发性毛囊炎的丛状发。每个毛囊单位包含 6 至 8 根毛发。图中数字表示每个毛囊单位所包含的发干数量。毛囊脓疱（毛囊开口周围的黄红色区域）的存在和大小与丛状发的大小无关（×20）

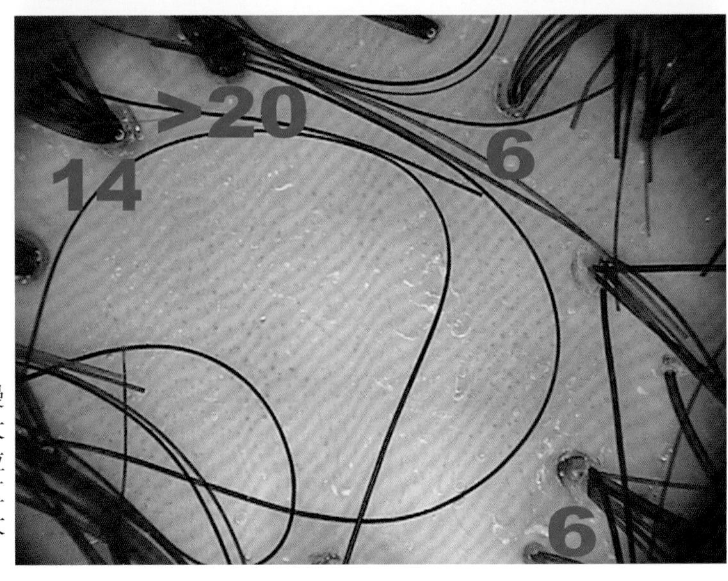

图 24.4 秃发性毛囊炎的丛状发。这是一位慢性秃发性毛囊炎患者，图像显示有毛区边缘大小不一的丛状发，图中数字表示每个毛囊单位所包含的毛发数量。图片中央为瘢痕性秃发区域，以缺乏毛囊开口为特征，该区域亦可见大量针尖样血管（×20）

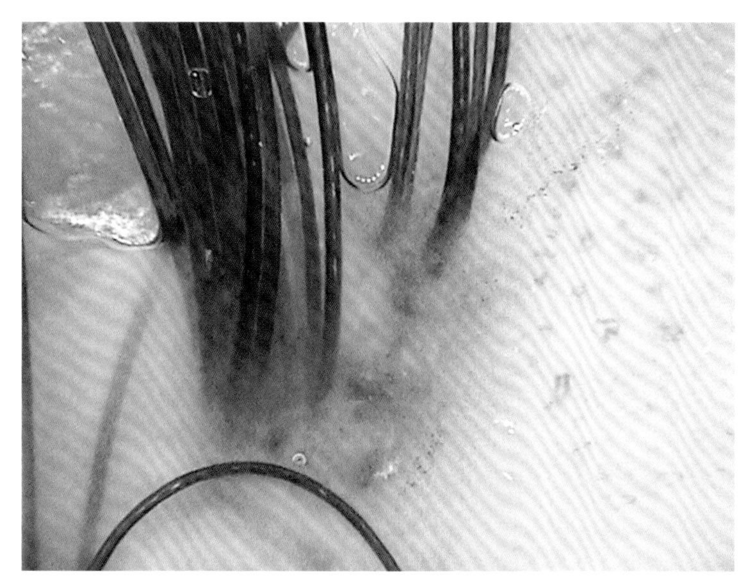

图 24.5 一个包含约 13 根头发的毛发丛。秃发性毛囊炎的毛发丛偶尔可以包含超过 100 根头发。可以看到一个小的化脓区域；大量卷曲血管和细长血管袢提示活动性炎症（×70）

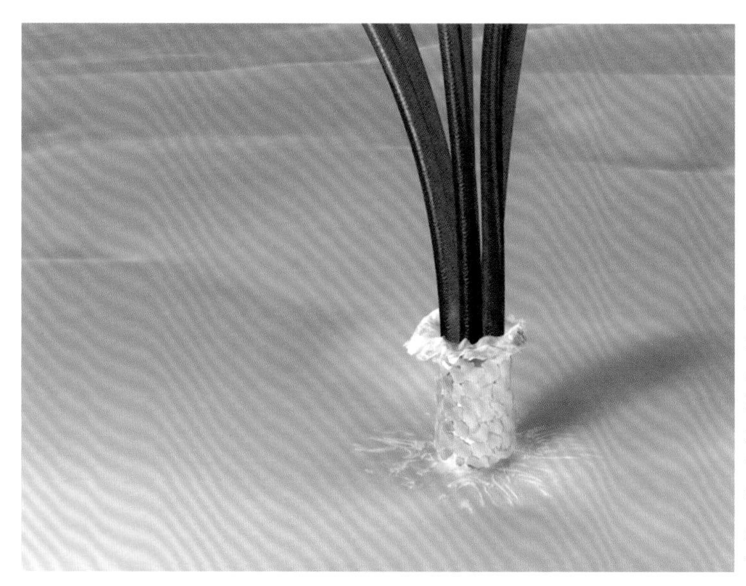

图 24.6 秃发性毛囊炎中形成领圈的淡黄色管状鳞屑。包绕一个毛干或毛发丛的管状鳞屑是秃发性毛囊炎的特征性表现，见于 60% 以上的患者[10]。类似于毛发扁平苔藓中观察到的管状鳞屑，但在秃发性毛囊炎中，包绕毛干的鳞屑远端更常卷起呈领圈样结构。另一个鉴别秃发性毛囊炎和毛发扁平苔藓管状鳞屑的毛发镜特征是前者鳞屑呈淡黄色，这是由于鳞屑中含有脓性成分。这一特征在秃发性毛囊炎中很常见，但并非所有患者都有这一表现

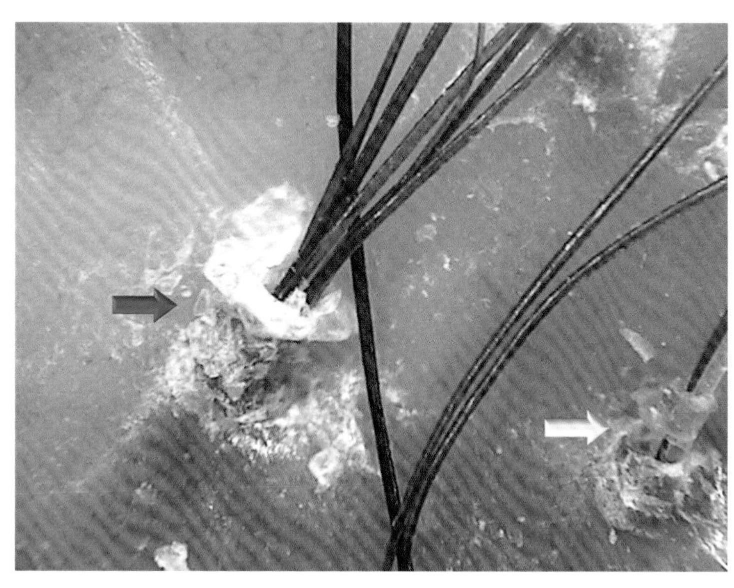

图 24.7 秃发性毛囊炎中形成领圈的淡黄色管状鳞屑。如图**蓝色箭头**处所示，为典型的包绕 5 根丛状发的淡黄色管状鳞屑。鳞屑从毛发上外卷形成领圈样结构。**白色箭头**处所示，为包绕了 2 根头发的管状鳞屑。此例鳞屑亦呈淡黄色，但无衣领样结构（×70）（*Courtesy of Journal of Dermatological Case Reports*）

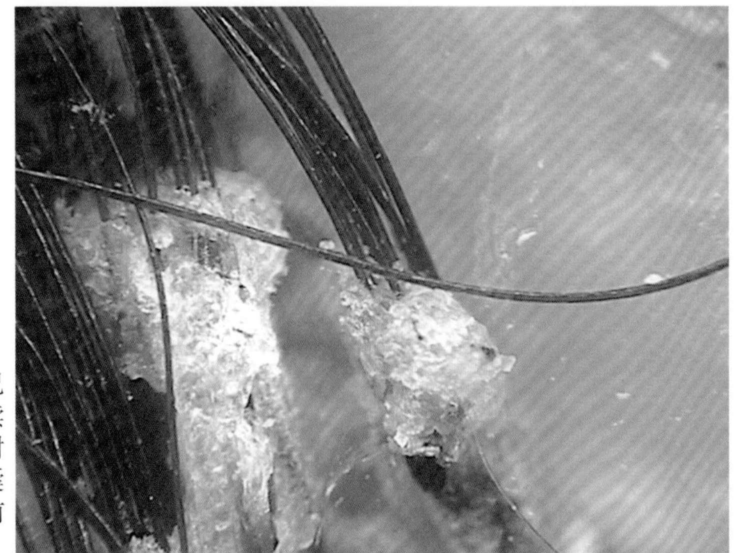

图 24.8 秃发性毛囊炎的毛发管型。少数情况下，附着在头皮表面的鳞屑会随头发生长继续黏附在毛干上。如图所示（*右侧*）是一个黏附在毛干上的毛发管型。毛发管型在秃发性毛囊炎中较在毛发扁平苔藓中少见，不同点是在前者中为黄色且包绕整个毛发丛（×70）

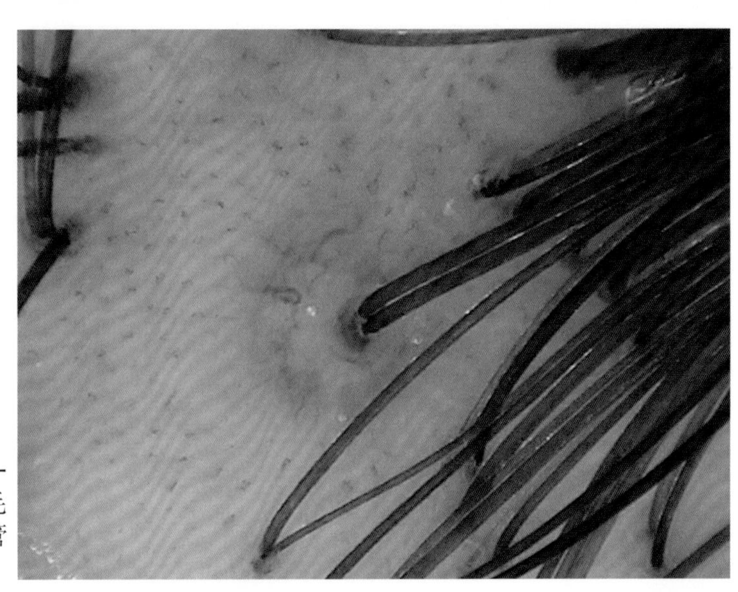

图 24.9 秃发性毛囊炎毛囊脓疱的形成：第一阶段。在第一阶段，毛囊脓疱的形成表现为毛囊周围区域颜色变黄且稍有膨出，细长的血管袢在毛干周围呈向心性分布（×20）

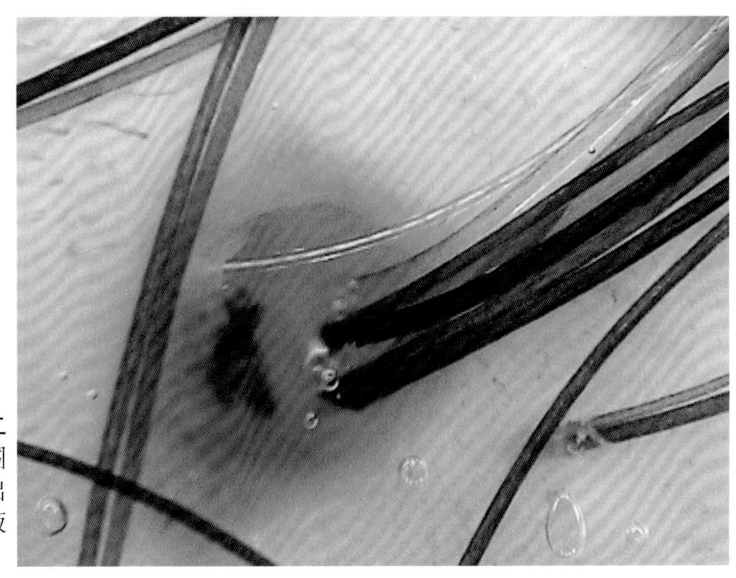

图 24.10 秃发性毛囊炎毛囊脓疱的形成：第二阶段。在第二阶段，毛囊脓疱表现为毛囊周围区域变黄且明显膨出，向心性血管消失，可出现淡红晕，在这一阶段常可看到脓疱中有血液渗出（×70）

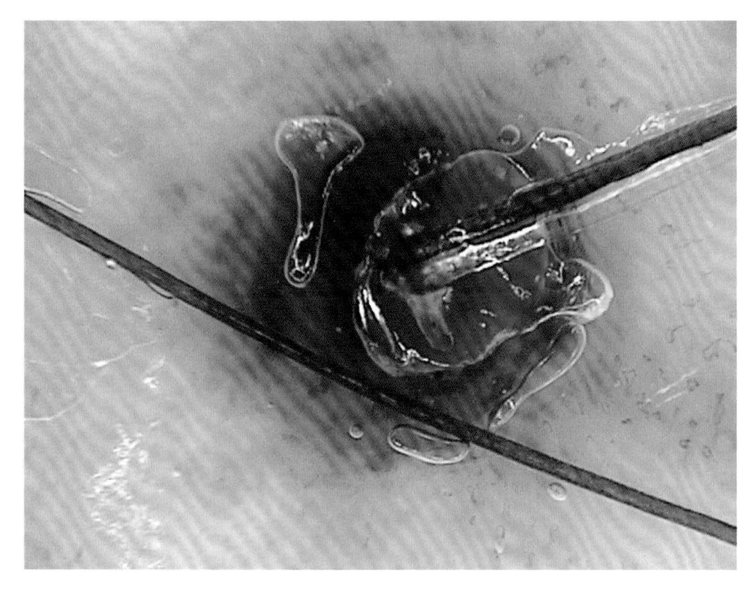

图 24.11 秃发性毛囊炎毛囊脓疱的形成：第三阶段。在第三阶段，可以观察到毛囊单位周围区域呈深红色，这是脓疱的残留，可出现明显的血液渗出。极少数情况下，毛囊脓疱及其渗出物最终干燥而没有血液渗出（×70）

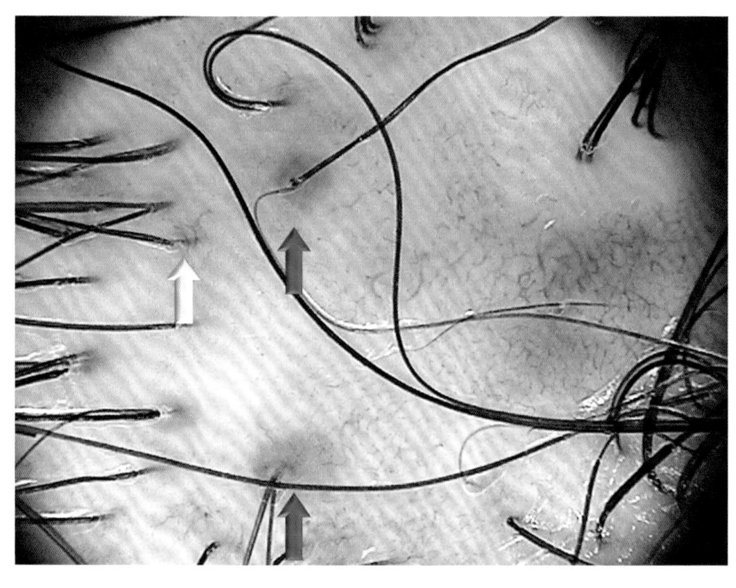

图 24.12 秃发性毛囊炎的毛囊脓疱。如图中蓝箭头所示，部分脓疱表现为毛囊单位周围境界清楚的黄色区域。它们位于有毛区边缘的毛囊周围，紧邻缺乏毛囊开口的纤维化区域。毛囊单位周围聚集的细长血管（**白色箭头**所指处）可能是脓疱前阶段，我们推测这一特征是秃发性毛囊炎活动性的标志（×20）

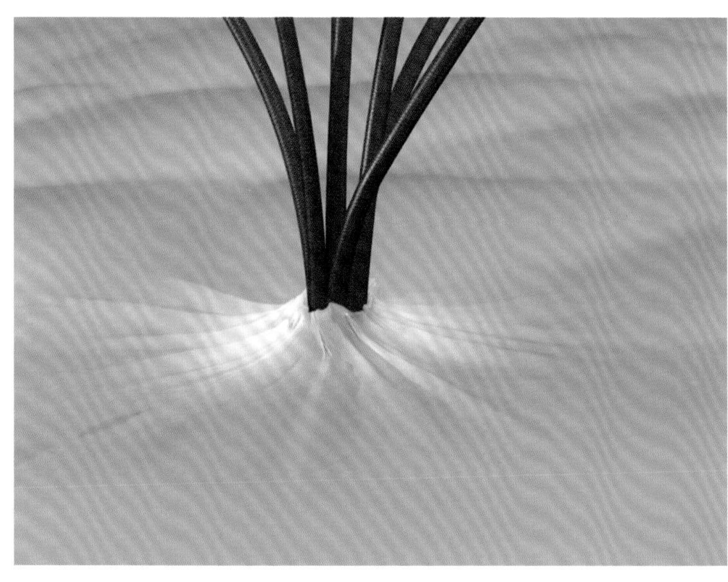

图 24.13 秃发性毛囊炎的星爆样模式增生（星爆征）。秃发性毛囊炎病理学上的表皮增生可围绕毛囊开口形成星爆样模式。这个秃发性毛囊炎的特征可出现于66%的患者中[10]。而只有极少数（少于5%）毛发扁平苔藓患者可出现纤细的星爆样增生样结构。星爆征通常与包含毛发丛的毛囊单位有关。这一特征似乎在秃发性毛囊炎病程中出现大毛发丛的患者身上更明显、更常见。这一改变在组织病理学上对应为表皮增生、角化过度以及其下真皮全层的纤维化。弹力纤维缺失的真皮纤维化形成了这种特征性的放射状、起伏的表现

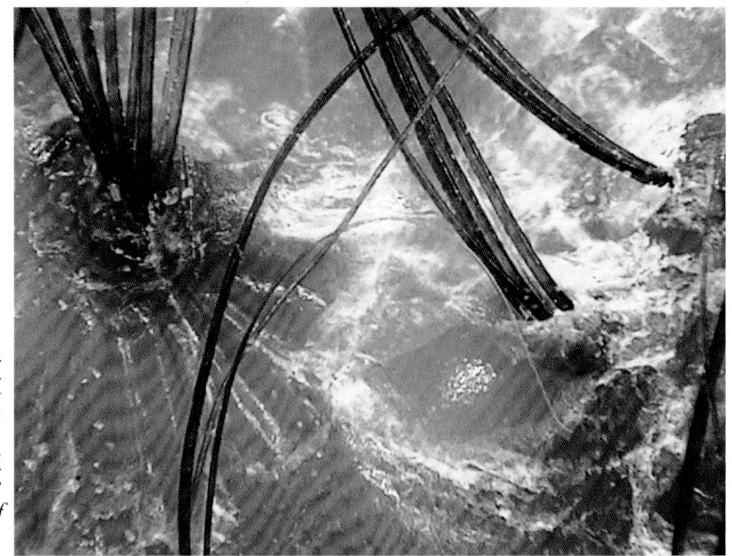

图 24.14 秃发性毛囊炎的星爆样模式增生（星爆征）。星爆样增生围绕着包含 8 根头发的毛发丛（**左侧**）。在毛囊周围可以观察到明显的角化过度和鳞屑，这是秃发性毛囊炎的常见表现。照片右侧所示的是与另一个毛囊单位相邻的不规则表皮增生（×70）（*Courtesy of Journal of Dermatological Case Reports*）

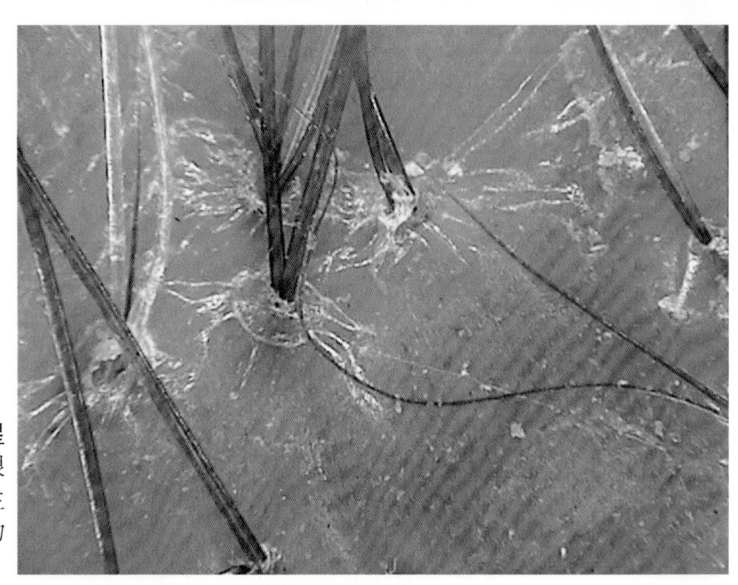

图 24.15 秃发性毛囊炎的星爆样模式增生（星爆征）。一位秃发性毛囊炎患者的包含 2～6 根头发的毛囊单位周围数个小片星爆样模式增生区域。缺乏毛囊开口的乳红色区域提示此处为新发的纤维化（×70）

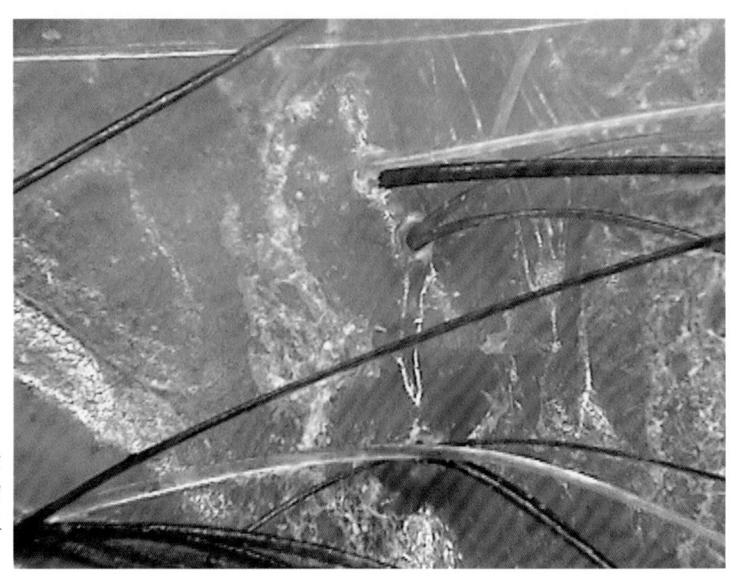

图 24.16 秃发性毛囊炎的表皮增生。如图所示为表皮增生和部分星爆征成分。注意该病例的纤维化和星爆征发生在 2～3 根头发的毛囊单位。只有**左下角**处出现了一个毛发丛（×70）

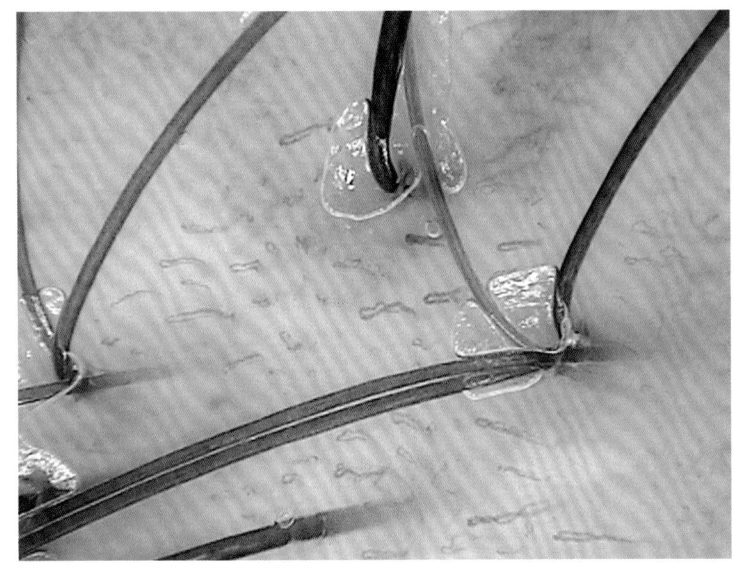

图 24.17 秃发性毛囊炎的血管模式。秃发性毛囊炎在毛发镜下可见数种血管异常。如图所示为数个细长的血管袢和蕾丝样血管，朝同一方向排列。其他异常还有卷曲血管、毛囊周围聚集的细长血管等。这些血管可如图 24.9 所示在毛囊周围呈向心性分布（×70）

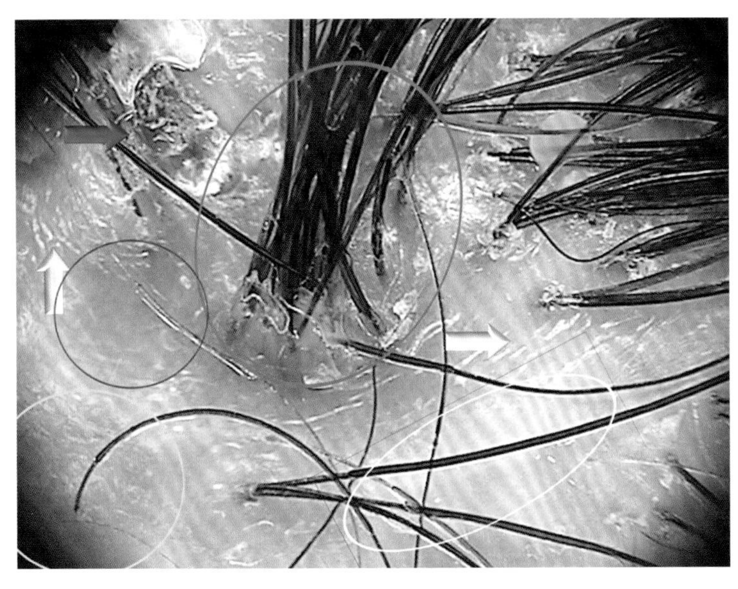

图 24.18 秃发性毛囊炎。秃发性毛囊炎的典型模式有：单个毛囊单位包含 5 根及以上头发的毛发丛（**蓝圈处**）、黄色毛囊脓疱（**黄圈处**）、有领圈形成的淡黄色管状鳞屑（**蓝色箭头**）、缺乏毛囊开口的乳红色区域（**红圈处**）、缺乏毛囊开口的白色区域（**白圈处**）、表皮增生皱褶（**白色箭头**）。这张照片同时包含了秃发性毛囊炎从活动性炎症皮损到晚期纤维化在内的多个病程阶段的表现（×20）

参考文献

1. Somani N, Bergfeld WF. Cicatricial alopecia: classification and histopathology. Dermatol Ther. 2008;21(4):221–37.
2. Otberg N, Kang H, Alzolibani AA, Shapiro J. Folliculitis decalvans. Dermatol Ther. 2008;21(4):238–44.
3. Mirmirani P, Willey A, Headington JT, Stenn K, McCalmont TH, Price VH. Primary cicatricial alopecia: histopathologic findings do not distinguish clinical variants. J Am Acad Dermatol. 2005;52(4):637–43.
4. Wu WY, Otberg N, McElwee KJ, Shapiro J. Diagnosis and management of primary cicatricial alopecia: part II. Skinmed. 2008;7(2):78–83.
5. Stefanato CM. Histopathology of alopecia: a clinicopathological approach to diagnosis. Histopathology. 2010;56(1):24–38.
6. Elston DM. Tufted folliculitis. J Cutan Pathol. 2011;38(7):595–6.
7. Baroni A, Ruocco E, Aiello FS, Faccenda F, Lo Schiavo A, Satriano RA, et al. Tinea capitis mimicking tufted hair folliculitis. Clin Exp Dermatol. 2009;34(8):e699–701.
8. Chandrawansa PH, Giam YC. Folliculitis decalvans-a retrospective study in a tertiary referred centre, over five years. Singapore Med J. 2003;44(2):84–7.
9. Price V, Mirmirani P, editors. Cicatricial alopecia: an approach to diagnosis and management. New York: Springer; 2011.
10. Rakowska A, Slowinska M, Kowalska-Oledzka E, Olszewska M, Rudnicka L. Trichoscopy in cicatricial alopecia. J Drugs Dermatol. 2012;11:753–8.
11. Trueb RM. Systematic approach to hair loss in women. J Dtsch Dermatol Ges. 2010;8(4):284–97, 298.
12. Rudnicka L, Olszewska M, Rakowska A, Slowinska M. Trichoscopy update 2011. J Dermatol Case Rep. 2011;5(4):82–8.
13. Baroni A, Romano F. Tufted hair folliculitis in a patient affected by pachydermoperiostosis: case report and videodermoscopic features. Skinmed. 2011;9(3):186–8.
14. Rudnicka L, Olszewska M, Rakowska A, Slowinska M. Trichoscopy. How it may help the clinician. Dermatol Clin. 2013 (in press). doi:10.1016/j.det.2012.08.011.

25 切割性蜂窝织炎

Adriana Rakowska，Malgorzata Olszewska，Joanna Czuwara，Elzbieta Kowalska-Oledzka，and Lidia Rudnicka

芮文龙 译 慕彰磊 徐峰 审校

摘 要

切割性蜂窝织炎在毛发镜下可观察到黄色无结构区域和“3D”结构的黄点征（肥皂泡点征）覆盖于营养不良的发干上。偶尔可出现黑点征，伴白色晕的针尖样血管。纤维化病变则以缺乏毛囊开口的融合性白色或象牙白区域为特征。

关键词

项部瘢痕疙瘩性痤疮 • 黑点征 • 切割性蜂窝织炎 • 切割性毛囊炎 • 秃发性毛囊炎 • 蕈样肉芽肿 • 头部脓肿性穿掘性毛囊周围炎 • 肥皂泡点征 • 头癣 • 丛 • 血管 • 黄色区域

切割性蜂窝织炎（dissecting cellulitis；又称切割性毛囊炎、头部脓肿性穿掘性毛囊周围炎）是一种慢性、进展性的炎症性疾病，好发于深色皮肤类型的青年人，其中男性发病率高于女性[1]。起病初常表现为头顶部或枕部头皮的毛囊开口闭塞，后逐渐演变为毛周脓疱、结节和多窦道连通的脓肿。结节通常坚实或有波动感，内含有脓性物质，可见丛状发[2-5]，病损可向周边扩展。脓性分泌物的细菌培养为阴性，但可能存在继发的细菌感染[2]。病程为慢性、进展性、复发性。偶尔也可出现肌肉骨骼系统症状[6-7]。

切割性蜂窝织炎与聚合性痤疮、化脓性汗腺炎、藏毛囊肿共同组成“毛囊闭塞四联征”（当切割性蜂窝织炎与另三种疾病的两种共存时称为“毛囊闭塞三联征”）[7-8]。

切割性蜂窝织炎在毛发镜下表现为黄色无结构区域和“3D”结构的黄点征（肥皂泡点征）覆盖于营养不良的发干上。偶尔可出现黑点征。切割性蜂窝织炎患者病灶可见伴白色晕的针尖样血管，但后者在其他头皮疾病也不少见[9]。终末期纤维化病损以缺乏毛囊开口的融合性白色或象牙白区域为特征。疾病进展至此阶段时，毛发镜特征则难以与其他原因引起的瘢痕性秃发相鉴别[9-10]。

表 25.1 活动期切割性蜂窝织炎的毛发镜特征

- 黄色无结构区域
- 3D 黄点征（肥皂泡），有或无毛干
- 黑点征
- 伴白色晕的针尖样血管
- 伴毛发的皮肤裂隙
- 丛状发

表 25.2 活动期切割性蜂窝织炎的毛发镜鉴别诊断

- 项部瘢痕疙瘩性毛囊炎
- 秃发性毛囊炎
- 亲毛囊性蕈样肉芽肿
- 黏蛋白性脱发
- 头癣
- 黄癣

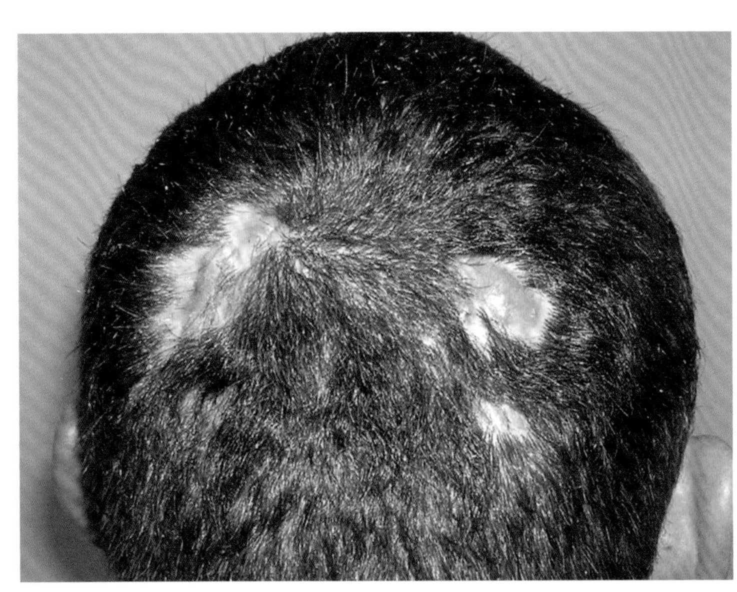

图 25.1 切割性蜂窝织炎。切割性蜂窝织炎（切割性毛囊炎、头部脓肿性穿掘性毛囊周围炎）临床表现为脓疱、结节、脓肿和窦道形成，后逐渐进展为瘢痕性秃发。该病好发于头顶部和枕部区域。初始病损为脓疱，后快速进展为球状、坚实或有波动感的结节，伴有疼痛感。结节直径可从几毫米至数厘米不等。按压有波动感的结节，其自身或相连结节可流出脓性分泌物。不同时期的病损可持续数年之久。在疾病活动期，病损结节上可形成非瘢痕性秃发，可出现颈部或枕部淋巴结肿大。疾病晚期的特征为瘢痕性秃发，伴萎缩性或增生性瘢痕。切割性蜂窝织炎有时可与聚合性痤疮、化脓性汗腺炎、藏毛囊肿并发，其中三种或四种疾病并存时分别称为“毛囊闭塞三联征”或“毛囊闭塞四联征”，与伴发症状的数量有关。切割性蜂窝织炎常无系统性症状，但有时可出现肌肉骨骼系统症状[1, 6-8]

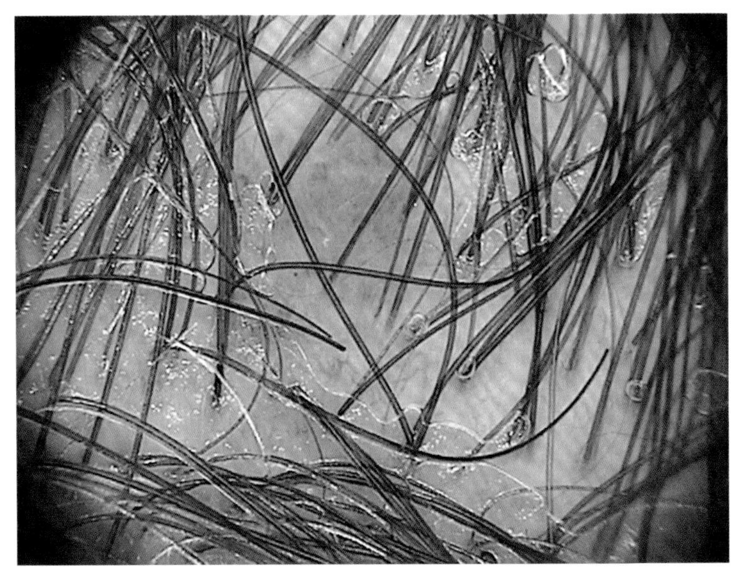

图 25.2 切割性蜂窝织炎的毛囊周脓疱。切割性蜂窝织炎的最早期毛发镜表现为毛囊周围的大脓疱，这些脓疱与其他疾病病程中形成的无菌性或感染性脓疱难以区分（×20）

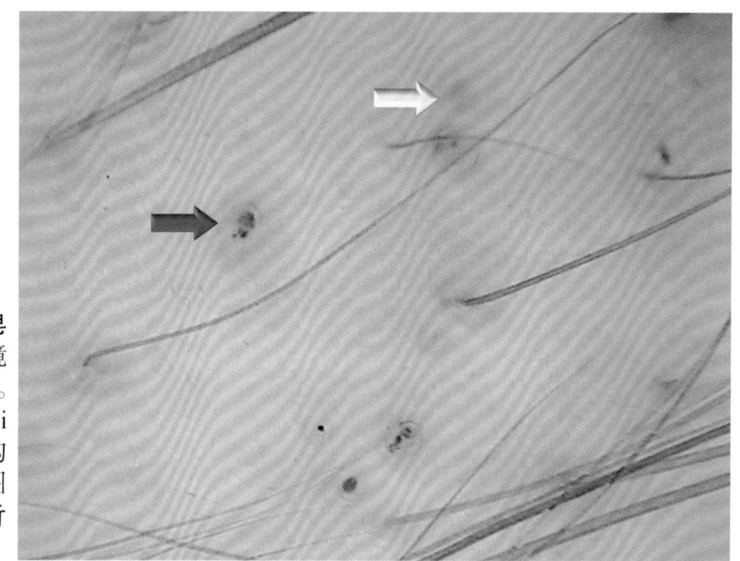

图 25.3 切割性蜂窝织炎的 3D 黄点征（肥皂泡点征）。所有切割性蜂窝织炎患者的毛发镜中均可观察到特征性具有 3D 结构的黄点征。这一发现也被称为“肥皂泡点征”（Dr. Sami Abdennader；personal communication）。其结构常包含居中的黑点（**蓝色箭头所示**），但是本图中也可见不含黑点的肥皂泡点征（**白色箭头所示**）（×70）

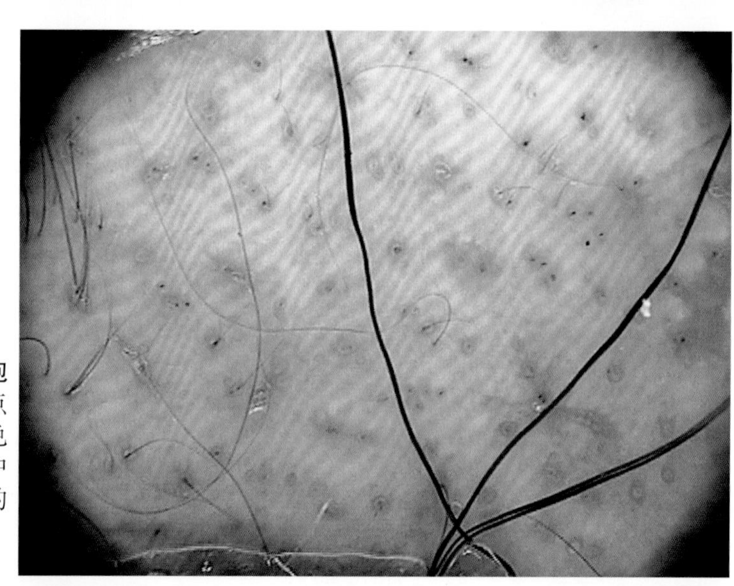

图 25.4 切割性蜂窝织炎的 3D 黄点征（肥皂泡点征）。图示多处内含及不含黑点征的 3D 黄点征。一些毛囊开口处可见细发。图中也可见黄色无结构区域。这些区域病理表现为真皮致密的中性粒细胞浸润。终毛的获得性营养不良为本病的另一项非特异性表现（×20）

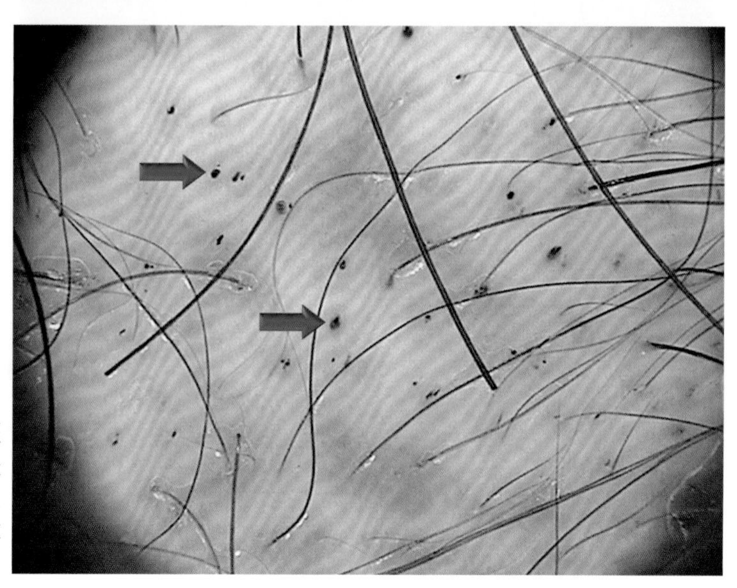

图 25.5 切割性蜂窝织炎的黑点征。黑点征（**箭头所示**）是切割性蜂窝织炎的非特异性表现。图中有多根直立再生发。不规则的紫色区域系色素失禁，也可见于毛发扁平苔藓和盘状红斑狼疮（×20）

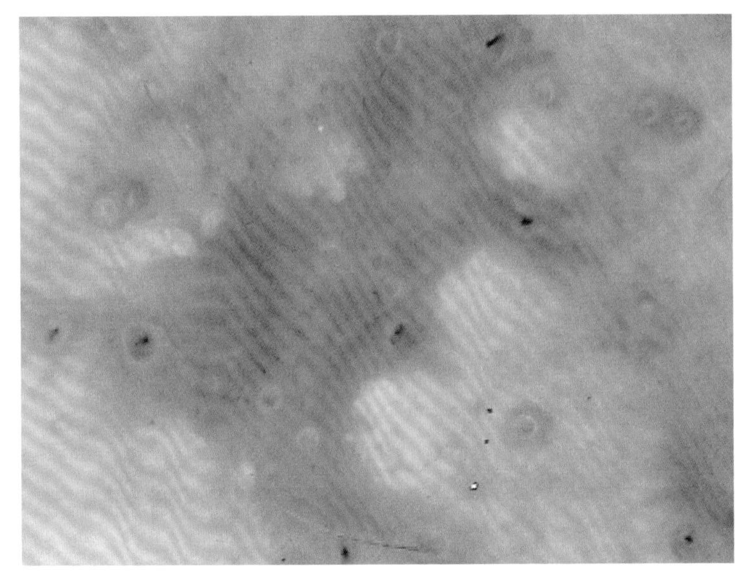

图 25.6 切割性蜂窝织炎的黄色无结构区域。切割性蜂窝织炎非常典型的特征为毛囊周围黄色无结构区域。一项 84 名原发性瘢痕性秃发患者的研究发现，此征仅见于有切割性蜂窝织炎的患者[9]。注意黄色区域中部的黄点征。图中也可见黑点征之上的 3D 黄点征，以及一些伴白色晕的针尖样血管（×70）

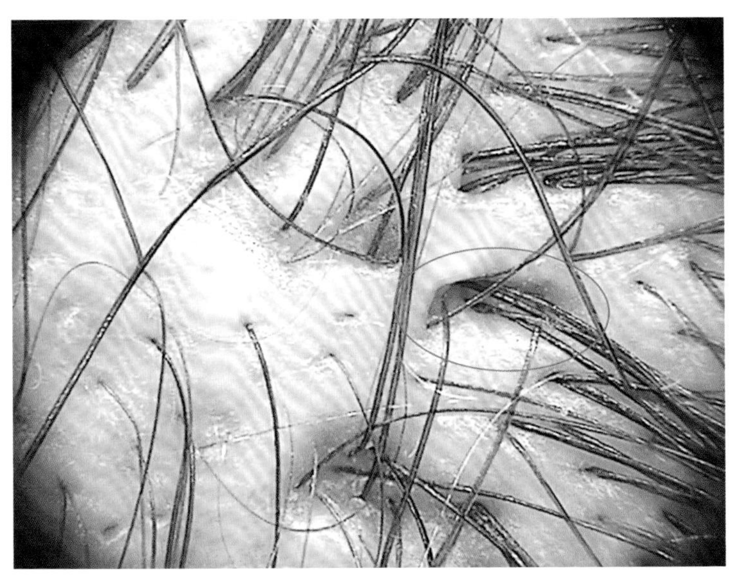

图 25.7 切割性蜂窝织炎中伴有毛发的皮肤裂隙。带有毛发的皮肤裂隙（蓝圈）是切割性蜂窝织炎的非常典型的特征。皮肤裂隙中常生出小发丛（含 5 ～ 8 根头发）。图中可见的切割性蜂窝织炎其他毛发镜特征还包括空毛囊开口和进展性纤维化的白色区域（×20）

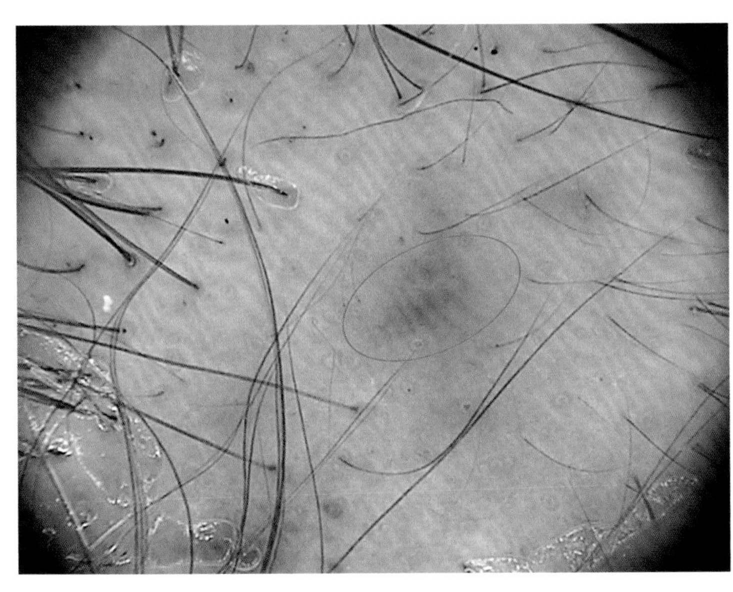

图 25.8 切割性蜂窝织炎的紫色区域。切割性蜂窝织炎的晚期、纤维化前期可见紫色区域（蓝圈）。在此区域周围可见多个 3D 点征。出现直立再生发提示治疗成功后毛发重生（×20）

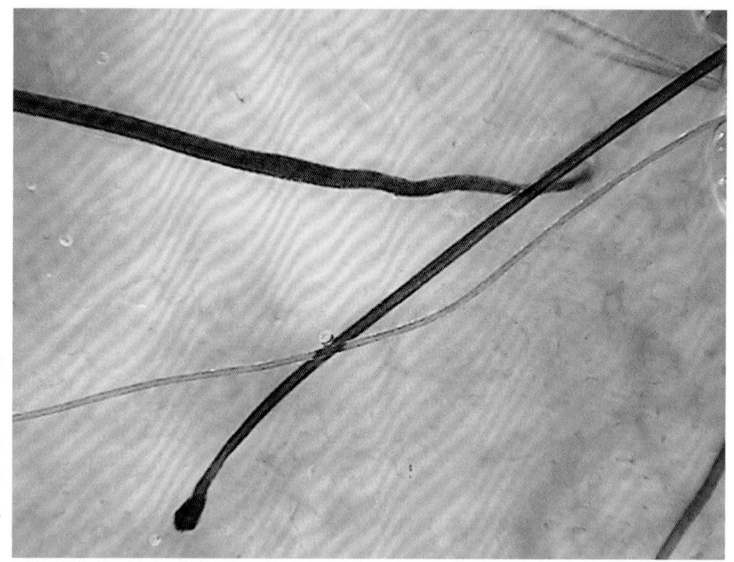

图 25.9 切割性蜂窝织炎中纤维化的白色区域。白色背景提示疾病晚期的进展性纤维化。毛周区域可见纤维化改变引起的不规则形单根发干，此为所有类型瘢痕性秃发的常见表现。有时当皮肤镜镜头轻轻牵拉周围的毛囊时可见拔下的生长期毛球。在纤维化区域的周围可见一些伴白色晕的针尖状血管（×70）

参考文献

1. Price V, Mirmirani P, editors. Cicatricial alopecia: an approach to diagnosis and management. New York: Springer; 2011.
2. Lugovic Mihic L, Tomas D, Situm M, Krolo I, Sebetic K, Sjerobabski-Masnec I. Perifolliculitis capitis abscedens et suffodiens in a caucasian: diagnostic and therapeutic challenge. Acta Dermatovenerol Croat. 2011;19(2):98–102.
3. Branisteanu DE, Molodoi A, Ciobanu D, Badescu A, Stoica LE, Branisteanu D, et al. The importance of histopathologic aspects in the diagnosis of dissecting cellulitis of the scalp. Rom J Morphol Embryol. 2009;50(4):719–24.
4. Wu WY, Otberg N, McElwee KJ, Shapiro J. Diagnosis and management of primary cicatricial alopecia: part II. Skinmed. 2008;7(2):78–83.
5. Tchernev G. Folliculitis et perifolliculitis capitis abscedens et suffodiens controlled with a combination therapy: systemic antibiosis (metronidazole plus clindamycin), dermatosurgical approach, and high-dose isotretinoin. Indian J Dermatol. 2011;56(3):318–20.
6. Scheinfeld NS. A case of dissecting cellulitis and a review of the literature. Dermatol Online J. 2003;9(1):8.
7. Thein M, Hogarth MB, Acland K. Seronegative arthritis associated with the follicular occlusion triad. Clin Exp Dermatol. 2004;29(5):550–2.
8. Deschamps ME, Payet S, Tournadre A, Soubrier M, Souteyrand P, D'Incan M. Efficacy of infliximab in the treatment of follicular occlusion triad [in French]. Ann Dermatol Venereol. 2010;137(8–9):546–50.
9. Rakowska A, Slowinska M, Kowalska-Oledzka E, Olszewska M, Rudnicka L. Trichoscopy in cicatricial alopecia. J Drugs Dermatol. 2012;11:753–8.
10. Rudnicka L, Olszewska M, Rakowska A, Slowinska M. Trichoscopy update 2011. J Dermatol Case Rep. 2011;5(4):82–8.

26 Brocq 假性斑秃

Malgorzata Olszewska，Adriana Rakowska，
and Lidia Rudnicka

赵俊 译 慕彰磊 徐峰 审校

摘 要

经典的 Brocq 假性斑秃在毛发镜下的表现并不特异，包括：毛囊开口消失、瓷白色区域，部分病变周围可见毛发营养不良，同时不具有其他原发性瘢痕性秃发的毛发镜特征。因此，Brocq 假性斑秃是一个排除性诊断。

关键词

瘢痕性秃发 • Brocq 假性斑秃

Brocq 假性斑秃（pseudopelade of Brocq）是一种淋巴细胞性原发性瘢痕性秃发。女性较男性更常见，发病的高峰年龄在 30 ～ 50 岁。典型患者为拥有Ⅱ型皮肤的中年女性[1-3]。

本病于 1905 年由法国学者首次描述[4]，*pseudopelade* 一词来源于法语单词 *pelade*，意思是“斑秃”。因此，*pseudopelade* 一词表示本病与斑秃具有相似的临床表现。Brocq 假性斑秃的临床特征为头皮中央区域出现无症状的、非感染性的白色或瓷白色的小的卵圆形 / 圆形、网状、或较大的不规则的斑片[1-2]。Brocq 假性斑秃的脱发斑分布类似于“雪地上的脚印”[2]。小的脱发斑可能融合成较大的斑片。本病进展缓慢，且整个病程中不会出现炎性病变。

临床上，本病与真性斑秃的区别在于本病脱发区域的形状不规则、不对称，且瘢痕表面光滑、缺乏毛囊开口。

大多数学者强调 Brocq 假性斑秃是一种独立的疾病。即便临床特征很相似，但任何由于炎症性疾病所导致的晚期、非特异性的瘢痕性秃发都并非 Brocq 假性斑秃[2，5-6]。

经典的 Brocq 假性斑秃在毛发镜下无特异性，包括毛囊开口缺失、有时病变周围孤立性头发营养不良。受累区域的头皮多表现为不同色调的白色（瓷白色、灰色、米色、红色），可能与表皮厚度、病程或日光暴露有关。患者的眉毛在毛发镜下是正常的。与其他学者不同，我们没有观察到白点征。无其他原发性瘢痕性秃发的毛发镜下特征，如毛发

扁平苔藓的毛囊周围管状鳞屑、秃发性毛囊炎的星爆状模式增生、盘状红斑狼疮的大的分支状血管等[7]。因此，Brocq 假性斑秃在临床及毛发镜上都是一个排除性诊断。

表 26.1 Brocq 假性斑秃的毛发镜特征

- 无毛囊开口
- 光滑的白色区域
- 有时在病损周围有毛发营养不良
- 没有任何提示其他瘢痕性秃发的表现

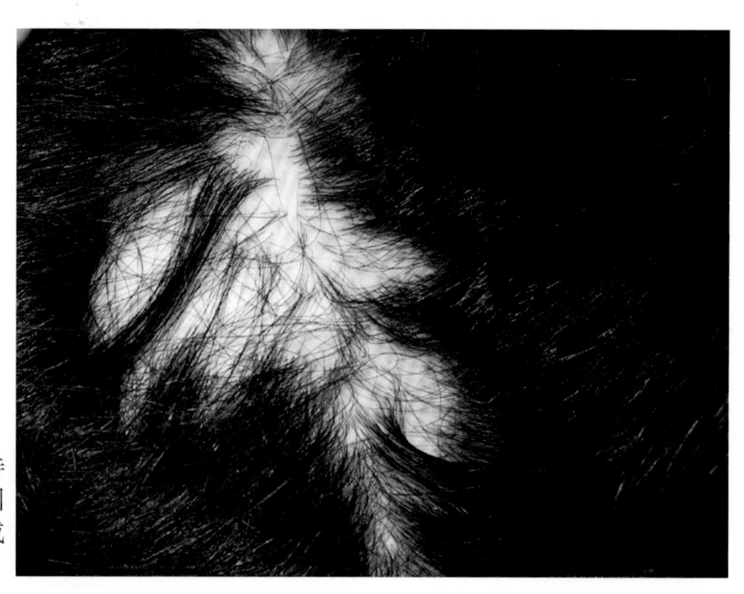

图 26.1 Brocq 假性斑秃。Brocq 假性斑秃的特征性临床表现为白色或瓷白色的，卵圆形 / 圆形或网状的不规则斑片[1-2]。脱发斑可以融合成较大的斑片，无炎性改变，且进展缓慢

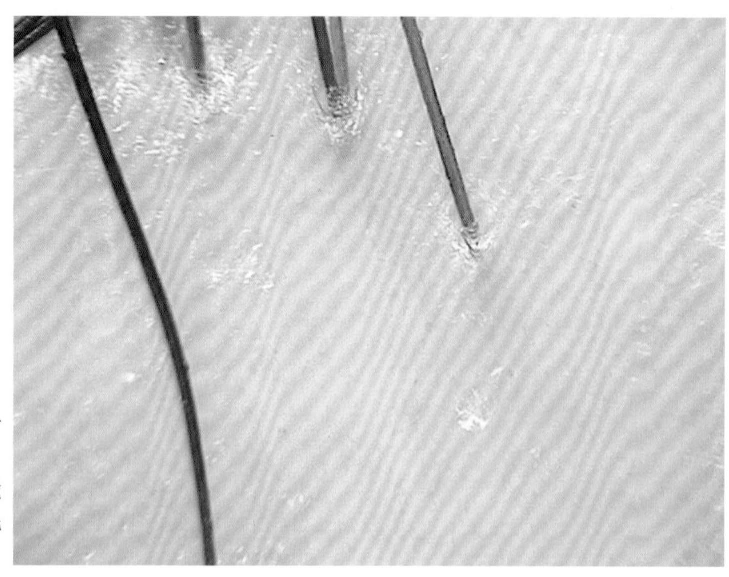

图 26.2 Brocq 假性斑秃。Brocq 假性斑秃患者无毛区的周边毛发区域无炎性改变和毛周鳞屑，病损区域没有毛囊开口；皮肤的颜色通常是瓷白色，可能伴有如图所示淡淡的红色（干性毛发镜，×70）

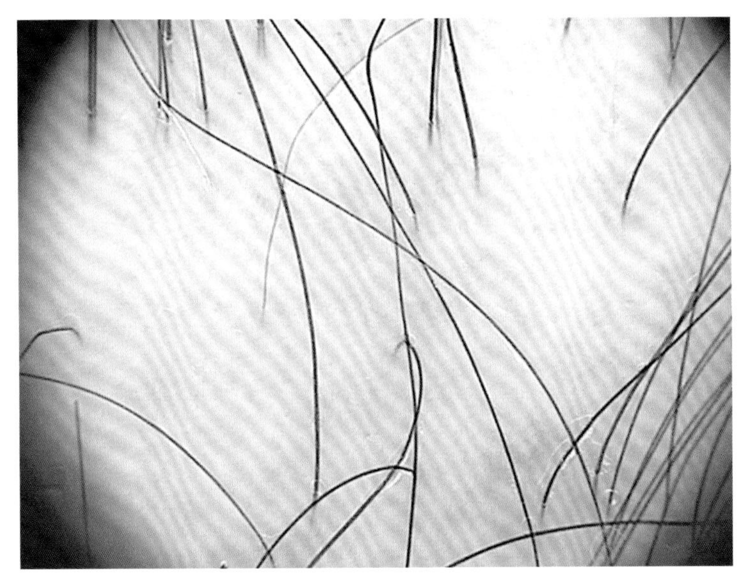

图 26.3 Brocq 假性斑秃。如图所示为 Brocq 假性斑秃的早期表现，无毛区域直径约 1 厘米，病损中央区域仍有零星的毛发。背景常为不同的白色调（瓷白色、灰色、米色、红色），这与很多因素有关，如使用强效糖皮质激素、表皮厚度、病程或日光暴露（×20）

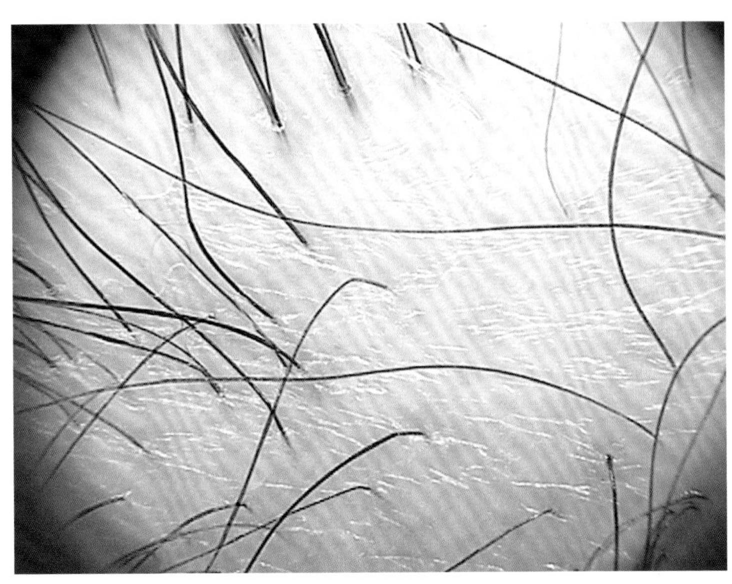

图 26.4 Brocq 假性斑秃。前面的照片中可以看到小的特征性无毛区域周边至少有 3 面的有毛区大多毛囊中只有一根头发，这些小的秃发区域随着病程的进展可以融合为更大的皮损。细小的平行褶皱提示有瘢痕形成（干燥皮肤镜，×20）

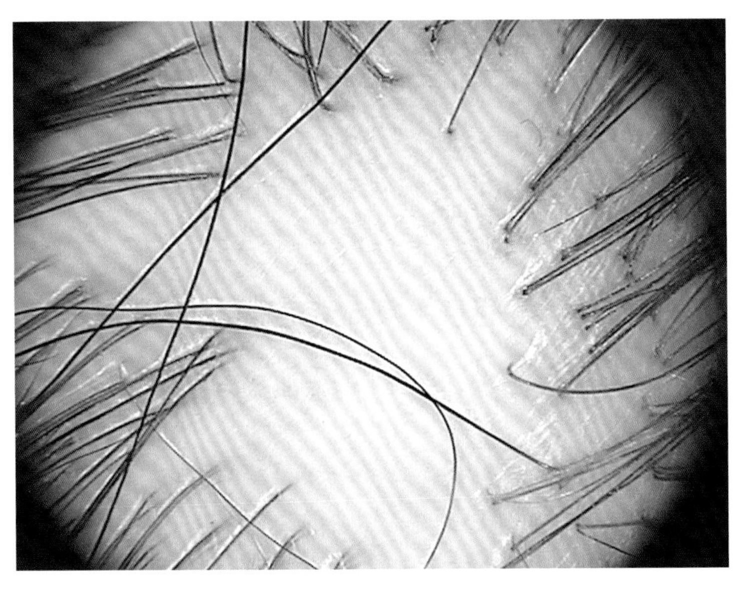

图 26.5 Brocq 假性斑秃。如图所示是一个光滑的、没有毛囊的小皮损，其周围有细小的平行排列的褶皱，提示瘢痕性秃发。这种表现在其他原发性瘢痕性秃发中很少见。背景呈淡红色（×20）

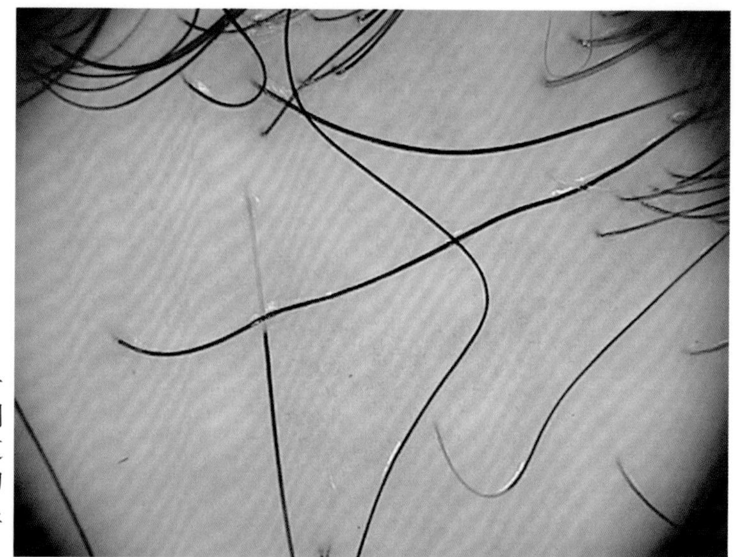

图 26.6 Brocq 假性斑秃。如图所示是一个十分光滑且没有毛囊的皮损，皮损中央可以看到一根形态和粗细不规则的营养不良的头发，这种异常形态的头发和扭曲发在不同原因所致的瘢痕性秃发中很常见。此外还可以看到不明显的色素网（×20）

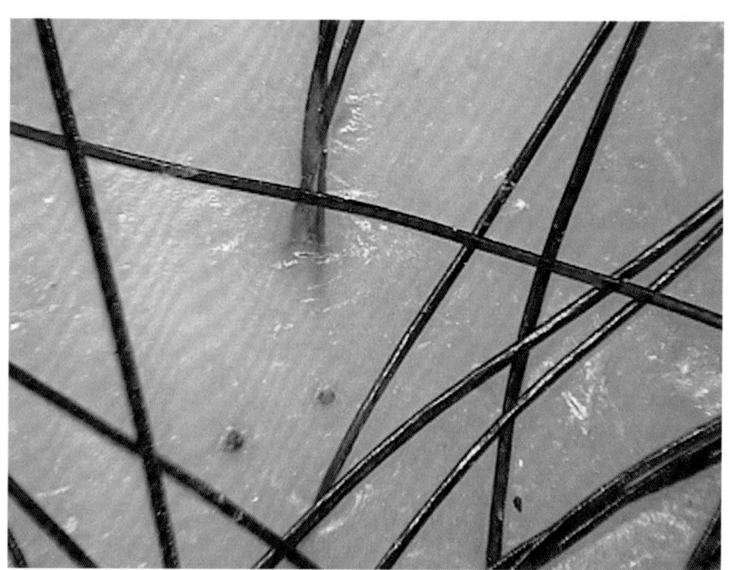

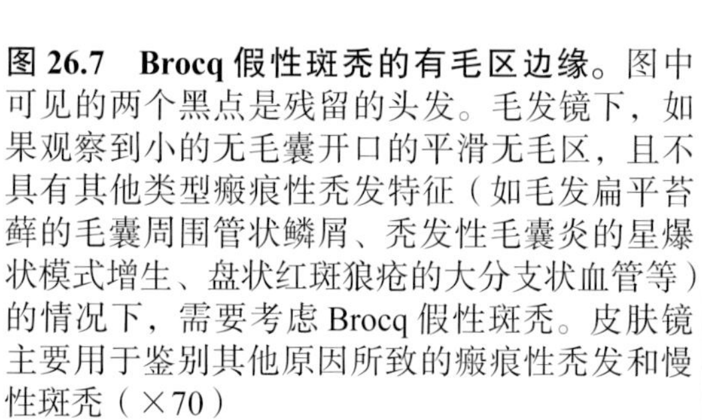

图 26.7 Brocq 假性斑秃的有毛区边缘。图中可见的两个黑点是残留的头发。毛发镜下，如果观察到小的无毛囊开口的平滑无毛区，且不具有其他类型瘢痕性秃发特征（如毛发扁平苔藓的毛囊周围管状鳞屑、秃发性毛囊炎的星爆状模式增生、盘状红斑狼疮的大分支状血管等）的情况下，需要考虑 Brocq 假性斑秃。皮肤镜主要用于鉴别其他原因所致的瘢痕性秃发和慢性斑秃（×70）

参考文献

1. Alzolibani AA, Kang H, Otberg N, Shapiro J. Pseudopelade of Brocq. Dermatol Ther. 2008;21(4):257–63.
2. Price V, Mirmirani P, editors. Cicatricial alopecia: an approach to diagnosis and management. New York: Springer; 2011.
3. Kluger N, Assouly P. Pseudopelade of Brocq [in French]. Ann Dermatol Venereol. 2011;138(5):430–3; quiz 429, 434.
4. Brocq L, Lenglet E, Ayrignac J. Recherches sur l'alopecie atrophiante, variete pseudo-pelade. Ann Dermatol Syphil (France). 1905;6:1–32.
5. Trueb RM. Systematic approach to hair loss in women. J Dtsch Dermatol Ges. 2010;8(4):284–97, 298.
6. Yu M, Bell RH, Ross EK, Lo BK, Isaac-Renton M, Martinka M, et al. Lichen planopilaris and pseudopelade of Brocq involve distinct disease associated gene expression patterns by microarray. J Dermatol Sci. 2010;57(1):27–36.
7. Rudnicka L, Olszewska M, Rakowska A, Slowinska M. Trichoscopy update 2011. J Dermatol Case Rep. 2011;5(4):82–8.

第九部分

毛发移植

27 毛发移植

Malgorzata Olszewska，Adriana Rakowska，
and Lidia Rudnicka

温广东　译　周城　审校

摘　要

对于大部分患者，毛发移植后的毛发镜没有明显的异常，然而毛发镜是手术并发症早期鉴别诊断的良好工具。移植后毛囊炎表现为包绕毛干周围的界限清楚的黄色区域。在继发的毛发扁平苔藓，毛发镜可见典型的特征，如毛周鳞屑，毛囊开口消失。在毛发移植前做毛发镜检查，可以诊断出早期的毛发扁平苔藓，并且预测该并发症发生的风险。

关键词

分枝状血管 • 毛囊炎 • 秃发性毛囊炎 • 前额纤维性秃发 • 毛发移植 • 毛发重建 • 毛发扁平苔藓 • 毛周炎症 • 毛周鳞屑 • 扭曲发

毛发移植（hair transplantation）是治疗雄激素性秃发的一种毛发重建的手术方法。有时，这种方法也可用于稳定期的瘢痕性脱发。

第一例男性雄激素性秃发的毛发移植是 Orentreich 在 1952 年进行的。1984 年，微小移植技术建立，1995 年毛囊单位移植创立[1]。今天，毛囊单位移植技术已是标准的毛发移植方式[2-3]。

毛发镜在毛发移植中的应用尚未见报道。我们的经验来看，对于大多数毛发移植患者，移植后的毛发镜表现没有明显的异常。略能提示毛发移植毛发镜的优势在于使毛囊开口更加明显，大部分毛发移植的微小特征包括毛囊开口的加重，移植后粗终毛的密度增加，其生长方向与原来的细毛相比，显得略微不同（指示牌现象）。移植后轻度的毛周纤维化可以引起毛干结构的异常，如毛发扭曲和卷曲。扭曲发可以在成功的毛发移植后发生。大的分支状血管偶见于供区。

毛发镜也可应用于手术并发症的鉴别诊断。Salanitri[4] 等分析了 425 位患者的 533 次毛发移植，发生手术并发症概率为 4.7%。不留后遗症的毛囊炎是最常见的并发症[4]。毛发镜下，这些损害表现为包绕毛干周围的界限清楚的黄色区域。

已有报道毛发移植后可发生毛发扁平苔藓；Chiang 等[5] 描述了 7 个这样的病例。影响头皮

的两种疾病——经典的毛发扁平苔藓和额部纤维性脱发都可发生。作者提出这种疾病可能是手术外伤引起同形反应导致。在这些患者中，毛发镜显示出这两种疾病的典型特点［经典的毛发扁平苔藓和（或）额部纤维性脱发］。其他一些毛发重建手术后出现毛发扁平苔藓的病例由 Kossard 和 Shiell［6］和 Crisostomo 等［7］报道，但是没有做毛发镜的检查。

我们的经验显示毛发移植后出现毛发扁平苔藓的患者比该病的其他患者有更显著的毛周红斑。Kossard 等［6］认为这最有可能是和毛发扁平苔藓的炎症集中于受累毛囊的漏斗部有关。

毛发扁平苔藓和秃发性毛囊炎的皮肤镜特征偶可同时见到。至今为止，只有一例在毛发移植后发生真正的秃发性毛囊炎的病例报道。该病例的秃发性毛囊炎在使用环钻进行毛发移植重建手术后 20 年发生［8］。

结论是，大部分毛囊单位移植后的患者，毛发镜下没有异常。毛发镜在术后手术并发症的早期鉴别诊断以及术前发现早期的毛发扁平苔藓时可能有帮助。

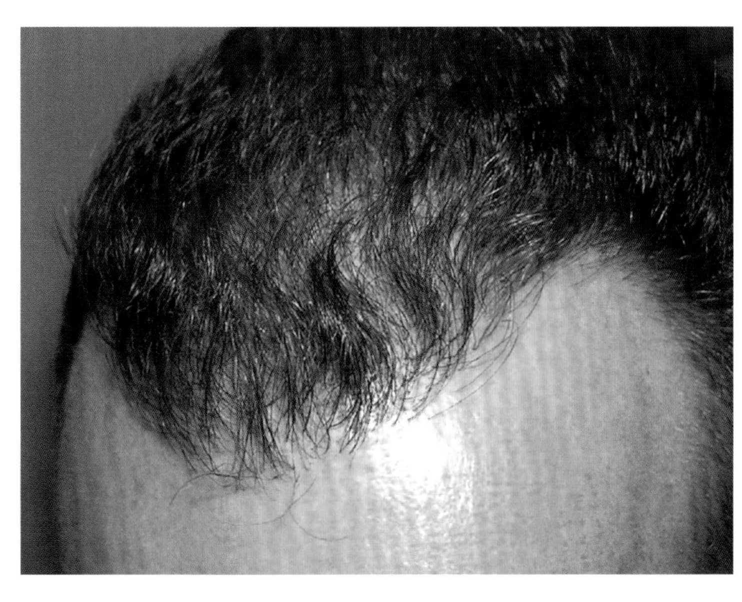

图 27.1　一位接受毛囊单位移植后的雄激素性秃发患者。在这些病例中，毛发镜通常没有异常。目前的数据显示毛发镜对手术并发症的早期诊断更为有用。我们认为，在毛发移植前也应该使用毛发镜检查，因为可以：①核实临床诊断；②排除与雄激素性秃发共存的其他不明原因的脱发；③排除早期毛发扁平苔藓以及预测该并发症的风险

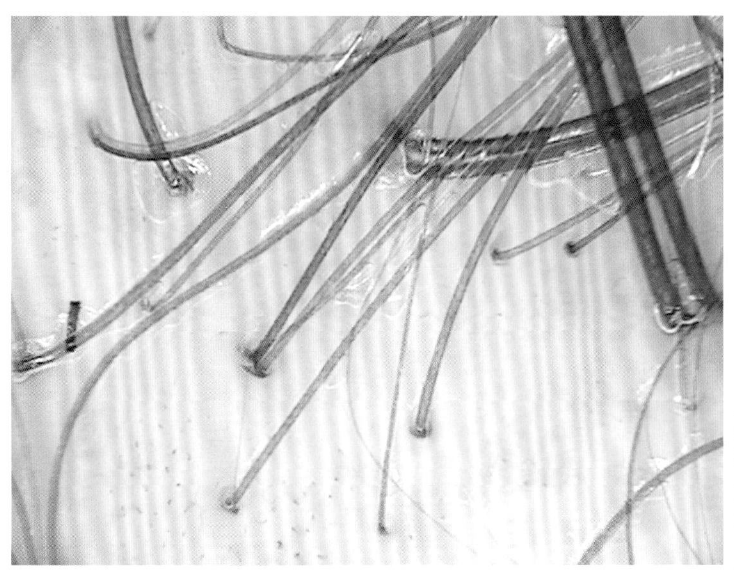

图 27.2　毛发移植后的受毛区的正常毛发镜表现。移植后的毛囊单位包括生长方向不同的粗的终毛。可见明显的毛囊开口。尽管手术很成功，仍可见到雄激素性秃发的毛发镜特点。可见毛干粗细不均，细发和黄点征（×70）

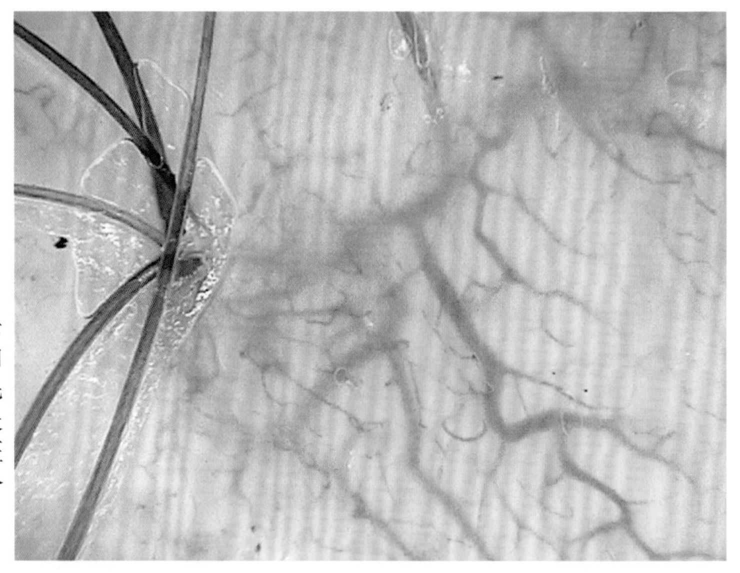

图 27.3 毛发移植后受毛区域。一个有四根头发的毛囊单位被移植到了这个区域。此单位内的每根头发生长方向都不一样。这与自然的毛囊单位不同。自然毛囊单位里，所有毛发生长方向一致。我们称这种移植的毛囊单位的特征为"**路标征**"。萎缩性瘢痕的形成导致大的分支状血管。需要注意的是这些瘢痕直径非常小，在放大镜下可能观察不到（×70）

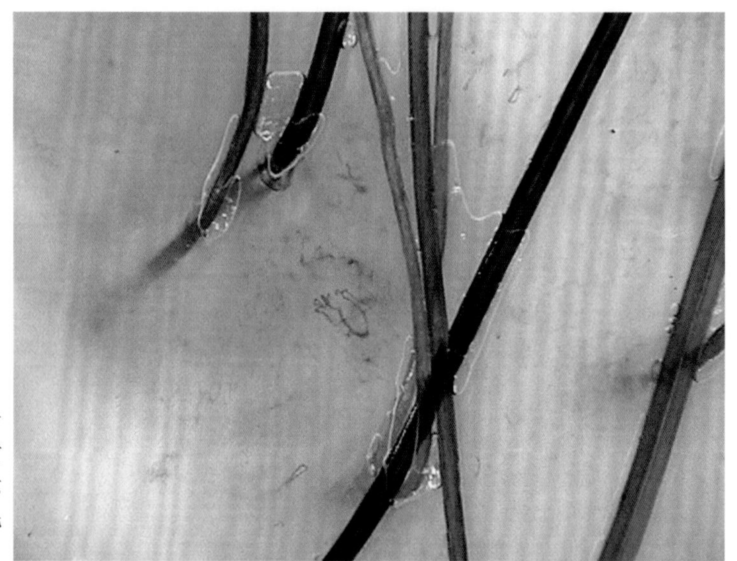

图 27.4 毛发移植后毛囊炎。毛囊单位移植后的毛囊炎表现为包绕毛干周围的界限清楚的黄色区域。移植的毛囊单位周围的白色区域提示早期纤维化。这些脓疱与秃发性毛囊炎中的毛囊性脓疱非常相似（×70）

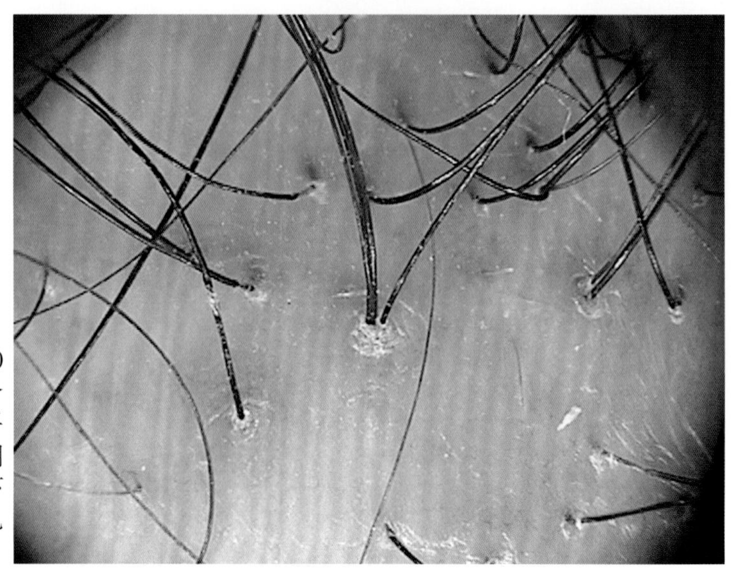

图 27.5 毛发移植后毛发扁平苔藓。一位 30 岁雄激素性秃发男性在接受毛囊单位移植几个月后出现了瘢痕性脱发。毛发镜显示毛发扁平苔藓的特征：毛囊开口缺失，毛周鳞屑，早期纤维化的红白色背景。移植相关的毛发扁平苔藓比其他毛发扁平苔藓的毛周红斑更为常见（×20）

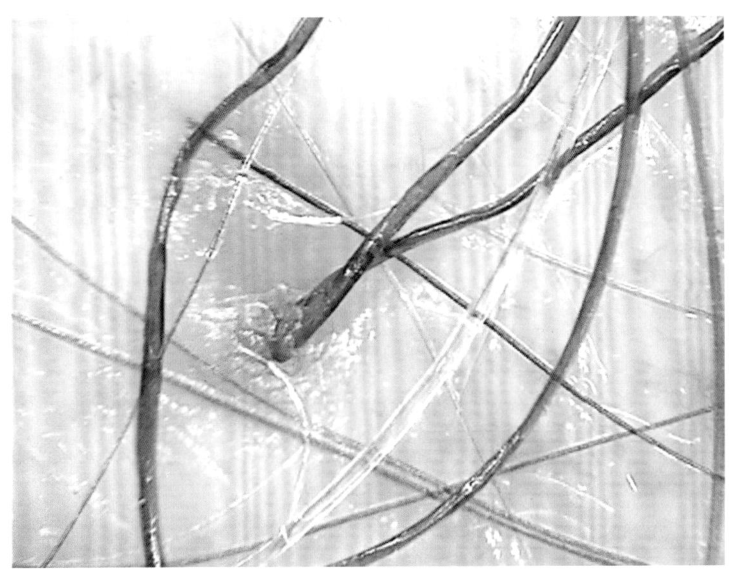

图 27.6 毛发移植后扭曲发。毛囊单位周围的炎症和瘢痕可以导致毛干扭曲和卷曲。此图显示一位 42 岁接受毛囊单位移植后出现慢性毛周炎症的女性的扭曲发和其他毛干异常（×70）

参考文献

1. Bernstein RM, Rassman WR. The logic of follicular unit transplantation. Dermatol Clin. 1999;17(2):277–95, viii; discussion 296.
2. Rose PT. The latest innovations in hair transplantation. Facial Plast Surg. 2011;27(4):366–77.
3. Sadick NS, White MP. Basic hair transplantation: 2007. Dermatol Ther. 2007;20(6):436–47.
4. Salanitri S, Goncalves AJ, Helene Jr A, Lopes FH. Surgical complications in hair transplantation: a series of 533 procedures. Aesthet Surg J. 2009;29(1):72–6.
5. Chiang YZ, Tosti A, Chaudhry IH, Lyne L, Farjo B, Farjo N, et al. Lichen planopilaris following hair transplantation and face-lift surgery. Br J Dermatol. 2012;166(3):666–70.
6. Kossard S, Shiell RC. Frontal fibrosing alopecia developing after hair transplantation for androgenetic alopecia. Int J Dermatol. 2005;44(4):321–3.
7. Crisóstomo MR, Crisóstomo MC, Crisóstomo MG, Gondim VJ, Benevides AN. Hair loss due to lichen planopilaris after hair transplantation: a report of two cases and a literature review. An Bras Dermatol. 2011;86(2):359–62.
8. Otberg N, Wu WY, Kang H, Martinka M, Alzolibani AA, Restrepo I, et al. Folliculitis decalvans developing 20 years after hair restoration surgery in punch grafts: case report. Dermatol Surg. 2009;35(11):1852–6.

第十部分

头皮感染性和炎症性疾病

28 头皮寄生虫感染

Francesco Lacarrubba，Franco Dinotta，
and Giuseppe Micali

张峥　译　慕彰磊　徐峰　审校

摘　要

皮肤镜是一种非侵入性诊断工具，适用于虱病和疥疮的诊断。它快速易行，而且易被患者接受，因为不会引起患者生理或心理上的不适。此外，通过在显示器上看到感染的存在、持续或消退，视频皮肤镜检查可用于评估不同外用治疗手段的效果、提高患者治疗的依从性。

关键词

阴虱·头虱·虱·虱卵·寄生虫感染·头虱病·阴虱属·疥疮·疥虫

头虱病（pediculosis capitis）是一种由专寄生于人体的吸血寄生虫头虱感染的寄生虫病，主要感染 4 ～ 14 岁的儿童，可通过近距离观察到虱子或虱卵来作为头虱病的诊断线索。然而，寻找虱子耗时，且有时虱卵也可能被忽视或被误认为脂溢性皮炎的鳞屑、发胶的碎屑或毛发管型。皮肤镜检查，特别是视频皮肤镜可作为诊断工具，可在不容易找到寄生虫和虫卵的疑难病例中快速确定诊断[1]。低倍（×10 ～ 50）的视频皮肤镜检查可以清楚地显示出虱子（图 28.1）和黏附在发干上的虱卵（图 28.2）。它可以迅速鉴别不同来源的鳞屑或假虫卵（图 28.3），甚至辨别活虫卵、空虫卵与死虫卵（图 28.4），后者表现为半透明结构，具有一个平坦的带有裂隙的游离缘，因而可以很好地反映治疗效果。视频皮肤镜检查不需要牵拉头发，因而在减少患者不适的同时又能检查到更大的头皮范围。此外，通过在显示器上看到感染的存在、持续或消退，视频皮肤镜检查可提高患者治疗的依从性。最后，视频皮肤镜可以“在体”评估虱子及虱卵的运动和生理，还有助于评估不同外用产品的杀虫效果[2-3]。

因视频皮肤镜诊断的有效性，也被用于诊断由阴虱引起的阴虱病；少数情况下，在头皮边缘也可发现虱子和虱卵（图 28.5），在缺少阴毛的儿童尤

其如此。

疥疮是由人型疥螨引起的。一般仅有新生儿和免疫功能低下的患者出现头皮受累。头皮疥疮在正常免疫应答的成人患者中是罕见的，但可能出现在一些持续感染的病例，提示头皮可能是疥螨源，因为此处很少进行标准治疗。视频皮肤镜是诊断疥疮一个有用的非侵入性技术[1, 4-5]；它可以很方便地进行头皮的常规观察，特别适合于慢性或治疗抵抗的病例[6]。视频皮肤镜检查可以对头皮进行详细检查，并快速、清晰地检测疥疮的诊断特征，例如将隧道和疥螨放大 40 ~ 200 倍（图 28.6 和 28.7），将虫卵或粪便放大更高倍数（放大至 600 倍）。因为获得的图像是明确的，假阴性结果很少见，更不会出现假阳性结果。在大多数情况下，可以检测在隧道内活动的疥螨。因为视频皮肤镜不会引起生理或心理上的不适，实施起来方便快速，易被患者接受。此外，可以用于对家庭成员的非创伤性筛查和治疗后的随访[3, 7]。

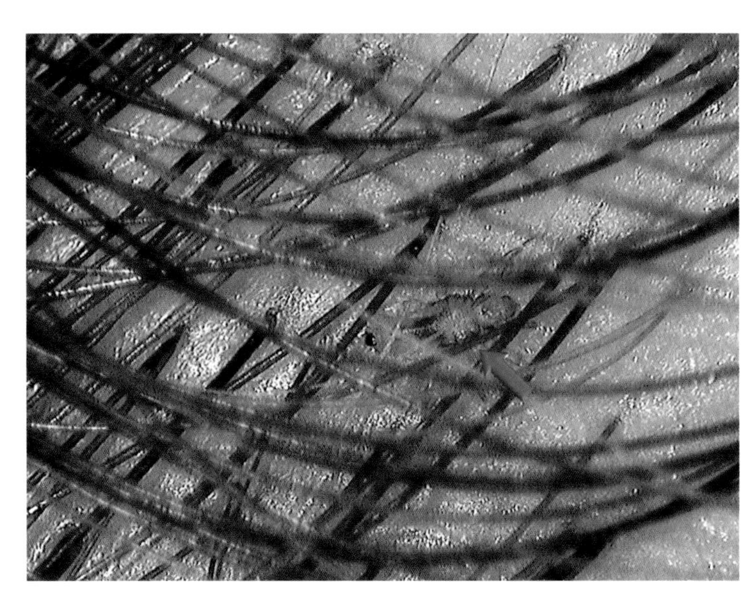

图 28.1　头虱。显示的是一个头虱（**箭头**）感染患者的头皮。头虱是一种吸血昆虫，是人类专性寄生虫。头虱长 1 ~ 3 mm，背腹扁平，有三对足（×50）

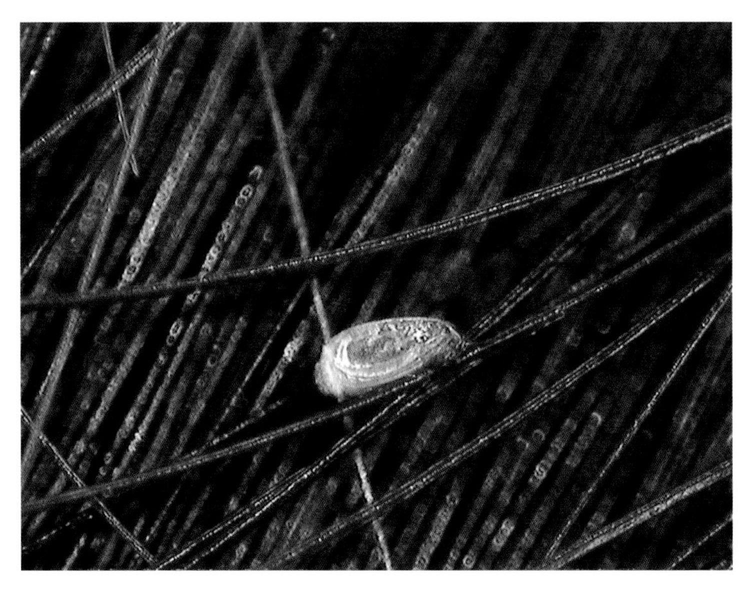

图 28.2　头虱。一个黏附在发干的完整的头虱活卵，表现为具有一侧凸起游离缘的不透明结构（×50）

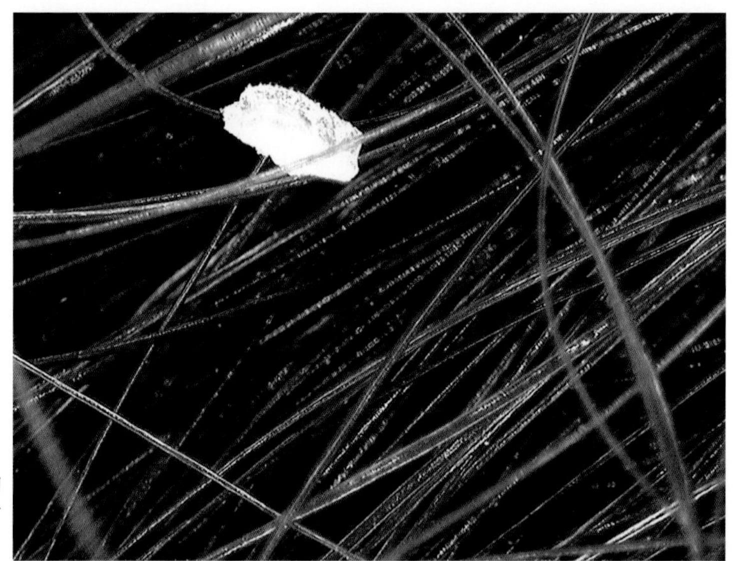

图 28.3 假虱卵。显示的是一个脂溢性皮炎的鳞屑。假虱卵还包括发胶碎屑和毛发管型，有时仅靠简单的肉眼观察容易误诊为虱卵（×50）

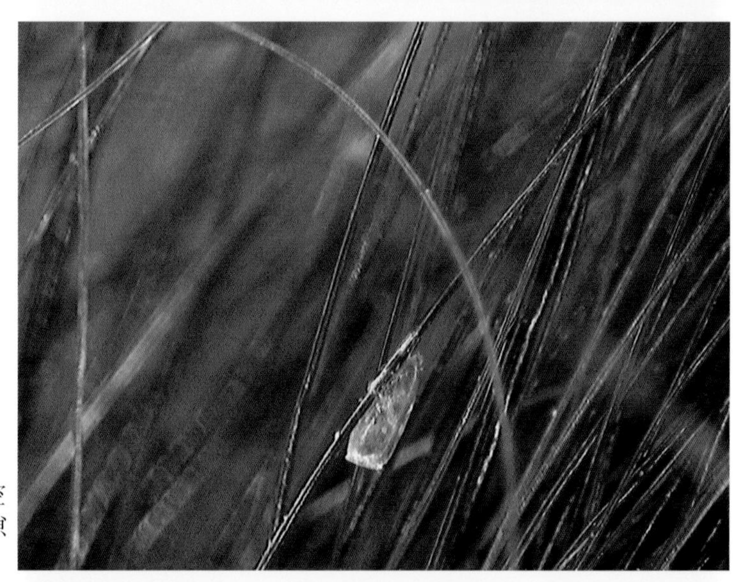

图 28.4 头虱。显示的是一个黏附在发干上空的死虱卵，呈半透明结构，有平坦的、带裂隙的游离缘（×50）

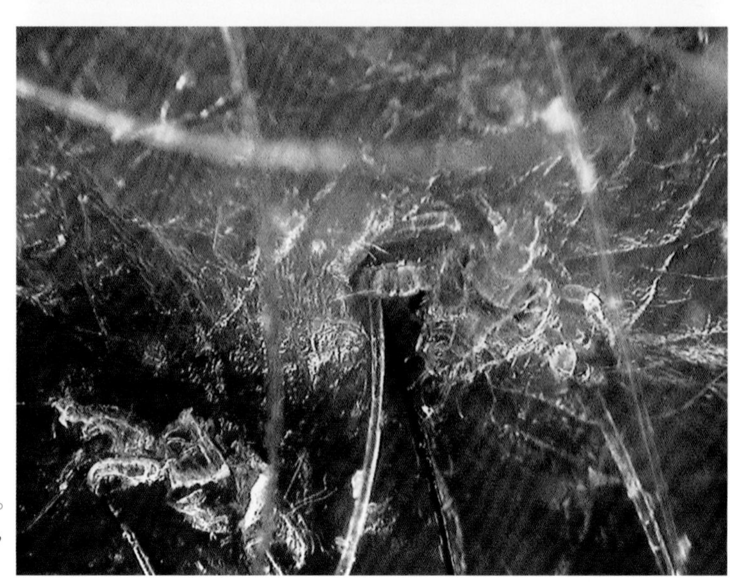

图 28.5 阴虱。头皮的边缘显示存在两个阴虱。在这个身体部位少数时候也可发现虱子和虱卵，特别是在缺少阴毛的儿童中（×50）

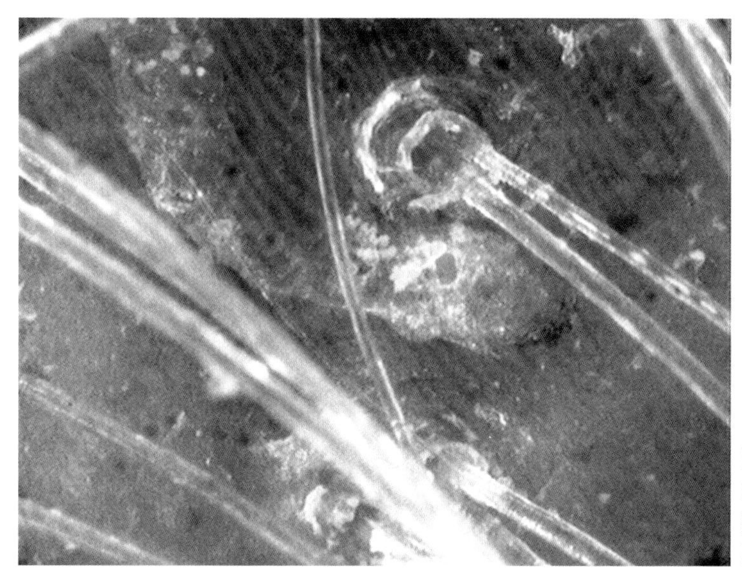

图 28.6 疥疮。头皮上有隧道，末端可见疥螨的圆形身体。在免疫功能正常的成人患者中疥疮极少累及头皮，但在某些患者可出现持续感染，提示头皮可作为疥螨源（×200）

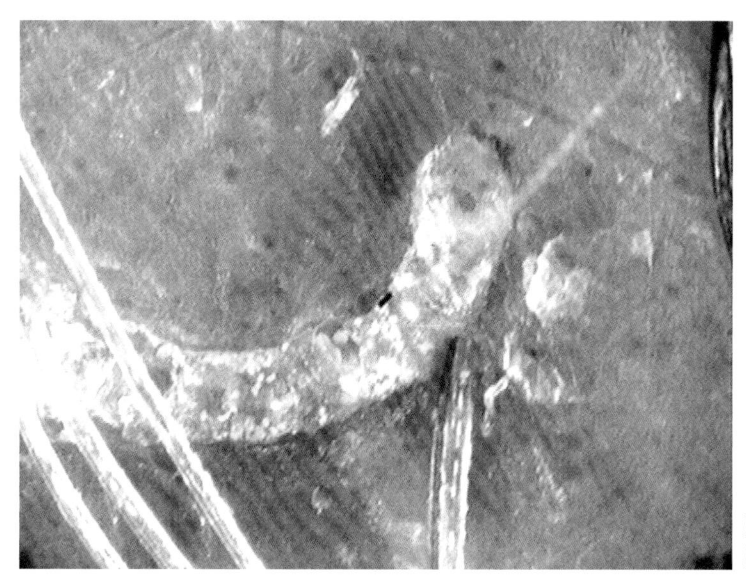

图 28.7 疥疮。显示头皮的隧道，内有疥螨的圆形身体，其头部色深（×200）

参考文献

1. Micali G, Lacarrubba F, Massimino D, Schwartz RA. Dermatoscopy: alternative uses in daily clinical practice. J Am Acad Dermatol. 2011;64:1135–46.
2. Lacarrubba F, Nardone B, Milani M, Botta G, Micali G. Head lice: ex vivo videodermatoscopy evaluation of the pediculocidal activity of two different topical products. G Ital Dermatol Venereol. 2006;141:233–5.
3. Micali G, Tedeschi A, West DP, Dinotta F, Lacarrubba F. The use of videodermatoscopy to monitor treatment of scabies and pediculosis. J Dermatol Treat. 2011;22:133–7.
4. Micali G, Lacarrubba F, Lo Guzzo G. Scraping versus videodermatoscopy for the diagnosis of scabies: a comparative study. Acta Derm Venereol. 2000;79:396.
5. Lacarrubba F, Musumeci ML, Caltabiano R, Impallomeni R, West DP, Micali G. High-magnification videodermatoscopy: a new noninvasive diagnostic tool for scabies in children. Pediatr Dermatol. 2001;18:439–41.
6. Lacarrubba F, Micali G. Videodermatoscopy enhances the diagnostic capability in a case of scabies of the scalp. G Ital Dermatol Venereol. 2008;143:351–2.
7. Micali G, Lacarrubba F, Tedeschi A. Videodermatoscopy enhances the ability to monitor efficacy of scabies treatment and allows optimal timing of drug application. J Eur Acad Dermatol. 2004;18:153–4.

29 头 癣

Lidia Rudnicka，Jacek C. Szepietowski，
Monika Slowinska，Malgorzata Lukomska，
Malgorzata Maj，and Ana Maria Costa Pinheiro
李福伦 译 慕彰磊 徐峰 审校

摘 要

头癣的典型毛发镜下特点为逗号样发和螺旋状发。其他常见的异常包括中断的摩斯码样发、块状发、i 形发和 Z 形发。黄癣对头发结构并无显著影响。黄癣最具特征的毛发镜下特点为大片无定形的黄色区域和毛囊周边大片蜡色区域。借助 Wood 灯效应的紫外线增强型毛发镜提升了毛发镜的诊断潜力。

关键词

黑点征 • 瘢痕性秃发 • 逗号样发 • 螺旋状发 • 黄癣 • i 形发 • 头癣 • 黄癣 • 摩斯码样发 • 丛状毛囊炎 • 紫外线增强型毛发镜 • Wood 灯 • Z 形发

头癣（tinea capitis）是一类头皮和头发的真菌感染[1]。儿童最常受影响。小孢子菌和毛癣菌是最常见的与头癣相关的菌属[2]。

根据形态学分类，真菌的毛发侵袭分为 3 型：发外型、发内型和黄癣。发外型中，真菌菌丝和关节孢子覆盖毛发的外部一直到角质化区，并且可能损害毛小皮。在发内型中，毛干充满真菌菌丝和关节孢子。毛干的所有部分都可受损。黄癣常由许兰毛癣菌引起，毛发侵袭可在毛干内形成的特征性的气泡[3-6]。

临床上头癣则分为以下三种类型：非炎性、炎性和黄癣。非炎症性（流行性）头癣常由亲人性真菌引起，主要影响儿童。病灶中有不同长度断裂的短发和黑点征是特征性的临床表现，可有少量鳞屑。犬小孢子菌引起的非炎性头癣可能伴有淡红斑。炎性头癣通常由亲动物性或亲土性真菌引起，可观察到脓疱、脓肿、有或无脓疱的脓癣。黄癣在临床上表现为痂、包含毛发残留物、皮肤癣菌菌丝和角质碎片的无定形物质。淡黄白色的黄癣痂是黄癣的特征表现，但不总是存在。临床上，

毛干外观正常，而在疾病后期，黄癣会导致瘢痕性秃发[7-13]。

头癣的诊断基于感染毛发的镜检以及真菌培养，可精确鉴定真菌病原体。

用Wood灯（340 ~ 450 nm；波峰365 nm）检查头皮可能有助于诊断某些类型的头癣。奥氏小孢子菌、犬小孢子菌、扭曲小孢子菌、铁锈色小孢子菌和石膏样小孢子菌感染的头癣可观察到特征的亮绿色荧光。许兰毛癣菌则显示淡蓝色。断发毛癣菌和疣状毛癣菌在Wood灯检查中不产生荧光[14-15]。

毛发镜检作为辅助手段用于鉴别诊断头癣最早在2008年由Slowinska等[16]报告，描述了犬小孢子菌头癣患者中特征性的逗号样发。Sandoval等[17]发现逗号样发与发外型和发内型的真菌感染均相关。在他们的患者中，逗号样发与犬小孢子菌和断发毛癣菌感染有关。Hughes等[18]报道了患有紫色毛癣菌、苏丹毛癣菌和狗小孢酶菌感染的黑人头癣患者存在逗号样发。感染苏丹毛癣菌的患者，头发卷曲比典型的逗号样发更密集。作者称这种异常类型为螺旋状发。所有作者均发现毛发镜下头癣存在断发，这很常见但并不特异[16, 18]。

头癣可具有丛状毛囊炎的临床和毛发镜下特征[11, 19]。

紫外线（UV）增强型毛发镜在2011年首先由Rudnicka等[20]描述，是一种新的检查方法，可有助于鉴别头癣。这种方法是基于毛发镜检的技术，用涵盖Wood灯波长或与之部分重叠的紫外光替代普通光来检查[20]。

表 29.1 头癣的毛发镜下特征

- 逗号样发（高度特征性）
- 螺旋状发（高度特征性）
- 中断（摩斯码样）发
- 块状发
- i 形发
- Z 形发
- 黑点征
- 细长血管
- 黄色无定形区域（黄癣）
- 蜡色毛周区域（黄癣）

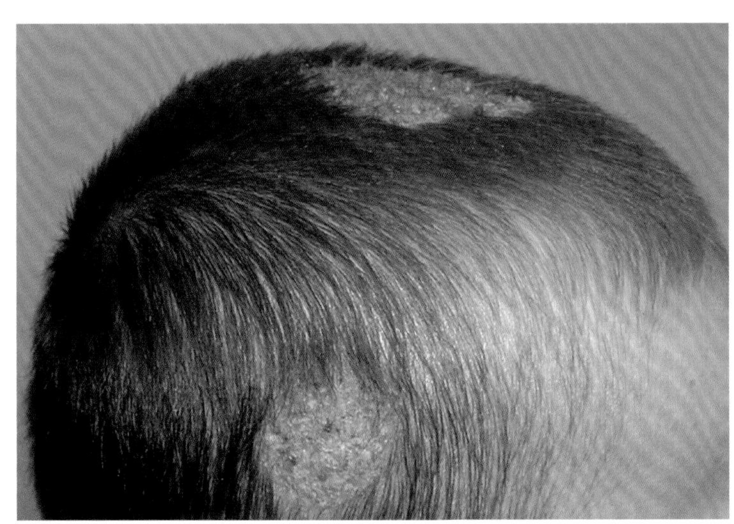

图 29.1 头癣。头癣的临床表现根据真菌感染的类型而不同，分为以下三种类型：非炎性、炎性和黄癣。非炎性头癣可见不同长度的断发和黑点征。术语“黑点征”是指异常的临床表现，并不等同于毛发镜检中观察到的“黑点征”。可能存在少量鳞屑和淡红斑。炎性头癣的特征为脓疱、脓肿、有或无脓疱的脓癣（水肿性结节）。黄癣临床上最常见的临床表现为结痂和无定形淡黄色分泌物。典型的黄癣痂和“鼠臭”味不总是存在。瘢痕性秃发可以继发于黄癣。头癣临床上可与秃发性毛囊炎及其他几种炎性头皮疾病相似

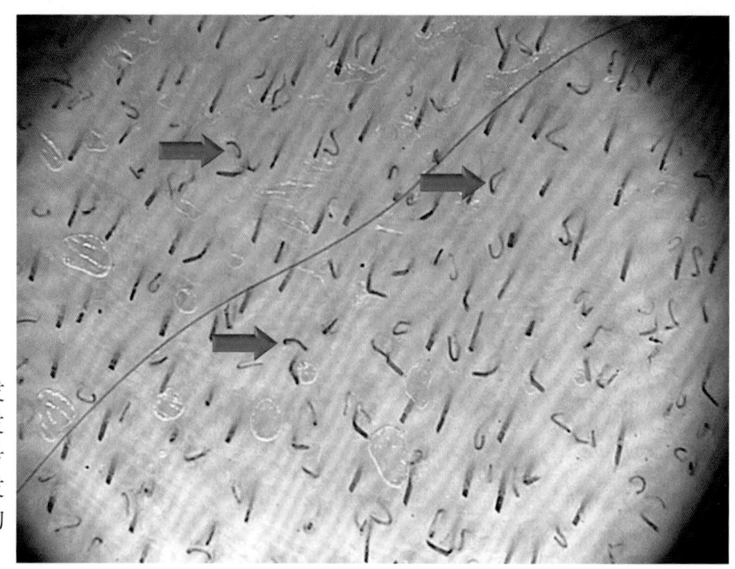

图 29.2　头癣的逗号样发。伴多个逗号样发（**箭头**）的局灶性脱发是头癣的特征。逗号样发可能与发外型、发内型的真菌感染相关。逗号样发可出现于犬小孢子菌、狗小孢酶菌、断发毛癣菌、紫色毛癣菌和苏丹毛癣菌感染所致的头癣中[16-18]（×20）

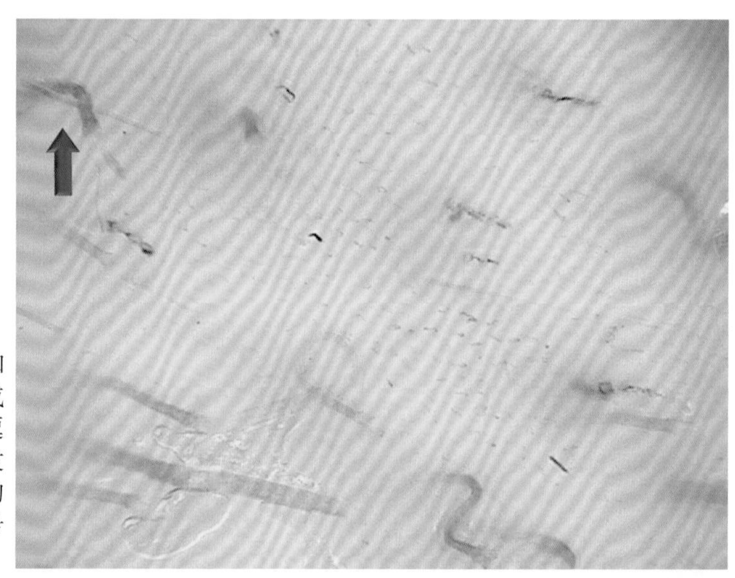

图 29.3　头癣的逗号样发。感染的毛干弯曲和逗号样发的形成可能是真菌菌丝侵入毛干造成的部分损害或对毛小皮造成损伤的结果[16]。逗号样发弯曲后形成类似逗号的形状。逗号样发粗细一致且颜色均匀。**箭头**指向最具代表性的逗号样发，但其他头发表现出弯曲和形成逗号样的倾向（×70）

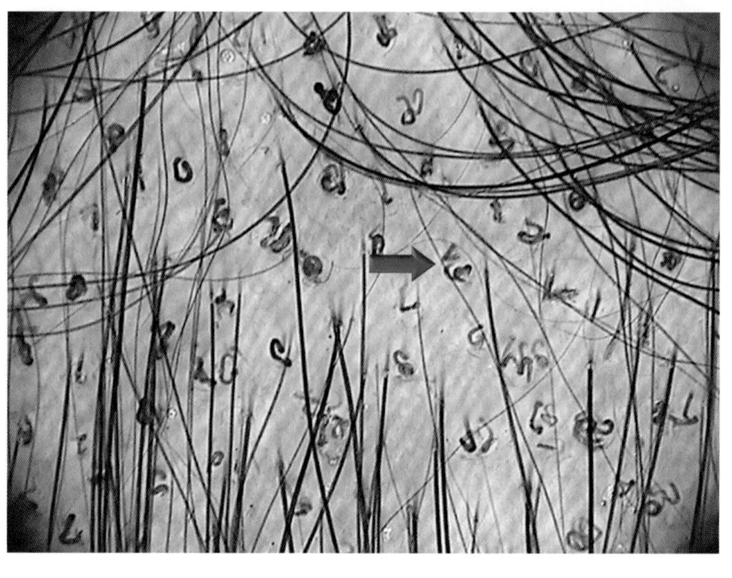

图 29.4　头癣中的螺旋状发。在头癣的毛发镜下可观察到与逗号样发不同的螺旋状发，具有多个扭曲和致密卷曲。这些毛发最早见于感染苏丹毛癣菌的非洲裔美国儿童中。但经验表明，大多数皮肤癣菌（毛癣菌和小孢子菌属）可诱导螺旋状发的形成。这个图片展示了一个感染断发毛癣菌的巴西孩子的螺旋状发（**箭头**）（×20）

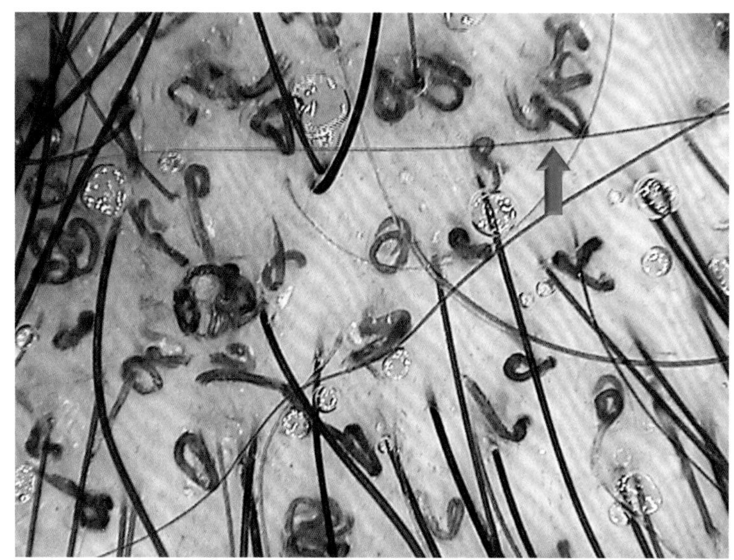

图 29.5 头癣中的螺旋状发。箭头指向最具代表性的螺旋状发，但是这个图片中的大多数头发具有多个扭曲，符合螺旋状发的定义。在头癣的毛发镜中，术语“螺旋状发”一词必须与这个术语的历史意义相区别。历史上，螺旋状发被定义为正常的终末体毛，在维生素 C 减少（坏血病）的患者中出现自发卷曲[21]。这两种类型的螺旋状发具有相同的名称，但它们的临床表现和发病机制不同（×70）

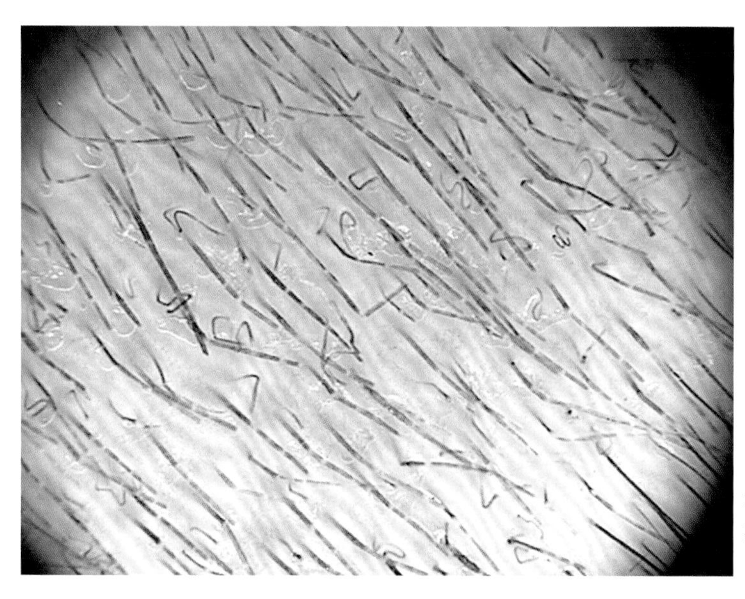

图 29.6 头癣中的摩斯码样发。摩斯码样发（或中断发）的特征是存在多个横向带（空隙），相对规则地分布在整个毛干中。这个毛发镜检查图像采集自一名感染了犬小孢子菌的儿童（×20）

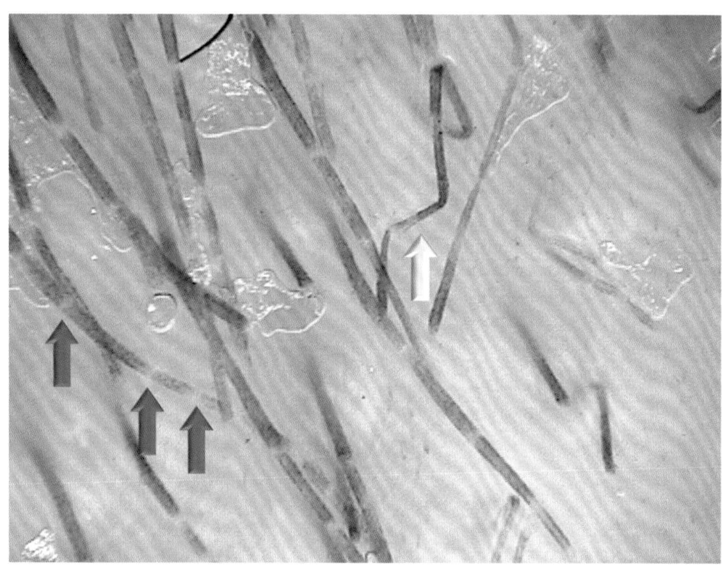

图 29.7 头癣中的摩斯码样发和 Z 形发。摩斯码样发的高倍放大图显示这些毛发具有在横向带或空隙（**蓝色箭头**）处弯曲且形成 Z 形（**白色箭头**）的趋势。Z 形发在多个点急剧弯曲，并可能容易在弯曲部位断裂。形成摩斯码样发以及 Z 形发的机制仍然不清楚。Z 形发提示头癣，但也可见于其他毛发和头皮病，例如结节性脆发症、念珠状发和斑秃（×70）

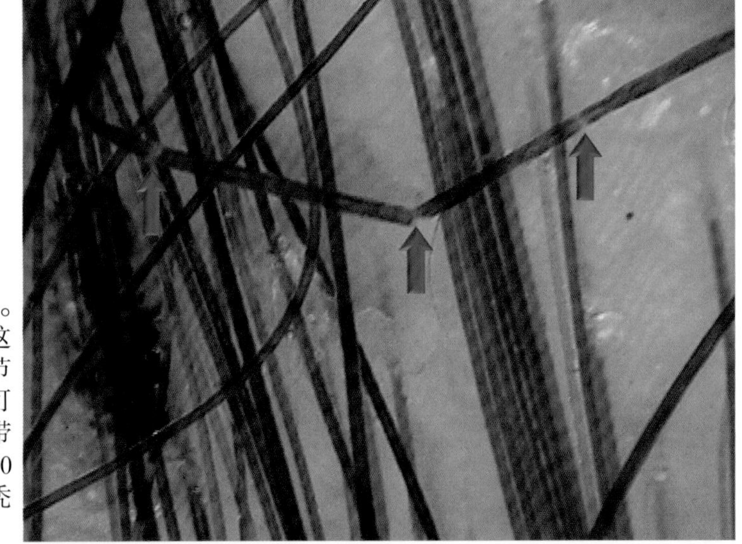

图 29.8　头癣中的摩斯码样发和 Z 形发的形成。箭头所指为摩斯码样发中的横向带（空隙）。这些带可能与使用浸润液体的毛发镜检下的结节性脆发症难以区别。因此，干性毛发镜检查可有助于鉴别诊断。在干性毛发镜下，头癣条带透明，而结节性脆发症显示为白色（详见第 10 章）。结节性脆发症产生的 Z 形发可在急性斑秃的早期阶段观察到（×70）

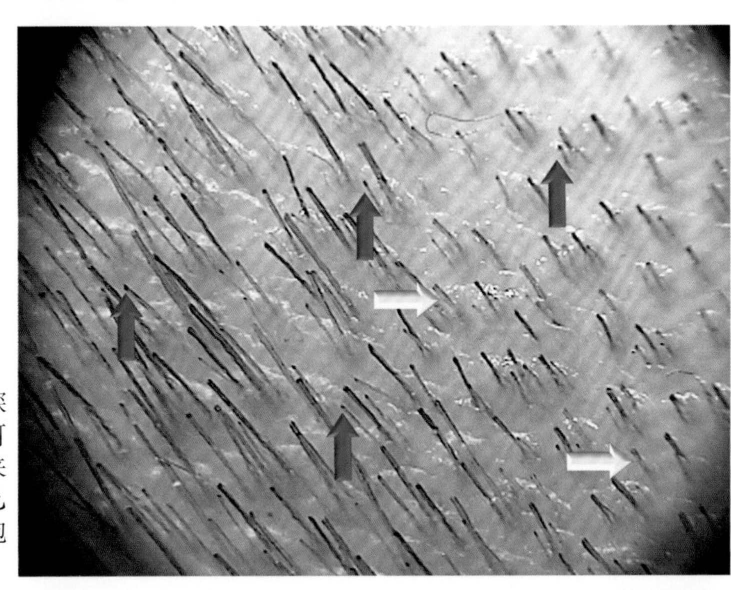

图 29.9　头癣中的“i 形发”。i 形发是末端变深（**蓝色箭头**）的短的断发。在深色远端的下方可有一条细的浅色带（空隙），使这些头发看起来更像字母 i。没有远端加深的短矩形毛发（**白色箭头**）是“块状发”。这里显示的是感染犬小孢子菌所致的头癣毛发镜图像（×20）

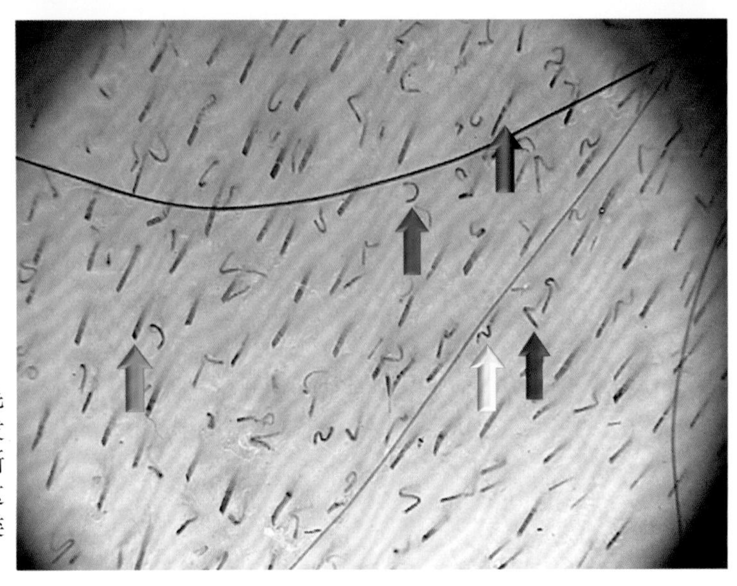

图 29.10　头癣的毛发镜下特征。头癣的典型毛发镜模式包括逗号样发（**蓝色箭头**）、螺旋状发（**白色箭头**）、i 形发（**绿色箭头**），间断的摩斯码发（**灰色箭头**）和 Z 形发（**红色箭头**）。在这一点上，不能根据引起疾病的真菌类型来分类毛发镜模式（×20）

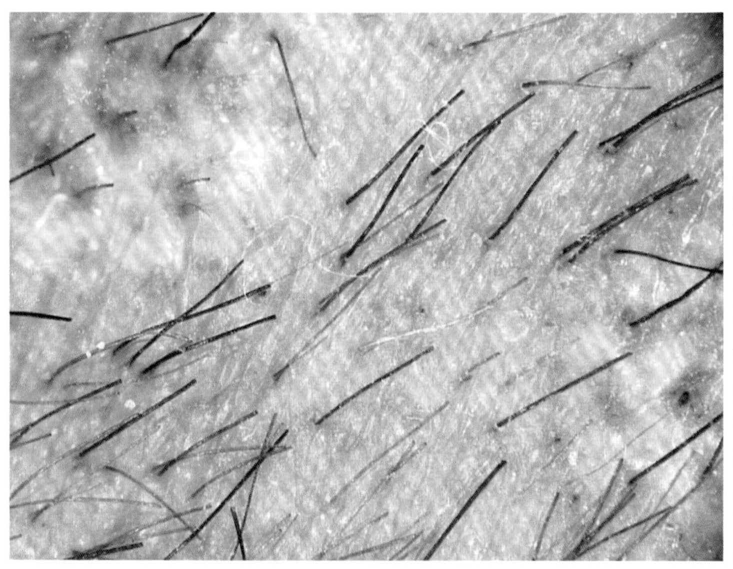

图 29.11 头癣（黄癣）中的黄色无定形区。黄癣最常由许兰毛癣菌引起。在疾病的不同阶段或者同一患者不同的头皮区域，毛发检查结果可能差别很大。我们的经验表明，如果不考虑黄癣痂，大的无定形黄色区域是最常见的表现。它们在干性毛发镜检查中最易见到，必须与脂溢性皮炎和切割性蜂窝组织炎的类似表现相区分。毛干可以正常、轻微弯曲或消失。在图像的**左上角**可见脱发的早期阶段。黄癣的其他毛发检查特征还包括黄色鳞屑、缺乏毛干的大黄点征、大的淡黄色、蜡色毛周区，黑点征、细长血管，疾病后期可出现大片无毛区（干性毛发镜检查，×20）

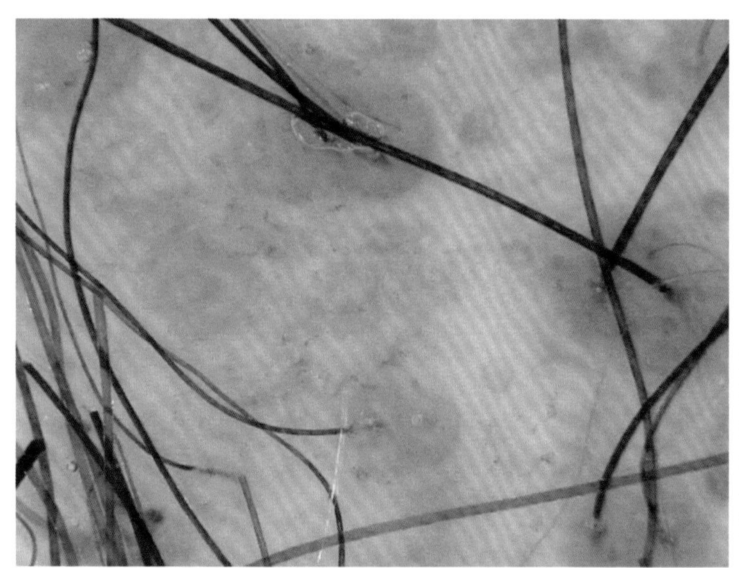

图 29.12 黄癣中蜡色毛周区。可见缺乏毛干的区域，大的淡黄色、蜡色的毛周区域，带双边的大黄点和黄色无定形区。黄癣中毛干结构很少受累。这个图像用了浸润的液体拍摄。注意，与图 29.11 干性毛发镜图像相比，图像中间部分的黄色无定形区呈现稍微不同的特征（×70）

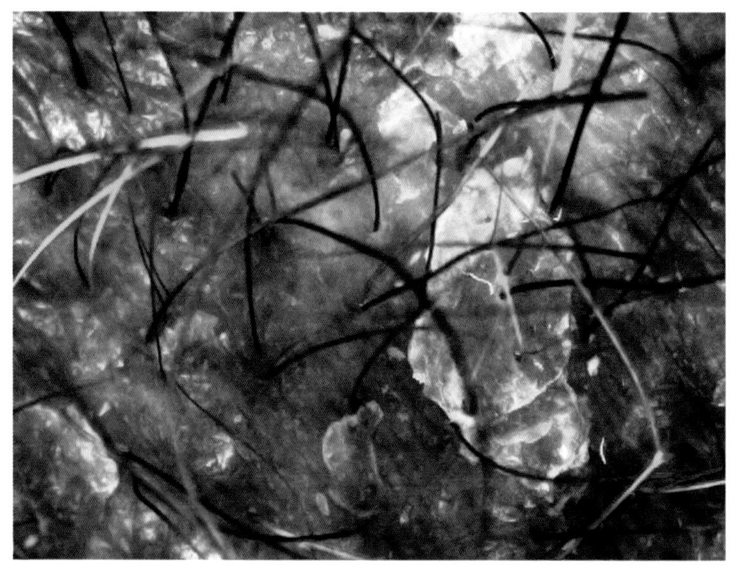

图 29.13 紫外线增强型毛发镜检。紫外线增强型毛发镜检是一种结合了毛发镜检与 Wood 灯检查的方法。根据感染的类型不同，用涵盖或部分重叠 Wood 灯波长（340 ～ 450 nm）的紫外光可诱导出不同的荧光[20]。用这种方法，可以看到以下几种颜色：淡蓝色（许兰毛癣菌）、蓝绿色（奥氏小孢子菌、犬小孢子菌、扭曲小孢子菌、铁锈色小孢子癣菌）、黄色（石膏样小孢子菌）和橙色（马拉色菌）（Kong UV 相机，Bomtech Electronics Co.，Seoul，Korea；×80）

参考文献

1. Patel GA, Schwartz RA. Tinea capitis: still an unsolved problem? Mycoses. 2011;54(3):183–8.
2. Grimalt R. A practical guide to scalp disorders. J Investig Dermatol Symp Proc. 2007;12(2):10–4.
3. Mebazaa A, Oumari KE, Ghariani N, Mili AF, Belajouza C, Nouira R, et al. Tinea capitis in adults in Tunisia. Int J Dermatol. 2010;49(5):513–6.
4. Ilkit M. Favus of the scalp: an overview and update. Mycopathologia. 2010;170(3):143–54.
5. Sarabi K, Khachemoune A. Tinea capitis: a review. Dermatol Nurs. 2007;19(6):525–9; quiz 30.
6. Niczyporuk W, Krajewska-Kulak E, Lukaszuk C. Tinea capitis favosa in Poland. Mycoses. 2004;47(5–6):257–60.
7. Elewski BE. Tinea capitis: a current perspective. J Am Acad Dermatol. 2000;42(1 Pt 1):1–20; quiz 1–4.
8. Gupta AK, Summerbell RC. Tinea capitis. Med Mycol. 2000; 38(4):255–87.
9. Jankowska-Konsur A, Dylag M, Szepietowski JC. Tinea capitis in southwest Poland. Mycoses. 2009;52(2):193–4.
10. Raszeja-Kotelba B, Adamski Z, Pawlowicz A. A case of tinea favosa capitis caused by Trichophyton schoenleinii. Przegl Dermatol. 1993;80:518–24.
11. Baroni A, Ruocco E, Aiello FS, Faccenda F, Lo Schiavo A, Satriano RA, et al. Tinea capitis mimicking tufted hair folliculitis. Clin Exp Dermatol. 2009;34(8):e699–701.
12. Mirmirani P, Willey A, Chamlin S, Frieden IJ, Price VH. Tinea capitis mimicking cicatricial alopecia: what host and dermatophyte factors lead to this unusual clinical presentation? J Am Acad Dermatol. 2009;60(3):490–5.
13. Szepietowski J. Dermatomycoses and onychomycosis. A practical guide. Krakow: Medycyna Praktyczna; 2001.
14. Asawanonda P, Taylor CR. Wood's Light in dermatology. Int J Dermatol. 1999;38(11):801–7.
15. Wigger-Alberti W, Elsner P. Fluorescence with Wood's light. Current applications in dermatologic diagnosis, therapy follow-up and prevention [in German]. Hautarzt. 1997;48(8):523–7.
16. Slowinska M, Rudnicka L, Schwartz RA, Kowalska-Oledzka E, Rakowska A, Sicinska J, et al. Comma hairs: a dermatoscopic marker for tinea capitis: a rapid diagnostic method. J Am Acad Dermatol. 2008;59(5 Suppl):S77–9.
17. Sandoval AB, Ortiz JA, Rodriguez JM, Vargas AG, Quintero DG. Dermoscopic pattern in tinea capitis [in Spanish]. Rev Iberoam Micol. 2010;27(3):151–2.
18. Hughes R, Chiaverini C, Bahadoran P, Lacour JP. Corkscrew hair: a new dermoscopic sign for diagnosis of tinea capitis in black children. Arch Dermatol. 2011;147(3):355–6.
19. Tangjaturonrusamee C, Piraccini BM, Vincenzi C, Starace M, Tosti A. Tinea capitis mimicking folliculitis decalvans. Mycoses. 2011;54(1):87–8.
20. Rudnicka L, Olszewska M, Rakowska A, Slowinska M. Trichoscopy update 2011. J Dermatol Case Rep. 2011;5(4):82–8.
21. Nguyen RT, Cowley DM, Muir JB. Scurvy: a cutaneous clinical diagnosis. Australas J Dermatol. 2003;44(1):48–51.

30 脂溢性皮炎

Lidia Rudnicka，Justyna Sicinska，Adriana Rakowska，
and Olga Warszawik-Hendzel

何家喻 译 慕彰磊 徐峰 审校

摘 要

脂溢性皮炎最典型的毛发镜表现包括多发细分支状血管和黄色鳞屑。尽管健康人也会有细分支状血管，但较脂溢性皮炎患者少。黄色鳞屑具有特征性，但对该病没有特异性。因此，在大多数情况，毛发镜下脂溢性皮炎是一个排他性诊断。在这一章节，我们讨论了脂溢性皮炎的鉴别诊断，比如寻常型鱼鳞病和接触性皮炎的头皮表现。

关键词

分支状血管 • 接触性皮炎 • 寻常型鱼鳞病 • 多成分血管模式 • 银屑病 • 鳞屑 • 脂溢性银屑病 • 脂溢性皮炎

脂溢性皮炎（seborrheic dermatitis）是一种常见的慢性复发性炎症性皮肤病，好发于皮脂腺丰富的部位，头皮、面中部、前胸部常受累。皮疹表现为鳞屑以及境界不清的红斑，其程度和表现差异较大[1-3]。该病多见于青年，男性多于女性。发病率约为 2.3% ～ 11%[4-5]。

脂溢性皮炎的发病机制目前尚不清楚。文献报道该病与马拉色菌有关，但存在争议。有人提出假设，认为脂溢性皮炎的发展是由于马拉色菌或其毒素或由其脂酶产生的脂肪酸刺激皮肤所致[6-7]。

脂溢性皮炎的临床变异型包括头皮糠疹（头皮屑）、睑缘炎（睑缘红斑、鳞屑）、屈侧脂溢性皮炎（皮肤褶皱部受累，尤其是耳后区域），以及红皮病[1-3]。婴儿脂溢性皮炎临床上表现为头皮脂溢性皮炎（又称“摇篮帽”）或 Leiner 病。药物诱发的脂溢性皮炎样皮损通常跟抗肿瘤药有关[1]。一些研究者将马拉色菌（又称糠秕孢子菌）毛囊炎与脂溢性皮炎联系在一起[1]。

另一种临床变异型，HIV 相关的脂溢性皮炎，通常表现为严重的播散性脂溢性皮炎[1]。最近一项纳入 18 岁男性的队列研究发现，头皮脂溢性皮炎的发生与白色肤种和较多体脂含量有关[8]。

临床上鉴别诊断包括银屑病、特应性皮炎、头癣、盘状红斑狼疮、落叶型天疱疮、红斑型天疱

疮、接触性皮炎以及其他头皮炎症性疾病。

近年来头皮脂溢性皮炎的毛发镜特征得到了大量研究[9-12]。最常见的毛发镜表现是多发细分支状血管，也可见缺乏特殊血管模式的无特征区域。鳞屑典型为黄色，这一点可与银屑病区别。脂溢性皮炎看不到球状线和环等银屑病的最典型特征[9-12]。毛发镜下发干正常。

最近一项关于脂溢性皮炎患者发干的原子力显微镜研究显示患者毛发的毛小皮厚度显著大于正常对照组[13]。

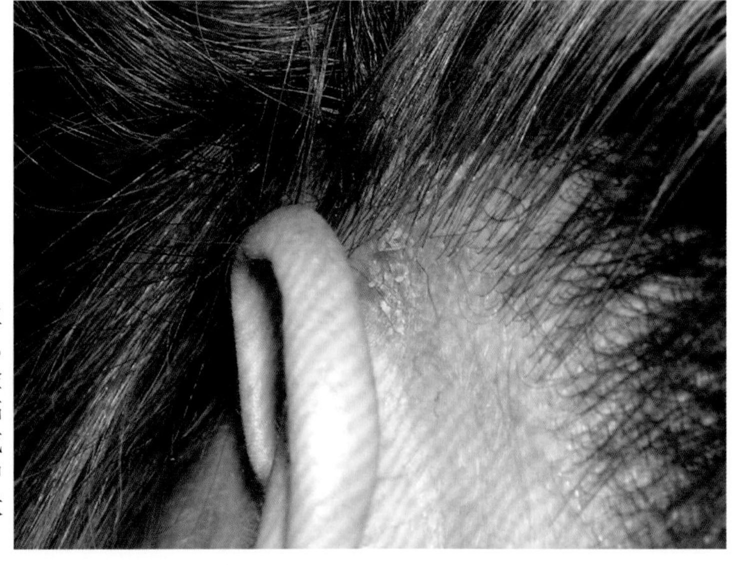

图 30.1 脂溢性皮炎。脂溢性皮炎是一种发生在皮脂腺丰富区域的慢性复发性炎症性皮肤病。头皮最常受累，其次是面部、胸部、耳后。睑结膜炎可单独出现，也可和皮损一起出现。临床上脂溢性皮炎以境界不清的红斑覆以白色或黄色鳞屑为特征。皮损表面轻微湿润[1]。图中患者的皮损在耳后区域，需要与银屑病和盘状红斑狼疮相鉴别

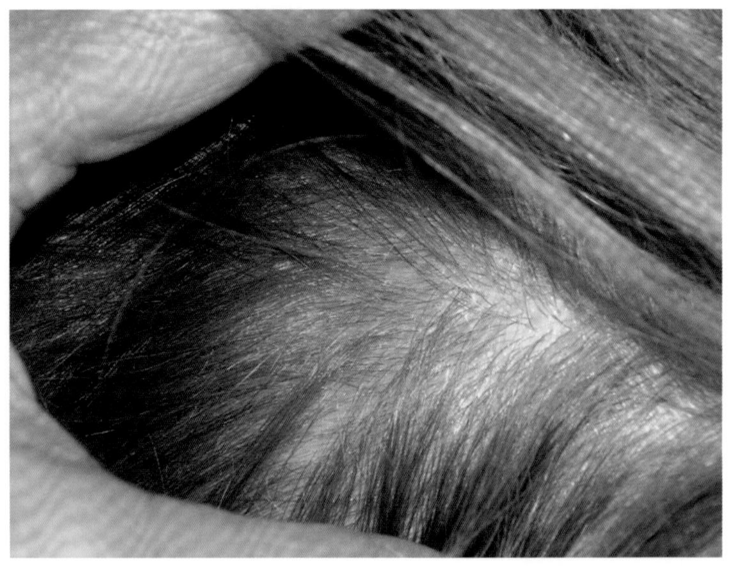

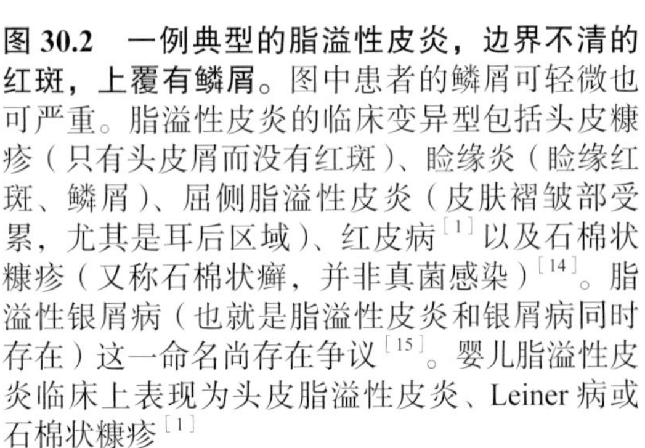

图 30.2 一例典型的脂溢性皮炎，边界不清的红斑，上覆有鳞屑。图中患者的鳞屑可轻微也可严重。脂溢性皮炎的临床变异型包括头皮糠疹（只有头皮屑而没有红斑）、睑缘炎（睑缘红斑、鳞屑）、屈侧脂溢性皮炎（皮肤褶皱部受累，尤其是耳后区域）、红皮病[1]以及石棉状糠疹（又称石棉状癣，并非真菌感染）[14]。脂溢性银屑病（也就是脂溢性皮炎和银屑病同时存在）这一命名尚存在争议[15]。婴儿脂溢性皮炎临床上表现为头皮脂溢性皮炎、Leiner 病或石棉状糠疹[1]

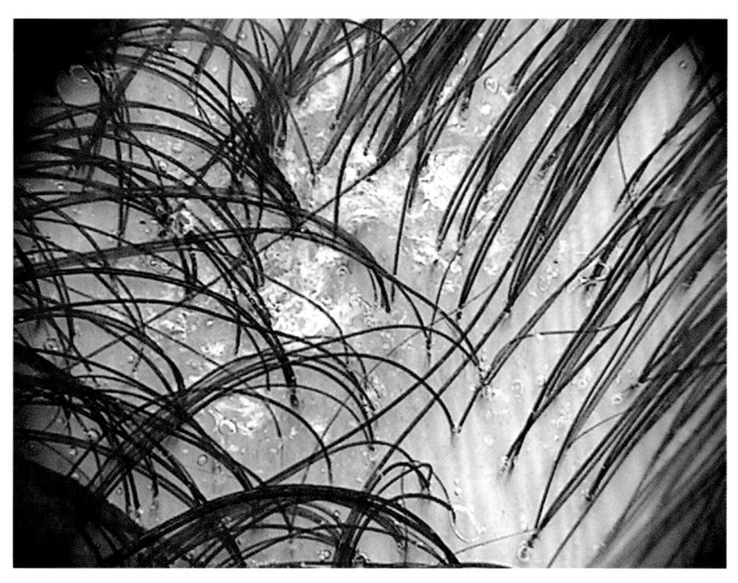

图 30.3 脂溢性皮炎中的黄色鳞屑。毛发镜下可见典型的淡红色背景下弥漫分布的黄色鳞屑。头发结构和密度均正常（干性毛发镜，×20）

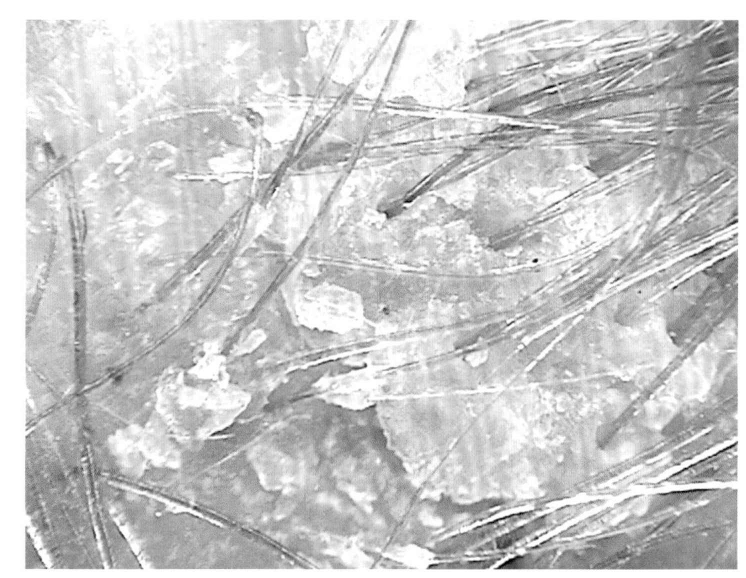

图 30.4 脂溢性皮炎中的黄色鳞屑。较高的放大倍数可见黄色鳞屑围绕毛囊单位分布。这张图片上单块鳞屑和鳞屑团块均可看到。银屑病的鳞屑通常为白色或银白色。毛发扁平苔藓一般为毛周鳞屑和管状鳞屑，可加以区分（×70）

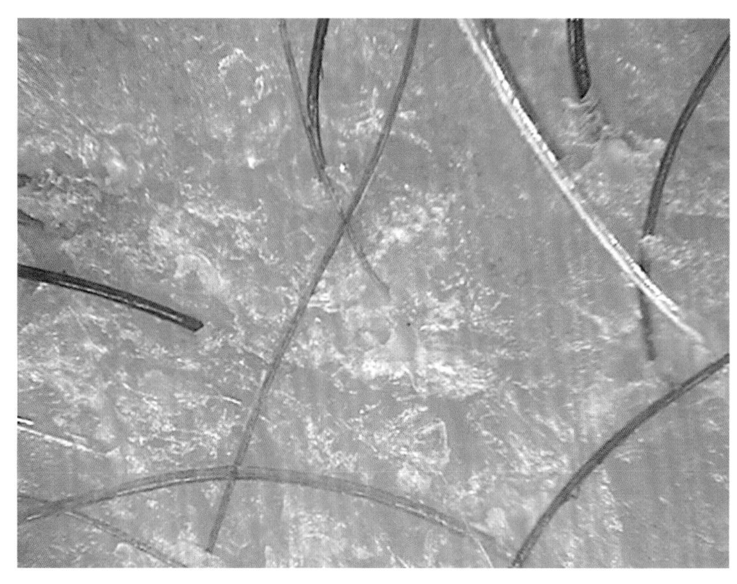

图 30.5 脂溢性皮炎中的黄色鳞屑。毛发镜下，皮损表面轻度湿润，可见中等量黄色鳞屑。头发密度减少，每个毛囊单位只有一根毛发，提示脂溢性皮炎同时合并有脱发（×70）

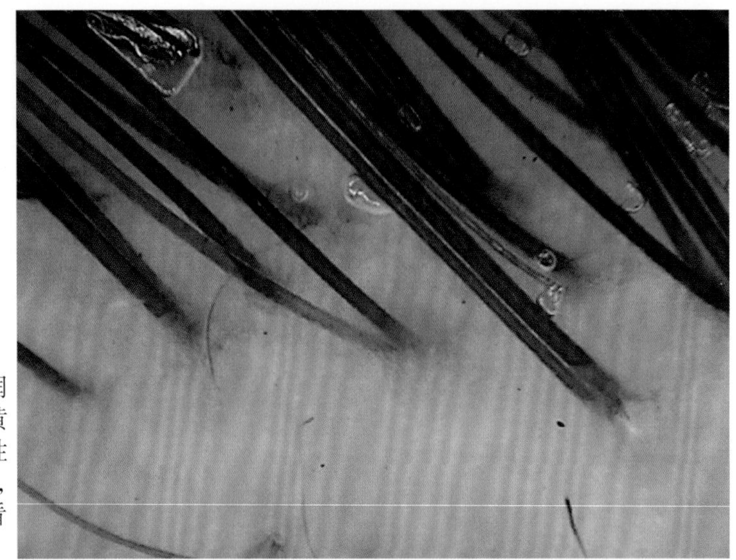

图 30.6　脂溢性皮炎中的黄色区域。采用浸润液的毛发镜下，黄色鳞屑表现为黄色区域或黄色背景，需与其他很多疾病相鉴别（如切割性蜂窝织炎、黄癣、脓性分泌物）。这些病例中，由于被厚层鳞屑所掩盖，血管模式可能无法看见（×70）

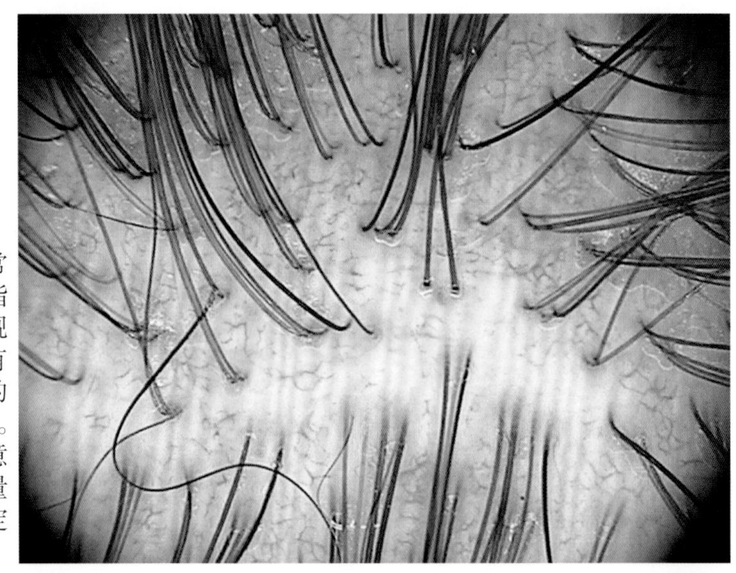

图 30.7　脂溢性皮炎中的细分支状血管。正常健康人也可出现细分支状血管，但更常见于脂溢性皮炎患者，并且数量增多。Kim 等[9]发现 49% 的脂溢性皮炎患者有分支状血管，而只有 9% 银屑病患者可见分支状血管。20% ～ 80% 的健康人枕部可出现较高密度的分支状血管[16]。因此，单独存在的细分支状血管没有诊断意义。然而，脂溢性皮炎患者的分支状血管数量要明显多于健康人群。两者的临界值有待确定（×20）

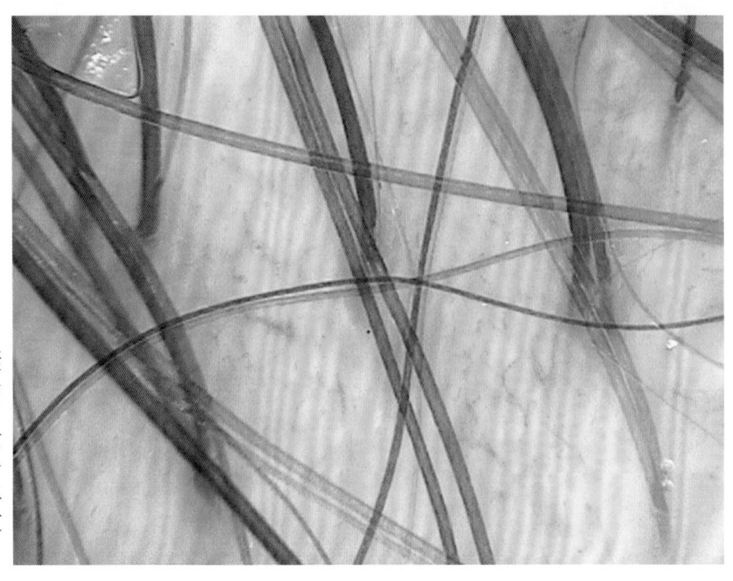

图 30.8　脂溢性皮炎中的细分支状血管。健康人群和脂溢性皮炎患者的细分支状血管需要与盘状红斑狼疮和基底细胞癌患者的粗分支状血管相鉴别。一个简单的鉴别方法就是比较同区域内的血管直径和平均发干直径。细分支状血管要细于头发直径，而粗分支状血管则比头发更粗（×70）。详见图 23.4

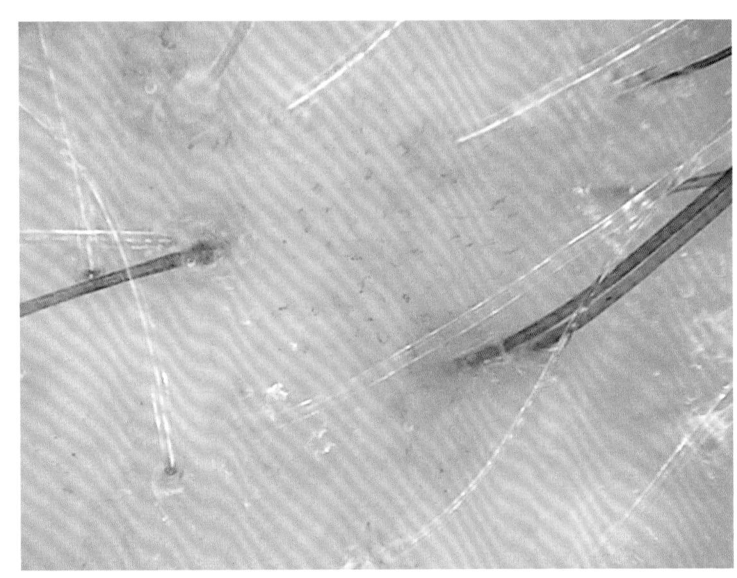

图 30.9 脂溢性皮炎中的多成分血管模式。区域内多发的点状血管、逗号样血管、线状血管和极小分支状血管是脂溢性皮炎的典型特征。这些多成分血管模式见于大部分脂溢性皮炎患者，以此与银屑病一致性的血管模式相区分。此图还可见小部分区域有黄色鳞屑（×70）

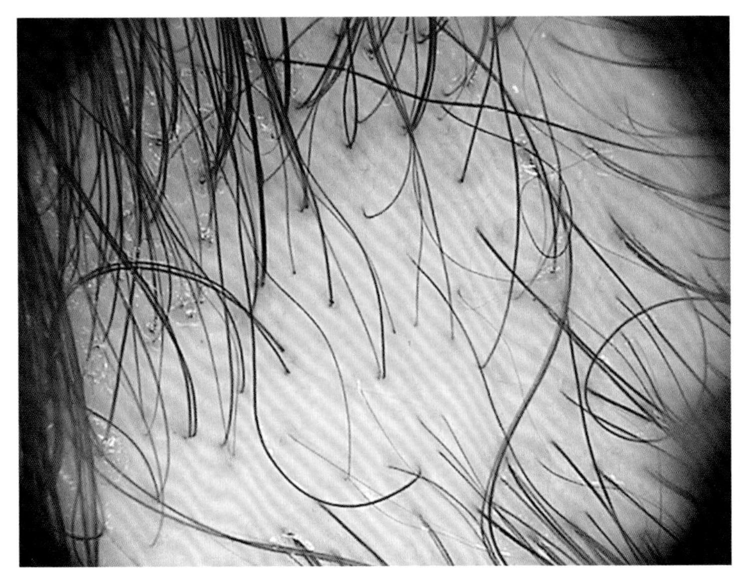

图 30.10 脂溢性皮炎中的无特征区域。无特征区域缺乏所有脂溢性皮炎常见的血管模式[9]。这些区域与正常健康人头皮很难区分。此图显示一例脂溢性皮炎合并女性雄激素性秃发的 36 岁女性患者的额部区域，淡黄色背景能为脂溢性皮炎提供些许的线索（×20）

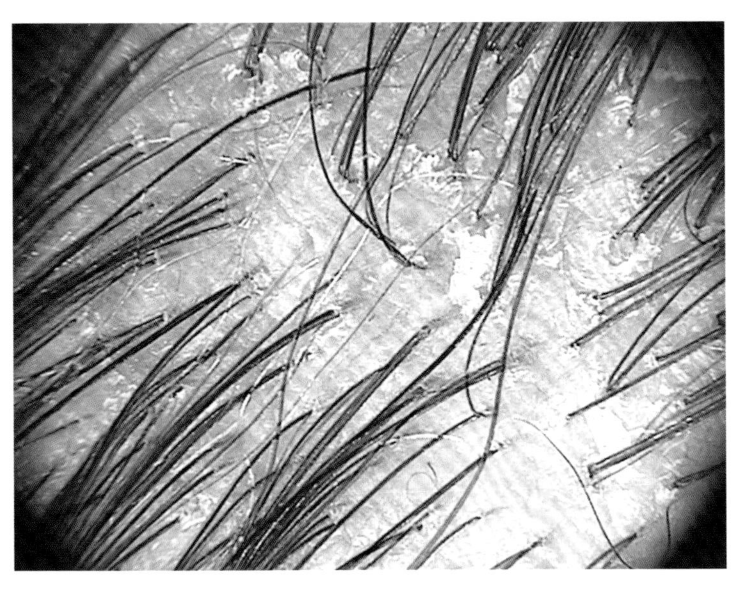

图 30.11 寻常型鱼鳞病的鳞屑。毛发镜下见到鳞屑通常会考虑脂溢性皮炎、银屑病、盘状红斑狼疮、秃发性毛囊炎（详见第 24 章）。接触性皮炎和鱼鳞病也应考虑在内。Tosti 等[17]发现毛发镜下头皮接触性皮炎并没有显著的鳞屑或血管结构的异常。此图显示了寻常型鱼鳞病患者的白色弥漫性鳞屑，可见小片状油腻性黄色鳞屑，还可见土灰色至褐色鳞屑（干性毛发镜，×20）

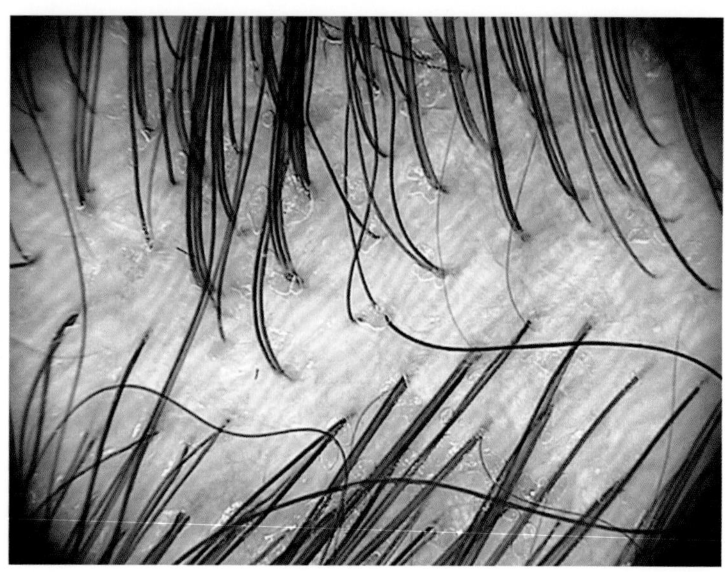

图 30.12　寻常型鱼鳞病的鳞屑。采用浸润液的毛发镜下，寻常型鱼鳞病的鳞屑很难与脂溢性皮炎区分。图为一例 28 岁获得性寻常型鱼鳞病患者，鳞屑表现不规则，半透明白色区域中夹杂小片岛屿状油腻性黄色区域。获得性鱼鳞病通常初次发病年龄在成年，被认为是系统性疾病的一种皮肤表现。该病可能与各种系统性疾病有关，如恶性肿瘤（尤其是淋巴组织增生性疾病）、结节病、麻风、甲状腺疾病、甲状旁腺功能亢进、营养代谢性疾病、慢性肾衰竭以及 HIV 感染[18]（×20）

参考文献

1. Naldi L, Rebora A. Clinical practice. Seborrheic dermatitis. N Engl J Med. 2009;360(4):387–96.
2. Schwartz RA, Janusz CA, Janniger CK. Seborrheic dermatitis: an overview. Am Fam Physician. 2006;74(1):125–30.
3. Olsen EA, Callender V, McMichael A, Sperling L, Anstrom KJ, Shapiro J, et al. Central hair loss in African American women: incidence and potential risk factors. J Am Acad Dermatol. 2011;64(2):245–52.
4. Breunig Jde A, de Almeida Jr HL, Duquia RP, Souza PR, Staub HL. Scalp seborrheic dermatitis: prevalence and associated factors in male adolescents. Int J Dermatol. 2012;51(1):46–9.
5. Palamaras I, Kyriakis K, Stavrianeas N. Seborrheic dermatitis: lifetime detection rates. J Eur Acad Dermatol Venereol. 2012;26(4):524–6.
6. Hay RJ. Malassezia, dandruff and seborrhoeic dermatitis: an overview. Br J Dermatol. 2011;165 Suppl 2:2–8.
7. Kim GK. Seborrheic dermatitis and Malassezia species: how are they related? J Clin Aesthet Dermatol. 2009;2(11):14–7.
8. de Avelar Breunig J, de Almeida Jr HL, Duquia RP, Souza PR, Staub HL. Scalp seborrheic dermatitis: prevalence and associated factors in male adolescents. Int J Dermatol. 2012;51(1):46–9.
9. Kim GW, Jung HJ, Ko HC, Kim MB, Lee WJ, Lee SJ, et al. Dermoscopy can be useful in differentiating scalp psoriasis from seborrhoeic dermatitis. Br J Dermatol. 2011;164(3):652–6.
10. Ross EK, Vincenzi C, Tosti A. Videodermoscopy in the evaluation of hair and scalp disorders. J Am Acad Dermatol. 2006;55(5):799–806.
11. Rosina P, Zamperetti MR, Giovannini A, Girolomoni G. Videocapillaroscopy in the differential diagnosis between psoriasis and seborrheic dermatitis of the scalp. Dermatology. 2007;214(1):21–4.
12. Rudnicka L, Olszewska M, Rakowska A, Slowinska M. Trichoscopy update 2011. J Dermatol Case Rep. 2011;5(4):82–8.
13. Kim KS, Shin MK, Ahn JJ, Haw CR, Park HK. A comparative study of hair shafts in scalp psoriasis and seborrheic dermatitis using atomic force microscopy. Skin Res Technol. 2012. doi:10.1111/j.1600-0846.2011.00608.x.
14. Abdel-Hamid IA, Agha SA, Moustafa YM, El-Labban AM. Pityriasis amiantacea: a clinical and etiopathologic study of 85 patients. Int J Dermatol. 2003;42(4):260–4.
15. Wozel G, Klein E, Mrowietz U, Reich K, Sebastian M, Streit V. Scalp psoriasis. J Dtsch Dermatol Ges. 2011;9(1):70–4.
16. Rakowska A. Trichoscopy (hair and scalp videodermoscopy) in the healthy female. Method standardization and norms for measurable parameters. J Dermatol Case Rep. 2009;3(1):14–9.
17. Tosti A, Donati A, Vincenzi C, Fabbrocini G. Videodermoscopy does not enhance diagnosis of scalp contact dermatitis due to topical minoxidil. Int J Trichol. 2009;1(2):134–7.
18. Okulicz JF, Schwartz RA. Hereditary and acquired ichthyosis vulgaris. Int J Dermatol. 2003;42(2):95–8.

31 银屑病

Lidia Rudnicka，Adriana Rakowska，Malgorzata Olszewska，Justyna Sicinska，Malgorzata Maj，Magdalena Majsterek，Monika Slowinska，and Olga Warszawik-Hendzel

李福伦　译　慕彰磊　徐峰　审校

摘　要

评估微小血管的改变是头皮银屑病的毛发镜诊断基础。低倍镜下，可观察到红色小球环和红色小球线。高倍镜则显示“小球”是排列成环或线的卷曲的（肾小球状）毛细血管。也可存在其他类型的毛细血管（线状、袢状、蕾丝样、逗号样血管）。一致的表现是多个规则分布的成簇的血管。白色或银白色鳞屑很常见，但不特异。

关键词

渗血 • Bowen 病 • 透明细胞棘皮瘤 • 红色背景 • 外渗 • 肾小球状血管 • 同质血管模式 • 石棉状糠疹 • 假性石棉状癣 • 银屑病 • 脂溢性银屑病 • 红色小球线 • 红点 • 红色小球环 • 红色小球 • VSCAPSI • 白色鳞屑

银屑病（psoriasis）是一种伴有多系统受累的慢性炎症性皮肤病。头皮是最常见的受累部位。50%～80% 银屑病患者头皮受累[1-2]。头皮可是该病的最初或唯一表现病症的部位。头皮银屑病的特征是境界清楚的红斑上覆盖程度不等的银色或白色鳞屑。病变通常从前额发际线延伸到前额，也可累及耳后区域[1-3]。

头皮银屑病的严重性较难定义。大多数评分系统包括评估银屑病斑块面积、皮损厚度、鳞屑程度、面部受累和瘙痒。最常用的系统是头皮银屑病严重程度指数（Psoriasis Scalp Severity Index，PSSI），尤以临床试验中常用。PSSI 是红斑、浸润和鳞屑 3 个部分评分之和乘以头皮受累面积评分的分数。分数从 0 到 72，分数越高病情越严重。欧洲评分是耗时少而且可能更适合临床实践的评分系统，该方法于 2009 年由 Ortonne 等开发[2]，将头皮银屑病分为轻度、中度或重度[2]。

有时，银屑病可能出现头发密度增加[4]或银屑病性脱发。银屑病性脱发很少瘢痕化[5]。在大多数银屑病患者，脱发是可逆的，不发生瘢痕化[6]。

头皮银屑病的患者常并发脂溢性皮炎。银屑病和脂溢性皮炎之间有重叠，常称为**脂溢性银屑病**[1]。这种共存使得鉴别诊断更加复杂。然而，脂溢性银屑病的存在和诊断标准仍有争议。

头皮银屑病的诊断通常基于临床评估。组织病理学可在不能确定诊断时进行。而毛发显微像的结果是非特异性的[1, 7]。

头皮银屑病的毛发镜已获得广泛研究[4, 8-12]。类似于无毛皮肤上斑块型银屑病的皮肤镜检查，对微小血管改变的评估具有最重要的诊断价值。低倍镜（比如手持式皮肤镜）产生的图像与通过数字视频皮肤镜产生的毛发镜高倍（> ×50）图像有所不同。在低倍镜下，由红色小球组成的环或线是最特征的表现。高倍数则显示“小球”是卷曲的（肾小球状）毛细血管[13-16]。

在银屑病中，常观察到的另一种类型的血管异常是均匀分布在视野中的多个成簇的血管。这些血管可以是线状、袢状、蕾丝样或逗号样[13-16]。血管直径往往略大于正常皮肤中的毛细血管。头皮银屑病的血管异常通常伴有白色或银白色鳞屑。

临床上和毛发镜下，和银屑病最相关的鉴别诊断是脂溢性皮炎[10, 12]。

必须强调的是，银屑病的诊断主要基于临床特征。皮肤镜检查（在无毛的皮肤上）和毛发镜（在有毛的皮肤上）只具有辅助诊断的价值。在银屑病中观察到的血管模式也可在皮肤肿瘤中观察到，例如 Bowen 病或透明细胞棘皮瘤[17]。

表 31.1 头皮银屑病的毛发镜特征

头皮银屑病的毛发镜特征
低倍
白色的毛囊间鳞屑
红点和小球
红色小球环（环形排列的点和球）
红色小球线（线状排列的点和球）
红色背景
高倍
线状或环状排列的肾小球状（卷曲）血管
均质模式（线状、袢状、逗号样、蕾丝样）排列的多个血管簇
血液外渗

表 31.2 头皮银屑病和脂溢性皮炎的毛发镜下鉴别诊断

特点	银屑病	脂溢性皮炎
鳞屑	弥漫、毛囊间、白色	弥漫、毛囊间、淡黄色
最常见的血管	肾小球状（卷曲）	细分支状
血管排列	环形或线状排列的均匀分布的多个血管簇	不规则分布
外渗	常见（圆形）	罕见（线状抓痕）

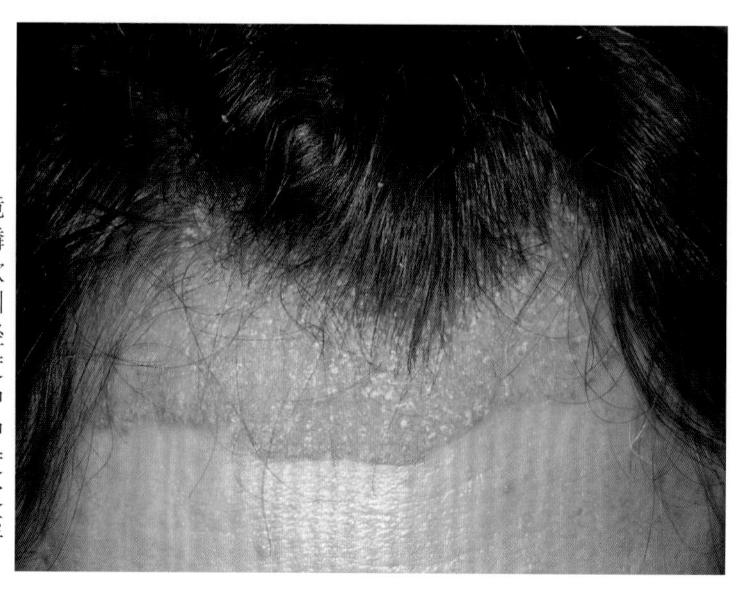

图 31.1 头皮银屑病。头皮银屑病的特征是境界清楚的红斑上覆盖程度不等的银色或白色鳞屑。病变经常扩散到前额和耳后区[1-3]。根据欧洲评分，该患者的头皮银屑病为重度[2]。欧洲评分将头皮银屑病分为轻度、中度或重度。轻度头皮银屑病影响头皮不到 50% 的面积（轻度红斑、轻度鳞屑、厚度极薄或轻度瘙痒）。中度头皮银屑病也影响头皮面积的 50% 以下（中度红斑、中度鳞屑、中等厚度，或轻度至中度瘙痒）。重度头皮银屑病影响超过 50% 的头皮（重度红斑、重度鳞屑、非常厚的浸润、中度至重度瘙痒，或伴有瘢痕的脱发或前额受累）[2]

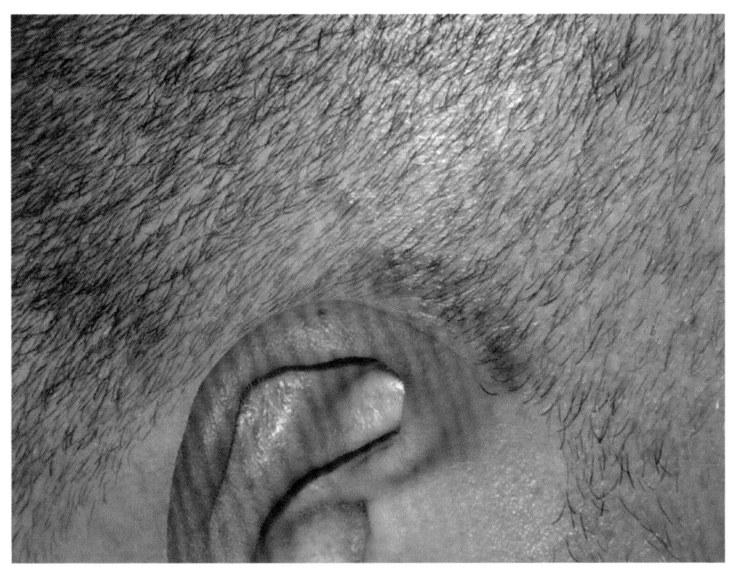

图 31.2 头皮银屑病。头皮是银屑病中最常见的累及部位。50% ~ 80% 的银屑病患者头皮受累。通常，头皮是该病出现唯一临床表现的部位[1-2]。在这位患者中，境界清楚的红色小斑块是银屑病的唯一表现。毛发镜检在这种情况下是最有用的，其中临床鉴别诊断包括脂溢性皮炎、盘状红斑狼疮、扁平苔藓、头癣、红斑型天疱疮和其他炎症性头皮疾病

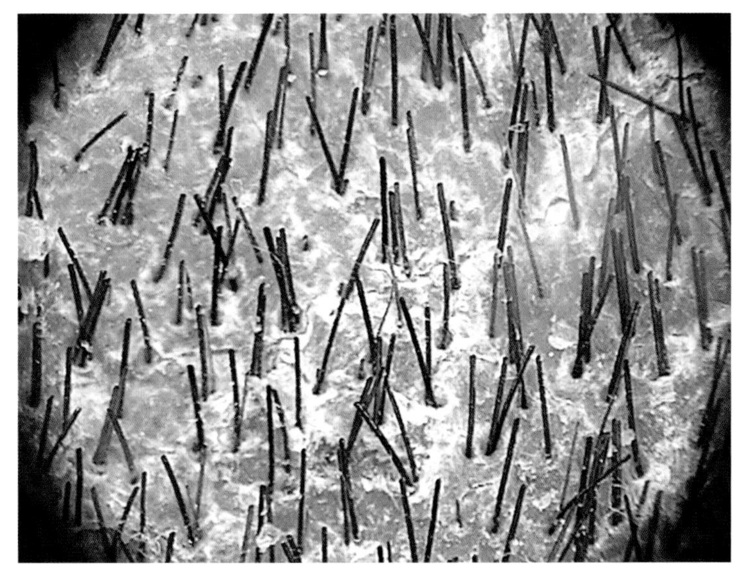

图 31.3 头皮银屑病中的白色鳞屑。在头皮银屑病中，鳞屑呈弥漫性，处于毛囊间。无毛周鳞屑，毛发管型罕见。鳞屑表现为广泛的紧紧黏附到头皮表面的鳞状区域。与脂溢性皮炎不同，辨别单个鳞屑通常是不可能的。鳞屑几乎总是白色的，这也有助于区分银屑病与脂溢性皮炎。这位 43 岁的银屑病男性头皮的图片显示，头发密度增高，有 3 ~ 4 根头发的毛囊单位比例高（干性毛发镜，×20）

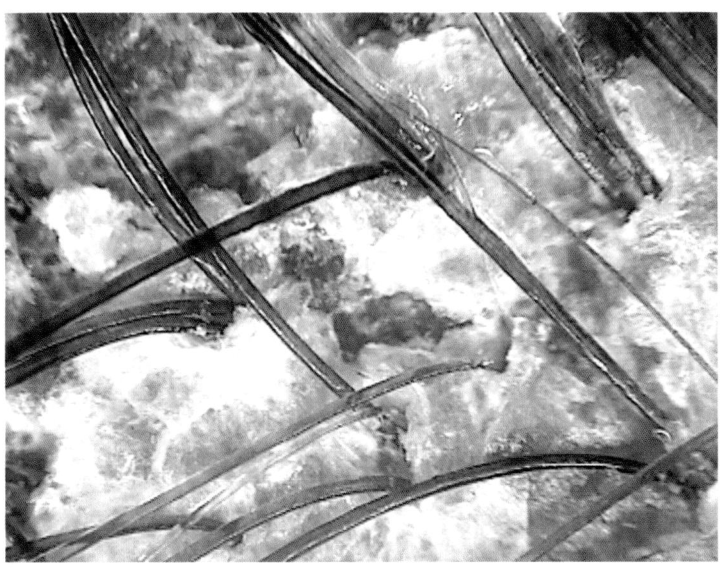

图 31.4 头皮银屑病中的白色鳞屑。银屑病中白色疏松的弥漫性鳞屑是一大特征，但缺乏特异性。本病例可能存在特征性的血管异常，但只有在采用角质剥脱剂除去鳞屑后才能看到。我们的经验表明特征性血管结构和排列甚至要在使用角质剥脱剂（例如水杨酸）2 ~ 3 周配合强效皮质类固醇 2 周的治疗后才能看到。在斑块型银屑病患者无鳞屑的无毛区域研究中，二丙酸倍他米松外用治疗 15 天，可导致异常的血管变细约 10% ~ 20%[18]（干性毛发镜，×70）

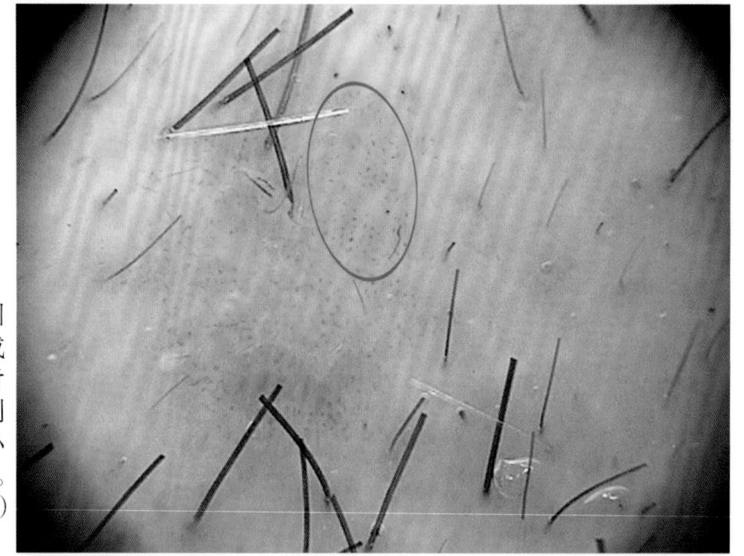

图 31.5　银屑病中的红点和红色小球。低倍图像显示，银屑病小斑块表现为红色区域以及成簇的多个规律分布的红点和红色小球（**蓝圈所示**）。低倍下（例如用手持式皮肤镜）观察到的红点和红色小球在高倍下表现为扭曲的肾小球状血管，也可通过更高的放大倍数详细观察。这些血管常排列成线状模式（“红色小球线”）或环（“红色小球环”）（×20）

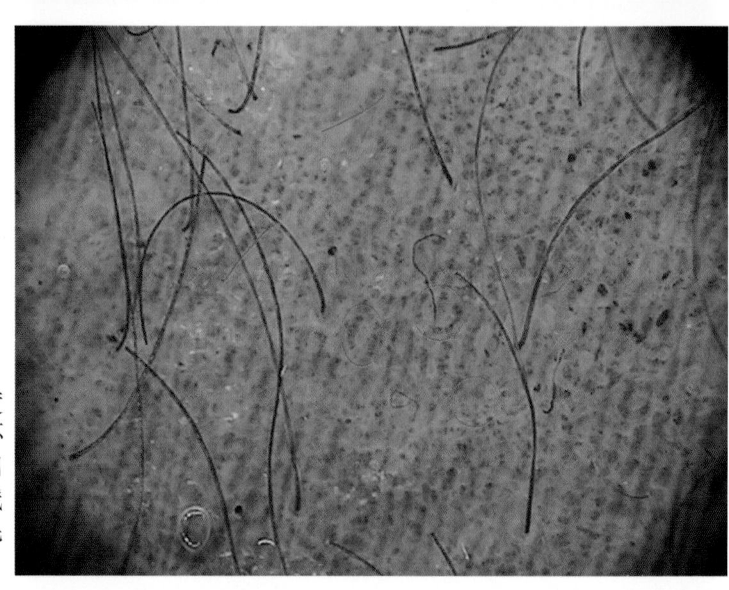

图 31.6　银屑病中的红色小球环。在本例高度活动的重度银屑病患者，红点和小球排列成环和线。这些环形结构称为红色小球环（由**蓝圈**标记）[15]。线性排列的血管被称为红色小球线（沿着**蓝色线**排列的血管）。红色小球环在无毛皮肤上比在头皮上更常见（×20）

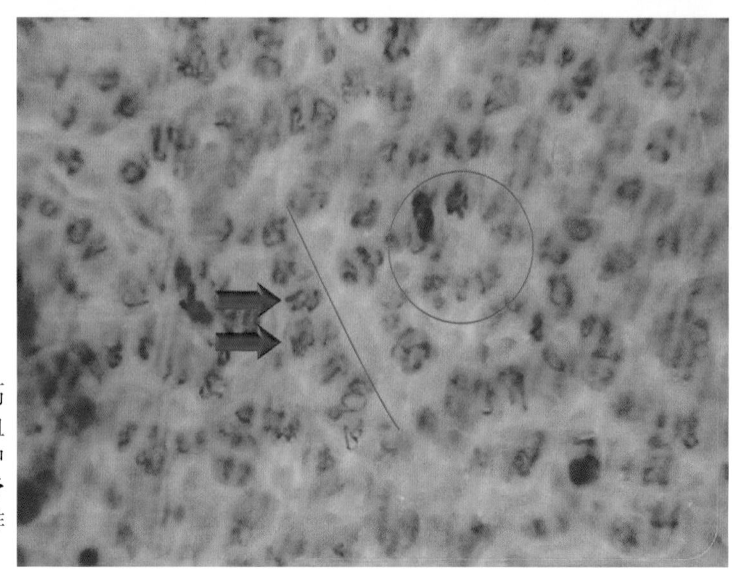

图 31.7　银屑病肾小球状血管。将前一图像高倍放大，血管呈肾小球状（**箭头**）。肾小球状血管的名称是因为它们的外观类似于首次报道中的肾脏肾小球[19]。这些血管还被叫做**卷曲血管**和**线性卷曲血管**[17]。这些血管在银屑病中的排列可以呈线形（**蓝线**）或环形（**蓝圈**）（×70）

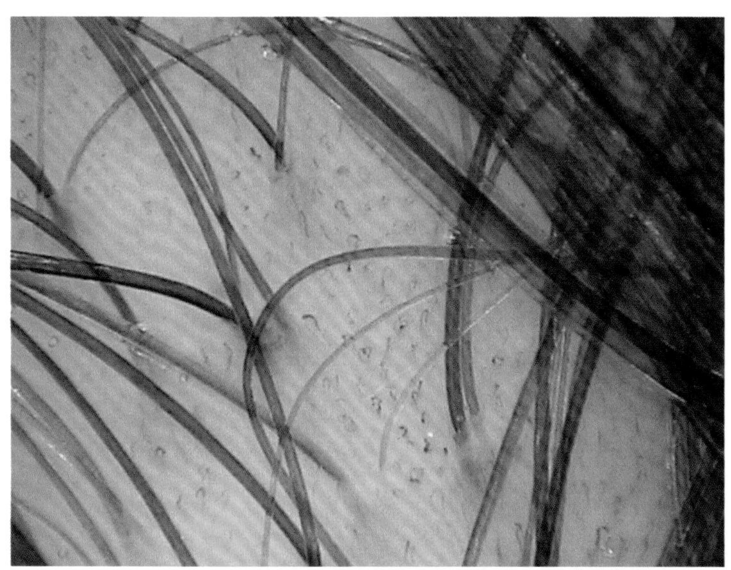

图 31.8 银屑病的多个血管簇。在不太严重的头皮银屑病中，血管均匀地排列成簇，每个簇含有多个血管。这些簇可以包含几种类型的小血管（蕾丝样、线状、袢状、肾小球状、小分支状、逗号样）。这些血管在毛囊皮脂腺单位之间规则均匀的分布是固有特征。血管排列常成线状模式。不同于其他主要累及毛周区域的疾病（例如，毛发扁平苔藓），银屑病中血管并不在发干周围聚集（×70）

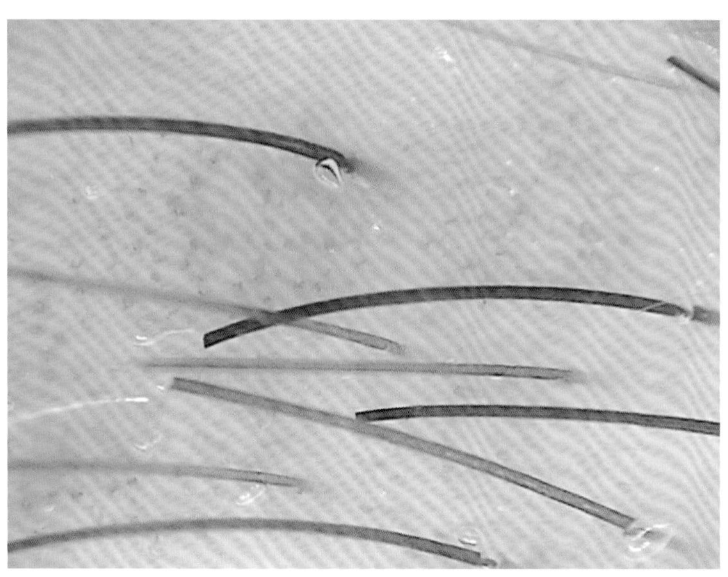

图 31.9 银屑病中多个血管簇。图片中显示的是红斑背景上的肾小球状、袢状和蕾丝样血管。在本图中，血管和红色背景趋于融合而结构不清。这种现象在治疗后的消退期银屑病皮损中很常见。理论上可以使用毛发镜来监测银屑病。为此，出现了视频皮肤镜头皮银屑病严重程度指数（Videodermoscopy Scalp Psoriasis Severity Index，VSCAPSI）[9]。这个评分系统兼顾临床评估和视频皮肤镜结果（血管模式、红斑、脱屑）。相比于日常实践，复杂的 VSCAPSI 评分可能在临床试验中更为有用。我们的经验也显示同一位患者采用同一个视频皮肤镜进行评估，结果最准确。每一个仪器都会有稍许不同的红色色调，而这会影响对于"红斑"的评估（关于评分系统的细节参考第 40 章节）（×70）

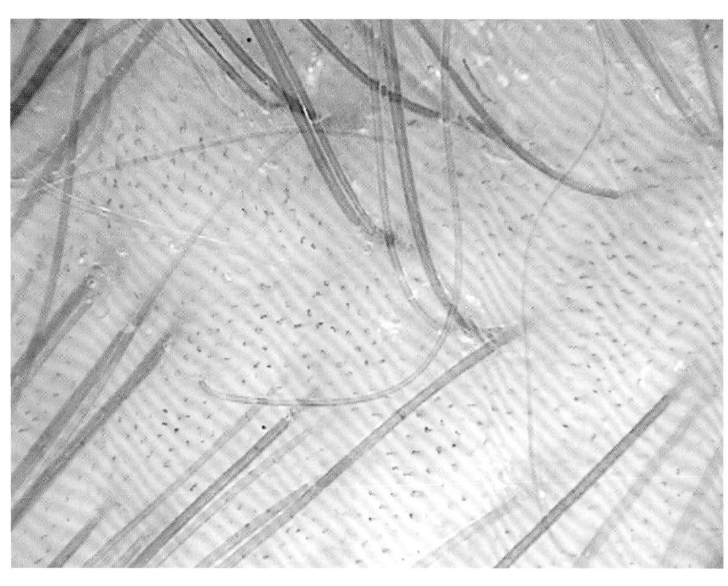

图 31.10 银屑病中均匀分布的血管。在这个银屑病头皮皮损中，可以看到多种形态的血管（点状、逗号样、袢状、蕾丝样、线状）。未出现肾小球状血管。这些血管都分布均匀；部分呈线状排列。血管在毛囊单位间规则均匀分布是银屑病的一致特征。在这些病例中，正常皮肤和银屑病之间区别更多的是量上的区别，而不是性质上的区别（×70）

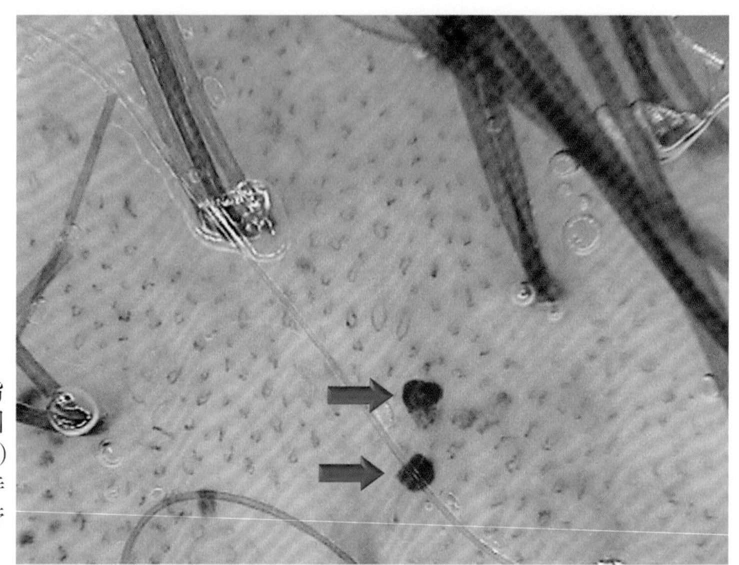

图 31.11 银屑病中的渗血。渗血（箭头所指处）在头皮银屑病的活动期经常见到。常呈圆形或椭圆形，这可以与机械性创伤（比如搔抓）导致的人为性渗血区别。本图中银屑病其他特点有均匀分布的蕾丝样、袢状和逗号样血管（×70）

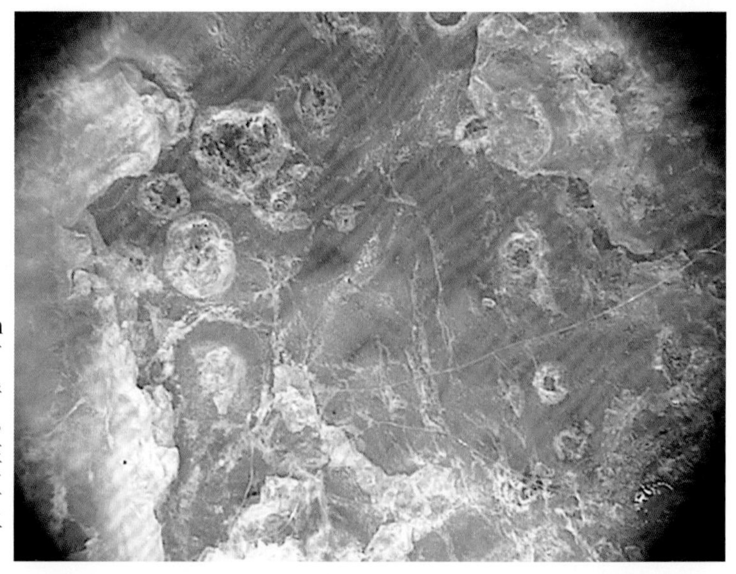

图 31.12 脓疱型银屑病。泛发性脓疱型（von Zumbusch）银屑病很少累及头皮，此病通常可依据临床表现来诊断。毛发镜检查不具有特异性。在早期，可以观察到红斑周边的小脓疱。当脓疱破裂后，皮损会释放出黄色分泌物。在红斑皮肤上，干燥的分泌物表现为环形黄痂区域。这张图显示了脓疱型银屑病在无毛皮肤上的表现（×20）

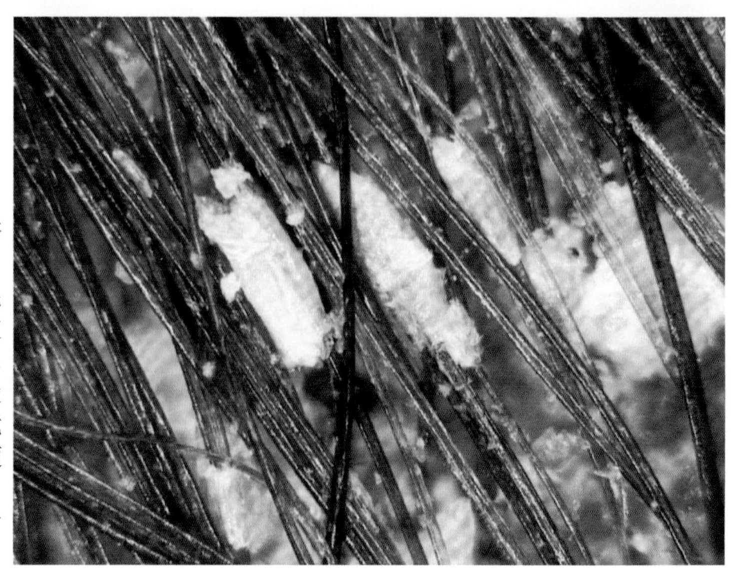

图 31.13 石棉状（伪癣）糠疹。石棉状糠疹（之前称为石棉状伪癣）具有独特的临床症状，特征为紧紧附着于毛发的白色厚鳞屑，并形成毛发丛。石棉状糠疹是一种头皮对不同炎症性头皮疾病的反应表现。银屑病是本病最常见的病因。其他病因还包括脂溢性皮炎、毛发扁平苔藓、慢性单纯性苔藓以及细菌或真菌感染[20]。毛发镜显示蓬松的白色团块状鳞屑。和毛发管型（随着从毛囊开口出现，包裹发干或发丛）相比，这些鳞屑团块黏附于发干一侧进而将毛发黏合成不同大小的丛（×70）

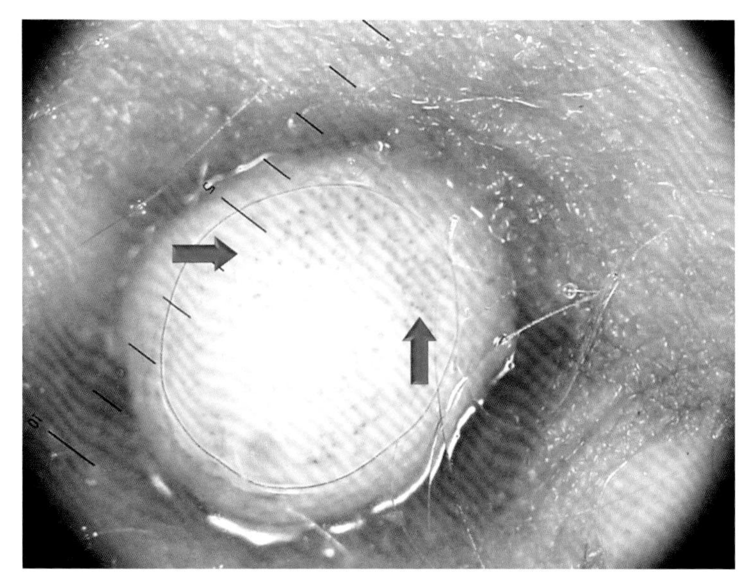

图 31.14 透明细胞棘皮瘤中的银屑病样血管模式。红色小球环和线（**箭头所示**）非银屑病特有。相似的模式也见于透明细胞棘皮瘤（**圆圈处**）。目前仍在探讨这些血管的排列是否与银屑病中相同[21-23]。鉴别诊断必须考虑皮损的临床表现（×20）

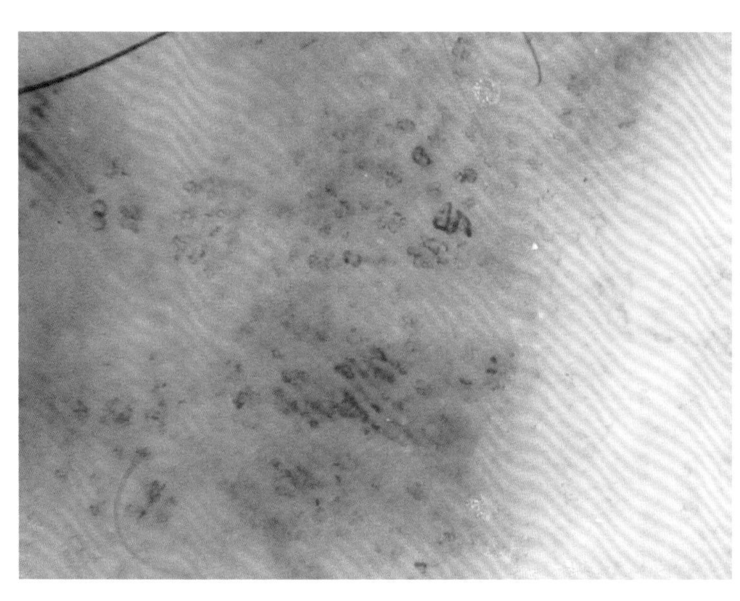

图 31.15 Bowen 病中的银屑病样血管模式。皮肤镜下 Bowen 病以肾小球状（卷曲）血管为特征，难以和银屑病中的血管区分。这些血管通常不如银屑病的血管那样排列规则。在大多数患有非色素性 Bowen 病的患者以及 80% 的色素性（图像）Bowen 病患者中可以观察到肾小球状血管[19]。另外一个使 Bowen 病与银屑病难以鉴别诊断的特点是在两种疾病中都会出现的表面鳞屑。肾小球状血管也可见于鳞状细胞癌以及其他皮肤病。因此，在鉴别诊断和确诊可疑银屑病时，毛发镜只能作为一种辅助工具（×50）

参考文献

1. Wozel G, Klein E, Mrowietz U, Reich K, Sebastian M, Streit V. Scalp psoriasis. J Dtsch Dermatol Ges. 2011;9(1):70–4.
2. Ortonne J, Chimenti S, Luger T, Puig L, Reid F, Trueb RM. Scalp psoriasis: European consensus on grading and treatment algorithm. J Eur Acad Dermatol Venereol. 2009;23(12):1435–44.
3. Chan CS, Van Voorhees AS, Lebwohl MG, Korman NJ, Young M, Bebo Jr BF, et al. Treatment of severe scalp psoriasis: from the Medical Board of the National Psoriasis Foundation. J Am Acad Dermatol. 2009;60(6):962–71.
4. Sawan S, Descamps V. Scalp psoriasis: a paradigm of "switch-on" mechanism to anagen hair growth? Arch Dermatol. 2008;144(8):1064–6.
5. Bardazzi F, Fanti PA, Orlandi C, Chieregato C, Misciali C. Psoriatic scarring alopecia: observations in four patients. Int J Dermatol. 1999;38(10):765–8.
6. Runne U, Kroneisen-Wiersma P. Psoriatic alopecia: acute and chronic hair loss in 47 patients with scalp psoriasis. Dermatology. 1992;185(2):82–7.
7. Stanimirovic A, Skerlev M, Stipic T, Beck T, Basta-Juzbasic A, Ivankovic D. Has psoriasis its own characteristic trichogram? J Dermatol Sci. 1998;17(2):156–9.
8. Ross EK, Vincenzi C, Tosti A. Videodermoscopy in the evaluation of hair and scalp disorders. J Am Acad Dermatol. 2006;55(5):799–806.
9. Rossi A, Mandel VD, Garelli V, Mari E, Fortuna MC, Carlesimo M, et al. Videodermoscopy scalp psoriasis severity index (VSCAPSI): a useful tool for evaluation of scalp psoriasis. Eur J Dermatol. 2011;21(4):546–51.
10. Rosina P, Zamperetti MR, Giovannini A, Girolomoni G. Videocapillaroscopy in the differential diagnosis between psoriasis and seborrheic dermatitis of the scalp. Dermatology. 2007;214(1):21–4.
11. Slowinska M, Kardynal A, Warszawik O, Czuwara J, Rudnicka L. Alopecia areata developing paralell to improvement of psoriasis during ustekinumab therapy. J Dermatol Case Rep. 2010;4(1):15–7.
12. Kim GW, Jung HJ, Ko HC, Kim MB, Lee WJ, Lee SJ, et al.

Dermoscopy can be useful in differentiating scalp psoriasis from seborrhoeic dermatitis. Br J Dermatol. 2011;164(3):652–6.
13. Micali G, Lacarrubba F, Massimino D, Schwartz RA. Dermatoscopy: alternative uses in daily clinical practice. J Am Acad Dermatol. 2011;64(6):1135–46.
14. Lacarrubba F, Nasca MR, Micali G. Videodermatoscopy enhances diagnostic capability in psoriatic balanitis. J Am Acad Dermatol. 2009;61(6):1084–6.
15. Vazquez-Lopez F, Zaballos P, Fueyo-Casado A, Sanchez-Martin J. A dermoscopy subpattern of plaque-type psoriasis: red globular rings. Arch Dermatol. 2007;143(12):1612.
16. Zalaudek I, Argenziano G, Di Stefani A, Ferrara G, Marghoob AA, Hofmann-Wellenhof R, et al. Dermoscopy in general dermatology. Dermatology. 2006;212(1):7–18.
17. Zalaudek I, Kreusch J, Giacomel J, Ferrara G, Catricala C, Argenziano G. How to diagnose nonpigmented skin tumors: a review of vascular structures seen with dermoscopy: part II. Nonmelanocytic skin tumors. J Am Acad Dermatol. 2010;63(3): 377–86; quiz 387–8.
18. Rosina P, Giovannini A, Gisondi P, Girolomoni G. Microcirculatory modifications of psoriatic lesions during topical therapy. Skin Res Technol. 2009;15(2):135–8.
19. Zalaudek I, Argenziano G. Glomerular vessels in Bowen's disease. Br J Dermatol. 2004;151(3):720.
20. Abdel-Hamid IA, Agha SA, Moustafa YM, El-Labban AM. Pityriasis amiantacea: a clinical and etiopathologic study of 85 patients. Int J Dermatol. 2003;42(4):260–4.
21. Bugatti L, Filosa G, Broganelli P, Tomasini C. Psoriasis-like dermoscopic pattern of clear cell acanthoma. J Eur Acad Dermatol Venereol. 2003;17(4):452–5.
22. Blum A, Metzler G, Bauer J, Rassner G, Garbe C. The dermatoscopic pattern of clear-cell acanthoma resembles psoriasis vulgaris. Dermatology. 2001;203(1):50–2.
23. Zalaudek I, Hofmann-Wellenhof R, Argenziano G. Dermoscopy of clear-cell acanthoma differs from dermoscopy of psoriasis. Dermatology. 2003;207(4):428; author reply 429.

32 自身免疫性疱病

Marta Kurzeja，Malgorzata Olszewska，and Lidia Rudnicka
吕小岩 译 慕彰磊 徐峰 审校

摘 要

寻常型天疱疮和落叶型天疱疮头皮损害在毛发镜下可见红色、境界清楚的多边形出血区域；细长匐行性血管；伴白色晕的点状血管；伴白色晕的大黄点征（“煎蛋征”）；和白色层状结构。在类天疱疮，也可以见到大黄点征。常见水疱和瘢痕。在疱疹样皮炎（Duhring 病），毛发镜下特点是簇集点状血管。

关键词

瘢痕性秃发 • 皮肤 T 细胞淋巴瘤 • 疱疹样皮炎 • Duhring 病 • 带状疱疹 • 类天疱疮 • 落叶型天疱疮 • 寻常型天疱疮 • 带状银屑病

如果头皮损害是自身免疫性疱病（autoimmune bullous disease）病程中的首发或仅有症状，则诊断较困难。本章重点分析毛发镜下三种最常见的自身免疫性疱病的头皮损害：天疱疮、类天疱疮和疱疹样皮炎。

天疱疮是一组自身免疫性疱病，免疫特点是血液和体内有结合桥粒芯糖蛋白 1 和 3 的抗体。寻常型天疱疮的皮肤和黏膜有大疱和糜烂，而落叶型天疱疮仅有皮肤损害[1]。

天疱疮中头皮损害的发生率和脱发类型的数据有差异。天疱疮中头皮损害的发生率估计是 5% ～ 50%[2-6]。在一些病例中，头皮损害（典型的是糜烂）是首发症状[6-7]。有一些病例报告报道天疱疮的头皮损害长期存在且治疗抵抗[8-9]。Wilson 等[10]和 Ioannides 等[11]认为天疱疮的头皮经常受累与头发毛囊的高浓度天疱疮抗原有关。然而，天疱疮是否与特定的脱发类型有关仍有争议。一些作者认为，天疱疮可能与休止期脱发有关。

类天疱疮是自身免疫性表皮下疱病，有不同的临床和免疫类型。7% ～ 30% 的黏膜类天疱疮有皮肤损害（包括头皮损害）[12]。头皮受累的典型表现是大疱、糜烂和瘢痕。

Brunsting-Perry 型类天疱疮是一种免疫异质性疾病[13-15]。在 Brunsting-Perry 型类天疱疮，水疱和瘢痕局限于头皮、前额、颈部和躯干上部，典型的为老年男性[15]。一些病例可见到瘢痕性秃发。

获得性大疱性表皮松解症有针对Ⅶ型胶原的自身抗体。大疱位于机械性损伤的位置，愈合后留有瘢痕和粟丘疹。头皮受累非常少见[16]。

疱疹样皮炎是一种与谷蛋白敏感性肠病有关的自身免疫性疱病[17]。典型临床表现是皮肤上出现对称分布的瘙痒的水疱。头皮是此病的典型受累部位：30%的疱疹样皮炎患者有头皮损害[16]。头皮作为首发部位非常罕见[18]。

大部分自身免疫性疱病头皮损害的毛发镜表现还没有完全阐明。在天疱疮，毛发镜下可见红色、境界清楚的多边形出血区域；细长匐行性血管；伴白色晕的点状血管；伴白色晕的大黄点征（“煎蛋征”）；和白色层状结构[19]。寻常型天疱疮和落叶型天疱疮毛发镜下头皮损害表现没有明显差别。在类天疱疮，也可以见到大的黄点征、水疱和特征性瘢痕。疱疹样皮炎（Duhring 病）的毛发镜特点是簇集的多发血管，规则分布，形成线状和环状结构。

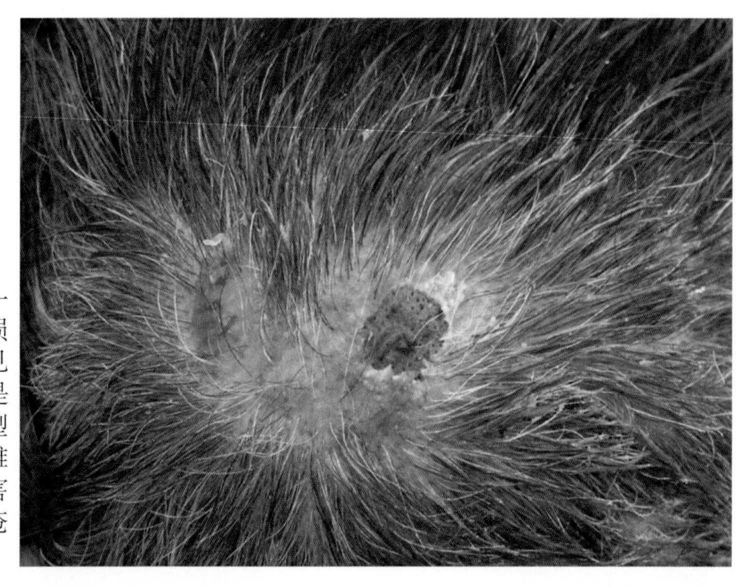

图 32.1 寻常型天疱疮的头皮损害。此图是一位 43 岁近期发病的寻常型天疱疮患者头皮损害，境界清楚的糜烂和表皮剥脱。糜烂内可见出血区域。天疱疮中头皮损害的发生率估计是 5% ～ 50%[2-6]。在一些寻常型天疱疮和落叶型天疱疮病例中，头皮损害是首发症状[6-7]，较难诊断。一些病例报告报道了天疱疮的头皮损害长期存在且治疗抵抗[8-9]。一些作者认为天疱疮病程中头皮受累预示疾病更重更持久

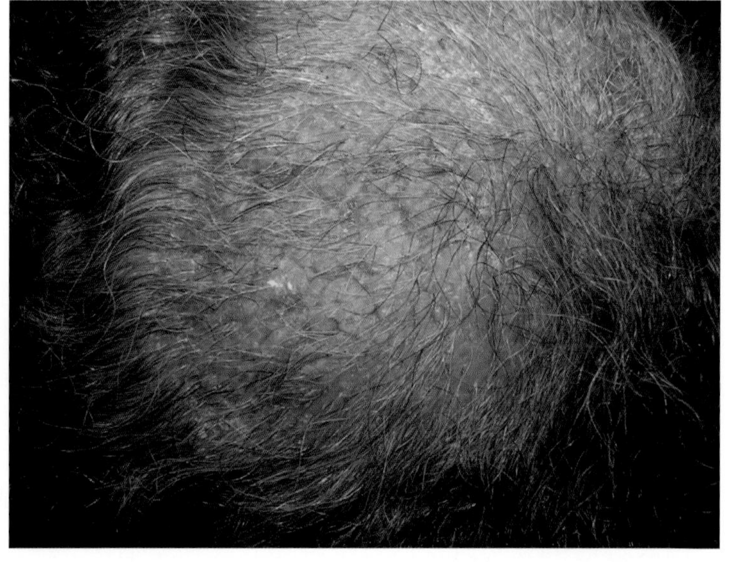

图 32.2 落叶型天疱疮的头皮损害。一位 57 岁患者，从病程持久、治疗抵抗的寻常型天疱疮转为落叶型天疱疮。然而，天疱疮是否与特定的脱发类型有关仍有争议。一些作者认为，天疱疮可能与休止期脱发有关。Stanley 组[20]报道破坏小鼠桥粒芯糖蛋白 3 基因后，可观察到同步化的休止期毛发脱落。他们认为桥粒芯糖蛋白 3 可能在将休止期毛发锚定于毛囊中发挥重要作用。Schaerer 和 Trueb[21]发现有或没有皮肤损害的天疱疮患者均有结合到外毛根鞘的天疱疮自身抗体。这些结果和随后的反射式共聚焦显微镜研究显示毛干可能因为棘层松解而与毛囊分离[22]，这将导致生长期脱发[6, 16, 23-24]。Saijyo 和 Tagami[25]，Petroni-Rosi 等[26]和 Jappe 等[27]报道了天疱疮患者发生丛状毛囊炎

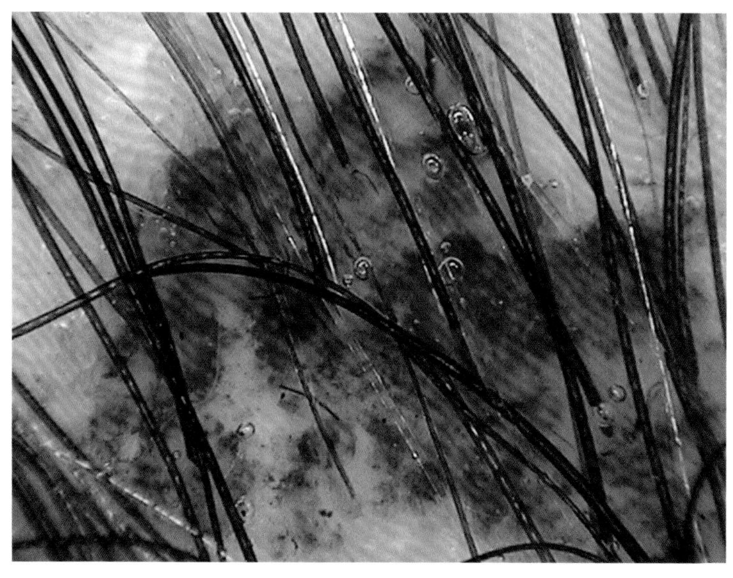

图 32.3 寻常型天疱疮的出血区域。寻常型天疱疮新发糜烂中，常见红色、境界清楚的多边形出血区域。该特征在寻常型天疱疮较落叶型天疱疮更为常见[28]（×70）

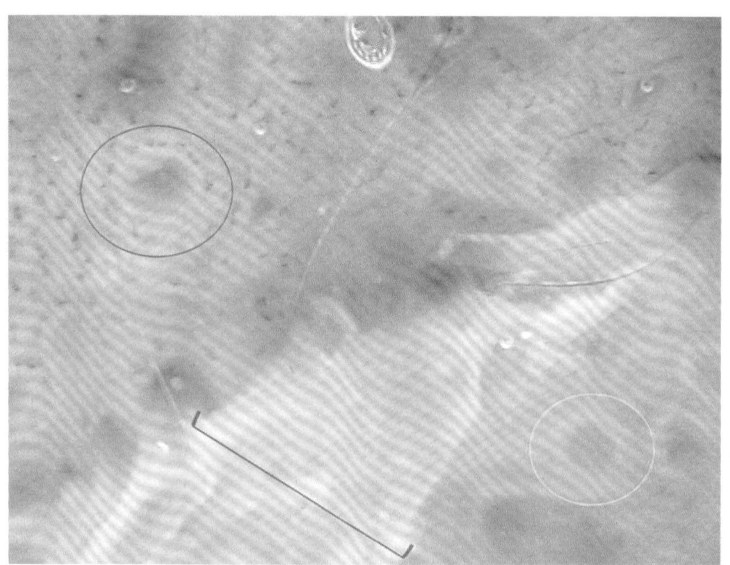

图 32.4 寻常型天疱疮的伴白色晕的点状血管、白色层状结构和大黄点征。点状血管排列成线状或环形（**蓝色圆圈**）。这些成群的点状血管外有白色晕围绕。白色层状结构（**蓝色括号**）为糜烂处部分分离的表皮。一些作者称白色层状结构为**"波浪拍打海岸"**，因为它们表现为不同颜色（通常是红色）区域上的白色纵向分布。伴白色晕的大黄点征（煎蛋征）（**黄色圆圈**）是天疱疮头皮损害的另一个典型表现[19]。这些黄点对应的是覆盖在毛囊开口的残存分离表皮（×70）

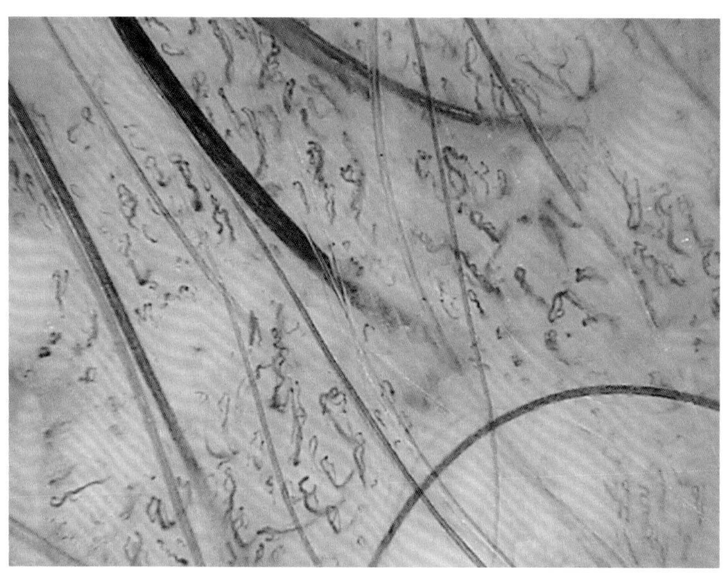

图 32.5 寻常型天疱疮的细长血管。在寻常型天疱疮和落叶型天疱疮的早期损害常可见到细长的螺旋形和匐形血管。这些血管模式并非天疱疮特有。我们的经验是这种类似的细长匐形血管在皮肤T细胞淋巴瘤、炎性肠病伴随的头皮损害和其他累及头皮的多系统疾病也可以出现。此图中部分区域被白色表皮幕覆盖[28]（×70）

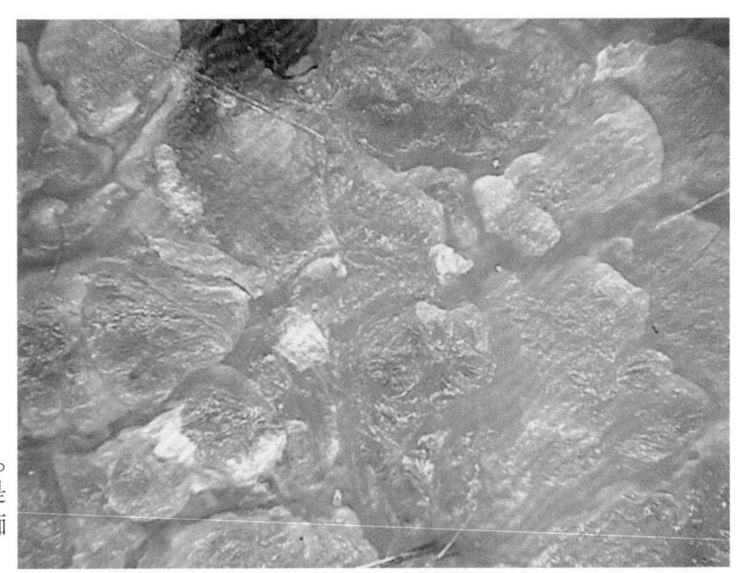

图 32.6 落叶型天疱疮的多边形白色层状结构。这些多边性鳞屑大、白色、厚，边缘突出，是部分剥脱的表皮成分。此图上面可看到褐色痂壳[28]（×70）

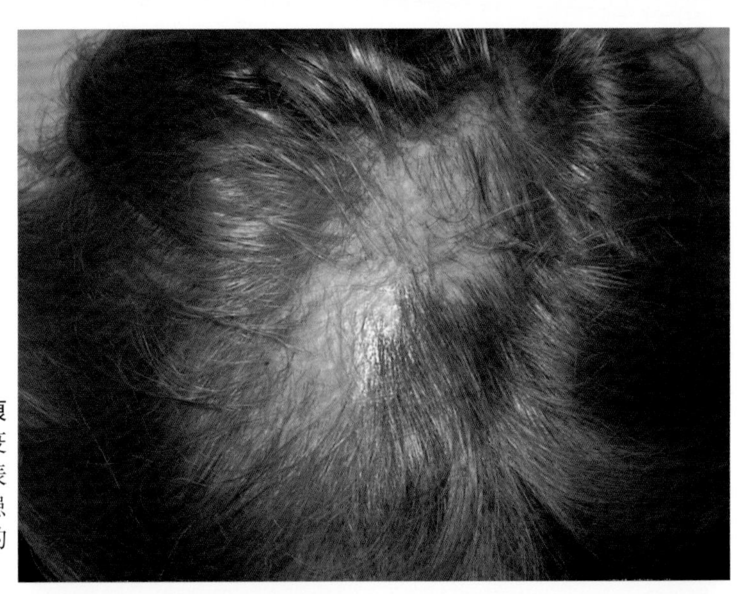

图 32.7 Brunsting-Perry 型类天疱疮患者瘢痕性秃发。Brunsting-Perry 型类天疱疮是一种免疫异质性疾病[13-15]。瘢痕性秃发是一种常见的表现。在具有不同临床和免疫表现的类天疱疮患者中可以见到头皮损害。类天疱疮头皮受累的典型表现有水疱、糜烂和瘢痕

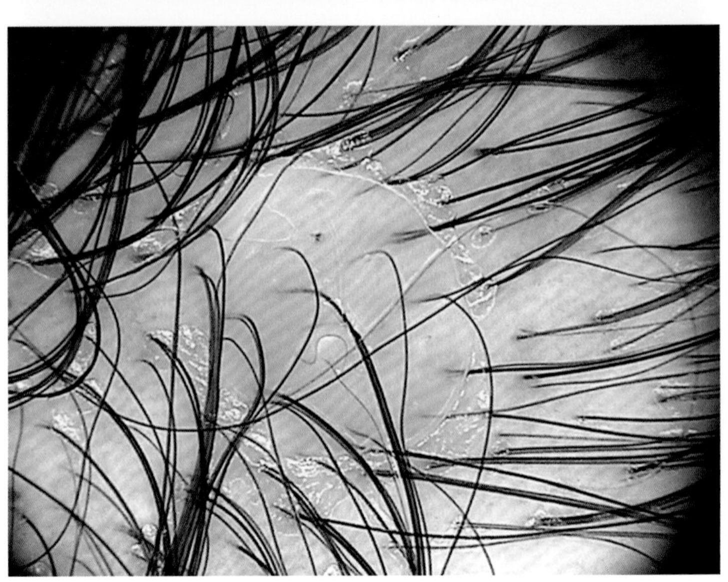

图 32.8 类天疱疮的水疱。大疱性类天疱疮毛发镜下水疱是界限清楚的乳白色圆形或椭圆形区域。水疱中有头发穿出。这种损害愈合后通常不留瘢痕[28]（×20）

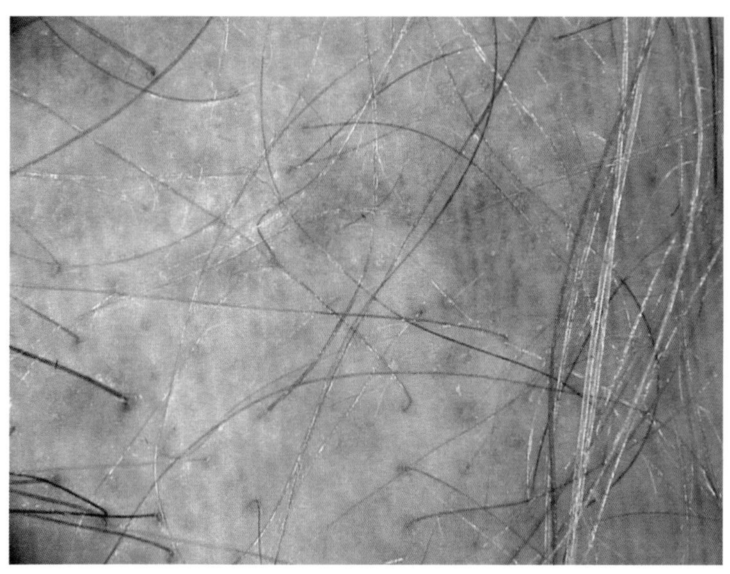

图 32.9　类天疱疮的伴白色晕的大黄点征（煎蛋征）。天疱疮和类天疱疮都可以看到伴白色晕的大黄点征（煎蛋征）。它们多数可能对应的是覆盖在毛囊开口的残存的剥脱的表皮。毛囊漏斗处皮脂使覆盖在毛囊开口的分离表皮呈现黄色，而毛囊口周围的分离表皮呈现白色[28]（×20）

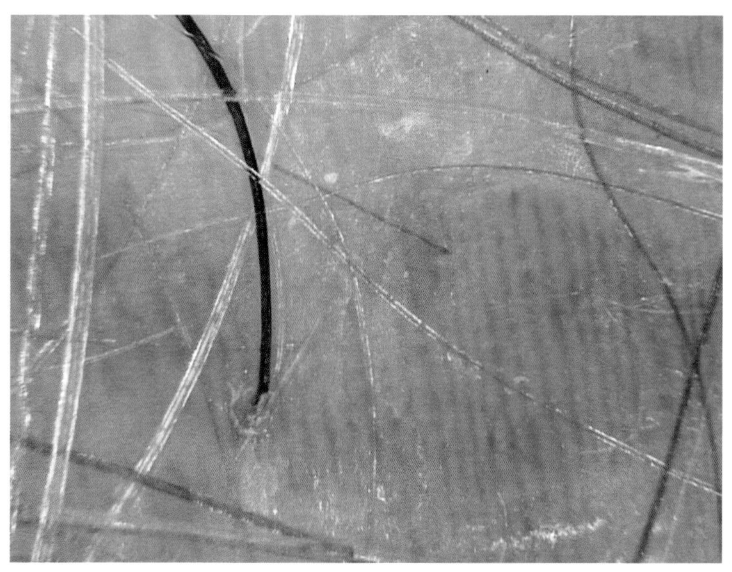

图 32.10　类天疱疮病程中的瘢痕性秃发。此图中红色区域毛囊口显著减少。有大黄点征（*右下*）。细小平行皱褶提示存在瘢痕。图片中部毛周有少量鳞屑围绕终毛[28]（×70）

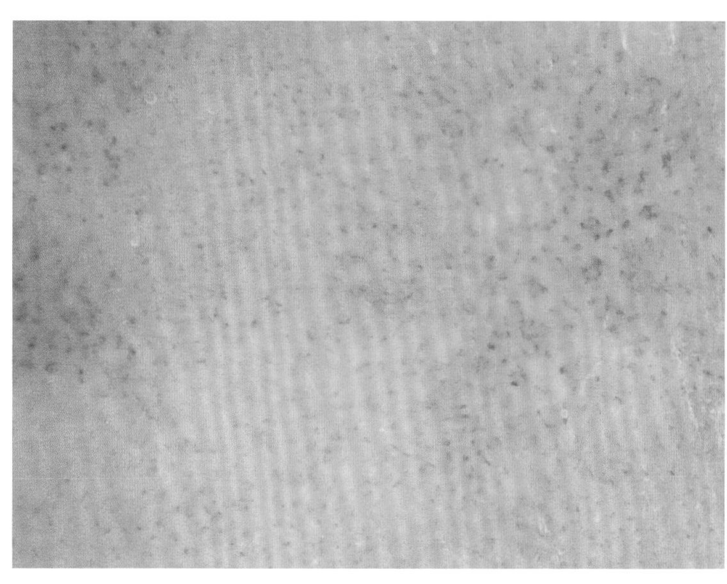

图 32.11　疱疹样皮炎。疱疹样皮炎（Duhring 病）典型表现是簇集的多发血管（点状、逗号状或线状），规则分布，形成线状和环状结构。这种血管模式可能误诊为银屑病[28]（×50）

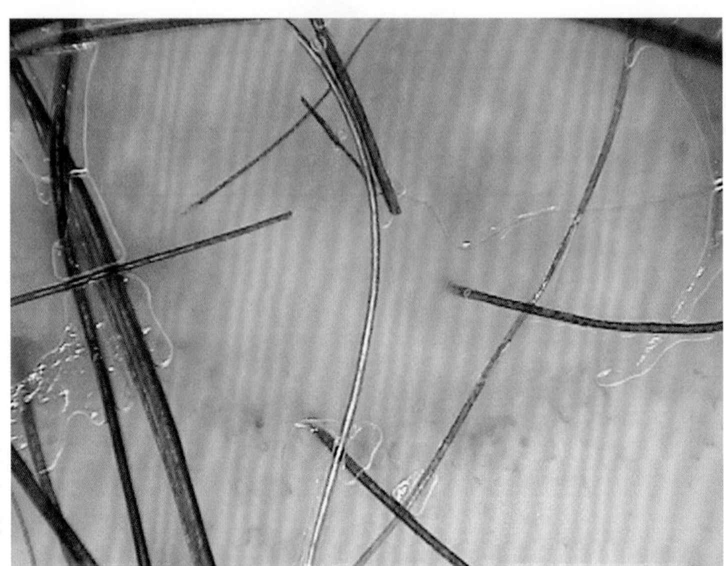

图 32.12　表皮分离：鉴别诊断。表皮分离通常呈现白色或乳白色区域，通常境界清楚。此图显示带状疱疹患者的一个水疱。水疱中有头发穿出。水疱周围皇冠状血管在其他有水疱或大疱形成的疾病中也可以看到[28]（×70）

参考文献

1. Bystryn JC, Rudolph JL. Pemphigus. Lancet. 2005;366(9479):61–73.
2. Arya SR, Valand AG, Krishna K. A clinico-pathological study of 70 cases of pemphigus. Indian J Dermatol Venereol Leprol. 1999;65(4):168–71.
3. Esmaili N, Chams-Davatchi C, Valikhani M, Daneshpazhooh M, Balighi K, Hallaji Z, et al. Pemphigus vulgaris in Iran: a clinical study of 140 cases. Int J Dermatol. 2007;46(11):1166–70.
4. Salmanpour R, Shahkar H, Namazi MR, Rahman-Shenas MR. Epidemiology of pemphigus in south-western Iran: a 10-year retrospective study (1991–2000). Int J Dermatol. 2006;45(2):103–5.
5. Chams-Davatchi C, Valikhani M, Daneshpazhooh M, Esmaili N, Balighi K, Hallaji Z, et al. Pemphigus: analysis of 1209 cases. Int J Dermatol. 2005;44(6):470–6.
6. Veraitch O, Ohyama M, Yamagami J, Amagai M. Alopecia as a rare but distinct manifestation of pemphigus vulgaris. J Eur Acad Dermatol Venereol. 2011. doi:10.1111/j.1468-3083.2011.04363.x.
7. Sar-Pomian M, Kolacinska-Strasz Z, Labecka H, Krainska-Wojcik T, Olszewska M. Scalp lesions in pemphigus. Przegl Dermatol. 2010;97:14–20.
8. Lapiere K, Caers S, Lambert J. A case of long-lasting localized pemphigus vulgaris of the scalp. Dermatology. 2004;209(2):162–3.
9. Rackett SC, Rothe MJ, Hoss DM, Grin-Jorgensen CM, Grant-Kels JM. Treatment-resistant pemphigus vegetans of the scalp. Int J Dermatol. 1995;34(12):865–6.
10. Wilson CL, Dean D, Wojnarowska F. Pemphigus and the terminal hair follicle. J Cutan Pathol. 1991;18(6):428–31.
11. Ioannides D, Hytiroglou P, Phelps RG, Bystryn JC. Regional variation in the expression of pemphigus foliaceus, pemphigus erythematosus, and pemphigus vulgaris antigens in human skin. J Invest Dermatol. 1991;96(2):159–61.
12. Ball S, Walkden V, Wojnarowska F. Cicatricial pemphigoid rarely involves the scalp. Australas J Dermatol. 1998;39(4):258–60.
13. Fukuda S, Tsuruta D, Uchiyama M, Mitsuhashi Y, Kobayashi H, Ishikawa T, et al. Brunsting-Perry type pemphigoid with IgG autoantibodies to laminin-332, BP230 and desmoplakins I/II. Br J Dermatol. 2011;165(2):433–5.
14. Minato H, Ishii N, Fukuda S, Wakasa T, Wakasa K, Sogame R, et al. Heterogeneity of Brunsting-Perry type pemphigoid: a case showing blister formation at the lamina lucida, immune deposition beneath the lamina densa and autoantibodies against the 290-kD polypeptide along the lamina densa. J Dermatol. 2011;38(9):887–92.
15. Kneisel A, Hertl M. Autoimmune bullous skin diseases. Part 1: clinical manifestations. J Dtsch Dermatol Ges. 2011;9(10):844–956; quiz 857.
16. Miteva M, Murrell DF, Tosti A. Hair loss in autoimmune cutaneous bullous disorders. Dermatol Clin. 2011;29(3):503–9, xi.
17. Rose C, Brocker EB, Zillikens D. Clinical, histological and immunpathological findings in 32 patients with dermatitis herpetiformis Duhring. J Dtsch Dermatol Ges. 2010;8(4):265–70, 271.
18. Gul U, Soylu S, Heper AO. An unusual case of dermatitis herpetiformis presenting with initial scalp localization. Indian J Dermatol Venereol Leprol. 2009;75(6):620–2.
19. Kurzeja M, Rakowska A, Olszewska M, Rudnicka L.Trichoscopy (dermoscopy of the scalp) in autoimmune bullous skin diseases. Abstract CD. 21st Congres of the European Academy of Dermatology and Venereology, Prague 27-30.09.2012.
20. Koch PJ, Mahoney MG, Cotsarelis G, Rothenberger K, Lavker RM, Stanley JR. Desmoglein 3 anchors telogen hair in the follicle. J Cell Sci. 1998;111(Pt 17):2529–37.
21. Schaerer L, Trueb RM. Direct immunofluorescence of plucked hair in pemphigus. Arch Dermatol. 2003;139(2):228–9.
22. Kurzeja M, Rakowska A, Rudnicka L, Olszewska M. Criteria for diagnosing pemphigus vulgaris and pemphigus foliaceus by reflectance confocal microscopy. Skin Res Technol. 2012 Aug;18(3)339–46. doi:10.1111/j.1600-0846.2011.00574.x.
23. Delmonte S, Semino MT, Parodi A, Rebora A. Normal anagen effluvium: a sign of pemphigus vulgaris. Br J Dermatol. 2000;142(6):1244–5.
24. Koslu A, Topal IO, Ekmekci TR. Trichogram findings in pemphigus patients. Indian J Dermatol Venereol Leprol. 2009;75(3):303–4.
25. Saijyo S, Tagami H. Tufted hair folliculitis developing in a recalcitrant lesion of pemphigus vulgaris. J Am Acad Dermatol. 1998;38(5 Pt 2):857–9.
26. Petronić-Rosić V, Krunić A, Mijusković M, Vesić S. Tufted hair folliculitis: a pattern of scarring alopecia? J Am Acad Dermatol. 1999;41(1):112–4.
27. Jappe U, Schroder K, Zillikens D, Petzoldt D. Tufted hair folliculitis associated with pemphigus vulgaris. J Eur Acad Dermatol Venereol. 2003;17(2):223–6.
28. Kurzeja M Application of reflectance confocal microscopy in diagnosing pemphigus vulgaris and pemphigus foliaceus. PhD Thesis, Medical University of Warsaw, Warsaw 2013.

第十一部分

毛发镜检查在儿童中的应用

33 毛发镜检查在儿童中的应用

Mariya Miteva and Antonella Tosti

刘孟国　译　慕彰磊　徐峰　审校

摘　要

本章回顾总结了毛发镜在儿童头发和头皮疾病诊断中的作用。本章讨论了正常头皮、常见的儿童传染病和斑秃的毛发镜下特征，强调了毛发镜在快速非侵入性诊断中的作用。

关键词

非洲裔美国人 • 斑秃 • 儿童 • 先天性皮肤发育不全 • 先天性三角形秃发 • 污点 • 毛发管型 • 头虱 • 头癣 • 拔毛癖

儿童的正常头皮经常出现**污点**（dirty dots）。Fu 等发现 19 例健康儿童中有 10 例可出现正常的头皮污点。污点是通过洗发容易除去的非微生物环境颗粒[1]。

头癣的皮肤镜检查具有两个典型特征：**逗号样发**和**螺旋状发**。逗号样发略有弯曲、发干断裂，是白人儿童感染犬小孢子菌头癣的皮肤镜标志[2-3]。Hughes 等报道螺旋状发是儿童感染毛癣菌或小孢子菌的另一皮肤镜特征。还可以看到断发和营养不良发[4]。

皮肤镜检查是一种非常快速的诊断头虱的方法，可显示虱卵和寄生虫。皮肤镜检查还可区分包含若虫的虱卵、孵化的空卵和伪卵[5]。

儿童的毛发管型可能是特发性的[6]。在年轻女孩中可见弥漫的 3 ～ 7 mm 大小柱状管型，可沿发干滑动。这些孩子常有严重的头皮屑或头虱。患有牵拉性秃发的非洲裔美国儿童也常出现毛发管型，提示牵拉仍在持续[7]。

依据笔者的经验，黄点征在青春期儿童的斑秃中较少见。通常，皮肤镜检查只显示断发和惊叹号样发。在部分患儿中，簇集的短毳毛和环状毛可能是主要特征。

皮肤镜检查是发现非典型部位（除额颞部头皮）的和成人的先天性三角形秃发的有用工具。皮肤镜下的特征包括正常的毛囊开口和毳毛，周边为正常终毛[8]。

采用皮肤镜难以区分拔毛癖与斑秃[9]，前者也表现为断发和黄点征[10-11]。依据笔者的经验，只有两个特征可用于区分：惊叹号样发（斑秃的特征）和卷曲发（拔毛癖的特征）。

瘢痕性秃发在儿童中并不常见。然而，采用皮肤镜易于区分小片的斑秃和瘢痕。

皮肤镜检查有助于区分先天性皮肤发育不全与皮脂腺痣[12]。皮脂腺痣的皮肤镜检查显示与毛囊无关的亮黄色点。先天性皮肤发育不全可见皮肤附属器完全消失以及半透明的外观[12]。

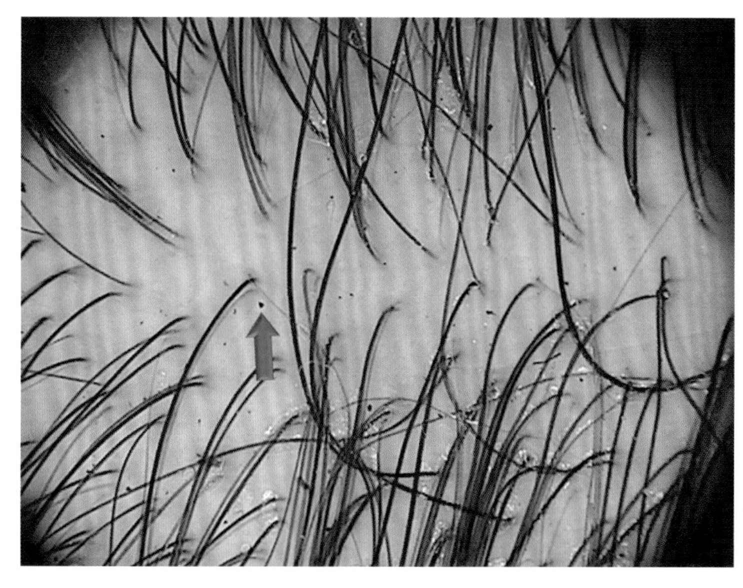

图 33.1　儿童正常头皮。注意小的不规则黑色颗粒（污点；**箭头**）

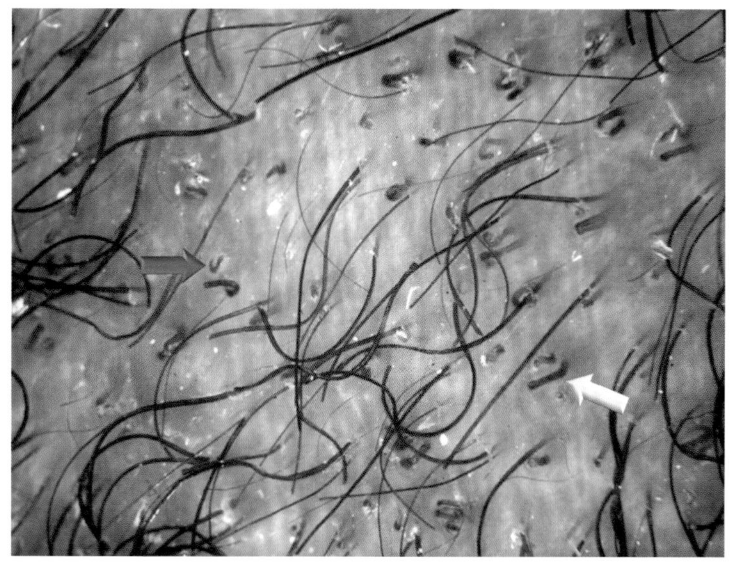

图 33.2　头癣。注意存在许多逗号样发（**蓝色箭头**）和断发（**白色箭头**）

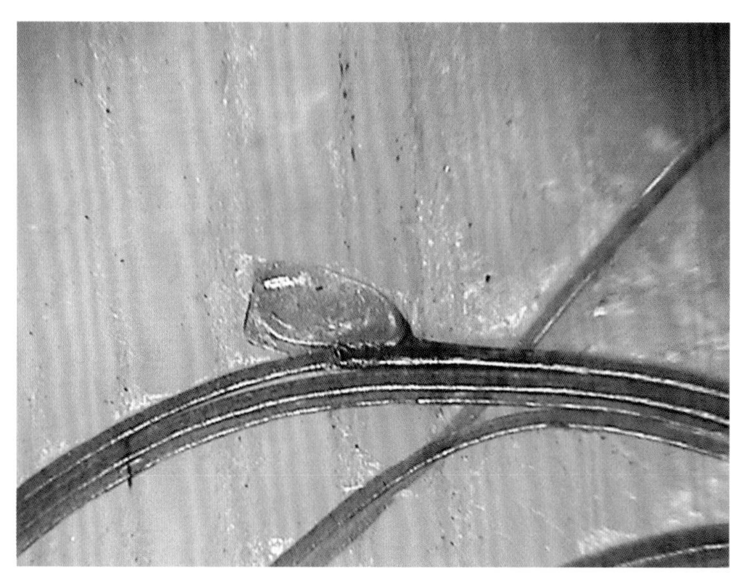

图 33.3　头虱。图像显示一儿童头虱的空卵

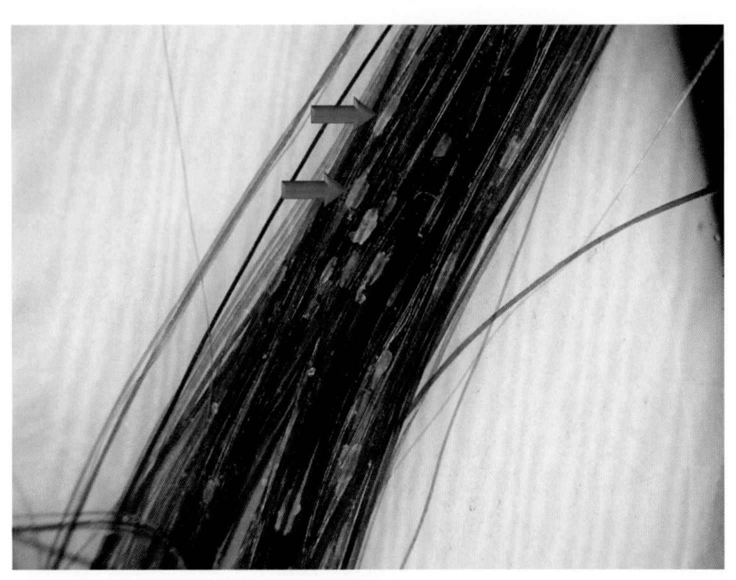

图 33.4　年轻白人女孩的特发性毛发管型（箭头）

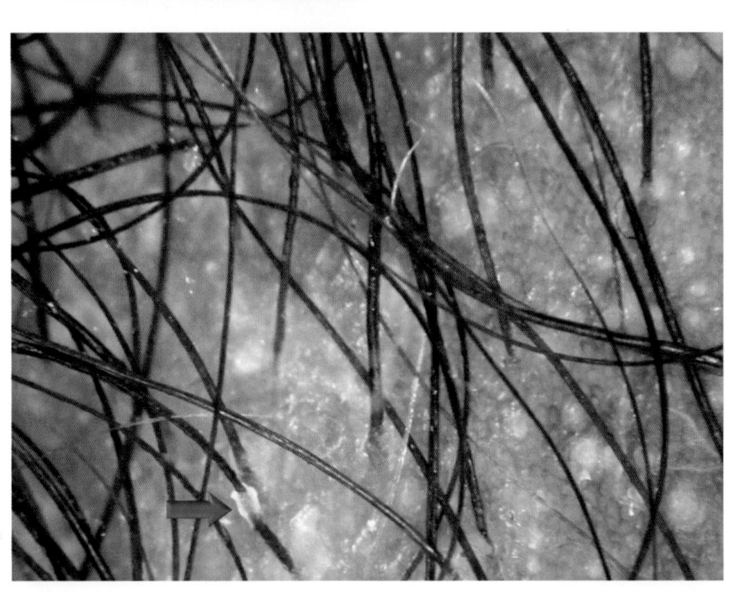

图 33.5　患有牵拉性秃发的非裔美国儿童的特发性毛发管型（箭头）

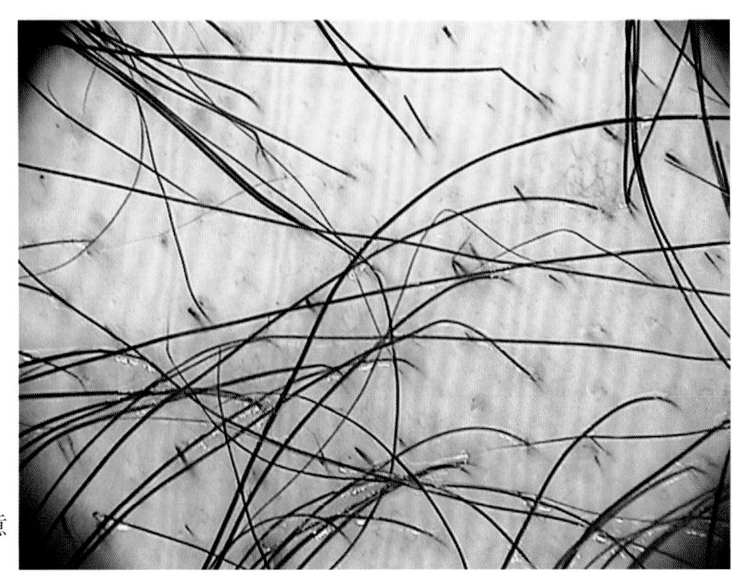

图 33.6　活动性斑秃患儿的毛发镜表现。注意较多断发

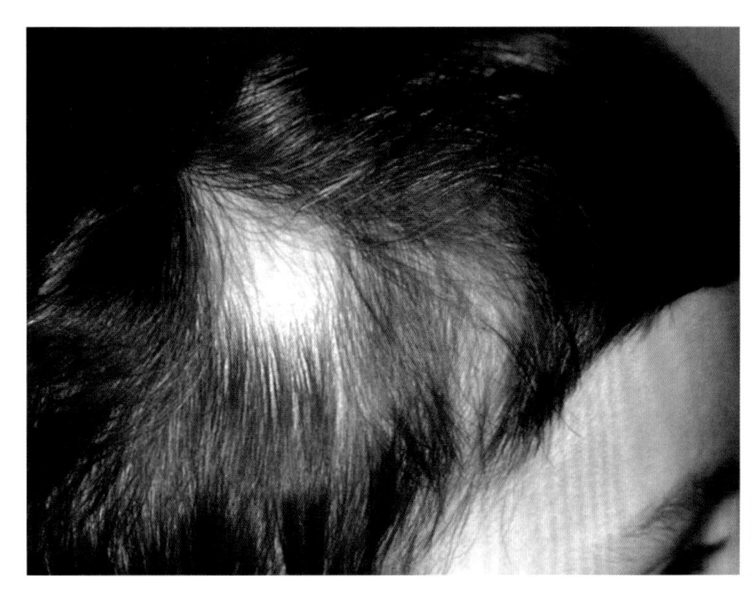

图 33.7 先天性三角形秃发。毛发镜有助于识别非典型部位的先天性三角形秃发。该图显示一个男孩在非典型部位出现的先天性三角形秃发

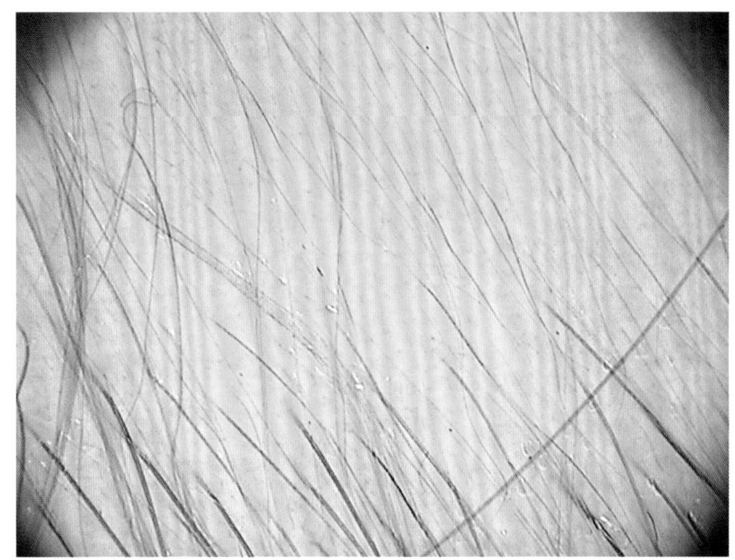

图 33.8 先天性三角形秃发。毛发镜显示秃发斑由大量毳毛组成

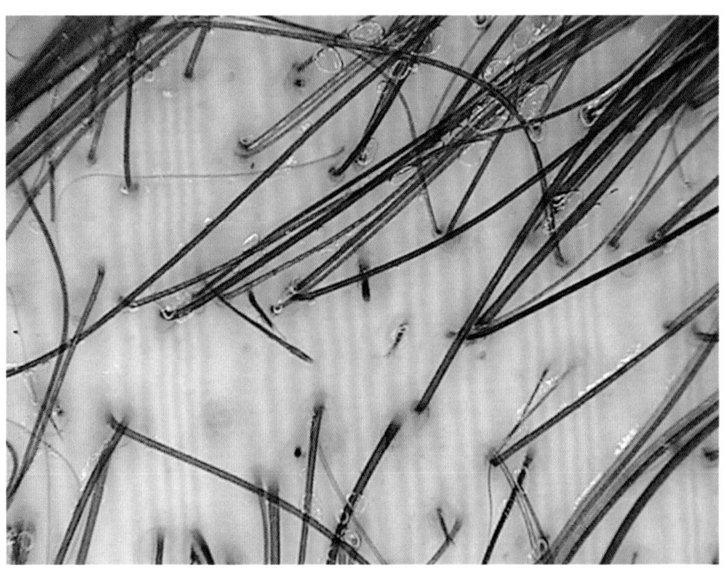

图 33.9 拔毛癖。注意该拔毛癖患儿毛发镜图像中的黄点征和断发

参考文献

1. Fu JM, Starace M, Tosti A. A new dermoscopic finding in healthy children. Arch Dermatol. 2009;145(5):596–7.
2. Tangjaturonrusamee C, Piraccini BM, Vincenzi C, Starace M, Tosti A. Tinea capitis mimicking folliculitis decalvans. Mycoses. 2011;54(1): 87–8.
3. Slowinska M, Rudnicka L, Schwartz RA, Kowalska-Oledzka E, Rakowska A, Sicinska J, et al. Comma hairs: a dermatoscopic marker for tinea capitis: a rapid diagnostic method. J Am Acad Dermatol. 2008;59(5 Suppl):S77–9.
4. Hughes R, Chiaverini C, Bahadoran P, Lacour JP. Corkscrew hair: a new dermoscopic sign for diagnosis of tinea capitis in black children. Arch Dermatol. 2011;147(3):355–6.
5. Bakos RM, Bakos L. Dermoscopy for diagnosis of pediculosis capitis. J Am Acad Dermatol. 2007;57(4):727–8.
6. Taieb A, Surleve-Bazeille JE, Maleville J. Hair casts. A clinical and morphologic study. Arch Dermatol. 1985;121(8):1009–13.
7. Tosti A, Miteva M, Torres F, Vincenzi C, Romanelli P. Hair casts are a dermoscopic clue for the diagnosis of traction alopecia. Br J Dermatol. 2010;163(6):1353–5.
8. Iorizzo M, Pazzaglia M, Starace M, Militello G, Tosti A. Videodermoscopy: a useful tool for diagnosing congenital triangular alopecia. Pediatr Dermatol. 2008;25(6):652–4.
9. Inui S, Nakajima T, Itami S. Coudability hairs: a revisited sign of alopecia areata assessed by trichoscopy. Clin Exp Dermatol. 2010;35(4):361–5.
10. Inui S, Nakajima T, Nakagawa K, Itami S. Clinical significance of dermoscopy in alopecia areata: analysis of 300 cases. Int J Dermatol. 2008;47(7):688–93.
11. Abraham LS, Torres FN, Azulay-Abulafia L. Dermoscopic clues to distinguish trichotillomania from patchy alopecia areata. An Bras Dermatol. 2010;85(5):723–6.
12. Neri I, Savoia F, Giacomini F, Raone B, Aprile S, Patrizi A. Usefulness of dermatoscopy for the early diagnosis of sebaceous naevus and differentiation from aplasia cutis congenita. Clin Exp Dermatol. 2009;34(5):e50–2.

第十二部分

头皮癌前病变和头皮肿瘤

34 良性黑素细胞肿瘤

Iris Zalaudek，Elvira Moscarella，Alexandre Abramavicus，Giuseppe Albertini，and Giuseppe Argenziano

郑其乐　译　慕彰磊　徐峰　审校

摘　要

儿童与青少年常见的头皮痣是典型的色素痣，而成年人的大多数头皮痣通常表现为无色素性结节，其表面光滑或呈乳头瘤样，有时为角化表面。头皮痣无恶变风险。

关键词

基底细胞癌 • 蓝痣 • 皮肤镜 • 黑色素瘤 • 痣 • 非黑素瘤性皮肤癌（nonmelanoma skin cancer，NMSC）

儿童和青少年出现头皮痣提示痣的总量较多，这在成人是罹患黑色素瘤的最强危险因素[1]。因此，有头皮痣的青少年应定期检查全身皮肤。此外，尽管头皮痣无恶变风险，但其组织病理学特征令人担忧[2]。

儿童与青少年常见的头皮痣是典型的色素痣[3-5]，而成年人的大多数头皮痣通常表现为无色素性结节，其表面光滑或呈乳头瘤样，有时为角化表面[6]。这种儿童与成年人头皮痣的年龄相关的差异反映了该病不同的发展阶段。头皮痣无恶变风险，因此可以保守处理。

蓝痣是头皮常见的痣，可以发生于任何年龄，一旦发生，它就是持久存在、高度稳定的肿瘤。特别值得注意的是，蓝痣在临床表现与皮肤镜模式方面，难以与快速生长的较厚黑色素瘤、皮肤转移癌、色素型基底细胞癌相鉴别[7-8]。

与蓝痣不同的是，进展期的黑色素瘤、皮肤转移癌、色素型基底细胞癌具有变化的病史；因此，诊断蓝痣应有明确的客观病史，即皮疹稳定、无变化[9]。无论患者处于何年龄段，如果缺乏上述病史或者病史不确定，任何结节性的肿瘤均应立即切除。

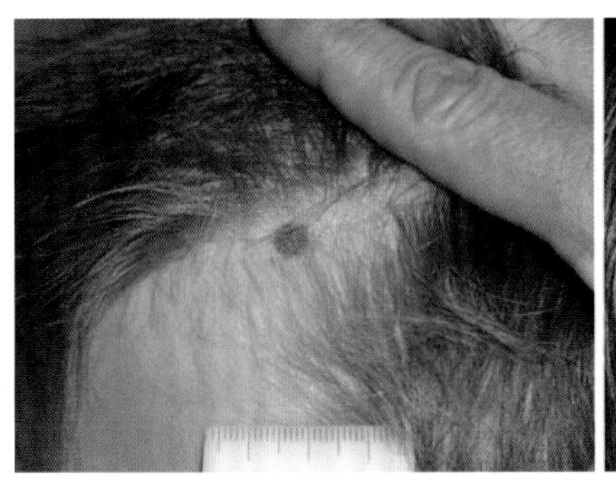
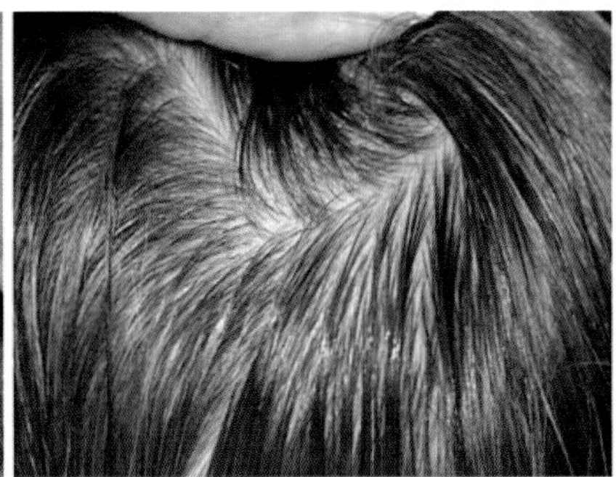
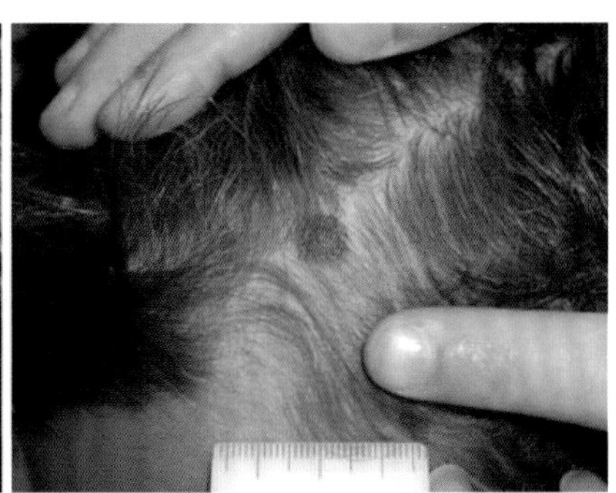

儿童和青少年头皮痣的常见类型

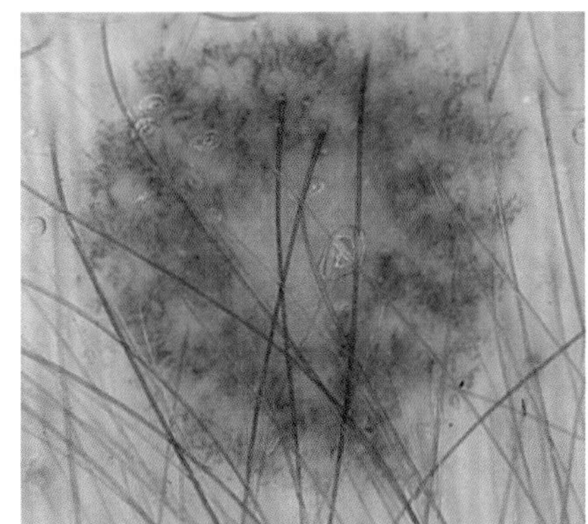
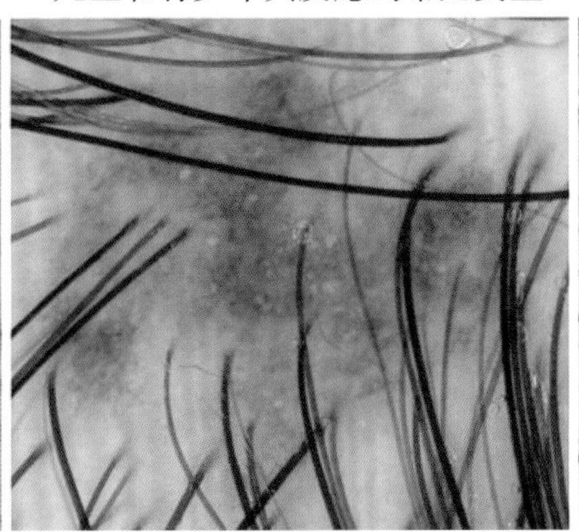
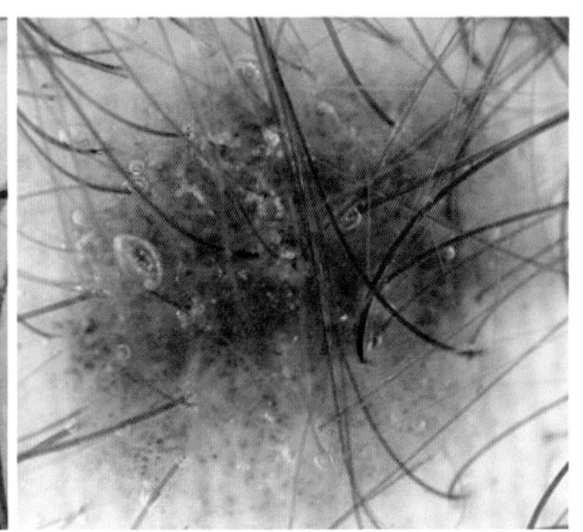

图 34.1 儿童和青少年头皮痣的常见类型。经典的临床图像（**上排**），皮肤镜图像（**下排**）。典型的皮肤镜特征是色素网伴毛囊周围色素减退（*左下和中下*）或均一的球状模式（*右下*）；注意其边缘部位色素减退的毛囊可使痣的边界不规则

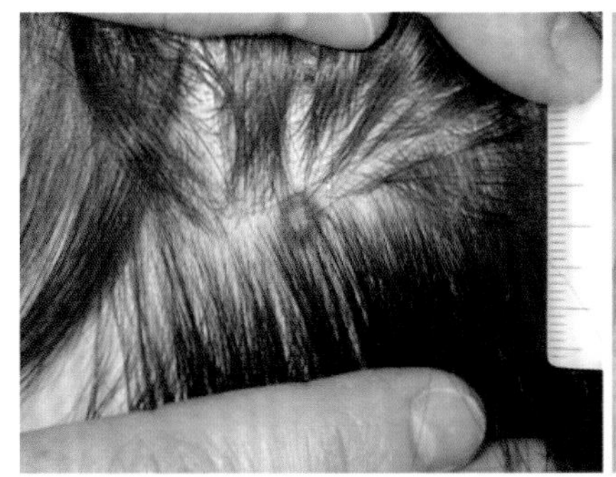
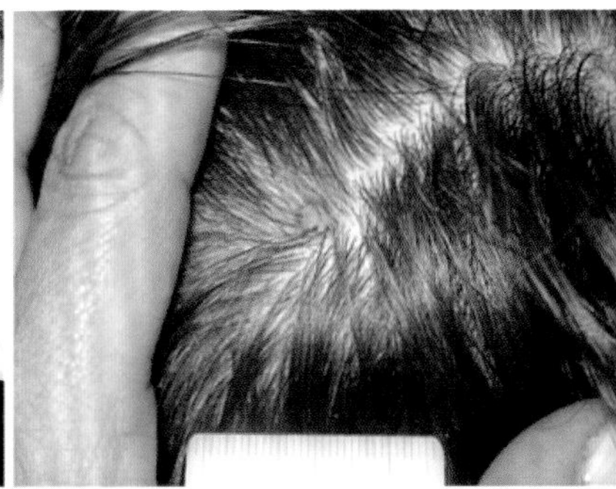
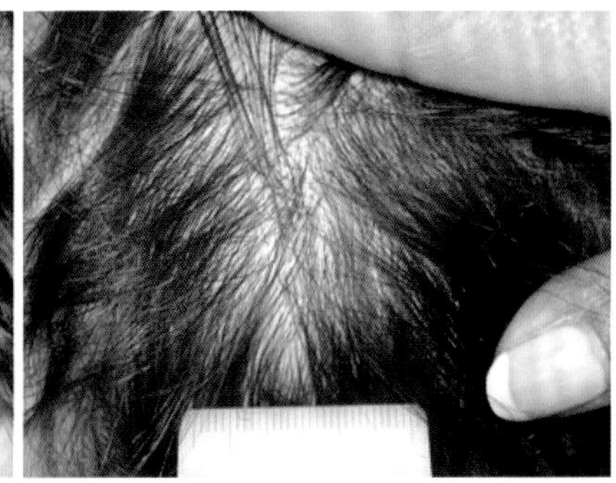

儿童和青少年日蚀状头皮痣

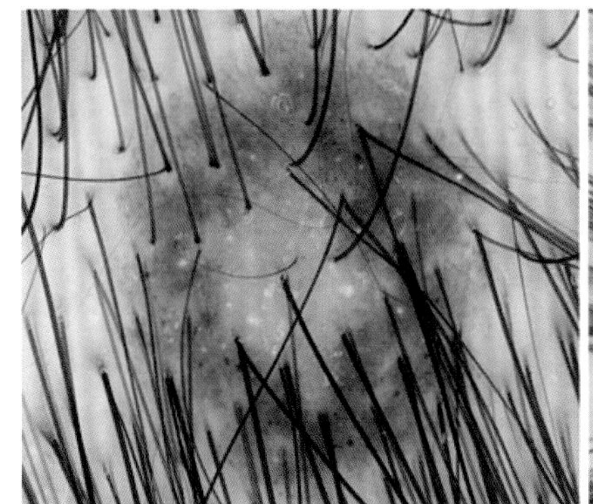
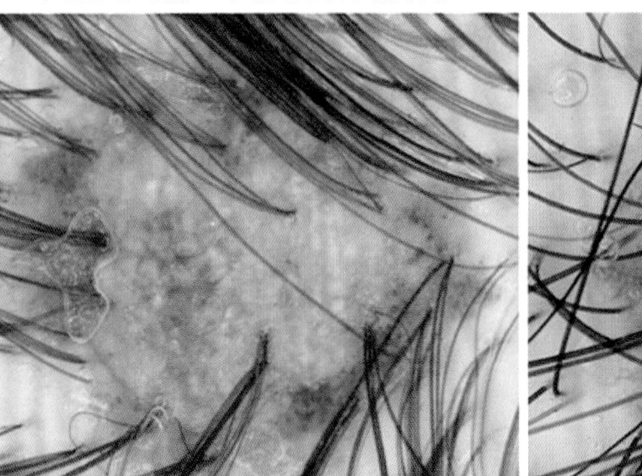
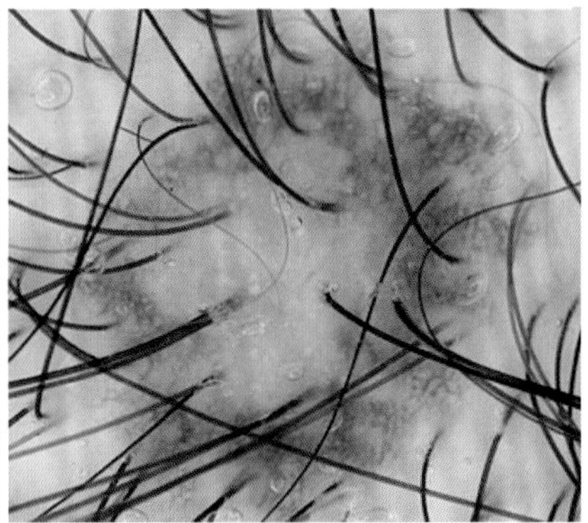

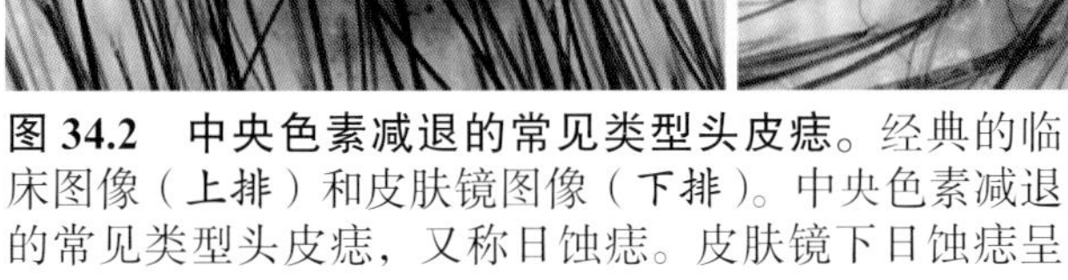

图 34.2 中央色素减退的常见类型头皮痣。经典的临床图像（**上排**）和皮肤镜图像（**下排**）。中央色素减退的常见类型头皮痣，又称日蚀痣。皮肤镜下日蚀痣呈现为中央区域色素减退，有时表面角化（**中下**），边缘绕以不同程度的褐色色素网

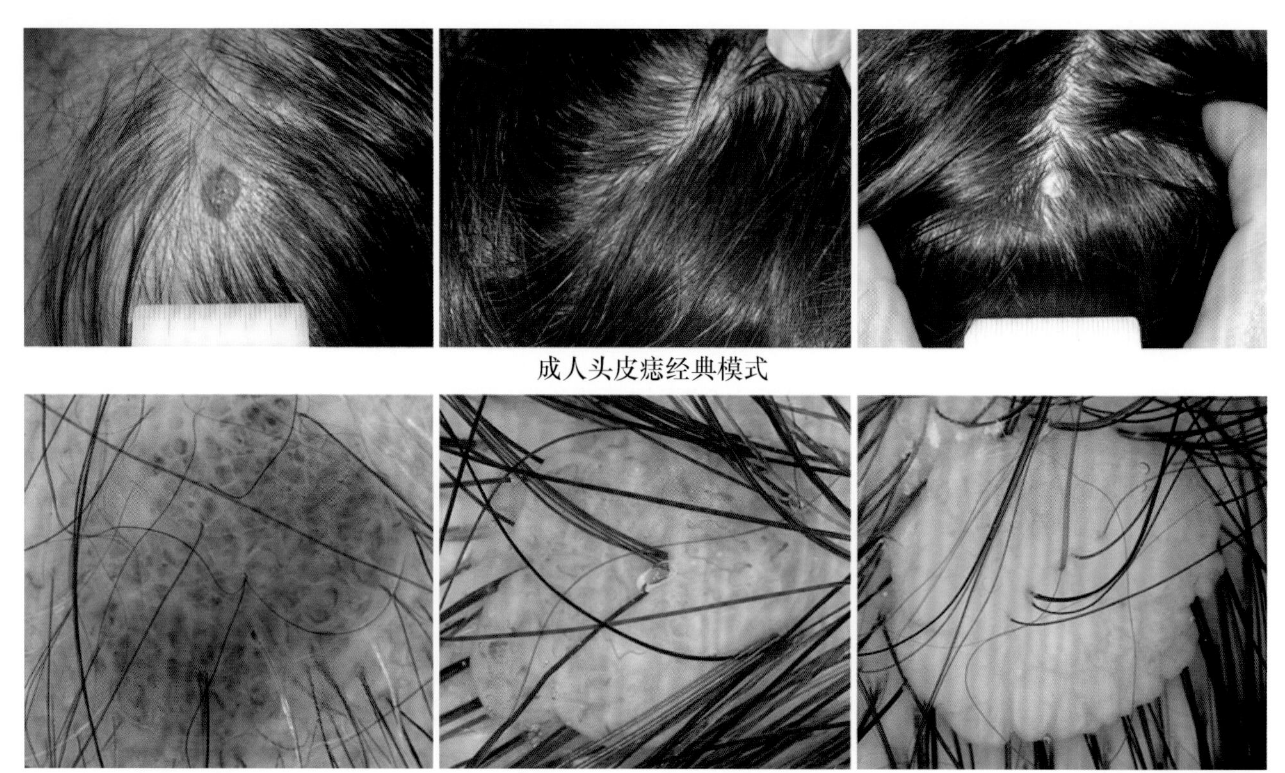

图 34.3　成人头皮痣。经典的临床图像（**上排**）和皮肤镜图像（**下排**）。临床通常表现为乳头瘤样，皮肤镜表现为淡褐色、边缘成角的小球；弯曲的逗号样血管（**左下**）或者肤色背景中，长短、直径不同的细长弯曲的血管（**中下**），或者无特异性的色素或血管模式（**右下**）

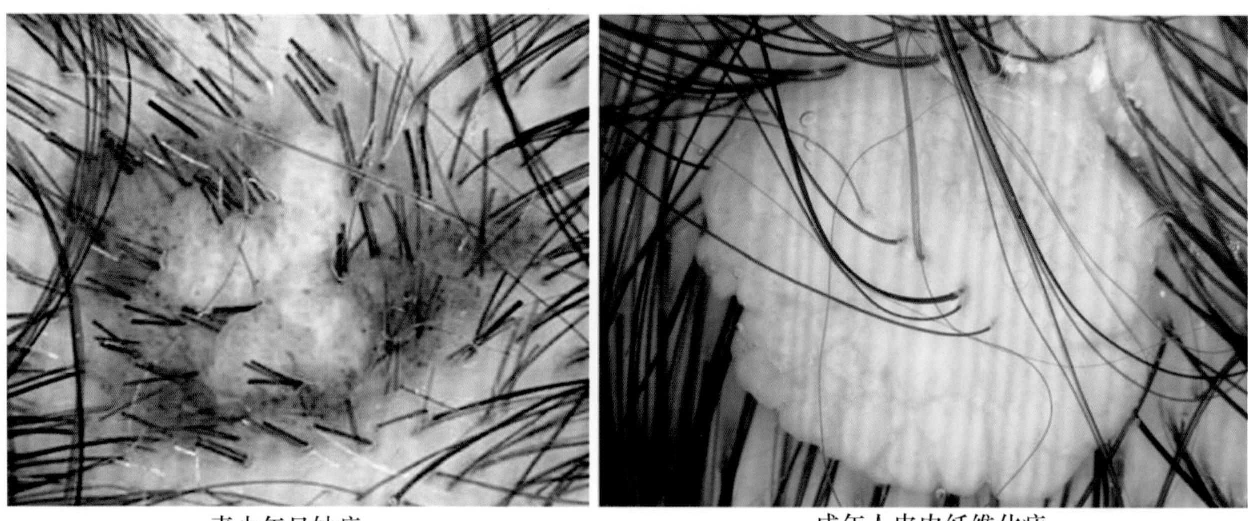

图 34.4　日蚀痣。目前推测青少年的日蚀痣可随时间进展出现成人皮内痣的典型外观

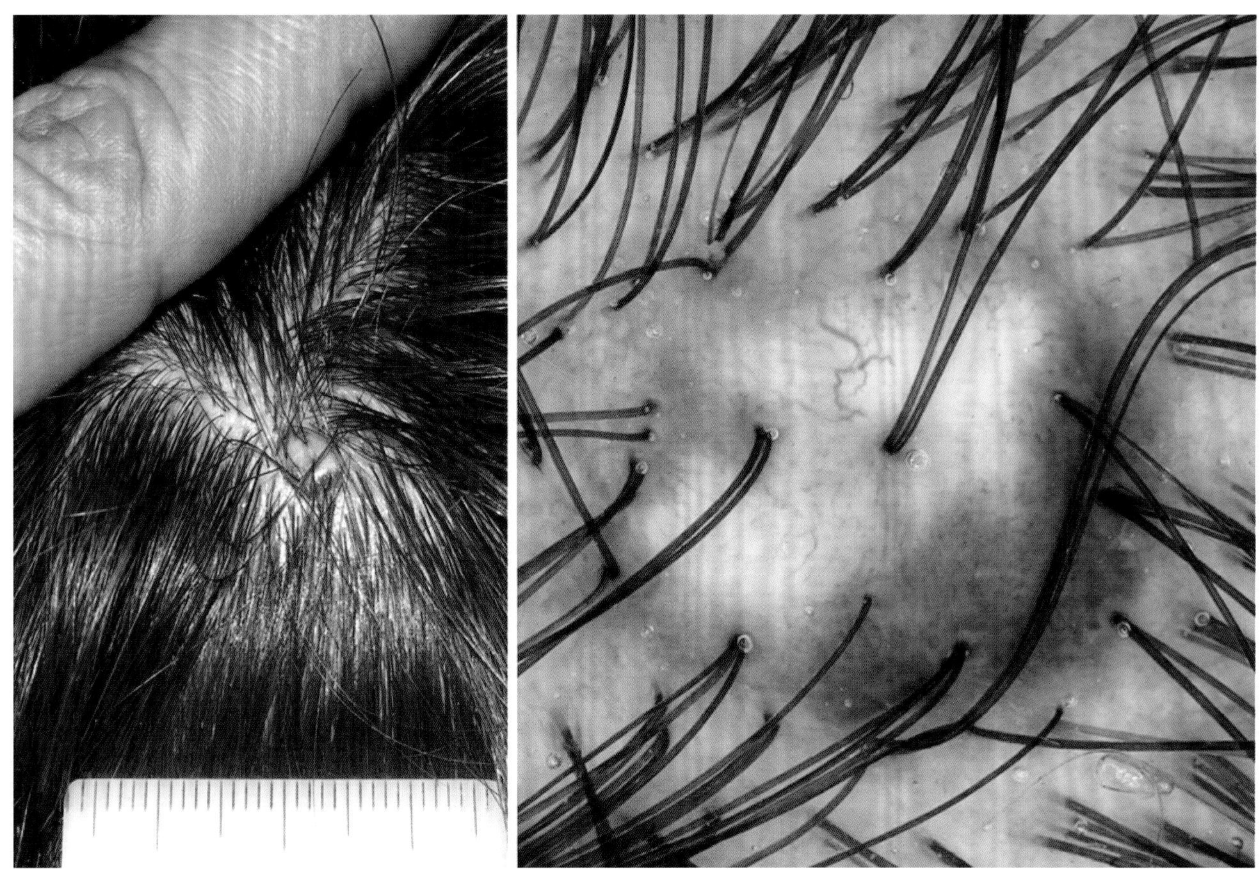

图 34.5 头皮蓝痣。临床图像（*左*）和皮肤镜图像（*右*）。皮肤镜下，蓝痣表现为无结构的蓝色和白色色素，常伴有不典型线状血管

头皮蓝色结节的诊断与处理线索

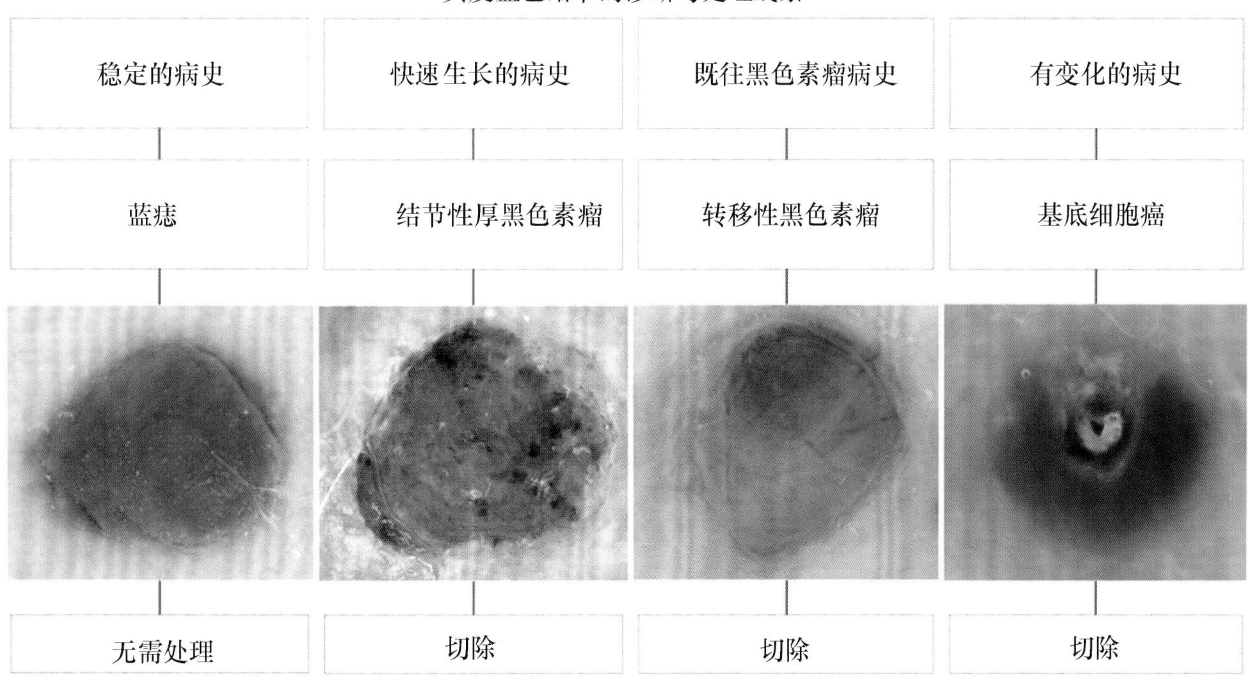

图 34.6 头皮蓝色结节的诊断与处理线索。蓝痣、快速生长的黑色素瘤、转移性黑色素瘤、色素型基底细胞癌的临床与皮肤镜模式有重叠，但皮损的病史是头皮蓝色结节诊断与处理的重要线索

参考文献

1. Gandini S, Sera F, Cattaruzza MS, Pasquini P, Abeni D, Boyle P, Melchi CF. Meta-analysis of risk factors for cutaneous melanoma: I Common and atypical naevi. Eur J Cancer. 2005;41(1):28–44.
2. Fabrizi G, Pagliarello C, Parente P, Massi G. Atypical nevi of the scalp in adolescents. J Cutan Pathol. 2007;34:365–9.
3. De Giorgi V, Sestini S, Grazzini M, et al. Prevalence and distribution of melanocytic naevi on the scalp: a prospective study. Br J Dermatol. 2010;162:345–9.
4. Kessides MC, Puttgen KB, Cohen BA. No biopsy needed for eclipse and cockade nevi found on the scalps of children. Arch Dermatol. 2009;145:1334–6.
5. Tcheung WJ, Bellet JS, Prose NS, et al. Clinical and dermoscopic features of 88 scalp nevi in 39 children. Br J Dermatol. 2011;165(1):137–43.
6. Stanganelli I, Argenziano G, Sera F, Blum A, Ozdemir F, Karaarslan IK, et al. Dermoscopy of scalp tumours: a multi-centre study conducted by the international dermoscopy society. J Eur Acad Dermatol Venereol. 2011. doi:10.1111/j.1468-3083.2011.04188.x.
7. Ferrara G, Soyer HP, Malvehy J, et al. The many faces of blue nevus: a clinicopathologic study. J Cutan Pathol. 2007;34:543–51.
8. Argenziano G, Longo C, Cameron A, Cavicchini S, Gourhant JY, Lallas A, et al. Blue-black rule: a simple dermoscopic clue to recognize pigmented nodular melanoma. Br J Dermatol. 2011. doi:10.1111/j.1365-2133.2011.10621.x.
9. Zalaudek I, Docimo G, Argenziano G. Using dermoscopic criteria and patient-related factors for the management of pigmented melanocytic nevi. Arch Dermatol. 2009;145:816–26.

35 黑色素瘤

Iris Zalaudek，Elvira Moscarella，Alexandre Abramavicus，Giuseppe Albertini，and Giuseppe Argenziano

宋子贤　译　慕彰磊　徐峰　审校

摘　要

原发性头皮黑色素瘤被称为“隐形杀手”，原因在于其隐匿的生长以及相较于同等厚度的躯干黑色素瘤更差的预后。因此，在皮肤科诊疗中应当常规行头皮皮肤镜检查。

关键词

方法（algorithm）•“蓝色”黑色素瘤 • 恶性雀斑样痣 • 黑色素瘤 • 假性网络 • 脂溢性角化病

头皮黑素细胞肿瘤在流行病学、形态学及生物学上与在躯干上的不同，因此被分类为“特殊解剖部位”皮肤黑素细胞肿瘤[1]。

原发性头皮黑色素瘤被称为“隐形杀手”，原因在于其隐匿的生长以及相较于同等厚度的躯干黑色素瘤更差的预后[2]。因此，在皮肤科诊疗中应当常规行头皮皮肤镜检查，即皮肤镜应当作为头皮肿瘤诊治中的诊疗标准[3-7]。

头皮黑色素瘤的主要皮肤镜模式与肿瘤类型、生长速度和厚度有关[3]。厚的、生长迅速的结节性的黑色素瘤通常缺乏特异的皮肤镜模式；因此，它的诊断主要依赖于快速生长的病史以及皮肤镜下不同色调的蓝色或黑色[3, 8]。相对的，薄的头皮黑色素瘤表现出黑色素瘤特异性标准，比如灰褐色的假性网络、伴有退行或弥漫性色素减退区域的不典型网络[3]。

由于厚的头皮黑色素瘤易模仿多种良性皮肤肿瘤，对于头皮上的结节性肿瘤推荐尽可能地行病理活检。另一方面，薄的黑色素瘤可以显示和退行性脂溢性角化病及色素性日光性角化病重叠的特征。为了避免黑色素瘤的漏诊，对于所有表现出退行性改变的扁平的头皮肿瘤均建议行组织活检，无论皮肤镜下是否缺乏黑素细胞性肿瘤的皮肤镜模式[3]。

综上所述，鉴于头皮黑色素瘤的不良预后，早期发现和及时治疗是提高生存率的最佳方法。基于文献中的数据，可以提出一种方法用于处理色素性头皮肿瘤。特别是成年男性，常规皮肤科诊疗中应当进行头皮检查，对于具有退行性改变的扁平皮损或带有蓝色的结节性肿瘤应尽可能活检。

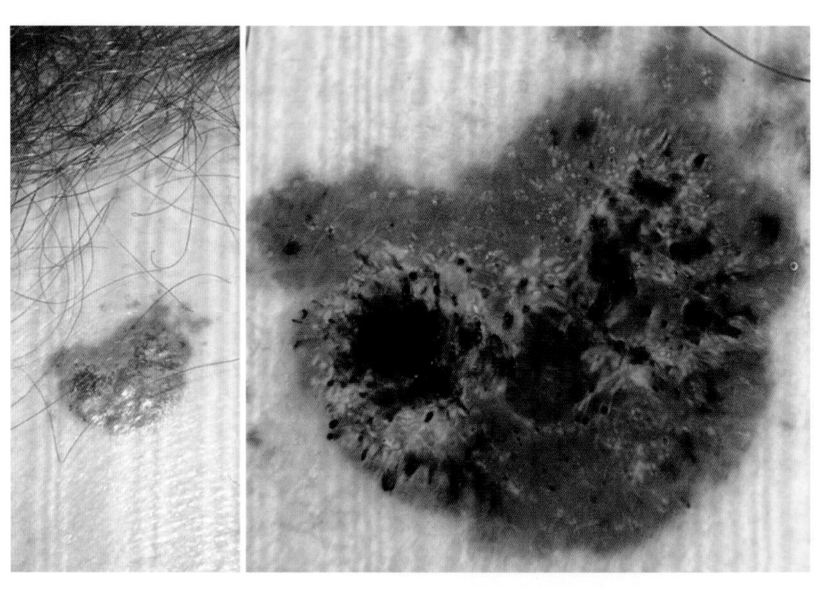

图 35.1 快速生长的黑色素瘤。图示为快速生长的黑色素瘤（厚度＞ 2.5 mm）临床（*左*）及皮肤镜（*右*）图像。皮肤镜下可见蓝白色无结构区域。支持晚期黑素瘤诊断的线索是不规则黑色污斑或点的出现，特殊情况下可仅见于蓝痣中

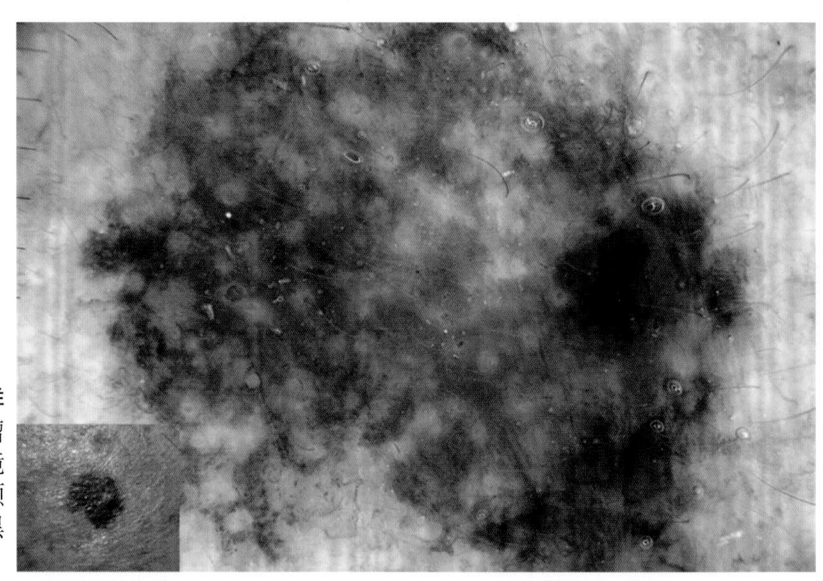

图 35.2 头皮黑色素瘤，恶性雀斑痣样型。图为薄的头皮恶性雀斑痣样黑素瘤的临床（*插图*）及皮肤镜图像。皮肤镜显示灰色的假性网络、灰色胡椒粉样颗粒、白色无结构区域以及一些充满灰黑色色素的毛囊开口

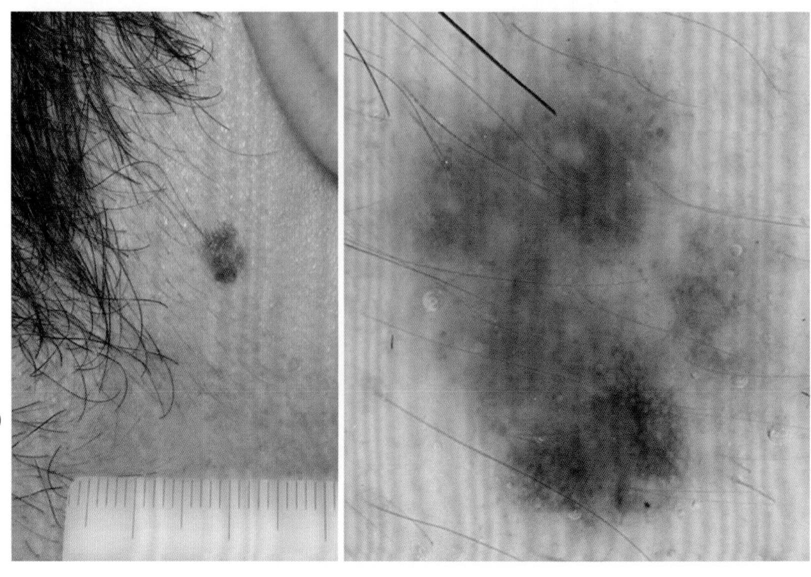

图 35.3 黑色素瘤，浅表扩散型。图示为薄的、生长缓慢的浅表扩散型黑色素瘤的临床（*左*）及皮肤镜（*右*）图像。皮肤镜显示不典型网络、退行区域（弥漫的灰色色调）以及弥漫的色素减退。注意：一些色素减退区域中可见点状血管

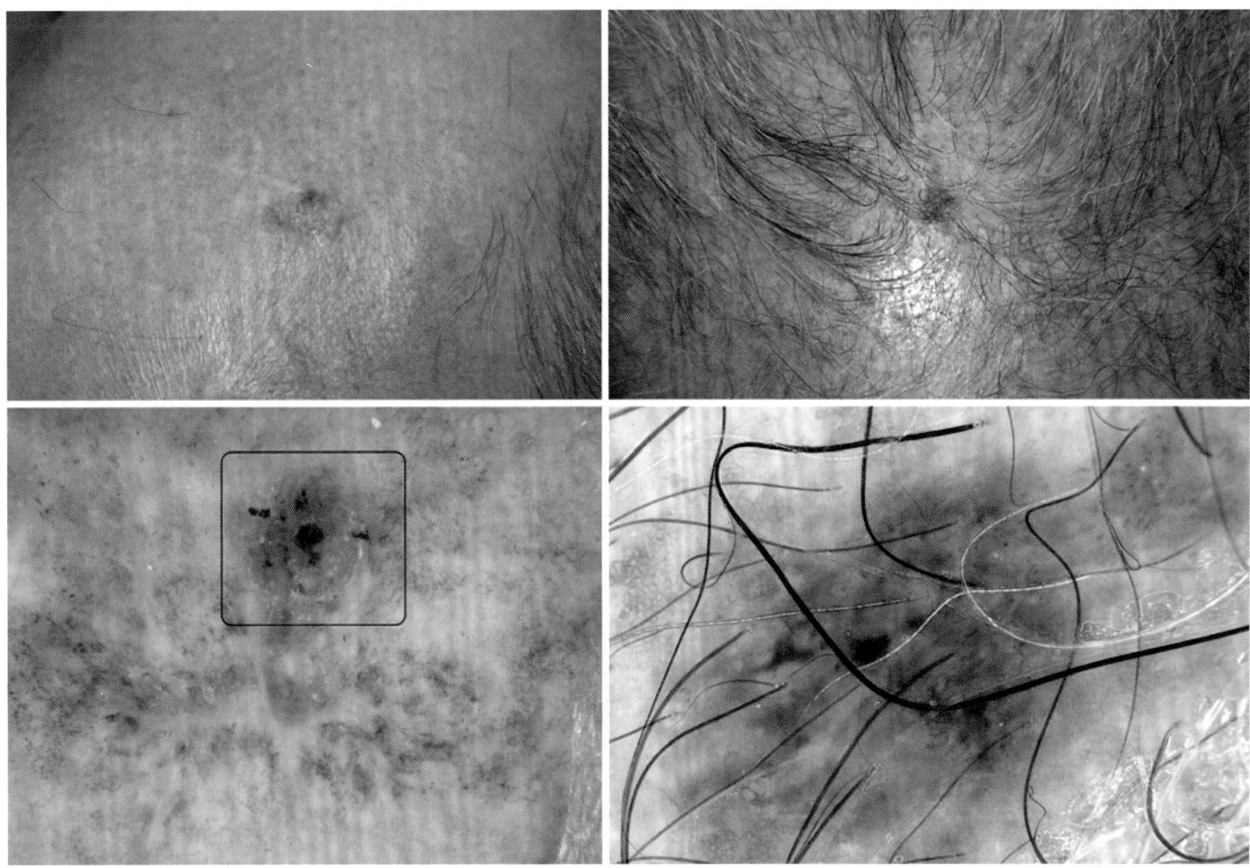

图 35.4 退行性黑色素瘤与退行性脂溢性角化病。图为几乎完全退变的黑色素瘤（*左*）及退行性脂溢性角化病（*右*）的临床及皮肤镜图例。伴有广泛退变的黑色素瘤的皮肤镜图像具有灰色胡椒粉样颗粒的特点（*左下*）。重点是，这个病例中黑色素瘤发病位置接近一个已经存在的脂溢性角化病（*方框*）并且这是一个退行性脂溢性角化病。对所有表现出退行性改变的头皮肿瘤进行活检可以防止临床医生漏诊黑色素瘤。皮肤镜显示退行性脂溢性角化病伴随着弥散的灰色区域、灰色胡椒粉样颗粒以及粗的褐色色素线（*右下*）

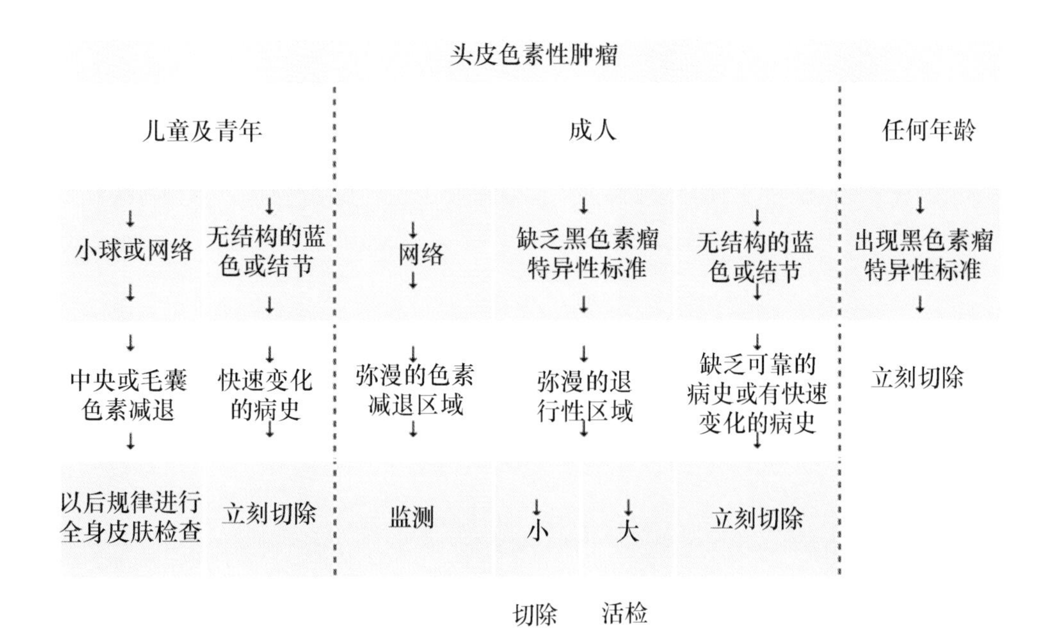

图 35.5 头皮肿瘤的处理建议

参考文献

1. Mason AR, Mohr MR, Koch LH, Hood AF. Nevi of special sites. Clin Lab Med. 2011;31(2):229–42.
2. Benmeir P, Baruchin A, Lusthaus S, Weinberg A, Ad-El D, Nahlieli O, et al. Melanoma of the scalp: the invisible killer. Plast Reconstr Surg. 1995;95(3):496–500.
3. Stanganelli I, Argenziano G, Sera F, Blum A, Ozdemir F, Karaarslan IK, et al. Dermoscopy of scalp tumours: a multi-centre study conducted by the international dermoscopy society. J Eur Acad Dermatol Venereol. 2011. doi:10.1111/j.1468-3083.2011.04188.x.
4. Aitken JF, Barbour A, Burmeister B, Taylor S, Walpole E, Australian Cancer Network, Smithers BM, Melanoma Guidelines Revision Working Party. Clinical practice guidelines for the management of melanoma in Australia and New Zealand. Sydney: Cancer Council Australia; Australian Cancer Network; Ministry of Health, New Zealand; 2008. p. 1–246.
5. Marsden JR, Newton-Bishop JA, Burrows L, Cook M, Corrie PG, Cox NH. Revised U.K. Guidelines for the management of cutaneous melanoma 2010. Br J Dermatol. 2010;163:238–56.
6. Argenziano G, Soyer HP, De Giorgi V, et al. Interactive atlas of dermoscopy. Milan: EDRA; 2000.
7. Zalaudek I, Leinweber B, Soyer HP, et al. Dermoscopic features of melanoma on the scalp. J Am Acad Dermatol. 2004;51: S88–90.
8. Argenziano G, Longo C, Cameron A, Cavicchini S, Gourhant JY, Lallas A, et al. Blue-black rule: a simple dermoscopic clue to recognize pigmented nodular melanoma. Br J Dermatol. 2011. doi:10.1111/j.1365-2133.2011.10621.x.

36 非黑色素瘤性皮肤癌

Iris Zalaudek，Elvira Moscarella，Alexandre Abramavicus，Giuseppe Albertini，and Giuseppe Argenziano

李彦波　译　慕彰磊　徐峰　审校

摘　要

临床上非黑色素瘤性皮肤癌通常表现为无色素性，因此也称为“白色皮肤癌”。然而，皮肤镜下非黑色素瘤皮肤癌表现为“红色皮肤癌”，因为它们的诊断主要基于血管模式和其他的皮肤镜线索。

关键词

日光性角化病 • 基底细胞癌 • 表皮内癌 • 非黑色素瘤性皮肤癌（NMSC）• 鳞状细胞癌

头皮是具有大量毛囊皮脂腺和丰富的血管和淋巴供应的独特解剖区域。头皮肿瘤占所有皮肤肿瘤的约 2%，可来源于毛囊皮脂腺单位的不同类型的细胞，或来自毛囊间表皮和真皮，或其他肿瘤的皮肤转移[1]。

非黑色素瘤性皮肤癌（nonmelanoma skin cancers，NMSCs）包括基底细胞癌（basal cell carcinoma，BCC）和各种形式的角质形成细胞肿瘤，例如日光性角化病（actinic keratosis，AK）、表皮内癌（即 Bowen 病）（intraepithelial carcinoma，IEC）和侵袭性鳞状细胞癌（squamous cell carcinoma，SCC）。NMSCs 比黑色素瘤更常见，很少发生转移。然而，由于其发病率高，局部侵袭性生长模式（即癌变区域）和治疗后复发的趋势，导致这些癌症相关的患病率及治疗费用非常高。

头皮 NMSC 的最重要危险因素包括男性、60 岁以上、雄激素性秃发、慢性日光损伤和皮肤癌的个人史[2-3]。

临床上，NMSC 通常表现为无色素性，因此也称为“白色皮肤癌”。然而，皮肤镜上，NMSC 表现为“红色皮肤癌”，因为它们的诊断主要基于血管模式和其他的皮肤镜线索[4]。虽然存在色素性 NMSC，但较无色素性少。

AK 是 SCC 谱中最常见的肿瘤。AK 一旦出现，可向以下方向发展：退化、持续或进展到侵袭性 SCC。AK 进展为侵袭性 SCC 的实际风险在 0.1% ～ 20% 之间[5]。

虽然在临床上可能难以区分Ⅰ级或Ⅱ级 AK 与 IEC 或早期 SCC[6]，但是皮肤镜可以有力地鉴别这些角质形成细胞肿瘤谱的不同进展阶段[5]。虽然色素性SCC不常见，但它们是黑色素瘤诊断的主要陷阱[7]。

由于特定的血管模式和线索，皮肤镜可以有效地诊断侵袭性SCC[4]。

在BCC中，皮肤镜下主要的血管和色素特征受肿瘤类型和大小的影响[4]。

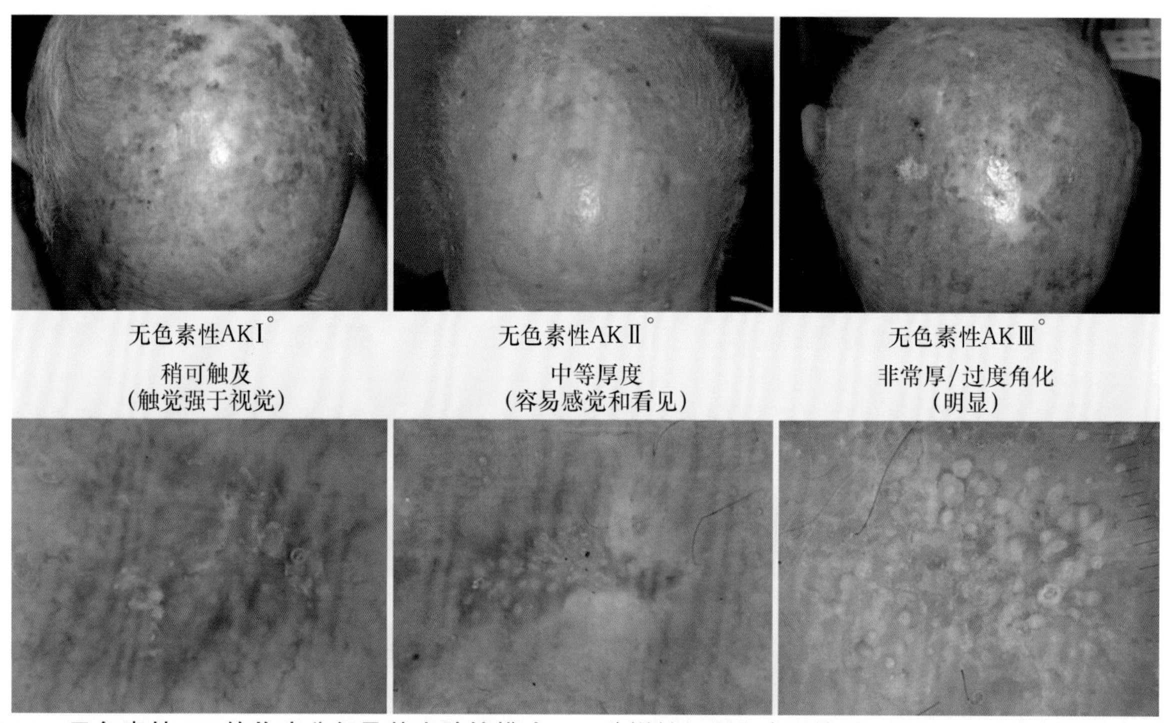

图36.1 无色素性AK的临床分级及其皮肤镜模式。 基于临床可见性和可触及性，无色素性AK可以分为三个不同的等级，其中Ⅲ级AK进展为侵袭性SCC的风险最高[8]。下排：Ⅰ级AK（*左*）的皮肤镜检查显示，弥漫性红斑和表面鳞屑；Ⅱ级AK（*中*）显示白-红色无结构区域和明显的白色毛囊开口；Ⅲ级AK（*右*）显示无结构白色背景及其内明显的不同直径的黄色角化性毛囊

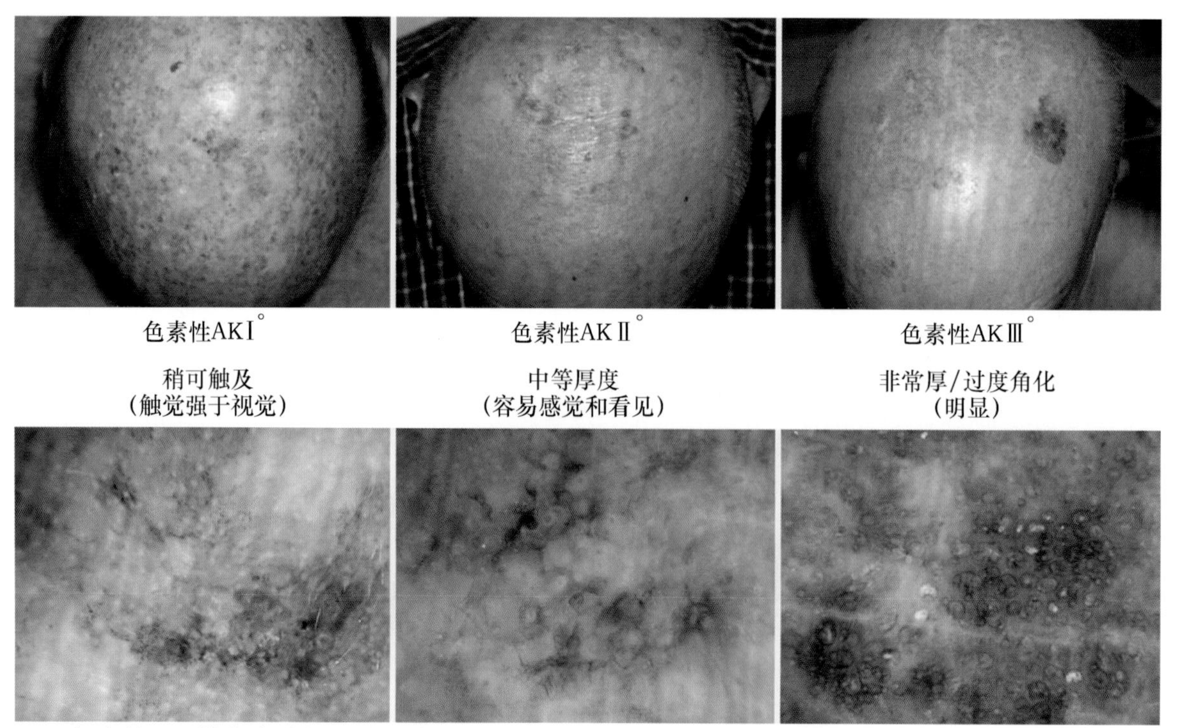

图36.2 色素性AK的临床分级及其皮肤镜模式。 下排：Ⅰ级AK（*左*）的皮肤镜检查显示弥漫的褐色背景及其内小的白色毛囊；Ⅱ级AK（*中*）显示围绕靶样毛囊开口的浅表褐灰色粗线；Ⅲ级AK（*右*）显示无结构的褐色背景及其内明显的不同直径褐色角化毛囊

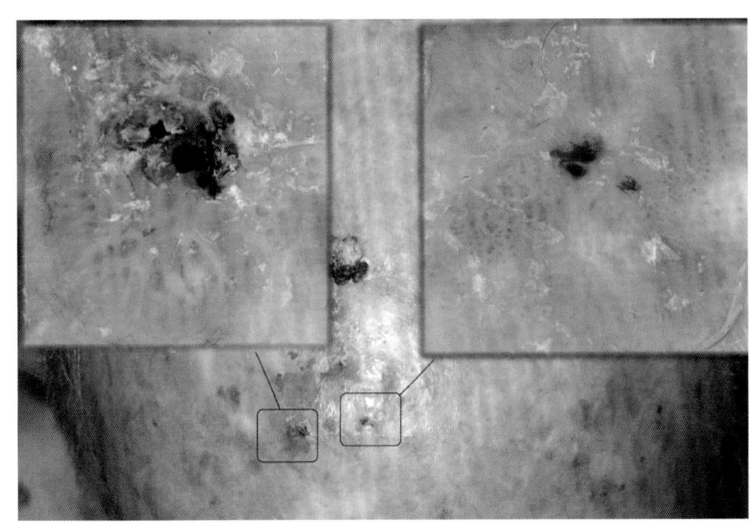

图 36.3　SCC 的不同进展阶段的临床和皮肤镜图像。IEC（*右*）显示成组的大的点状和卷曲状（肾小球状）血管、小的红褐色糜烂和弥漫的鳞屑，而早期侵袭性 SCC（*左*）显示中心白色至黄色无定形且部分出血的痂，周围大的卷曲状（肾小球状）和细长螺旋形血管。注意血管周围白色晕，是所有角化肿瘤的标志

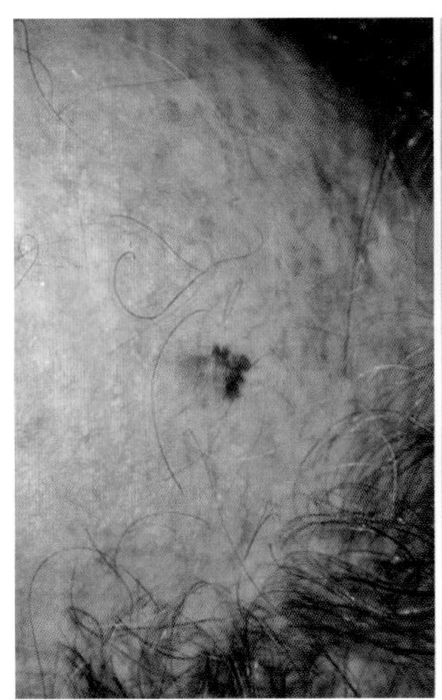

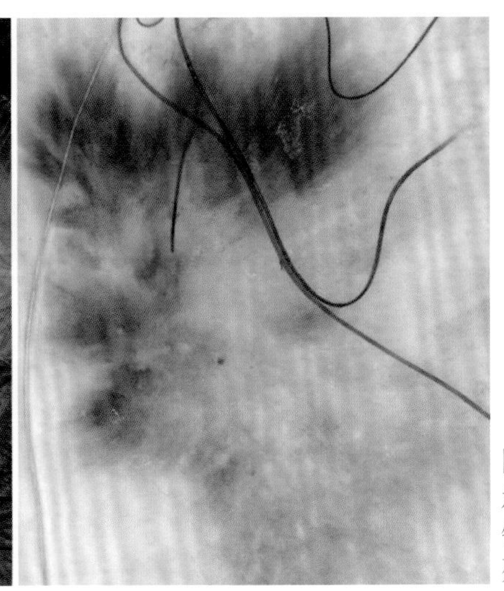

图 36.4　色素性 Bowen 病。临床图像（*左*）显示类似头皮黑色素瘤的色素性 Bowen 病。皮肤镜检查（*右*）可以看到从无色素中心向外周排列的细褐色线

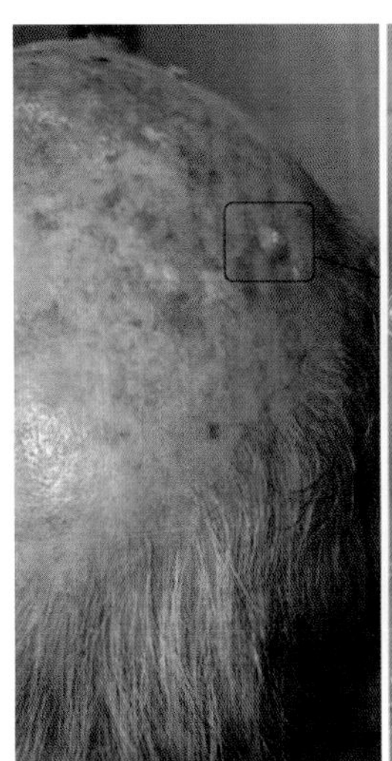

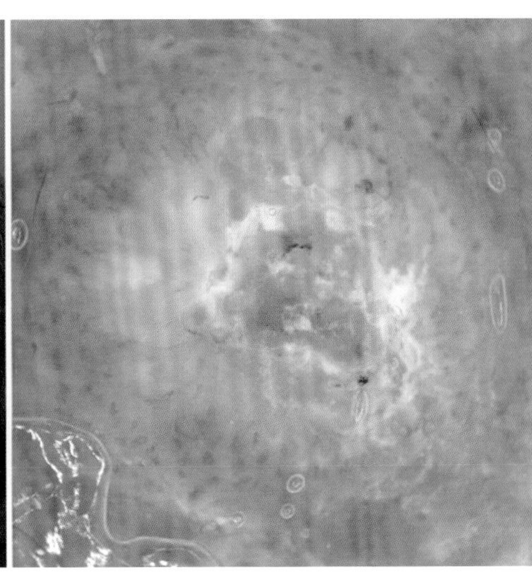

图 36.5　侵袭性 SCC。典型临床（*左*）和皮肤镜（*右*）图像显示侵袭性 SCC。皮肤镜检查显示充满角质的毛囊开口，在白色背景上显示为不透明、淡黄色、可变、大且圆形的结构。还可以看到放射状排列的多形性血管，包括线性不规则、点状和卷曲状血管

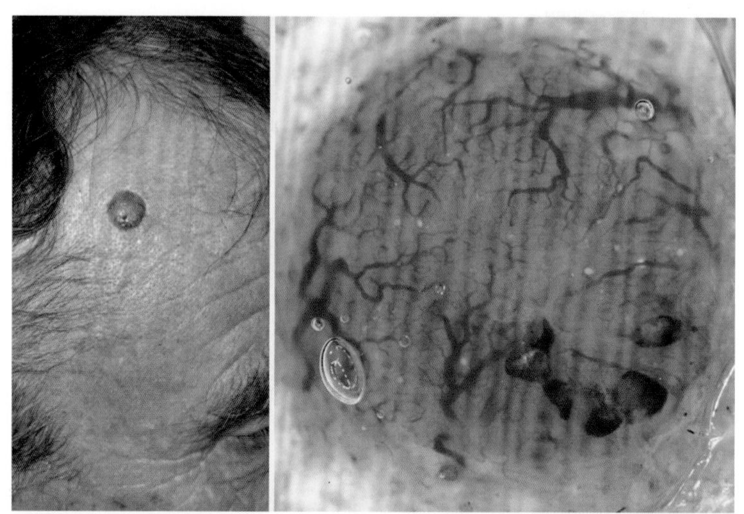

图 36.6 结节性无色素性 BCC。典型临床（*左*）和皮肤镜（*右*）图像显示结节性无色素性 BCC。图中可见明显的 BCC 皮肤镜特征，即与溃疡相关的清晰的暗红色分支状和树枝状血管

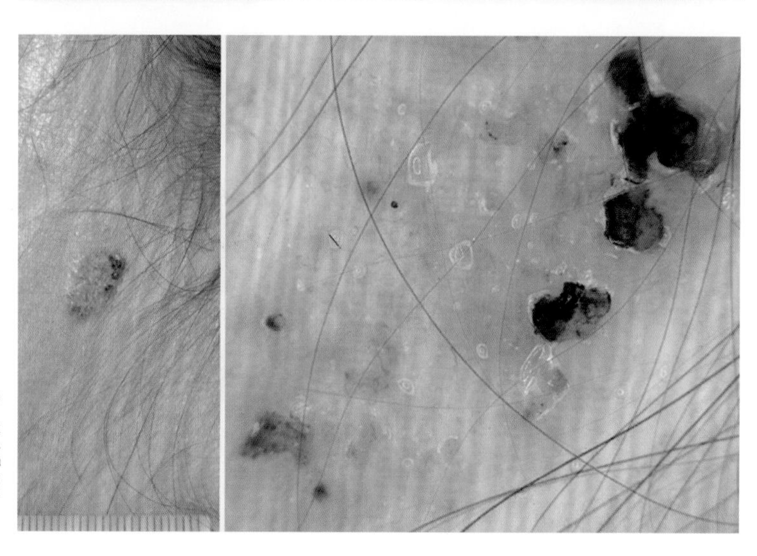

图 36.7 无色素性浅表性 BCC 的典型外观。与结节性 BCC 相比，浅表性 BCC 缺乏明显的分支状血管，但显示白色-红色无结构区域（*右*）。诊断的关键是通常位于周边的小的糜烂，临床照片上也有所显示（*左*）

参考文献

1. Tosti A, Pazzaglia M, Piraccini BM. Chapter 18: Scalp tumors. In: Blume-Peytavi U, Tosti A, Whiting DA, Trueb R, editors. Hair growth and disorders. Berlin: Springer; 2008. p. 380–7.
2. Gandini S, Sera F, Cattaruzza MS, Pasquini P. Meta-analysis of risk factors for cutaneous melanoma: III. Family history, actinic damage and phenotypic factors. Eur J Cancer. 2005;41:2040–59.
3. Stanganelli I, Argenziano G, Sera F, Blum A, Ozdemir F, Karaarslan IK, et al. Dermoscopy of scalp tumours: a multi-centre study conducted by the international dermoscopy society. J Eur Acad Dermatol Venereol. 2011. doi:10.1111/j.1468-3083.2011.04188.x.
4. Zalaudek I, Kreusch J, Giacomel J, Ferrara G, Catricalà C, Argenziano G. How to diagnose nonpigmented skin tumors: a review of vascular structures seen with dermoscopy: part II. Nonmelanocytic skin tumors. J Am Acad Dermatol. 2010;63(3): 377–86; quiz 387–8.
5. Zalaudek I, Giacomel J, Schmid K, Bondino S, Rosendahl C, Cavicchini S, et al. Dermatoscopy of facial actinic keratosis, intraepidermal carcinoma, and invasive squamous cell carcinoma: a progression model. J Am Acad Dermatol. 2012;66:589–97. Epub 2011 Aug 11.
6. Rowert-Huber J, Patel MJ, Forschner T, Ulrich C, Eberle J, Kerl H, et al. Actinic keratosis is an early in situ squamous cell carcinoma: a proposal for reclassification. Br J Dermatol. 2007;156 Suppl 3:8–12.
7. Zalaudek I, Ferrara G, Leinweber B, Mercogliano A, D'Ambrosio A, Argenziano G. Pitfalls in the clinical and dermoscopic diagnosis of pigmented actinic keratosis. J Am Acad Dermatol. 2005;53(6): 1071–4.
8. De Giorgi V, Sestini S, Grazzini M, et al. Prevalence and distribution of melanocytic naevi on the scalp: a prospective study. Br J Dermatol. 2010;162:345–9.

37 血管肿瘤

Iris Zalaudek，Elvira Moscarella，Alexandre Abramavicus，Giuseppe Albertini，and Giuseppe Argenziano

吕小岩 译 慕彰磊 徐峰 审校

摘 要

头皮血管瘤在皮肤镜下为境界清楚的红色和紫色球。化脓性肉芽肿为大的无结构的红色球、白色交叉线和线状血管。早期血管肉瘤初起为界限不清区域、边界硬化；而晚期损害可以是凸起的、结节性的，或偶尔溃疡和紫红色。

关键词

血管肉瘤 • 化脓性肉芽肿 • 血管肿瘤

血管瘤（hemangiomas）和化脓性肉芽肿（pyogenic granulomas）是头皮常见的良性血管肿瘤。尽管它们是良性的，并没有转化为恶性的风险，然而对怀疑为化脓性肉芽肿的患者，不管年龄多大[1]，活检和病理组织检查总是必需的。因为，无色素性黑色素瘤实际上很难与之鉴别。

血管肉瘤是少见的恶性肿瘤，特点是快速增生、血管来源的间变细胞广泛浸润以及线状不规则充血区。血管肉瘤具有潜在致死性，复发率高[2-3]。早期损害初起为界限不清区域、边界硬化；而晚期损害可以是凸起的、结节性的，或偶尔溃疡和紫红色。皮肤镜下，血管肉瘤呈现血管瘤典型的颜色——红色和紫色[4]。

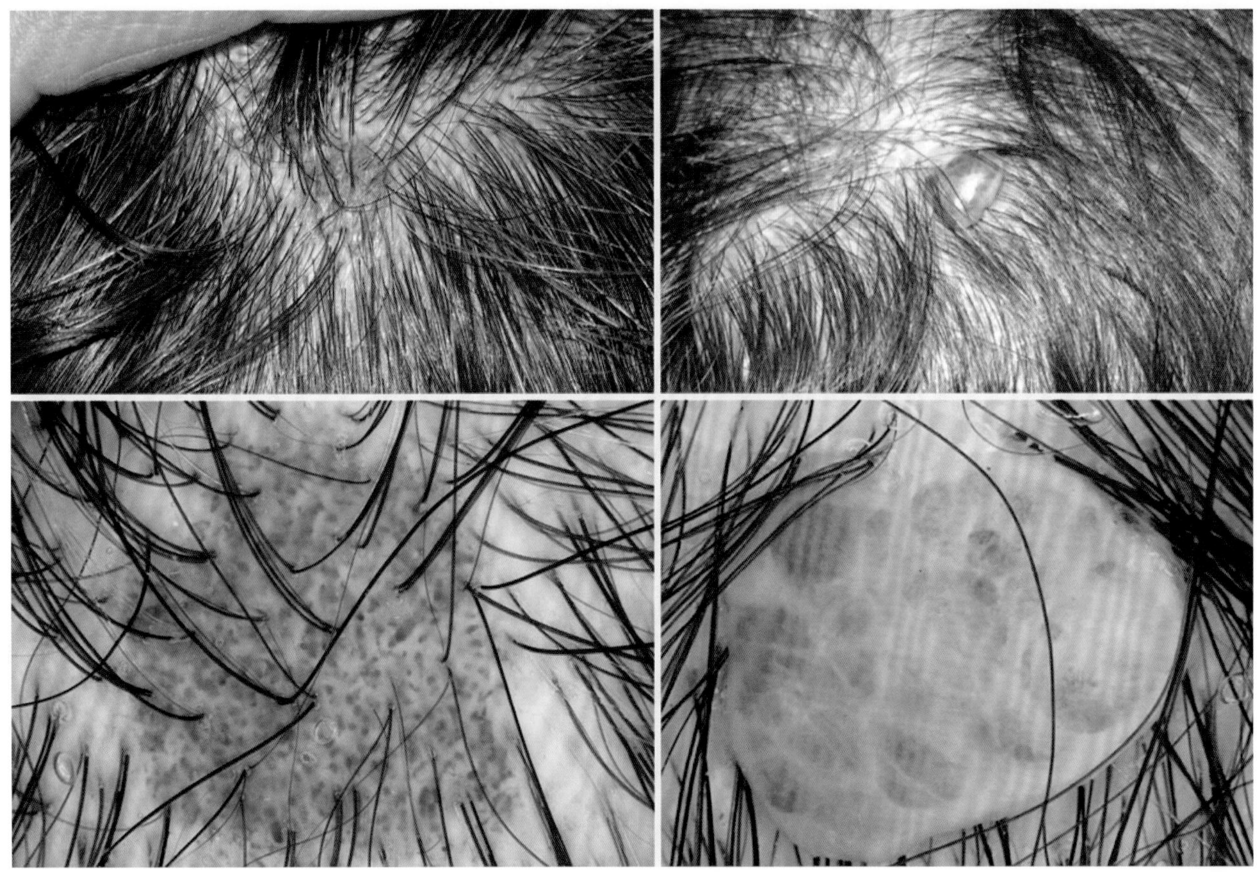

图 37.1　良性血管瘤的临床和皮肤镜下特点。*左图*：头皮血管瘤和躯干呈现相同模式，即境界清楚的红色和紫色球。*右图*：化脓性肉芽肿为大的无结构的红色球、白色交叉线和线状血管。无色素性黑色素瘤可以见到同样模式，因此所有化脓性肉芽肿患者必须做组织病理检查

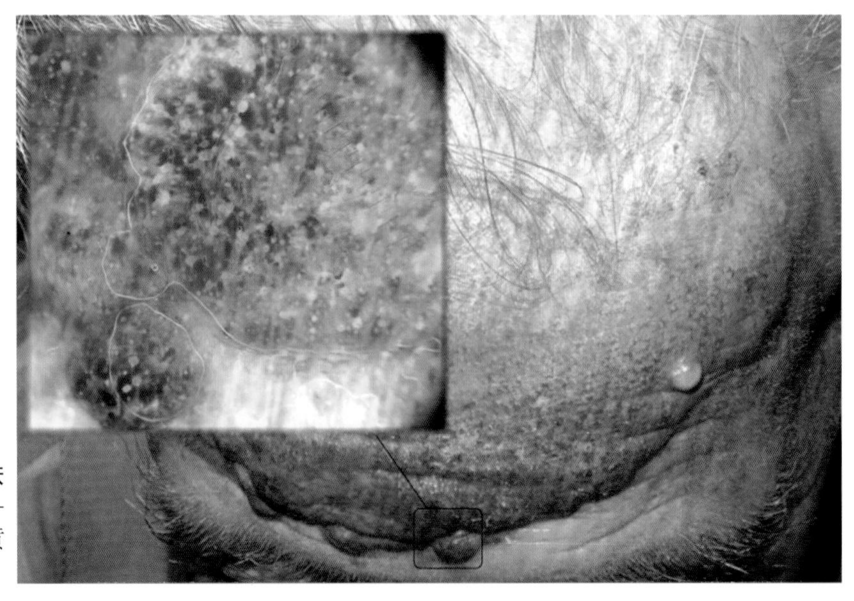

图 37.2　晚期血管肉瘤的临床和皮肤镜模式。皮肤镜下（*插图*）可见红-紫色无结构区域，中间混有白色到黄色的毛囊开口

参考文献

1. Zaballos P, Carulla M, Ozdemir F, Zalaudek I, Bañuls J, Llambrich A, et al. Dermoscopy of pyogenic granuloma: a morphological study. Br J Dermatol. 2010;163(6):1229–37.
2. Albores-Saavedra J, Schwartz AM, Henson DE, Kostun L, Hart A, Angeles-Albores D, Chablé Montero F. Cutaneous angiosarcoma. Analysis of 434 cases from the Surveillance, Epidemiology, and End Results Program, 1973–2007. Ann Diagn Pathol. 2011;15(2):93–7.
3. Guadagnolo BA, Zagars GK, Araujo D, Ravi V, Shellenberger TD, Sturgis EM. Outcomes after definitive treatment for cutaneous angiosarcoma of the face and scalp. Head Neck. 2011;33(5):661–7.
4. De Giorgi V, Grazzini M, Rossari S, Gori A, Verdelli A, Cervadoro E, Lotti T. Dermoscopy pattern of cutaneous angiosarcoma. Eur J Dermatol. 2011;21(1):113–4.

第十三部分

亚洲患者毛发镜特点

38 亚洲患者毛发镜特点

Shigeki Inui

尹慧彬　译　慕彰磊　徐峰　审校

摘　要

与白人患者相比，亚洲患者的毛发镜下表现少有种族差异。这些差异包括健康人群的平均毛发直径较粗和细发比率较高。在斑秃患者中常见黑点征及再生的毳毛，而黄点征很少。在雄激素性秃发患者中，毛周征不常见。与白人相比，亚洲人的正常肤色有遮掩效果。

关键词

斑秃・雄激素性秃发・亚洲人皮肤・黑点征・印度人皮肤光型・日本人皮肤光型・白癜风・黄点征

因为个体间头发密度变异很大，所以正常亚洲女性与正常白人女性头发密度并没有太大差异，但是亚洲女性的平均毛发直径较粗，细发比率较高（12.9%）[1]。虽然没有正常男性受试者毛发指标的相关报道，但是推测具有相似的趋势。此外，亚洲人皮肤及毛发颜色造成毛发镜下有不同的表现。本章主要讨论亚洲秃发患者不同的毛发镜下特点。

亚洲斑秃患者的毛发镜下特点为黑点征、锥形发（惊叹号样发）、断发征、黄点征和短毳毛[2]。黑点征是惊叹号样发或断发的遗留表现，是疾病活动性和严重程度的敏感指标；然而，这些在金发患者中不易见。与白人相比，因为毛囊间皮肤色调更深，再生的白色短毳毛在亚洲人群中更多见；因此，大量短毳毛的出现是诊断斑秃的敏感指标，在亚洲患者中具有特异性[3]。相反，因为肤色的影响，与白人患者或亚洲白癜风患者相比，黄点征在亚洲患者中较难发现[4]。与白人皮肤相比，亚洲人群的正常肤色有一定的遮掩效果。

当采用接触免疫治疗时，6% 的亚洲患者可由于治疗性接触剂出现色素性接触性皮炎[5]。在毛发镜下可以看到不累及毛囊口和小汗腺开口的网状和（或）球状色素沉着。

亚洲雄激素性秃发患者毛发镜下可观察到毛发直径异质性、毛周征以及黄点征。毛周征见于所有的白人雄激素性秃发患者中[6]，但是在亚洲患者中的出现率仅有 66%（33/50），可能与肤色差异有关[7]。

本章展示的毛发镜图片大部分来自日本患者，而近期印度患者的研究结果也与之相似[8]。因为皮肤与毛发颜色会影响毛发镜的特征，所以研究亚洲人毛发疾病的毛发镜特点很有意思。

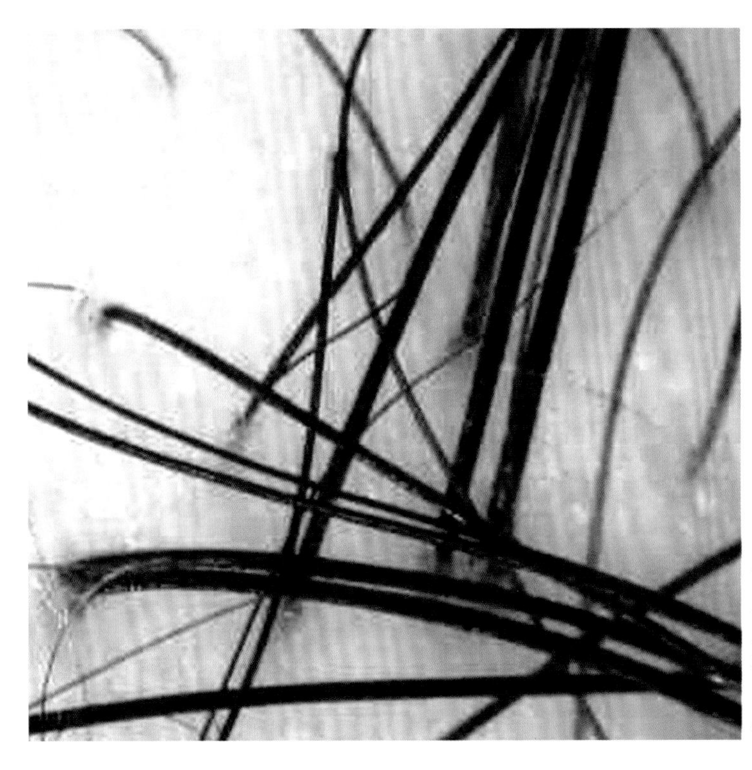

图 38.1　一位 20 岁日本女性的正常顶部头皮毛发镜下表现。亚洲女性正常头发较白人女性直径更粗、细发率更高（12.9%）[1]。因为细发比率较高，所以检测毳毛转变时应将毛发直径差异的阈值设定为 20%。图像采自 DermLite Ⅱ Pro dermatoscope（3Gen，LCC，San Juan Capistrano，CA；×10）

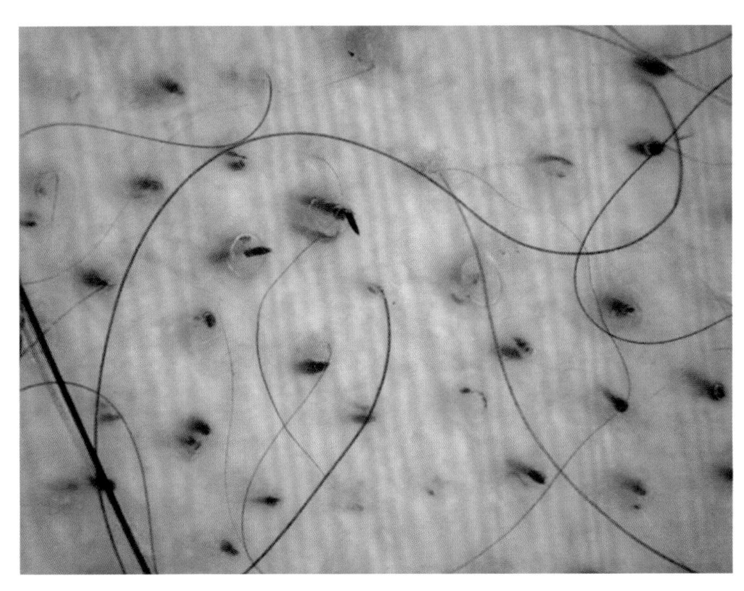

图 38.2　快速加重的 50 岁日本斑秃女性，头皮上可见黑点征、断发征以及黄点征。图像采自 DermLite Ⅱ Pro（×10）

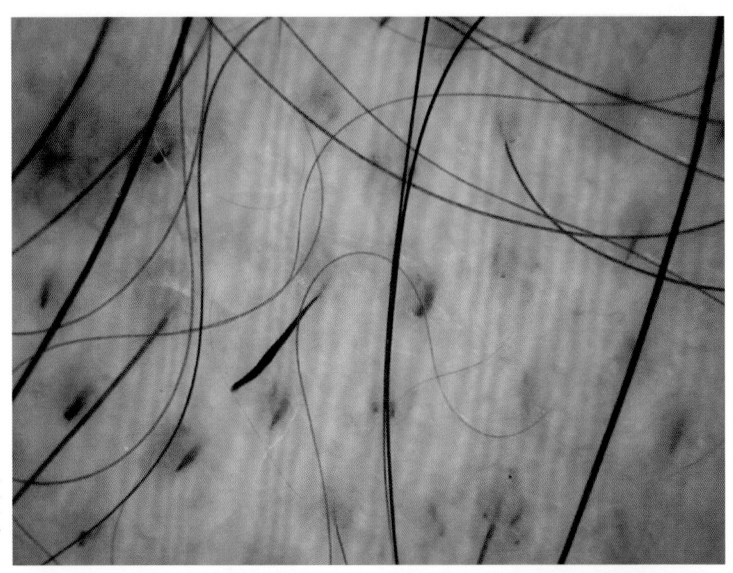

图 38.3　快速加重的 50 岁日本斑秃女性，头皮上可见锥形发（惊叹号样发）、大量黑点及黄点征。图像采自 DermLite Ⅱ Pro（×10）

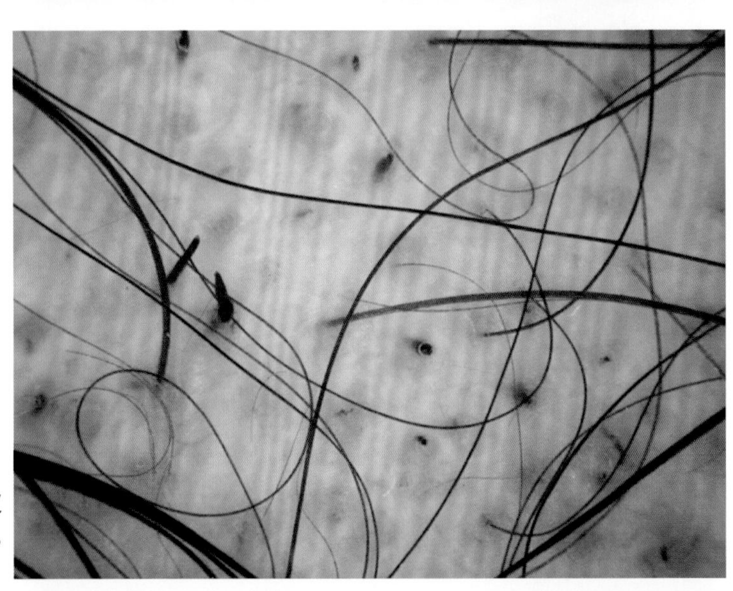

图 38.4　快速加重的 50 岁日本斑秃女性，头皮可见断发。黑点征和黄点征同样可以观察到。图像采自 DermLite Ⅱ Pro（×10）

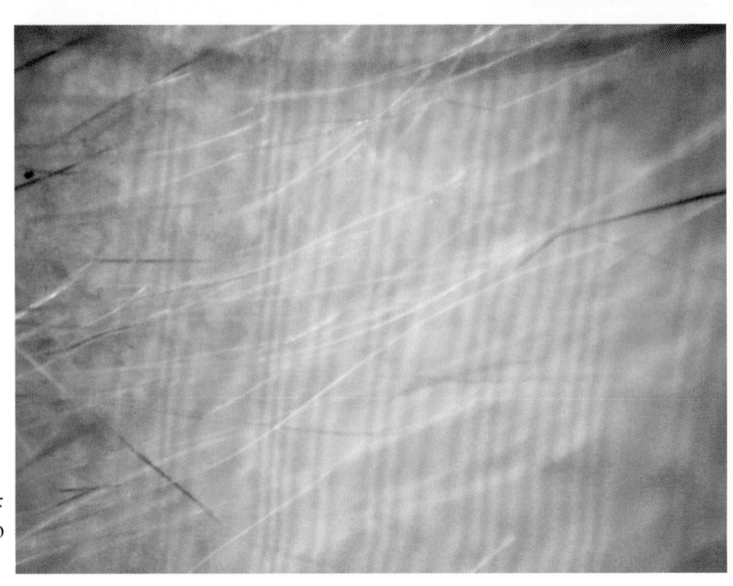

图 38.5　处于消退期斑秃的 8 岁日本女孩头皮上可见短毳毛。图像采自 DermLite Ⅱ Pro（×10）

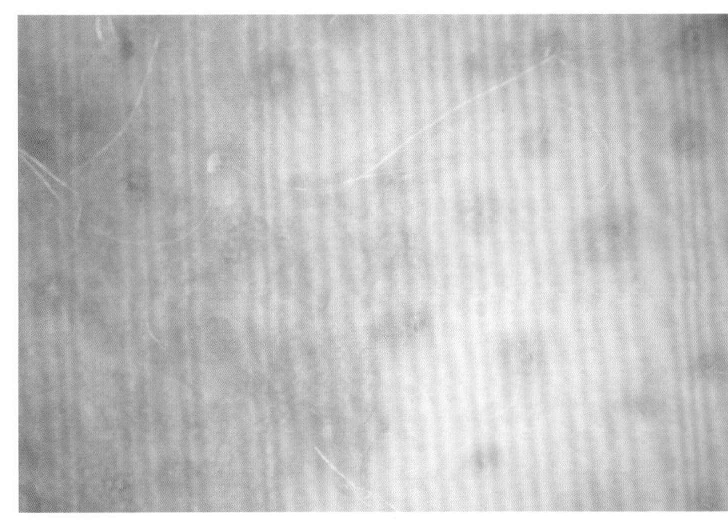

图 38.6 同时伴有斑秃及白癜风的 13 岁日本女孩头皮上的黄点征被正常肤色掩盖。在右侧色素减退的白癜风皮肤上可见大量黄点征，而在左侧，黄点征被淡褐色的正常肤色所掩盖。图像采自 DermLite Ⅱ Pro（×10）

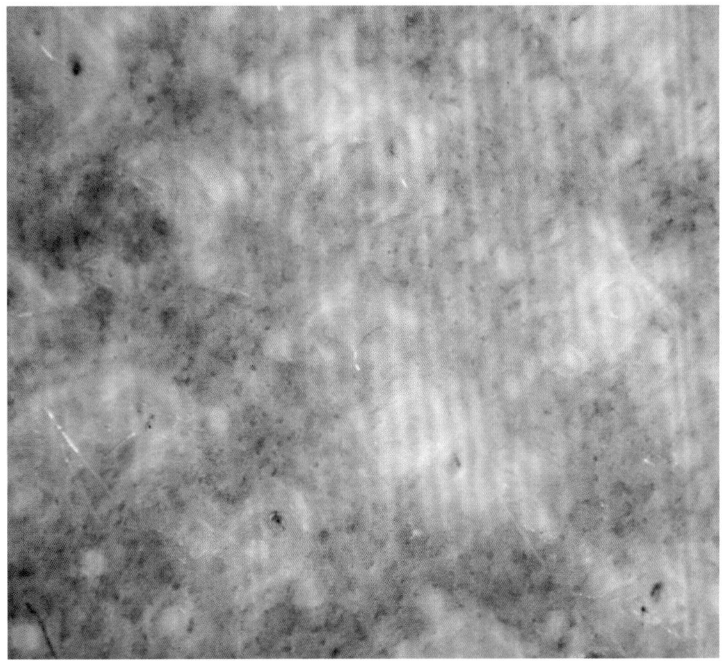

图 38.7 斑秃患者使用接触性免疫治疗导致色素性接触性皮炎。图片显示头皮上网状和颗粒状板岩色色素沉着。断发征、黄点征和小汗腺汗孔也可以观察到。图像采自 DermLite Ⅱ Pro（×10）

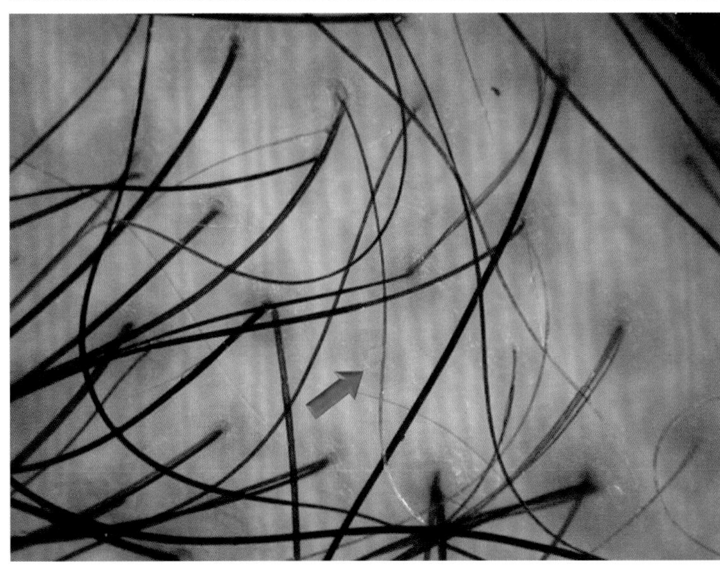

图 38.8 亚洲雄激素性秃发患者毛发镜下表现。一位患有雄激素性秃发的 42 岁日本男性，镜下可见毛发直径差异、毛周征以及黄点征（**箭头**）。图像采自 DermLite Ⅱ Pro（×10）

参考文献

1. Tajima M, Hamada C, Arai T, Miyazawa M, Shibata R, Ishino A. Characteristic features of Japanese women's hair with aging and with progressing hair loss. J Dermatol Sci. 2007;45(2):93–103.
2. Inui S, Nakajima T, Nakagawa K, Itami S. Clinical significance of dermoscopy in alopecia areata: analysis of 300 cases. Int J Dermatol. 2008;47(7):688–93.
3. Karadağ Köse O, Göleç AT. Clinical evaluation of alopecias using a handheld dermatoscope. J Am Acad Dermatol. 2012;67:206–14. Epub 2011 Oct 22.
4. Ross EK, Vincenzi C, Tosti A. Videodermoscopy in the evaluation of hair and scalp disorders. J Am Acad Dermatol. 2006;55(5):799–806.
5. Inui S, Nakajima T, Itami S. Coudability hairs: a revisited sign of alopecia areata assessed by trichoscopy. Clin Exp Dermatol. 2010;35(4):361–5.
6. Deloche C, de Lacharriere O, Misciali C, Piraccini BM, Vincenzi C, Bastien P, et al. Histological features of peripilar signs associated with androgenetic alopecia. Arch Dermatol Res. 2004;295(10): 422–8.
7. Inui S, Nakajima T, Itami S. Scalp dermoscopy of androgenetic alopecia in Asian people. J Dermatol. 2009;36(2):82–5.
8. Mane M, Nath AK, Thappa DM. Utility of dermoscopy in alopecia areata. Indian J Dermatol. 2011;56(4):407–11.

第十四部分

深色皮肤患者的毛发镜特点

39 深色皮肤患者的毛发镜特点

Bruna Duque-Estrada and Leonardo Spagnol Abraham
胡瑞铭 译 慕彰磊 徐峰 审校

摘 要

深色皮肤患者的毛发镜下表现因黑素细胞网络和毛囊单位的反差而独具特色。皮肤科医生应当了解这种皮肤类型的特殊模式。

关键词

非裔美国患者·斑秃·雄激素性秃发·黑色皮肤·巴西患者·眉毛·中央离心性瘢痕性秃发·盘状红斑狼疮·秃发性毛囊炎·前额纤维性秃发·发型·毛发扁平苔藓

深色皮肤患者的毛发镜下表现因黑素细胞网络、毛囊单位和小汗腺导管的反差而独具特色。皮肤科医生应当了解这种皮肤类型的特殊模式。

Ⅳ、Ⅴ、Ⅵ型皮肤的正常头皮在毛发镜下可见毛周色素网络（蜂窝状），色素网络由位于表皮突黑素细胞组成的色素沉着线和乳头层上表皮较少黑素细胞的色素减退区形成[1]。毛发镜下还常见到毛囊单位间规律分布的针尖大小的白点，对应头皮的小汗腺开口[2-3]。

在雄激素性秃发毛囊进行性微小化的过程中，毛发镜下色素网络逐渐明显[4]。针尖大小的白点征常与微小化的空毛囊开口混淆，需要共聚焦显微镜加以鉴别[3]。

在斑秃的脱发斑中，毛发镜下难以观察到黄点征，而营养不良毛发，尤其是惊叹号样发是诊断最重要的特点[5-7]。

几乎100%非裔美国患者有多年牵拉头皮的美发习惯，例如橡皮筋编发。其周围头皮是牵拉性秃发的好发区域，毛发镜下可见一些毳毛、色素网络和针尖大小的白点[8]。

中央离心性瘢痕性秃发主要见于非裔美国患者，是该人群患者瘢痕性秃发的重要病因。脱发起始于顶部或中部头皮，呈慢性离心性进展。毛发镜下可见毛囊开口消失、毛囊周围鳞屑、针尖大小的白点和毳毛，但这些特点均不特异。

多种原发性瘢痕性秃发在毛发镜下可以显示炎症和毛囊破坏的征象。经典的毛发扁平苔藓在深色皮肤患者中可见针尖大小的白点分布在蜂窝状色素网络中（由于炎症未累及毛囊间表皮），呈“满天星”模式。另外还可见到不同程度的淡红斑和毛囊周围鳞屑[2]。围绕毛囊的蓝灰色点可呈独特的“靶形模式”分布，组织病理学上对应毛囊周围的噬黑素细胞[9]。

前额纤维性秃发是一种毛发扁平苔藓的变异型，主要累及前额发际线和眉毛，毛发镜下可见色素网络，针尖大小的白点、毛囊周围鳞屑和毛囊周围红斑。

在慢性皮肤型红斑狼疮（盘状红斑狼疮）的非裔美国患者中，早期皮损征象即圆形和多环形的红点在Ⅳ型皮肤患者中难以见到[10]，但可见到经典的扭曲状血管、色素网络和色素减退区域。另外还常见到蓝灰色点沿着脱发斑呈斑点状分布模式，以及蝶蛹状结构[9]。

秃发性毛囊炎的毛发镜特点单一，可见较多分支状红色血管、弥漫性深红斑、簇状毛囊炎和不同炎症程度形成的不同程度的脓疱损害[1, 5]。另外还常见严重的鳞屑、结痂和蝶蛹状结构。

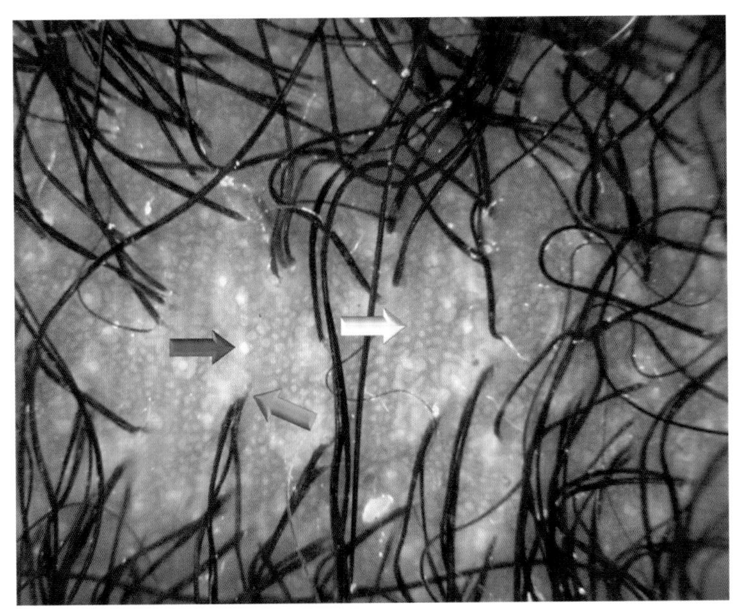

图 39.1 正常头皮。一位 Fitzpatrick 皮肤分型Ⅵ型的正常儿童的头皮在毛发镜下可见针尖大小的白点（**蓝色箭头**），毛囊周围规则分布的蜂窝状色素沉着网络（**白色箭头**），以及毛周白色晕（**绿色箭头**），后者对应正常的毛囊上皮

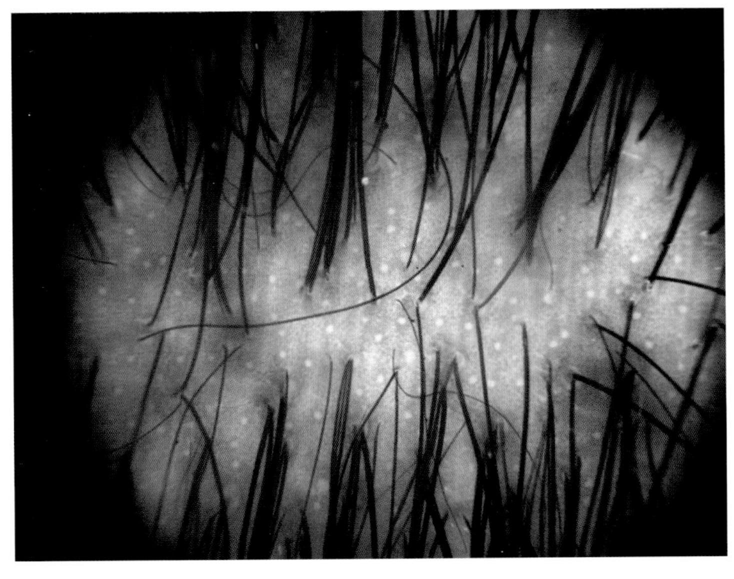

图 39.2 雄激素性秃发。毛发直径异质性 > 20% 是最重要的诊断特点。色素沉着网络和白点征可见于深色皮肤患者和长期脱发患者光损害的头皮

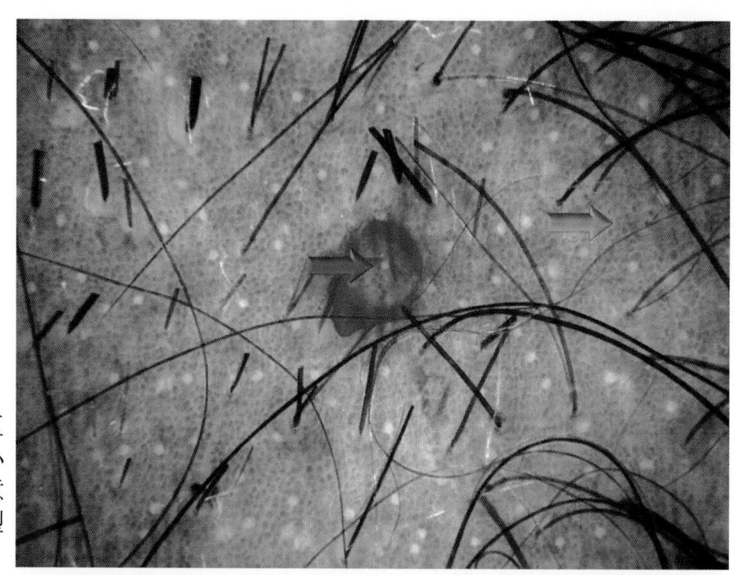

图 39.3 雄激素性秃发。一位 35 岁女性剃发区域的毛发镜下可见 1 mm 微环钻区中针尖大小的白点（**蓝色箭头**）和微小化的毛囊。需注意毛发镜下毛囊和小汗腺汗孔难以鉴别。该类型皮肤的毛细血管也难以观察（**绿色箭头**）

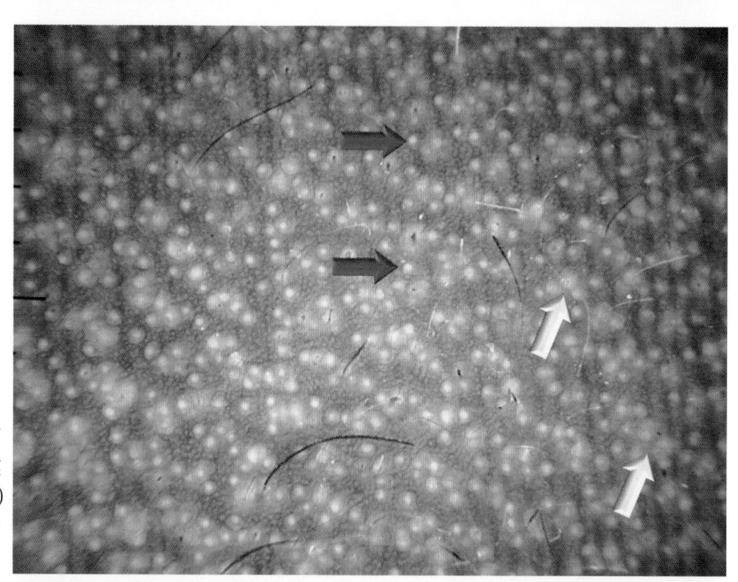

图 39.4 斑秃。惊叹号样发和黑点征是疾病活动性的重要标志。脱发斑可见两种白点：毛囊单位间独立分布的针尖大小的白点（**蓝色箭头**）和围绕以白色圆形晕的成群分布的 2 ～ 3 个白点（**白色箭头**），后者对应空的毛囊单位

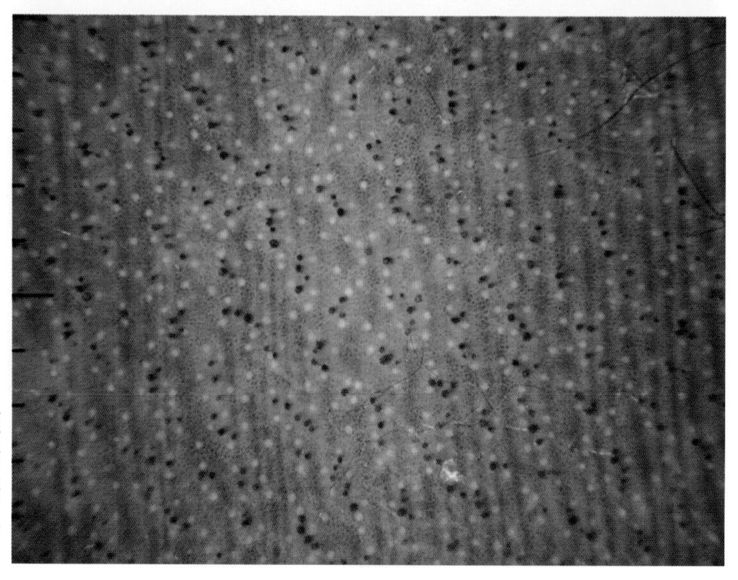

图 39.5 蒽林治疗后的斑秃。一位 12 岁男孩斑秃患者在蒽林治疗后的毛发镜图像。该药物会使毛囊单位染色。着色点必须与真性黑点征鉴别，前者无断发。着色的毛囊开口间清晰可见针尖大小的白点

图 39.6 斑秃离散分布的黄点征。深色头皮对比度低，黄点难以观察

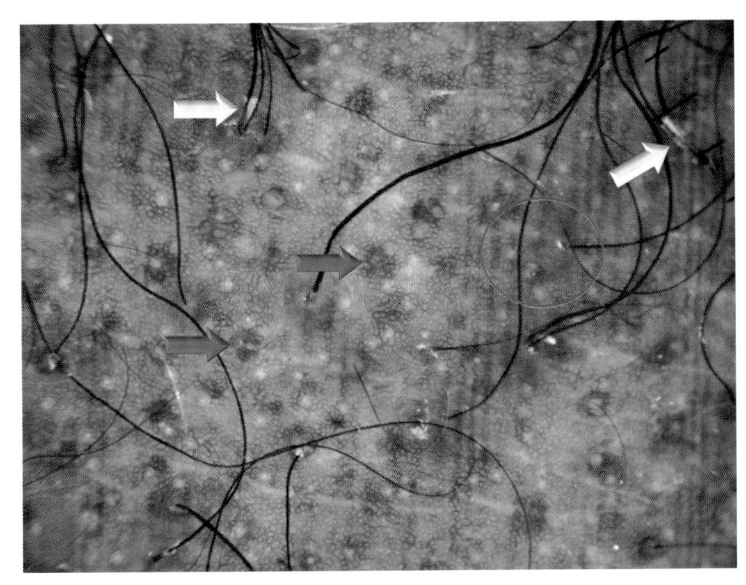

图 39.7 一位 70 岁女性牵拉性秃发患者。毛发镜下可见毛干断裂、红斑（**圆圈**）、毛发管型（**白色箭头**）和脓疱。晚期牵拉性秃发毛发镜下可见毳毛及瘢痕性表现即毛囊开口消失（**蓝色箭头**）。不同程度的毛囊周围色素沉着可见于深色皮肤患者的各种脱发疾病

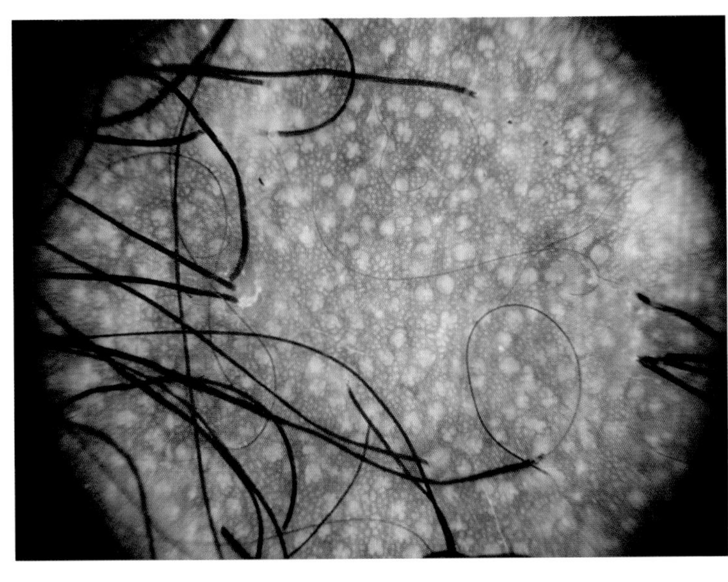

图 39.8 中央离心性瘢痕性秃发。毛发镜特点类似牵拉性秃发和毛发扁平苔藓：毛囊开口消失、毛囊周围鳞屑、针尖大小白点和毳毛。因此我们认为中央离心性瘢痕性秃发缺乏特异性或诊断性毛发镜特点

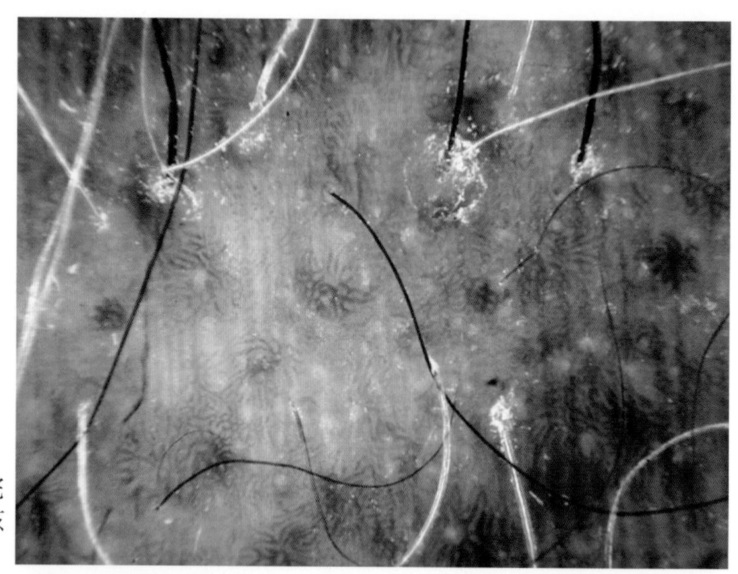

图 39.9 经典毛发扁平苔藓。毛发镜下可见完整的蜂窝状色素沉着网络和毛囊周围鳞屑。该类型皮肤难以见到急性炎症的征象

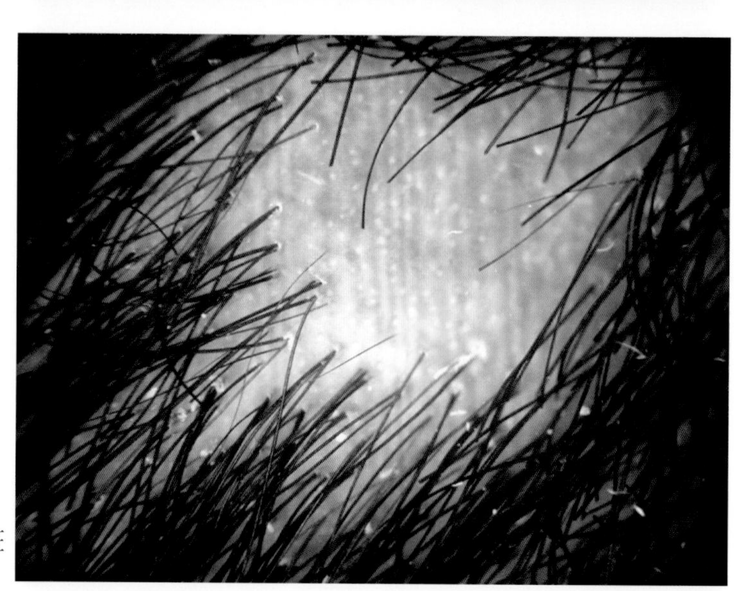

图 39.10 毛发扁平苔藓，急性期。弥漫性红斑及色素沉着网络

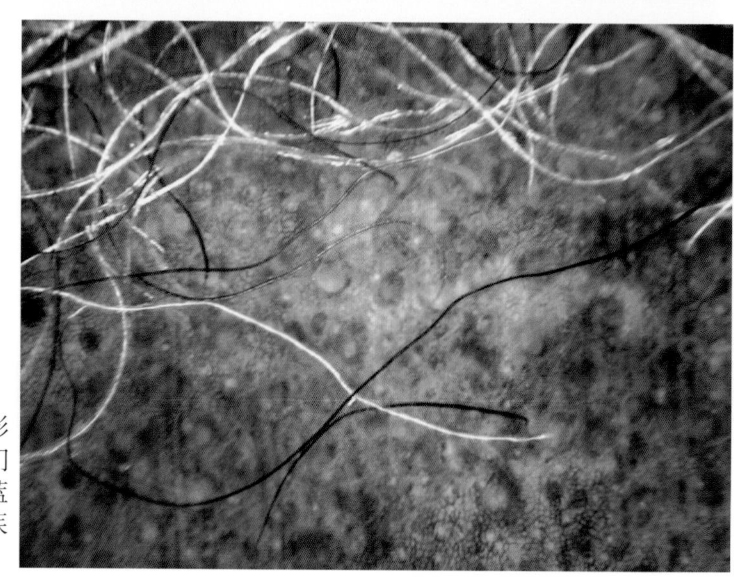

图 39.11 毛发扁平苔藓。毛发扁平苔藓通常影响毛囊周围表皮，而毛囊间表皮不受累。我们认为色素沉着网络和毛囊周围呈靶形分布的蓝灰色点可将毛发扁平苔藓与其他瘢痕性秃发疾病鉴别开来，如头皮盘状红斑狼疮

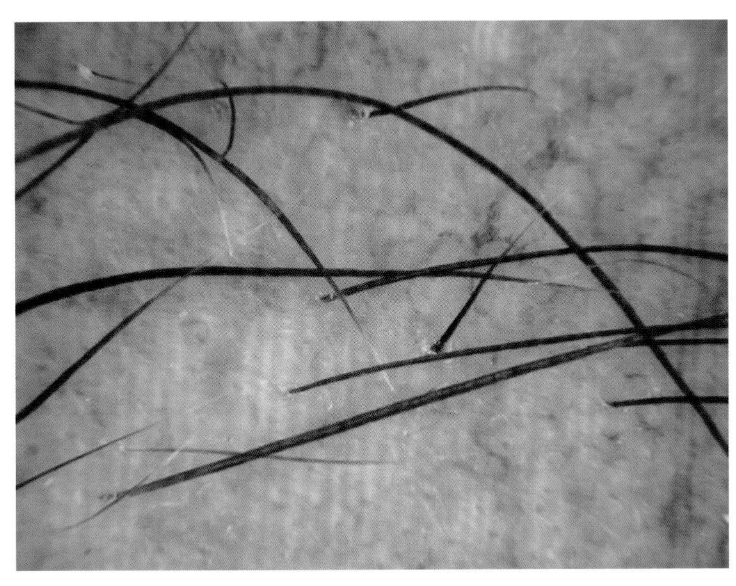

图 39.12 前额纤维性秃发的眉部。前额纤维性秃发的毛发镜下可见毛囊周围鳞屑和红斑。该前额纤维性秃发患者眉部的毛发镜图像与头皮一致

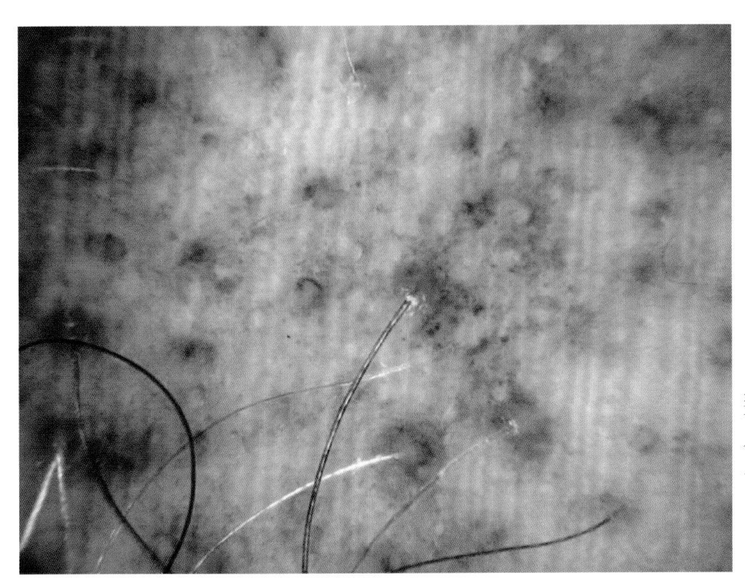

图 39.13 盘状红斑狼疮。盘状红斑狼疮的头皮萎缩毛发镜下表现为弥漫性白色区域，在深色皮肤患者中尤为明显，即为斑块中缺乏色素沉着网络的区域。晚期盘状红斑狼疮的皮损边缘可见色素沉着网络。另可见到角化过度形成的毛囊角栓。脱发斑边缘散在分布的蓝灰色点则对应毛囊真皮乳头层和毛囊间表皮的色素失禁

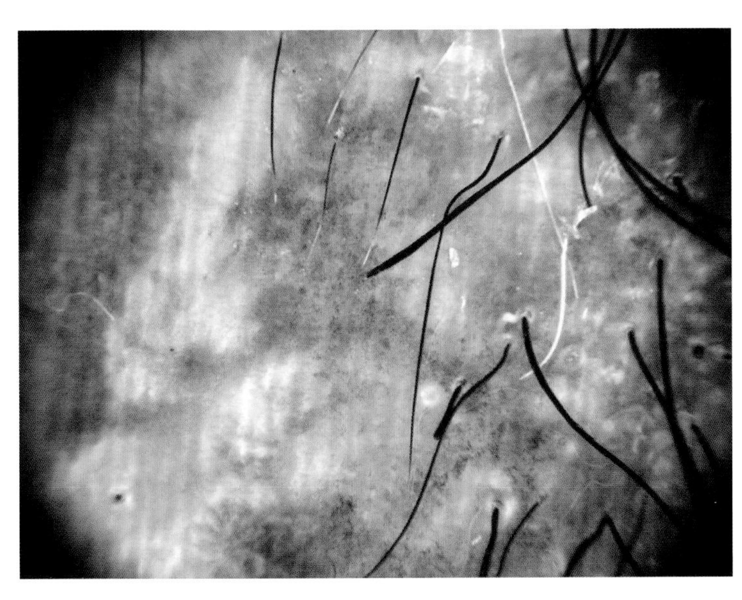

图 39.14 盘状红斑狼疮。头皮盘状红斑狼疮在毛发镜下可见蝶蛹状结构，对应双折射的胶原束，在脱发区域表现为有光泽的亮白色条纹。这些结构提示纤维化，在偏振光皮肤镜下更易观察。蝶蛹状结构可能是瘢痕性秃发最重要的特点

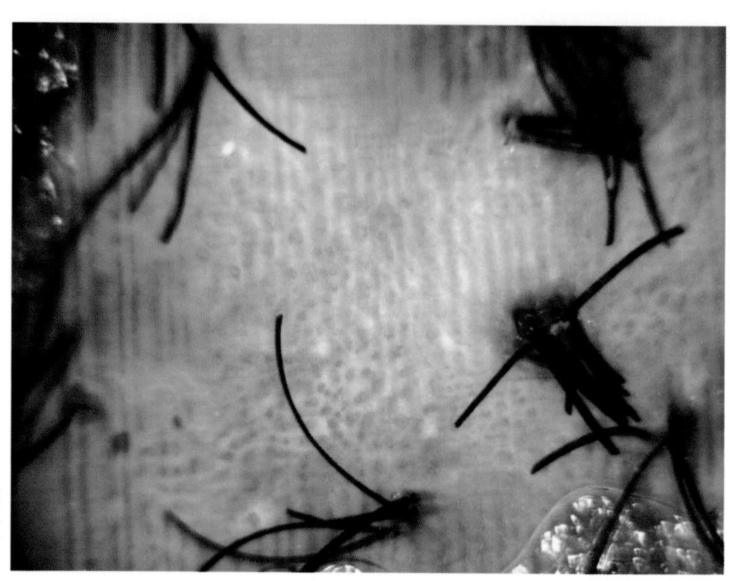

图 39.15 秃发性毛囊炎。秃发性毛囊炎毛发镜特点单一，即毛囊内多根毛干（簇状发）、线状血管、脓疱和蝶蛹状结构

参考文献

1. Ross EK, Vincenzi C, Tosti A. Videodermoscopy in the evaluation of hair and scalp disorders. J Am Acad Dermatol. 2006;55:799–806.
2. Abraham LS, Pineiro-Maceira J, Duque-Estrada B, Barcaui CB, Sodre CT. Pinpoint white dots in the scalp: dermoscopic and histopathological correlation. J Am Acad Dermatol. 2010;63:721–2.
3. Ardigò M, Torres F, Abraham LS, Piñeiro-Maceira J, Cameli N, Berardesca E, Tosti A. Reflectance confocal microscopy can differentiate dermoscopic white dots of the scalp between sweat gland ducts or follicular infundibulum. Br J Dermatol. 2011;164(5):1122–4.
4. de Lacharrière O, Deloche C, Misciali C, et al. Hair diameter diversity: a clinical sign reflecting the follicle miniaturization. Arch Dermatol. 2001;137:641–6.
5. Karadağ Köse O, Güleç AT. Clinical evaluation of alopecias using a handheld dermatoscope. J Am Acad Dermatol. 2012;67:206–14. Epub 2011 Oct 22.
6. Inui S, Nakajima T, Nakagawa K, Itami S. Clinical significance of dermoscopy in alopecia areata: analysis of 300 cases. Int J Dermatol. 2008;47:688–93.
7. de Moura LH, Duque-Estrada B, Abraham LS, Barcaui CB, Sodre CT. Dermoscopy findings of alopecia areata in an African-American patient. J Dermatol Case Rep. 2008;272(4):52–4.
8. Tosti A, Duque-Estrada B. Hair loss. In: Micali G, Lacarruba F, editors. Dermatoscopy in clinical practice beyond pigmented lesions. London: Informa Healthcare; 2010. p. 31–44.
9. Duque-Estrada B, Tamler C, Sodré CT, Barcaui CB, Pereira FB. Dermoscopy patterns of cicatricial alopecia resulting from discoid lupus erythematosus and lichen planopilaris. An Bras Dermatol. 2010;85:179–83.
10. Tosti A, Torres F, Misciali C, Vincenzi C, Starace M, Miteva M, Romanelli P. Follicular red dots: a novel dermoscopic pattern observed in scalp discoid lupus erythematosus. Arch Dermatol. 2009;145:1406–9.

第十五部分

毛发镜诊断方法

40 毛发镜诊断方法

Adriana Rakowska，Lidia Rudnicka，Malgorzata Olszewska，
and Alfredo Rossi

沈佚葳　译　周城　审校

摘　要

在实际工作中使用毛发镜进行脱发的鉴别诊断时，掌握毛发镜的诊断方法和诊断标准是非常有必要的。目前，正在使用的毛发镜诊断方法有三种：第一种是 Inui 法，这也是最早提出的毛发镜诊断方法；第二种为脱发鉴别诊断的 3-A 系统；第三种为评价头皮银屑病的视频皮肤镜头皮银屑病严重指数（Videodermoscopy Scalp Psoriasis Severity Index，VSCAPSI）。目前，脱发疾病中仅有雄激素性秃发建立了其独立的诊断标准。

关键词

诊断方法 • 斑秃 • 雄激素性秃发 • 瘢痕性秃发 • 临床试验 • 秃发性毛囊炎 • 诊断 • 毛发扁平苔藓 • 狼疮 • 监控 • 非瘢痕性秃发 • 银屑病 • 休止期脱发 • 头癣 • 拔毛癖 • 视频皮肤镜

当我们在实际工作中使用毛发镜进行脱发的鉴别诊断时，掌握毛发镜的诊断方法和诊断标准是非常有必要的。最初的诊断方法，是由 Inui 在 2011 年提出[1]，它是一种根据毛发镜下表现进行的两步法评价方法。第一步，根据有无（空）毛囊分为瘢痕性秃发和非瘢痕性秃发。第二步，再根据毛发镜下有无特异的改变进一步进行分类[1]。

我们提出了另一种脱发疾病的毛发镜诊断方法[2]，称之为 3-A 系统（three-algorithm system）。这种方法第一步根据临床症状，第二步根据毛发镜检查结果来评价。首先，在临床上将脱发分成弥漫性非瘢痕性秃发、局限性非瘢痕性秃发和瘢痕性秃发三种。这三种情况每种对应一种简单的毛发镜诊断法则。这些简单的法则可以帮助我们鉴别出大多数的常见疾病，包括雄激素性秃发、斑秃、休止期脱发、头癣、盘状红斑狼疮、毛发扁平苔藓、秃发性毛囊炎、切割性蜂窝织炎及拔毛癖。但这些法则并不适用于诊断罕见疾病，这些罕见疾病需要毛发

镜模式分析和（或）组织病理学诊断。

对于女性雄激素性秃发，已建立独立的诊断标准[3]。这些诊断标准是依据高放大率数字皮肤镜来制定的。主要诊断标准是：①额部黄点征；②额部平均毛干直径低于枕部平均毛干直径；③额部 10% 以上的毛发为细毛发。次要诊断标准为以下表现的额枕比增加：①单一毛发的毛囊单位；②毳毛；③毛周征。符合以上 2 条主要标准或符合 1 条主要标准及 2 条次要标准可诊断雄激素性秃发，特异性为 98%[3]。

雄激素性秃发的简化诊断标准是：①额部毛干直径异质性（＞ 20% 为细发）；②额部单一毛发毛囊单位是枕部的两倍以上。以上标准是根据放大倍率较低的毛发镜制定的[3-4]，在临床工作中也很实用，但其敏感性和特异性尚不明确。

需要强调的是，独立出现的黄点征或黑点征并不能作为鉴别诊断的依据，因为这两种毛发镜下的表现可以出现在多种疾病中[3, 5-7]。

Rossi 等[8]建立了视频皮肤镜头皮银屑病严重指数（Videodermoscopy Scalp Psoriasis Severity Index，VSCAPSI），用于评价并监管头皮银屑病。这一指标是根据临床和毛发镜（视频皮肤镜）下表现共同制定的。在此指标中，将头皮分为四个区域（左侧、右侧、前部、后部）。分别记录每个区域的血管模式、红斑及脱屑（鳞屑）情况。最终的评分从 0 ～ 11 分不等，分数越高，头皮银屑病严重程度越重。这种方法最适用于评价中度头皮银屑病。

3-A 系统和 VSCAPSI 这两种评价方法都是结合了毛发镜下的临床表现进行鉴别诊断，以及毛发、头皮疾病的评分。这体现出毛发镜在疾病诊断中具有重要的作用，但并不是唯一的诊断依据。

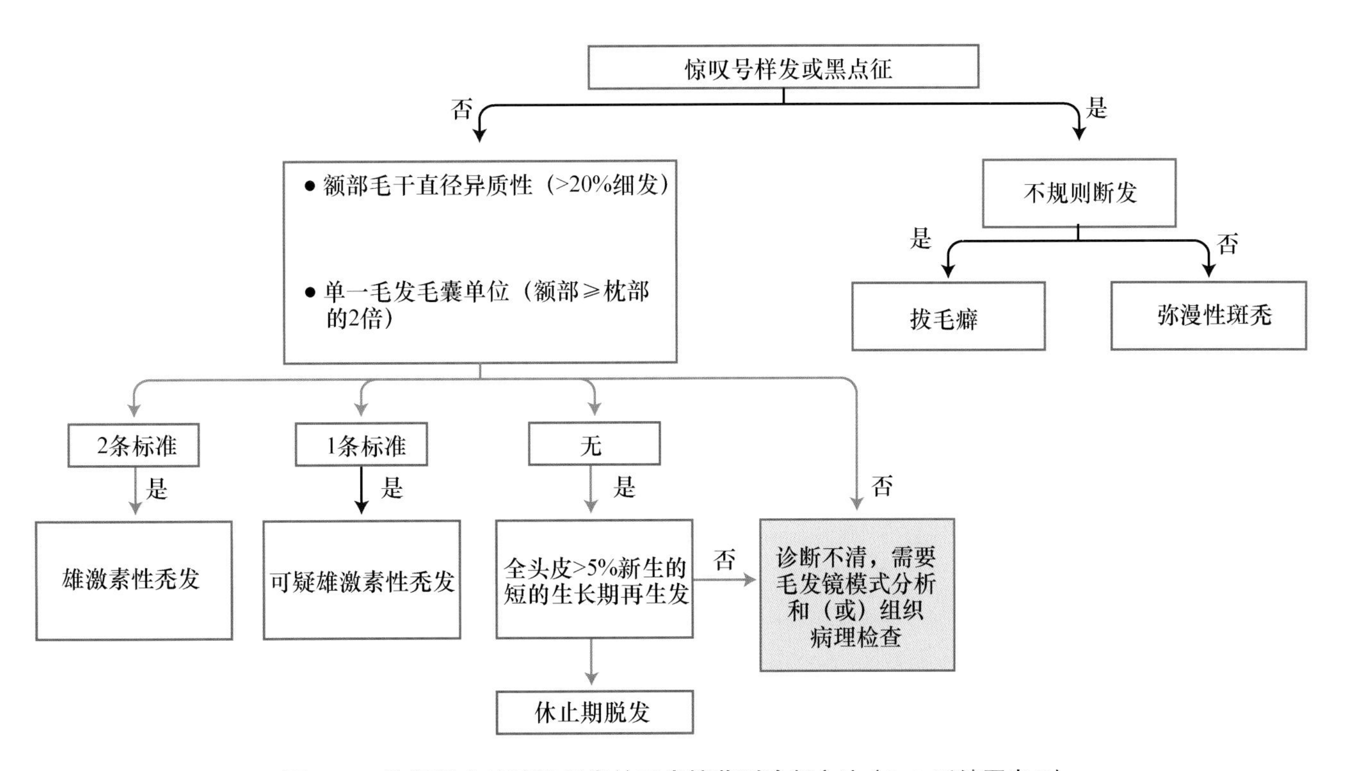

图 40.1 弥漫性非瘢痕性秃发的毛发镜鉴别诊断方法（3-A 系统图表 I）

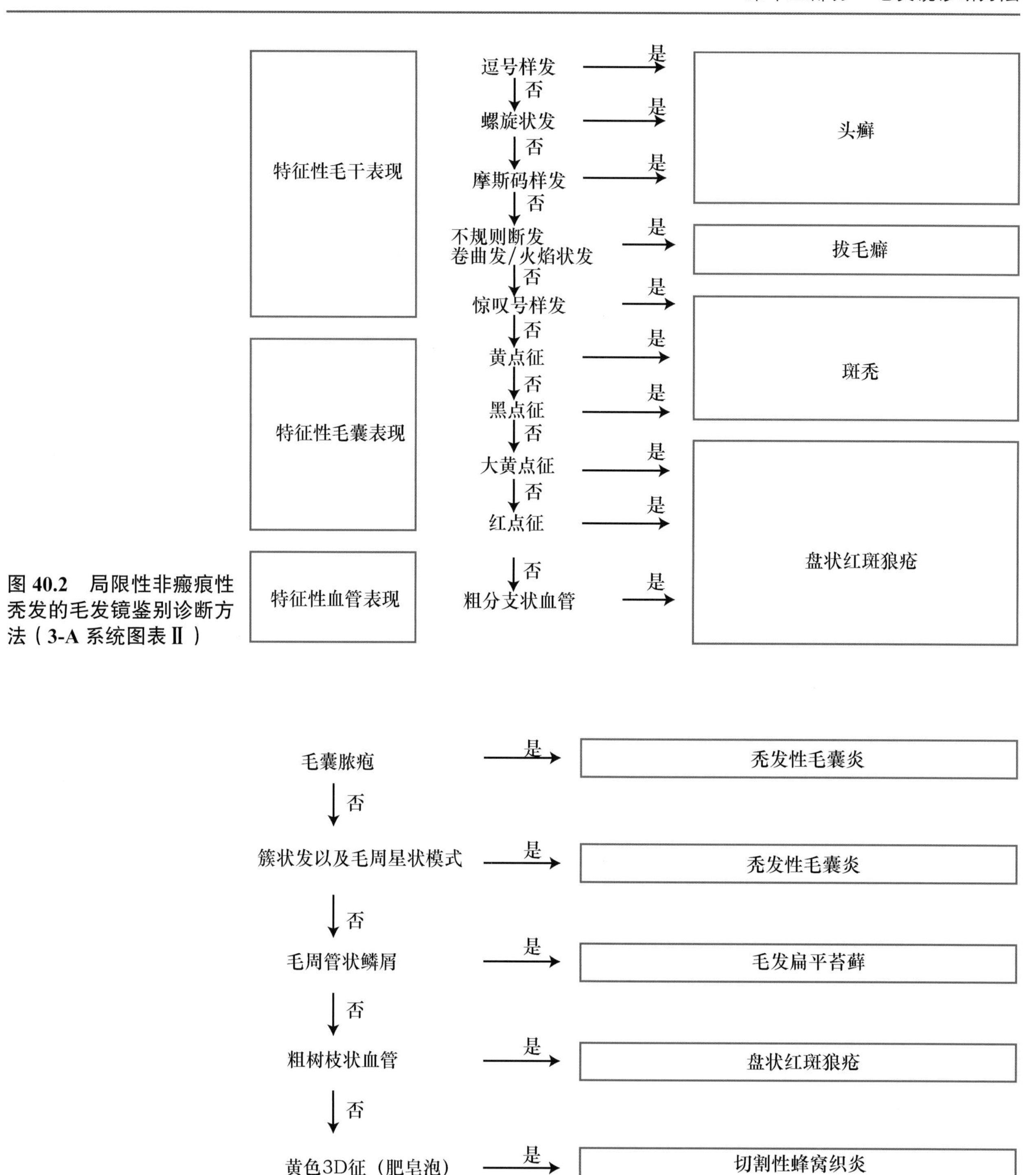

图 **40.2** 局限性非瘢痕性秃发的毛发镜鉴别诊断方法（**3-A** 系统图表Ⅱ）

图 **40.3** 瘢痕性秃发的毛发镜鉴别诊断方法（**3-A** 系统图表Ⅲ），**3D**

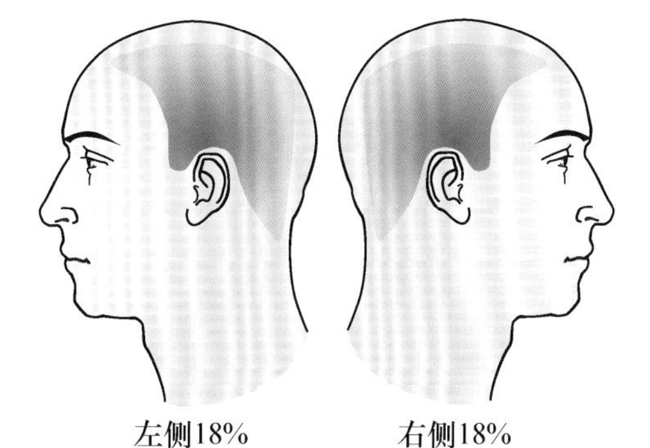

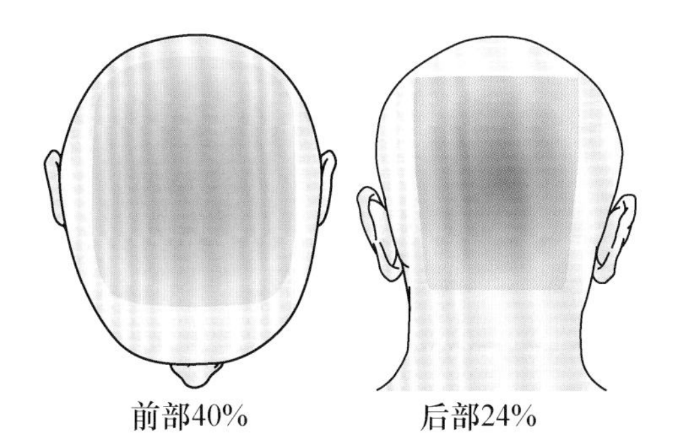

图 40.4 视频皮肤镜头皮银屑病严重指数（Videodermoscopy Scalp Psoriasis Severity Index，VSCAPSI）。视频皮肤镜头皮银屑病严重指数将头皮分为四个区域：左侧（L，占头皮面积的 18%）、右侧（R，占头皮面积的 18%）、前部（F，占头皮面积的 40%）、后部（B，占头皮面积的 24%）。我们评价每一个区域的血管模式（PV）、红斑程度（E）和脱屑情况（D）。头皮银屑病可以表现出三种血管模式：红点征、发夹样血管，红色小球环。在每个区域中根据见到的血管模式数量进行打分，未见到、一种、两种及三种分别记为 0、1、2、3 分。根据红斑的情况进行打分，0 ～ 4 分不等。同样的，根据脱屑的情况进行打分，0 ～ 4 分不等。VSCAPSI 评分＝左侧评分（左侧红斑＋左侧脱屑＋左侧血管模式）＋右侧评分（右侧红斑＋右侧脱屑＋右侧血管模式）＋前部评分（前部红斑＋前部脱屑＋前部血管模式）＋后部评分（后部红斑＋后部脱屑＋后部血管模式）。VSCAPSI ＝ L（EL ＋ DL ＋ PVL）＋ R（ER ＋ DR ＋ PVR）＋ F（EF ＋ DF ＋ PVF）＋ B（EB ＋ DB ＋ PVB）。最终的评分从 0 ～ 11 分不等，0 分代表无头皮银屑病，11 分表示最严重。这种方法最适用于评价中度头皮银屑病[8]

参考文献

1. Inui S. Trichoscopy for common hair loss diseases: algorithmic method for diagnosis. J Dermatol. 2011;38(1):71–5.
2. Rudnicka L, Rakowska A. Three trichoscopy algorithms for clinical practice. J Dermatol Case Rep. 2012 (submitted).
3. Rakowska A, Slowinska M, Kowalska-Oledzka E, Olszewska M, Rudnicka L. Dermoscopy in female androgenic alopecia: method standardization and diagnostic criteria. Int J Trichol. 2009;1(2):123–30.
4. de Lacharriere O, Deloche C, Misciali C, Piraccini BM, Vincenzi C, Bastien P, et al. Hair diameter diversity: a clinical sign reflecting the follicle miniaturization. Arch Dermatol. 2001;137(5):641–6.
5. Kowalska-Oledzka E, Rakowska A, Slowinska M, Olszewska M, Rudnicka L. Black dots are not specific for alopecia areata. J Clin Exp Dermatol. 2012;37:615–9. Epub 2012 Jun 8.
6. Miteva M, Tosti A. Hair and scalp dermatoscopy. J Am Acad Dermatol. 2012 Nov;67(5):1040–8.
7. Rudnicka L, Olszewska M, Rakowska A, Slowinska M. Trichoscopy update 2011. J Dermatol Case Rep. 2011;5(4):82–8.
8. Rossi A, Mandel VD, Garelli V, Mari E, Fortuna MC, Carlesimo M, et al. Videodermoscopy scalp psoriasis severity index (VSCAPSI): a useful tool for evaluation of scalp psoriasis. Eur J Dermatol. 2011;21(4):546–51.

第十六部分

毛发镜在治疗监测中的应用

41 毛发和头皮疾病的治疗监测

Lidia Rudnicka, Adriana Rakowska,
and Ana Maria Costa Pinheiro

王晓艳 译 周城 审校

摘 要

利用毛发镜监测疾病的活动度和疗效是一个较为新颖、值得探索的领域。目前已有的数据表明，毛发镜可用来监测头癣、头皮银屑病、斑秃、雄激素性秃发、休止期脱发及其他毛发和头皮疾病的病情变化。这项技术不仅可用于临床，也可用于科研和临床试验。

关键词

斑秃・雄激素性秃发・临床试验・管理・监测・银屑病・研究・休止期脱发・头癣・治疗・处理

毛发镜多辅助用于毛发和头皮疾病的鉴别诊断，但也可用于评估疾病的活动度、监测疗效。在毛发镜下，不同的疾病在不同时期显示不同的镜下特点。2005年，毛发镜首次用于监测女性雄激素性秃发的疗效[1]。Olszewska和Rudnicka[1]应用数字化视频皮肤镜，通过测量治疗前后毛干直径，来评估度他雄胺的疗效。治疗6个月后，作者发现平均毛干直径显著增加。其他可用于监测雄激素性秃发的指标包括细发的百分比、单一毛发毛囊单位的百分比、每镜下视野内平均黄点征的数量、出现毛周褐色改变（毛周征）的毛囊单位的百分比、含两根毛发或三根毛发的毛囊单位的百分比[2-5]。

活动期斑秃的典型镜下改变包括：黑点征、微惊叹号样发、断发征、念珠状发、结节性脆发征。静止期斑秃的镜下改变通常为规律分布的黄点征[4-6]。儿童患者及一些长期处于静止期的慢性斑秃患者镜下可无黄点征[5]。近期的一项研究评估了二苯基环丙烯酮对20例斑秃患者的疗效[7]。作者研究发现，治疗24周后，斑秃的活动期镜下典型改变，例如惊叹号样发和黑点征显著减少。同时，镜下也观察到毛发再生现象，例如直立再生发的出现[7]。

拔毛癖的活动期典型改变为多发性断发征，其断发的形状及长度各有不同。也可存在黑点征。如经有效治疗，数月后上述镜下改变可消失[4]。

在休止期脱发中，活动性再生期的典型改变为多发性直立再生发[8]。

活动期头癣的典型改变为逗号样发和（或）螺旋状发。经有效治疗后，上述发干异常可消失[9]。

可引起原发性瘢痕性秃发的疾病包括：毛发扁平苔藓、中央型离心性脱发、盘状红斑狼疮、秃发性毛囊炎、切割性蜂窝织炎等。这些疾病在活动期时，毛发镜下有其各自的特征性改变。而在静止期，这些疾病在头皮镜下均可表现为白色或乳红色区域。

监测炎症性头皮疾病，如银屑病，则更为复杂。数字化视频皮肤镜系统以及视频皮肤镜头皮银屑病严重指数（VSCAPSI）可用来精确评估头皮银屑病的严重程度。具体可参阅第 40 章。

头皮鳞屑消失、点状 / 卷曲状血管消失或变淡可作为一种较为简化的评估头皮银屑病疗效的方法。

综上所述，头皮镜可用来监测疾病活动度及疗效，不仅在临床工作中，也可用于科研及临床试验中。头皮镜检查的间隔通常为 2 ～ 6 个月。

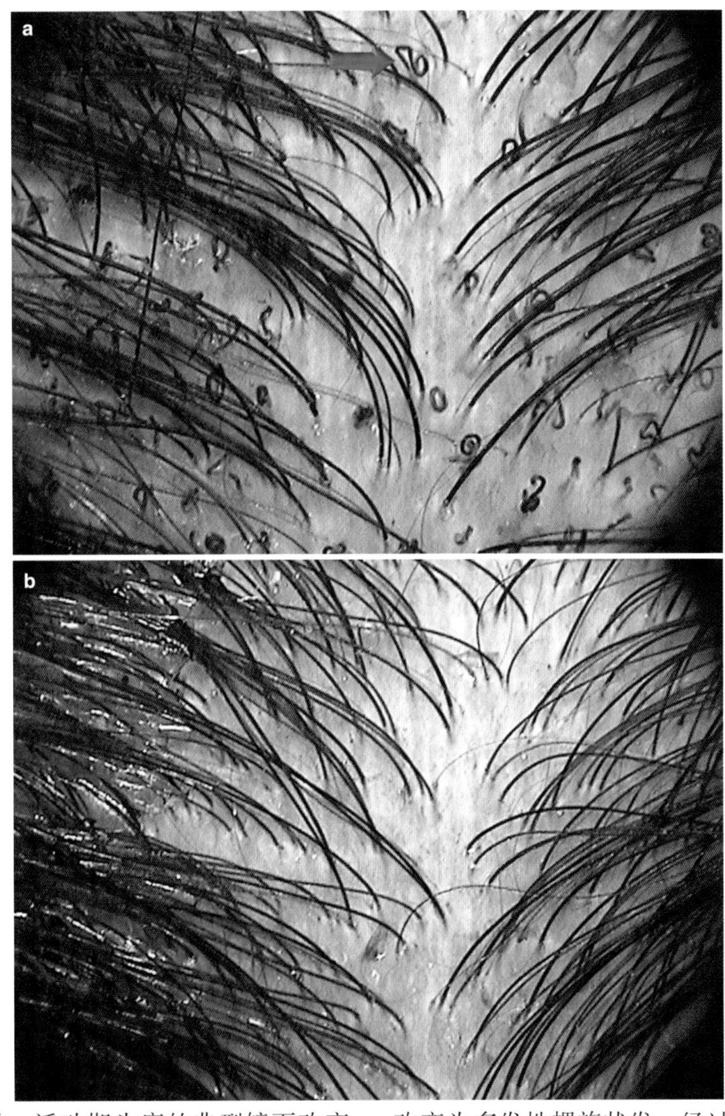

图 41.1　监测头癣疗效。活动期头癣的典型镜下改变包括：逗号样发和（或）螺旋状发和（或）摩斯码样发。Vazquez-Lopez 等[9]报告了一例头癣的头皮镜下改变。5 岁黑人女童，头皮毛癣菌感染引起头癣。镜下改变为多发性螺旋状发。经过 3 个月的治疗后，所有的螺旋状发均消失，毛发镜下毛发恢复正常。本图显示了该患儿头癣活动期及正常毛发镜的图像。（**a**）多发性螺旋状发（箭头所示）和（**b**）正常头皮（×20）

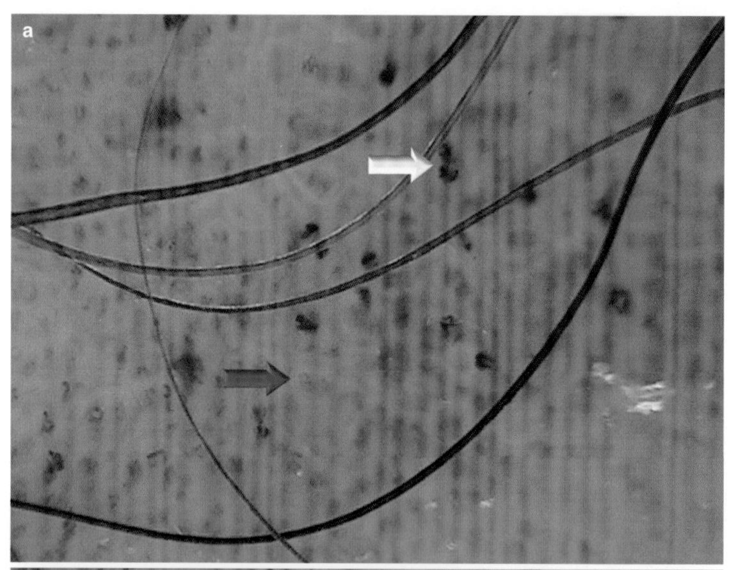

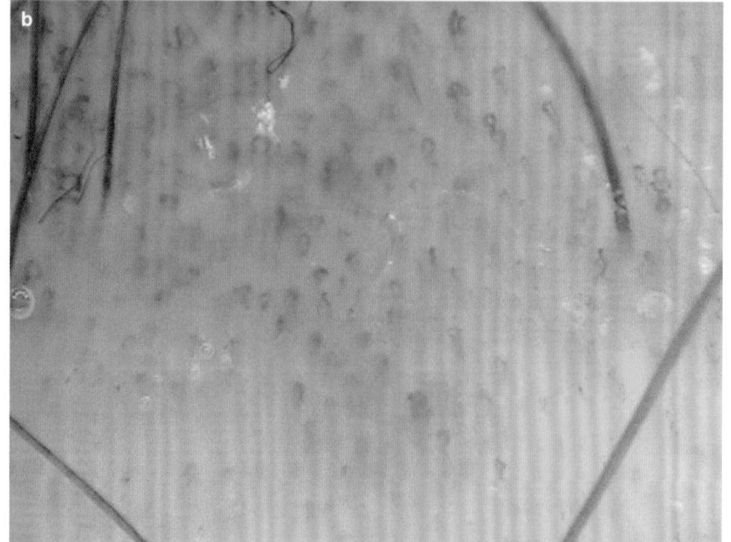

图 41.2 监测银屑病的疗效。该图显示的是一例 39 岁头皮银屑病（耳周）治疗前后的毛发镜图像。（**a**）治疗前；（**b**）患者经乌司奴单抗（ustekinumab）（全身）＋卡泊三醇 / 倍他米松（局部）联合治疗 2 个月后。在疾病的活动期，毛发镜下可见多发肾小球状（卷曲）血管（如**蓝色箭头所示**），排列成线状或环状。血液外渗（如**白色箭头所示**）在头皮银屑病中较为常见，与银屑病甲下微小出血一致[10]，是银屑病活动期的典型改变。经过 2 个月的治疗后，出血现象消失，血管消退。头皮鳞屑较厚的患者中，镜下血管可能观察不到。鳞屑减少和血管的消退可同时出现（×70）

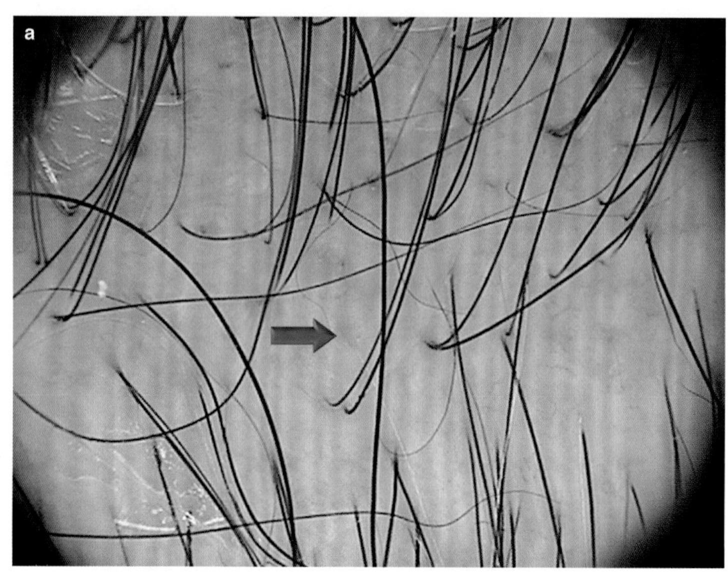

图 41.3 监测休止期脱发的疗效。该图显示的是一例 26 岁女性休止期脱发患者头皮镜图像，由缺铁诱发。（**a**）治疗前；（**b**）补铁 2 个月后。最显著的改变是出现直立再生发（**白色箭头所示**）。其他改变包括每个单一毛发毛囊单位百分比下降，空毛囊消失（**蓝色箭头所示**）。毛发直径粗细不均提示患者同时存在雄激素性秃发（×20）

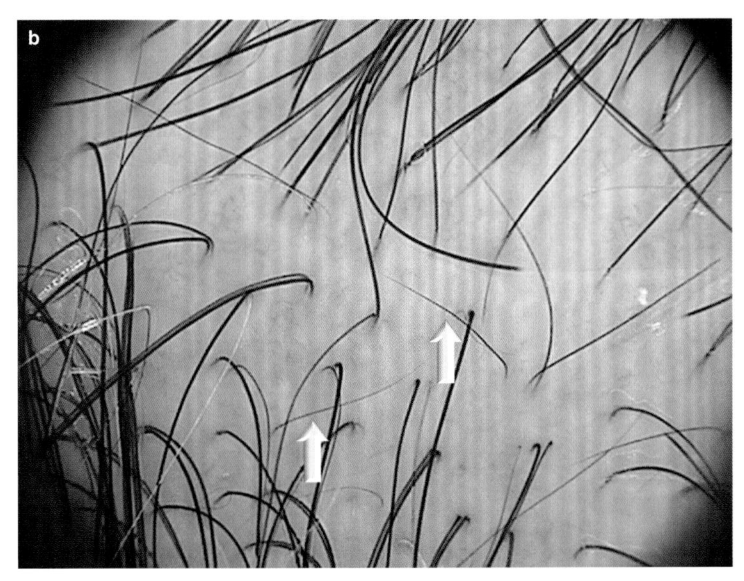

图 41.3（续）

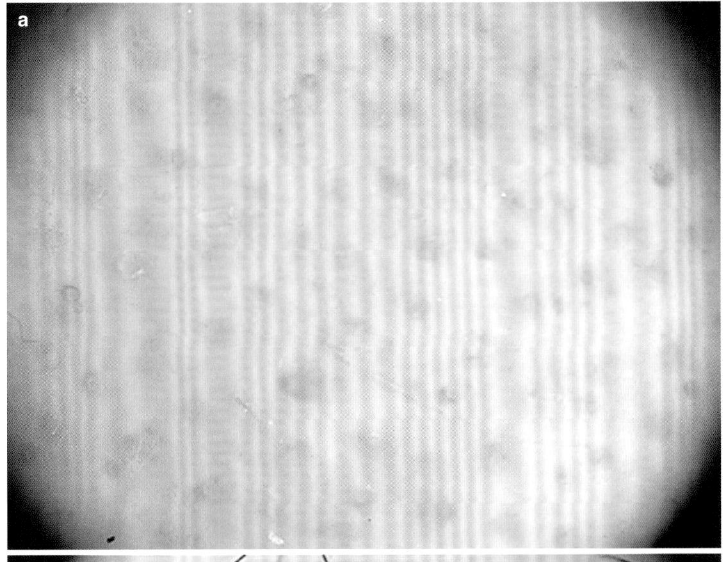

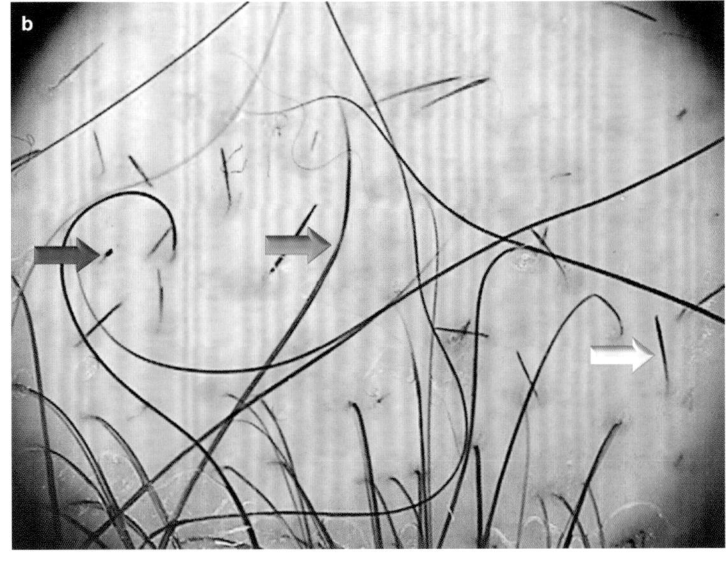

图 41.4 监测斑秃的疗效。该图显示的是一例 36 岁斑秃女性患者头皮镜图像。（**a**）治疗前；（**b**）曲安西龙治疗 2 个月后。尽管出现了再生发，但斑秃的活动期典型镜下改变，如黑点征（蓝色箭头所示）、微惊叹号样发（白色箭头所示）、Pohl-Pinkus 缩窄（绿色箭头所示），并未改善，而且为预后不良的特征，提示该患者应调整治疗方案（×20）

参考文献

1. Olszewska M, Rudnicka L. Effective treatment of female androgenic alopecia with dutasteride. J Drugs Dermatol. 2005;4(5):637–40.
2. Rakowska A, Slowinska M, Kowalska-Oledzka E, Olszewska M, Rudnicka L. Dermoscopy in female androgenic alopecia: method standardization and diagnostic criteria. Int J Trichol. 2009;1(2):123–30.
3. Ross EK, Vincenzi C, Tosti A. Videodermoscopy in the evaluation of hair and scalp disorders. J Am Acad Dermatol. 2006;55(5):799–806.
4. Rudnicka L, Olszewska M, Rakowska A, Slowinska M. Trichoscopy update 2011. J Dermatol Case Rep. 2011;5(4):82–8.
5. Miteva M, Tosti A. Hair and scalp dermatoscopy. J Am Acad Dermatol. 2012;67(5):1040–8.
6. Inui S, Nakajima T, Nakagawa K, Itami S. Clinical significance of dermoscopy in alopecia areata: analysis of 300 cases. Int J Dermatol. 2008;47(7):688–93.
7. Ganzetti G, Campanati A, Simonetti O, Cataldi I, Giuliodori K, Offidani AM. Videocapillaroscopic pattern of alopecia areata before and after diphenylciclopropenone treatment. Int J Immunopathol Pharmacol. 2011;24(4):1087–91.
8. Inui S. Trichoscopy for common hair loss diseases: algorithmic method for diagnosis. J Dermatol. 2011;38(1):71–5.
9. Vazquez-Lopez F, Palacios-Garcia L, Argenziano G. Dermoscopic corkscrew hairs dissolve after successful therapy of Trichophyton violaceum tinea capitis: a case report. Australas J Dermatol. 2012;53(2):118–9. doi:10.1111/j.1440-0960.2011.00850.x.
10. Baran R. The burden of nail psoriasis: an introduction. Dermatology. 2010;221 Suppl 1:1–5.

第十七部分

毛发镜报告

42 毛发镜报告

Lidia Rudnicka and Malgorzata Olszewska

胡瑞铭　译　慕彰磊　徐峰　审校

摘　要

毛发镜检查的结果应该以便于皮肤科医生进行有效交流的形式呈现出来。在临床实践中，我们采用两种报告形式：一种是简易形式，另一种是全面报告形式。简易形式主要用于诊断，而全面报告形式可用于监测临床试验的疗效和研究。

关键词

临床试验 • 皮肤镜 • 检查 • 形式 • 报告 • 研究 • 结果

毛发镜是一种协助皮肤科医生制订治疗决策的诊断方法。毛发镜检查可由经治的皮肤科医生在诊室中亲自进行，亦可作为一种服务提供给其他皮肤科医师。如果是后者，就需要将毛发镜的检查结果以方便皮肤科医生进行有效交流的形式展现出来。

皮肤肿瘤进行皮肤镜检查时，每处皮损需要独立描述[1]，而头皮毛发疾病则仅需要总体描述。

在临床实践中，我们使用两种类型的报告形式：简易形式和全面报告形式。

简易报告根据手持式皮肤镜或电子皮肤镜进行毛发镜检查所获得。通常包括以下几点：

1. 患者相关信息（例如：姓名，年龄）
2. 检查日期
3. 毛发 / 头皮疾病的简要既往史和临床描述
4. 拍摄仪器和放大倍率
5. 毛发镜特点的描述

（a）弥漫性脱发：前额、枕部和颞部区域。

（b）局限性脱发：脱发区域，脱发边缘的有毛区域和外观正常的头皮区域。

6. 临床结论（诊断或鉴别诊断，疾病活动性及其他临床相关信息）

全面的毛发镜报告在 2009 年提出[2]，该报告基于数码皮肤镜获取的毛发镜数据，可以进行疗效的定量监测。它需要具备测量功能的软件，尤其是测量毛干直径的软件（详见图 2.8）。全面报告的数据准确性高，但临床应用过于费时费力，故而仅用于特定的患者、临床试验和研究。

全面的毛发镜报告包含前额、枕部和一侧颞部区域的独立描述。前额区域定义为大约前额发际线后 2 cm 和中线前 2 cm 的区域；枕部区域为枕突以外 2 cm 的区域[3]。报告包括以下数值：终毛平均数量 / 视野，细发（< 0.03 mm）比例，中间发（0.03 ～ 0.05 mm）比例，粗发（> 0.05 mm）比例，毛干平均直径，单根、两根或三根及以上毛发的毛囊单位比例，黄点征数量 / 视野以及毛周褐色改变（褐色毛周征）的毛囊单位比例。报告其他内容包括疾病特点，例如毛干的异常结构，主要血管类型以及毛囊周围和毛囊间区域的异常结构。

毛发镜检查的放大倍率为 20 倍和 70 倍，对应的视野面积分别为 1 cm^2 和 9 mm^2。不同设备的检测视野可有不同，因此，同一患者的疗效监测需采用同一种类型的监测设备。

全面毛发镜报告可用于弥漫性脱发的评估和毛发疾病的整体评价，而对于局限性非瘢痕性或瘢痕性脱发则作用有限，后者更多采用简易毛发镜报告。

DERMATOLOGY SPECIALISTS

02392 华沙，波兰，Grojecka 186/309，www.euderm.pl

2013.1.1

毛发镜报告

患者姓名：xxxxxxx xxxxxx，出生日期 xx xx xxxx

临床特点：局限性、慢性进行性脱发 2 年。临床表现为一 2×2 cm、边界清晰的脱发斑，伴中度瘙痒。

设备：Dermlite DL3®（放大倍率：×10）

毛发镜特点：皮损中央区域呈乳红色（草莓冰激凌色），毛囊开口消失。皮损边缘有毛区域可见毛囊周围鳞屑形成白色管状鳞屑结构。毛囊间可见有少量细长、线状血管呈同心圆状排列及散在紫红色斑。其他部位的毛发和头皮正常。

结论：
毛发扁平苔藓。皮损的有毛边缘区域呈中度活动性改变，皮损中央出现新发的瘢痕性脱发。

医师签名

Xxxxxxx Xxxxxxx，MD

图 42.1　简易毛发镜报告（样稿）

DERMATOLOGY
SPECIALISTS

02392 华沙，波兰，Grojecka 186/309，www.euderm.pl

2013.1.1

毛发镜报告

患者姓名：xxxxxxx xxxxxx，出生日期 xx xx xxxx（毛发镜第二次随访）

	前额区域	枕部区域	颞部区域
终毛平均数量 /FOV *	37.5	42.5	30.0
细发（＜ 0.03 mm）比例	38%	29%	26%
中间发（0.03 ～ 0.05 mm）比例	31%	30%	39%
粗发（＞ 0.05 mm）比例	31%	41%	37%
毛干平均直径（mm）	0.048	0.058	0.052
褐色毛周改变（毛周征）的毛囊单位比例	83%	13%	23%
≥ 3 根毛发的毛囊单位比例	30%	80%	50%
2 根毛发的毛囊单位比例	40%	20%	40%
单根毛发的毛囊单位比例	30%	0%	10%
黄点征平均数量 /FOV *	2.5	0.5	0.3
新生毛发平均数量 /FOV *	0	0	0
鳞屑（0 ～ 4）	0	0	0
其他异常（黑点征、断发、纤维性白点等）	无	无	无

*FOV：视野（×70），面积 9 mm^2

设备：FotoFinder Dermoscope Ⅱ（放大倍率：×70）

结论：女性雄激素性秃发。前额区域为主可见毛发变细、毛周征和黄点征。与 6 个月之前的检测相比较，毛干直径增加，各区域具有 3 根以上毛发的毛囊比例均增加。

医师签名

Xxxxxxx Xxxxxxx，MD

图 42.2 全面毛发镜报告（样稿）

参考文献

1. Malvehy J, Puig S, Argenziano G, Marghoob AA, Soyer HP. Dermoscopy report: proposal for standardization. Results of a consensus meeting of the International Dermoscopy Society. J Am Acad Dermatol. 2007;57(1):84–95.
2. Rakowska A. Trichoscopy (hair and scalp videodermoscopy) in the healthy female. Method standardization and norms for measurable parameters. J Dermatol Case Rep. 2009;3(1):14–9.
3. Hillmann K, Blume-Peytavi U. Diagnosis of hair disorders. Semin Cutan Med Surg. 2009;28(1):33–8.

第十八部分

淋巴增生性疾病

43 系统性淋巴增生性疾病

Ralph M. Trüeb

孙青苗 译 周城 审校

摘 要

头皮毛发镜检查对系统性淋巴增生性疾病相关的脱发和非脱发症状的诊断和鉴别诊断有帮助，尤其是对毛囊黏蛋白病、亲毛囊性蕈样肉芽肿和伴有单克隆异常蛋白血症的多发性骨髓瘤有帮助。

关键词

黏蛋白性脱发・毛囊纤维针状结构・毛囊黏蛋白病・淋巴瘤・淋巴增生性疾病・单克隆丙种球蛋白病・多发性骨髓瘤・蕈样肉芽肿

皮肤镜是一种无创性诊断工具，能识别肉眼不能观察到的形态学结构。多数皮肤科医生熟练地将皮肤镜作为一种辅助诊断手段，主要用于色素性皮肤病的鉴别诊断。而主诊脱发的皮肤科医生则发现用于头发和头皮的皮肤镜或毛发镜能很好地对脱发进行鉴别诊断。本章主要对毛发镜下系统性淋巴增生性疾病的头皮改变进行综述。

毛囊黏蛋白病是一种累及毛囊皮脂腺单位的少见疾病，临床表现为成簇分布的毛囊性丘疹或斑块，伴有脱发（黏蛋白性脱发）。好发于面部、颈部和头皮。该病病名是描述病理上的黏蛋白浸润和毛囊上皮细胞囊性黏液变性。毛囊黏蛋白病可为原发性（特发性），也可继发于皮肤T细胞淋巴瘤（蕈样肉芽肿）。从目前累积的经验看，患者的年龄、皮损部位以及病程长短或病变范围不能作为鉴别良性原发性毛囊黏蛋白病和继发于皮肤淋巴瘤的毛囊黏蛋白病的依据。近来发现伴有克隆性T细胞受体基因重排的患者发展成淋巴瘤的风险较高。因此，对伴有克隆性的原发性毛囊黏蛋白病的患者需要进行长期随访[1]。皮肤镜下毛囊黏蛋白表现为位于扩大的毛囊口处的无定形物质组成的毛囊栓塞。

亲毛囊性蕈样肉芽肿是另一种侵犯毛囊皮脂腺单位的皮肤淋巴增生性疾病。组织病理学上表现为毛囊周围为主的异型淋巴细胞浸润，阿辛蓝染色阴性。临床形态学表现与常见的蕈样肉芽肿不同，或多或少可见炎症侵犯毛囊单位。亲毛囊性蕈样肉芽肿侵袭性更强，预后更差[2]。

亲毛囊性蕈样肉芽肿有明显的临床特征，主要累及头部和面部。临床表现多样，包括毛囊性的红色丘疹和斑块，伴或不伴脱发斑、粉刺样、痤疮样或囊性损害等皮肤镜下能观察到的改变。

毛囊纤维针状结构是另一种少见的与淋巴增生

性疾病相关的毛囊现象。多发性骨髓瘤和单克隆丙种球蛋白病患者可表现为面部毛囊口大量的角样纤维针状结构，尤其在鼻部和耳部[3]。组织病理学表现为由致密均一的嗜酸性物质组成的毛囊角栓，嵌于角质形成细胞之间。生化检查发现皮肤的针状结构由单克隆异常蛋白组成，其电泳特征与患者血清发现的异常蛋白结果是一致的[4]。皮损主要分布于冷暴露部位，在冷球蛋白血症患者中毛囊异常蛋白沉积表现为晶胶。实验室检查发现异常蛋白沉积呈温度和 pH 依赖性，据此提出假说，认为角质性针状结构是与冷球蛋白直接相关的一种副肿瘤表现[5-6]。头皮皮肤镜也可观察到毛囊纤维针状结构，表现为单克隆副蛋白管型。

总之，头皮皮肤镜检查对系统性淋巴增生性疾病相关的脱发和非脱发症状的诊断和鉴别诊断有帮助，尤其是对毛囊黏蛋白病、亲毛囊性蕈样肉芽肿和伴有单克隆异常蛋白血症的多发性骨髓瘤有帮助。

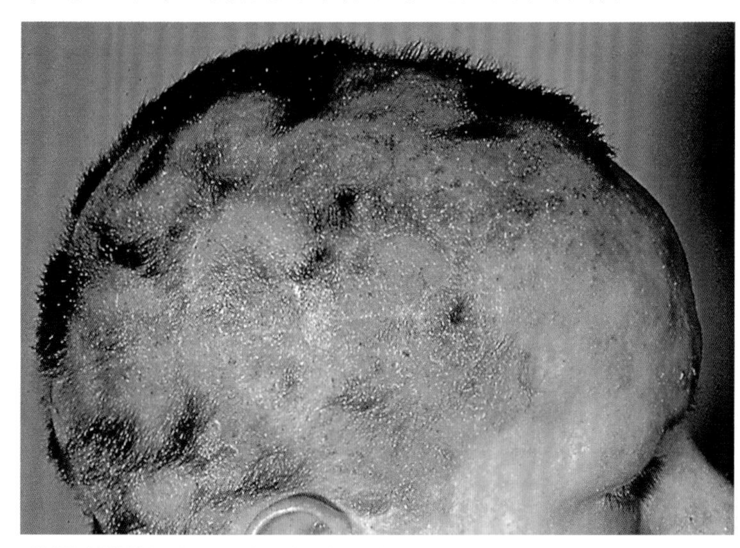

图 43.1　毛囊黏蛋白病（黏蛋白性脱发）。临床表现为脱发性斑块（*Reproduced from* Trüeb RM[7]，*with permission*）

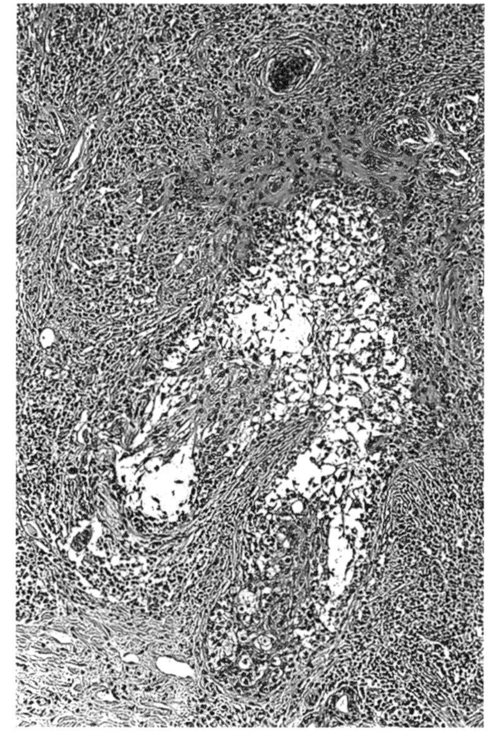

图 43.2　毛囊黏蛋白病。组织病理学表现为黏蛋白浸润和毛囊上皮囊性黏液变性（*Reproduced from* Trüeb RM[7]，*with permission*）

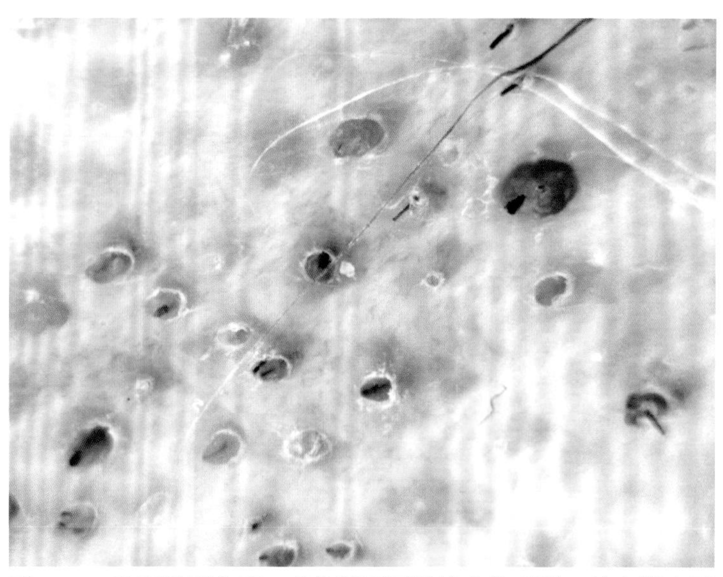

图 43.3　毛囊黏蛋白病。毛发镜下可见扩大的毛囊口处充满由无定形物质组成的毛囊角栓

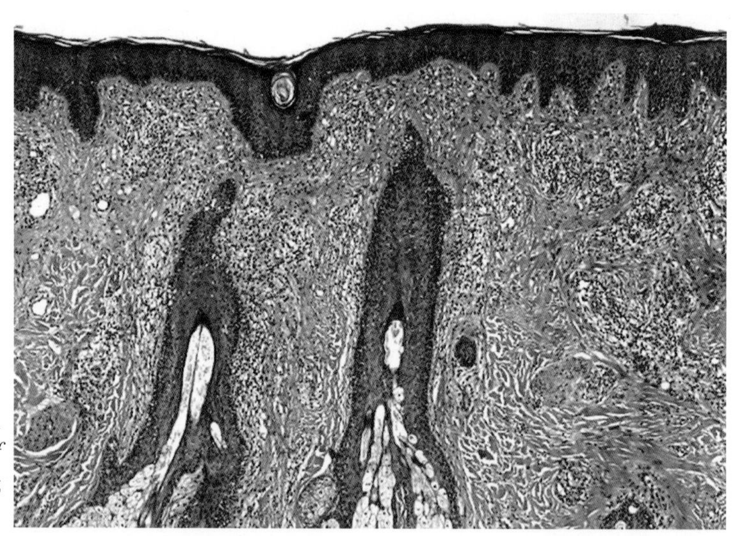

图 43.4 亲毛囊性蕈样肉芽肿。组织病理提示毛囊周围异型淋巴细胞浸润（*Courtesy of* Professor Werner Kempf，MD，kempf und pfalz histologische diagnostik，Zurich，Switzerland）

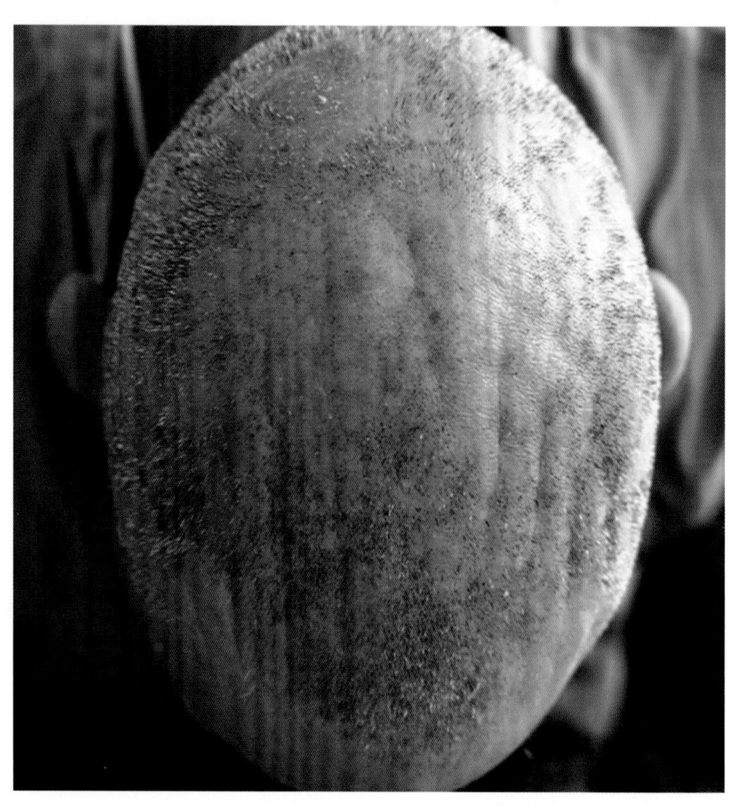

图 43.5 亲毛囊性蕈样肉芽肿的临床表现。可见红色斑块和灶性脱发

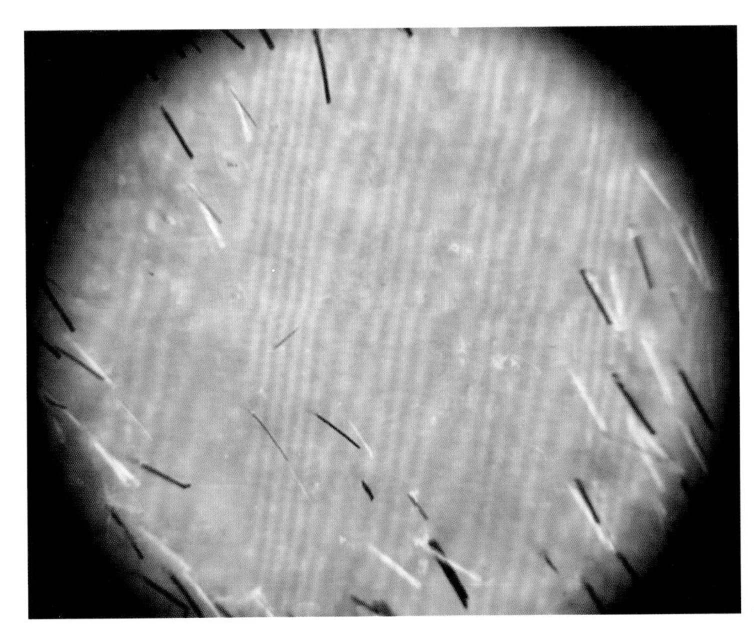

图 43.6 亲毛囊性蕈样肉芽肿。毛发镜下可见脱发斑处有粉刺样改变

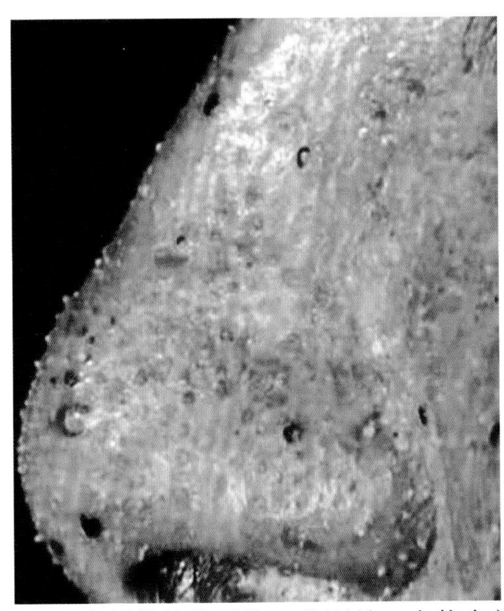

图 43.7 毛囊纤维针状结构。此图是一个伴有单克隆丙种球蛋白病的多发性骨髓瘤患者的鼻部皮疹，可见毛囊纤维针状结构（*Courtesy of* Lisa Weibel，MD，Department of Dermatology，University Hospital of Zurich，Switzerland）

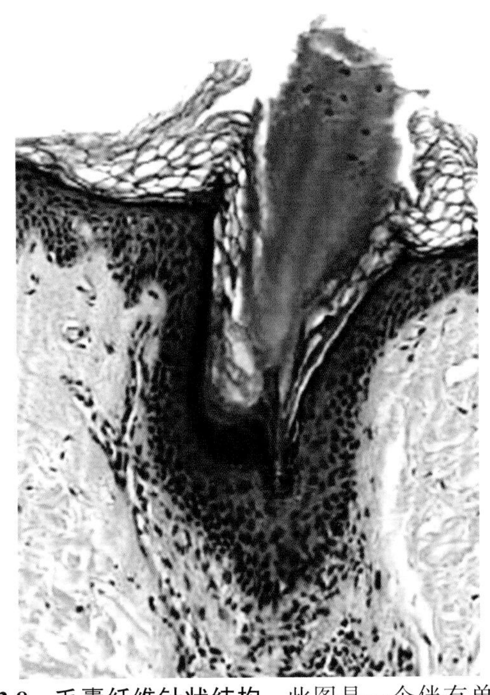

图 43.8 毛囊纤维针状结构。此图是一个伴有单克隆丙种球蛋白病的多发性骨髓瘤患者的组织病理图片，可见由致密均一的嗜酸性物质组成的毛囊角栓

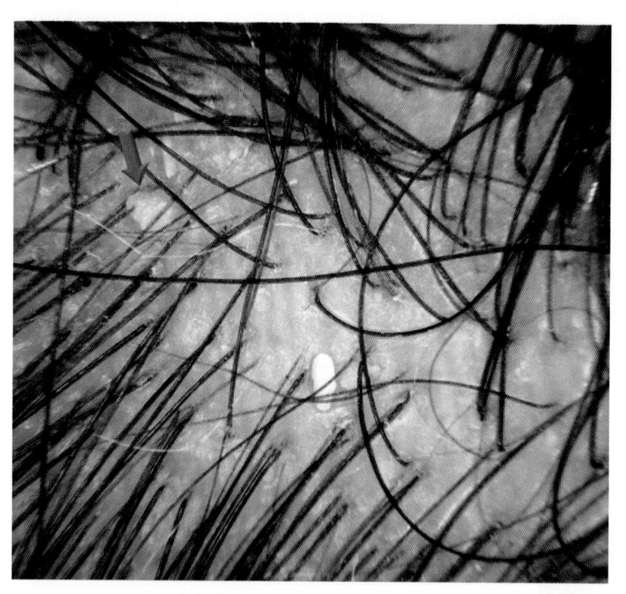

图 43.9　毛囊纤维针状结构。此图是一个伴有单克隆丙种球蛋白病的多发性骨髓瘤患者的头皮毛发镜图片，可见头皮处毛囊纤维针状结构（箭头所示）（*Courtesy of* Lisa Weibel，MD，Department of Dermatology，University Hospital of Zurich，Switzerland）

参考文献

1. Brown HA, Gibson LE, Pujol RM, Lust JA, Pittelkow MR. Primary follicular mucinosis: long-term follow-up of patients younger than 40 years with and without clonal T-cell receptor gene rearrangement. J Am Acad Dermatol. 2002;47(6):856–62.
2. Gerami P, Rosen S, Kuzel T, Boone SL, Guitart J. Folliculotropic mycosis fungoides: an aggressive variant of cutaneous T-cell lymphoma. Arch Dermatol. 2008;144(6):738–46.
3. Weibel L, Berger M, Regenass S, Kamarashev J, Hafner J, French LE. Follicular spicules of the nose and ears—quiz case. Arch Dermatol. 2009;145(4):479–84.
4. Satta R, Casu G, Dore F, Longinotti M, Cottoni F. Follicular spicules and multiple ulcers: cutaneous manifestations of multiple myeloma. J Am Acad Dermatol. 2003;49(4):736–40.
5. Requena L, Sarasa JL, Ortiz Masllorens F, Martín L, Piqué E, Olivares M, et al. Follicular spicules of the nose: a peculiar cutaneous manifestation of multiple myeloma with cryoglobulinemia. J Am Acad Dermatol. 1995;32:834–9.
6. Bork K, Böckers M, Pfeifle J. Pathogenesis of paraneoplastic follicular hyperkeratotic spicules in multiple myeloma. Follicular and epidermal accumulation of IgG dysprotein and cryoglobulin. Arch Dermatol. 1990;126(4):509–13.
7. Trüeb RM. Haare. Praxis der Trichologie. Darmstadt: Steinkopff; 2003.

第十九部分

毛发镜在全科医学中的应用

44 毛发镜在全科医学中的应用

Lidia Rudnicka，Adriana Rakowska，Malgorzata Olszewska，
Joanna Czuwara，Monika Slowinska，Justyna Sicinska，
Elzbieta Szymanska，and Ewa Ring

黄海艳 译 周城 审校

摘 要

脱发和头皮损害可能伴发于一些系统疾病，比如代谢异常、内分泌疾病、自身免疫病、营养缺乏、内脏肿瘤和血液病。头发问题有时是促使患者就医的最初主诉。因而，进行毛发检查时，皮肤科医生发现病因不清的头发问题时应保持高度警惕。

关键词

Addison 病 • 黏蛋白性脱发 • 无菌性脓疱病 • 自身免疫病 • 克罗恩病 • 皮肤 T 细胞淋巴瘤 • 皮肌炎 • 毛囊性黏蛋白病 • 高胆红素血症 • 激素 • 甲状腺功能减退 • 朗格汉斯组织细胞增生症 • 淋巴瘤 • 单克隆丙种球蛋白病 • 多中心网状组织细胞增生症 • 多发性骨髓瘤 • 蕈样肉芽肿 • 结节病 • 系统性红斑狼疮 • 系统性硬皮病 • 血管 • 着色性干皮病

一些系统疾病可伴发脱发症状，脱发问题也往往成为促使许多患者寻求医疗帮助的初始主诉。因而皮肤科医生在遇到病因不清的毛发问题时应提高警惕。

头发和头皮异常可与代谢异常、内分泌状态、免疫和自身免疫性疾病、营养缺乏、内脏肿瘤或血液病相关。肝功能和肾功能不全也可影响头发生长及头皮外观。

甲状腺疾病是临床上导致头发问题的最常见原因。甲状腺功能减退与皮脂分泌活动减弱和毛发生长速度减慢相关，从而导致头发发质易碎、细软、焦枯且头发密度下降。有时弥漫的、缓慢进展的脱发可能是甲状腺功能减退的唯一临床表现[1-3]。在甲状腺功能亢进的患者，头发也可表现为细软、脆弱，并有头发过早灰白的倾向[2-4]。自身免疫性甲状腺疾病已被认为与斑秃发病倾向有关[5]。

高泌乳素血症可能与雄激素性秃发和休止期脱发的发病相关[2]。

垂体功能衰竭的患者，头发细小而干枯。比较典型的患者会出现腋毛和阴毛的脱失。眉毛外侧部分脱落也常见于垂体功能衰竭和一些其他的内分泌

及非内分泌疾病。眉毛外侧三分之一毛发脱落被称为 Hertoghe 征，最常见与甲状腺功能减退相关[6]。卵巢产生过量雄激素和睾丸分泌雄激素缺乏均可导致头发生长缓慢及脱发加重。Addison 病（慢性肾上腺功能不全）的患者可能出现毛发颜色变深。甲状旁腺功能不全的患者，往往头发浓密，但有时可见局灶或弥漫性脱发[2]。

营养不良引起的脱发往往是因为缺乏铁、锌、生物素（维生素 H）、维生素 D_3 或蛋白质[3]。硒缺乏可以导致过早出现白发[7]。

系统性结缔组织病，比如系统性硬皮病、系统性红斑狼疮和皮肌炎，患者可见头发弥漫性变细，但脱发罕见。系统性红斑狼疮患者的局灶性脱发可能是由于盘状红斑狼疮的皮损所导致[8-9]。

弥漫或局灶性头发脱失也可与淋巴组织增生性疾病尤其是毛囊性黏蛋白病有关[10]。毛囊过度角化或毛囊纤维针状结构，也可能是多发骨髓瘤的首发表现，或者是进展及复发的征象[11]。

脱发也可能出现在其他恶性肿瘤的疾病进展过程中。

有一种临床特殊类型的头皮异常伴脱发症状为回状头皮。这种疾病的继发性类型可能与不同的炎症和恶性疾病相关[12]。

对于上述大多数情况的毛发镜数据，目前尚缺乏同行评议的相关文献。因而，此章节主要关注我们临床中遇到的典型病例的表现。

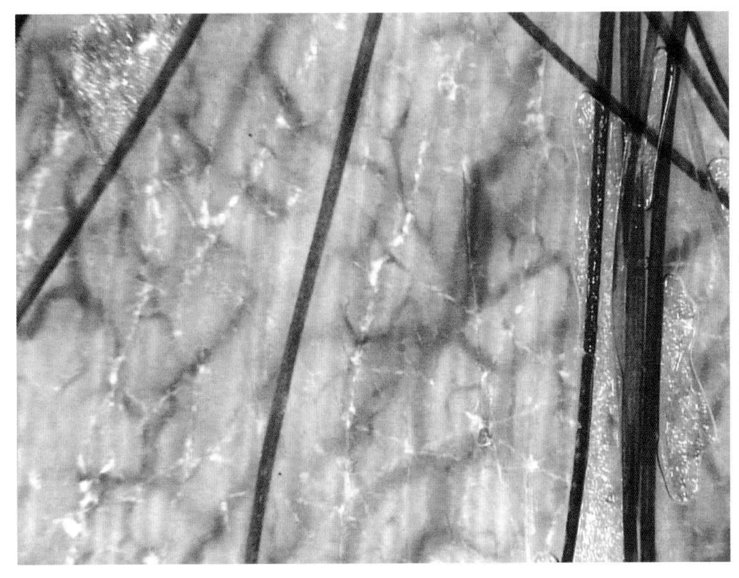

图 44.1 43 岁女性患者的长期存在的（慢性）系统性硬皮病（抗拓扑异构酶 I 阳性）。头皮可见粗大的树枝状血管，对应临床可见的毛细血管扩张，亦可见于患者面部。这张图片可见粗分支状状血管，这在既往被认为仅与皮肤肿瘤相关，这种表现也可能出现在非肿瘤疾病的患者头皮。基底细胞癌的粗分支状状血管不同于这张图片，表现为皮损内向心性分布，呈亮红色及聚焦清晰是其标志性的表现。偶尔也能在系统性硬皮病皮损观察到非常细长且奇形怪状的血管结构。我们的经验显示头皮血管异常在数量上随病程和严重程度增加。新发系统性硬皮病患者头皮未见到血管异常征象（×70）

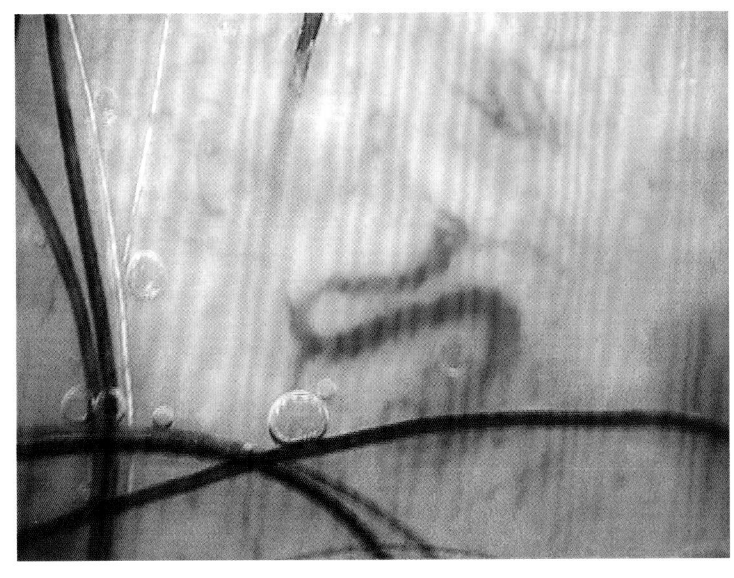

图 44.2 47 岁皮肌炎患者。毛发镜下可见不规则、粗大扩张的毛细血管，与毛细血管镜下雷诺现象毛细血管一致。部分血管看起来像树根样外观。此患者毛发镜下亦可见粗大树枝样血管和红细胞外渗表现（×70）

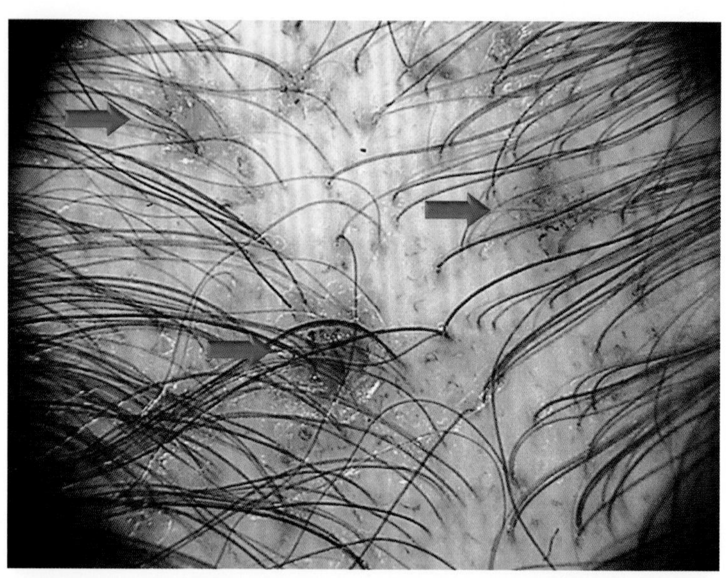

图 44.3　应用小剂量激素和利妥昔单抗（每 6 个月 2×1000 mg）治疗的 39 岁系统性红斑狼疮患者的无菌性脓疱。毛发检查显示多发黄色、脓疱样结构，表面覆一层透明表皮（*箭头*），皮损内可见点状渗出。组织病理结果显示角层下海绵状嗜中性微脓肿，与无菌性脓疱病诊断相符。无菌性脓疱病罕见，以主要累及头皮及皮肤皱褶部位的复发性脓疱性皮损为特征。此病典型特征是好发于自身免疫病基础上，被归类为嗜中性皮病病谱中。此图亦可见多个短线状和逗号样血管（×20）

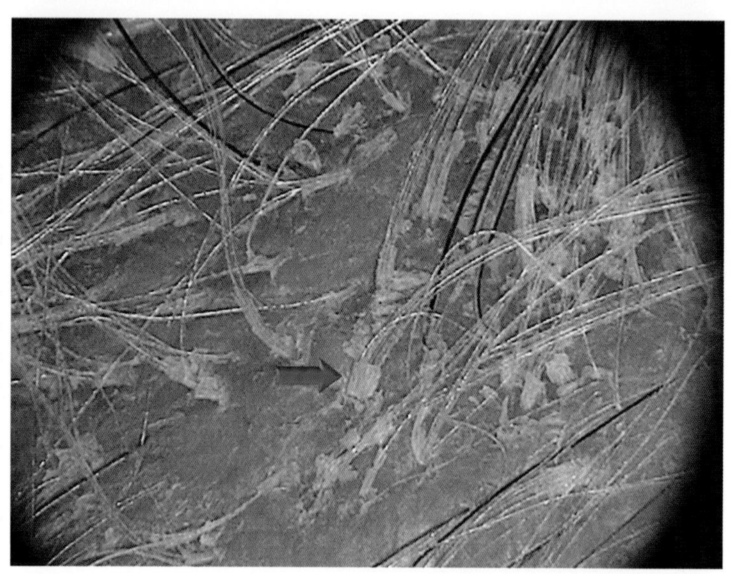

图 44.4　新确诊多发性骨髓瘤的 75 岁老年女性患者。干性毛发镜下，可见到位于毛囊开口处以及毛干处的白色菱形毛囊性针状结构，外观柔软潮湿（*箭头所示*）。在毛囊单位之间并未出现异常鳞屑。毛囊针状结构是多发性骨髓瘤的一种典型皮肤表现[11, 13]，最常见于鼻部。蛋白电泳结果显示毛囊针状结构内含与患者血清中发现的蛋白一致的单克隆蛋白[13]。皮肤镜下观察到毛囊针状结构有可能是多发性骨髓瘤的最初线索。然而，对于经验较少的毛发镜医师而言，难以与良性毛周角化相鉴别。关于淋巴组织增生性疾病的更详细的资料请参阅第 43 章（干性毛发镜，×20）

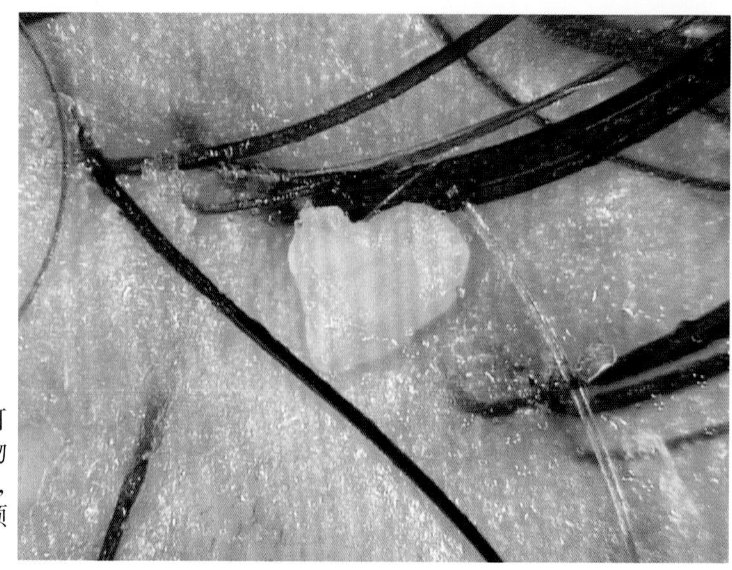

图 44.5　79 岁多发性骨髓瘤患者。毛发镜下可见此患者头皮毛囊针状结构和含单克隆蛋白物质的凝结团块。这些结构从毛囊开口部位脱离，看起来干燥而坚固，并有形成多边形结构的倾向（干性毛发镜，×70）

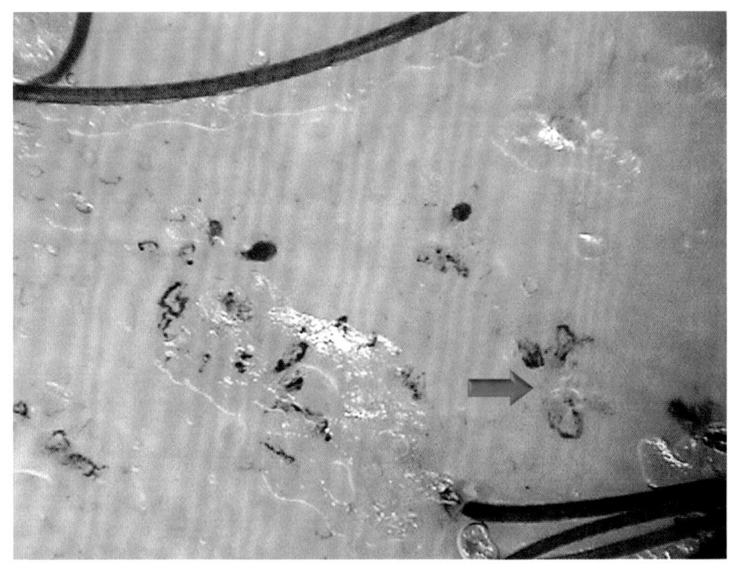

图 44.6　47 岁男性患者，Sézary 综合征（皮肤 T 细胞淋巴瘤）。患者 Sézary 综合征病程 2 年，期间出现脱发。毛发镜下显示毛囊开口数量减少，不典型血管模式。细长的血管袢围绕一个中心向心性分布，形成花样结构。此血管袢的开口部分指向内部，这区别于毛发扁平苔藓的向心性血管袢的分布模式。这些向心性血管袢（血管花，**箭头所示**）也可在其他类型皮肤 T 细胞淋巴瘤的头皮皮损见到（×70）

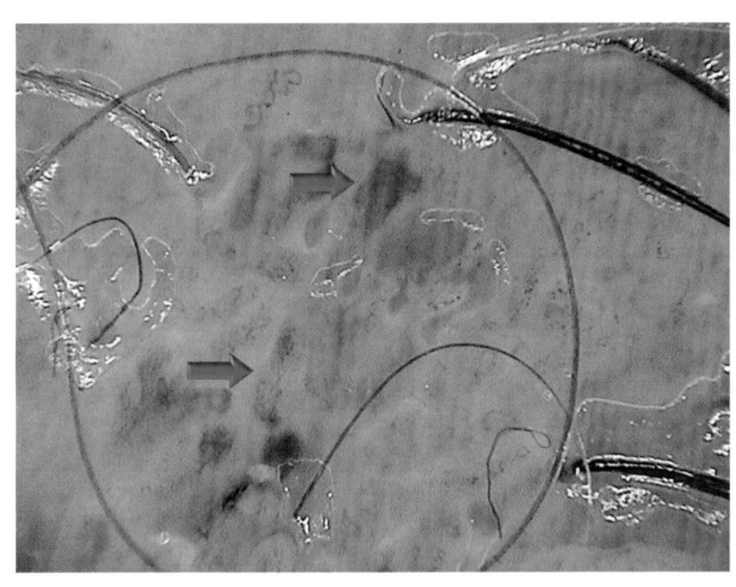

图 44.7　66 岁老年男性，新确诊蕈样肉芽肿（皮肤 T 细胞淋巴瘤）。毛发镜下可见特征性的橙黄色斑片区[14]。血管分布模式为边界相对清晰的颗粒状乳红色区域（**箭头**），周围为正常外观皮肤。在部分红斑区域内可见蛇形血管。这些血管结构一定要注意与无色素性恶性黑色素瘤的乳红色区域的血管相鉴别[15]（×70）

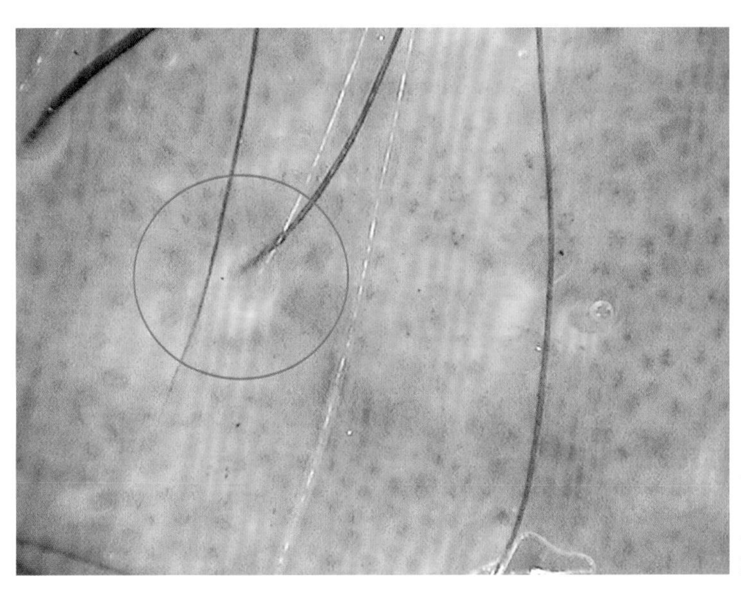

图 44.8　皮肤 T 细胞淋巴瘤：蕈样肉芽肿。图片显示颗粒状乳红色区域分布在毛囊周围（**蓝圈**）。在这些区域内，散在分布点状血管。外观正常的皮肤环绕在颗粒状乳红色区域周围。毛囊单位数目明显减少（×20）

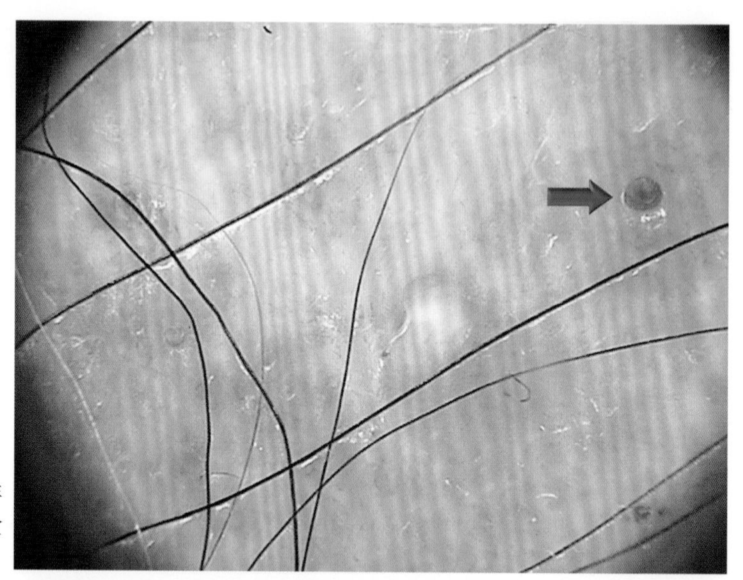

图 44.9 黏蛋白性脱发。67 岁老年女性黏蛋白性脱发患者表现为头顶区局灶性脱发和痤疮样皮损。皮肤镜下可见空的毛囊开口和毛囊角栓（箭头），内含黄褐色物质（×20）

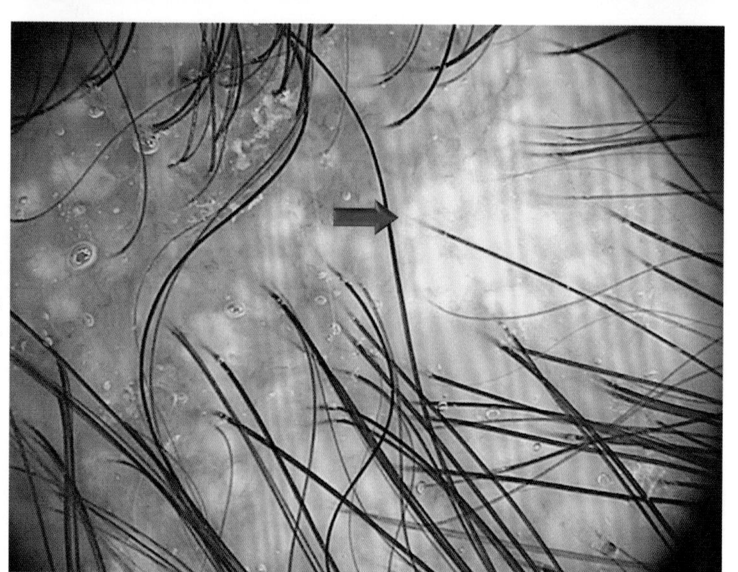

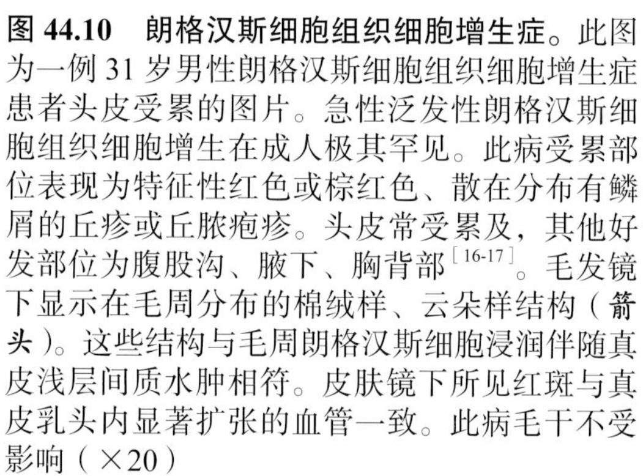

图 44.10 朗格汉斯细胞组织细胞增生症。此图为一例 31 岁男性朗格汉斯细胞组织细胞增生症患者头皮受累的图片。急性泛发性朗格汉斯细胞组织细胞增生在成人极其罕见。此病受累部位表现为特征性红色或棕红色、散在分布有鳞屑的丘疹或丘脓疱疹。头皮常受累及，其他好发部位为腹股沟、腋下、胸背部[16-17]。毛发镜下显示在毛周分布的棉绒样、云朵样结构（**箭头**）。这些结构与毛周朗格汉斯细胞浸润伴随真皮浅层间质水肿相符。皮肤镜下所见红斑与真皮乳头内显著扩张的血管一致。此病毛干不受影响（×20）

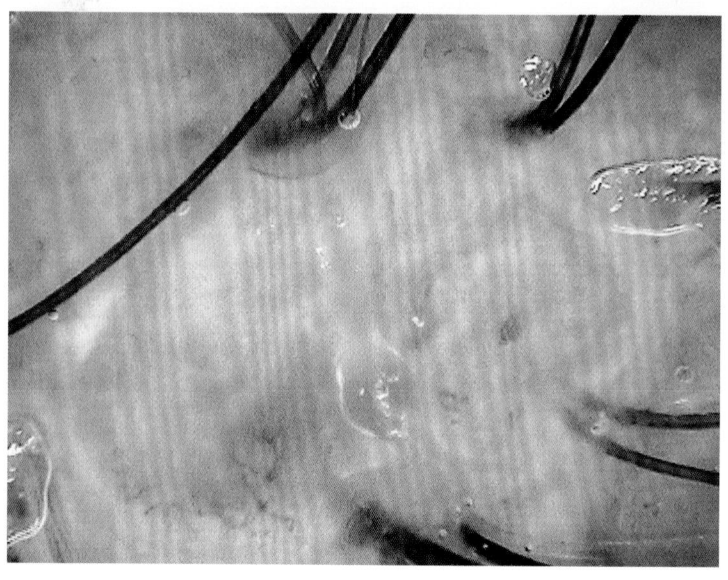

图 44.11 48 岁女性，新发的多中心网状组织细胞增生症。多中心网状组织细胞增生症被分类为一种非朗格汉斯细胞组织细胞增多性疾病，常与破坏性的多发性关节炎和滑膜炎并存[18]。典型临床表现为分布于手背、甲皱襞、面部、口腔黏膜、颈部和头皮的红褐色或橙色小斑片、丘疹、结节。约 15% ～ 30% 的患者在发现多中心网状组织细胞增生症的同时或随后不久，可发生肿瘤或一种自身免疫性疾病[18-19]。毛发镜检查显示在白色背景下的漩涡样排列的黄褐色皮肤色素异常（×50）

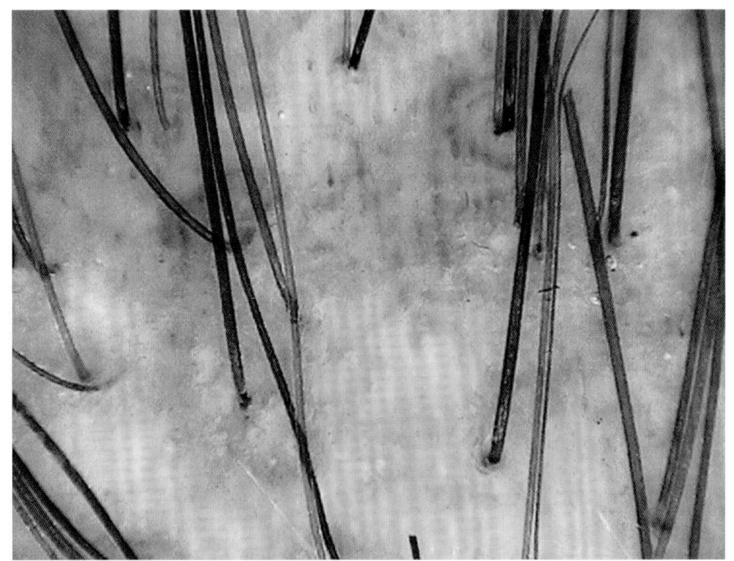

图 44.12 28 岁男性着色性干皮病患者非肿瘤性皮肤改变，患者有基底细胞和鳞状细胞癌多重病史。着色性干皮病是一种罕见的常染色体隐性遗传性疾病，其特征是发生皮肤肿瘤的风险增大了 1000 倍[20-21]。最有特征性的临床表现为泛发的皮肤异色伴随皮肤萎缩、血管扩张、点状色素沉着和色素减退斑。皮肤镜可用于这些患者早期皮肤肿瘤筛查检测[20-22]；然而着色性干皮病患者的非肿瘤性皮损的皮肤镜下表现尚未有描述。我们患者的非肿瘤性头皮皮损毛发镜检查显示一个白色、红色和褐色的混合区。根据受累头皮部位不同，这些皮损区域可能以斑片或漩涡方式分布。可见到大量的血管结构。粗大的分支状血管结构最常见于此患者的非肿瘤性皮损（×70）

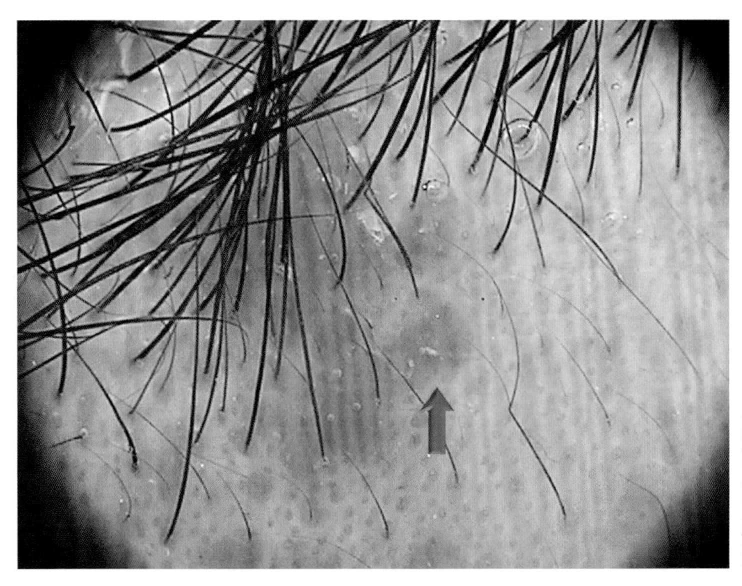

图 44.13 39 岁皮肤结节病患者。毛发镜检查可见毛囊之间分布边界相对清晰和半透明橙色区域（**箭头**）。橙色斑片大小不一，部分有融合成大的多环形区域的倾向。这种表现与结节病既往所描述的苹果酱样外观一致[23-25]

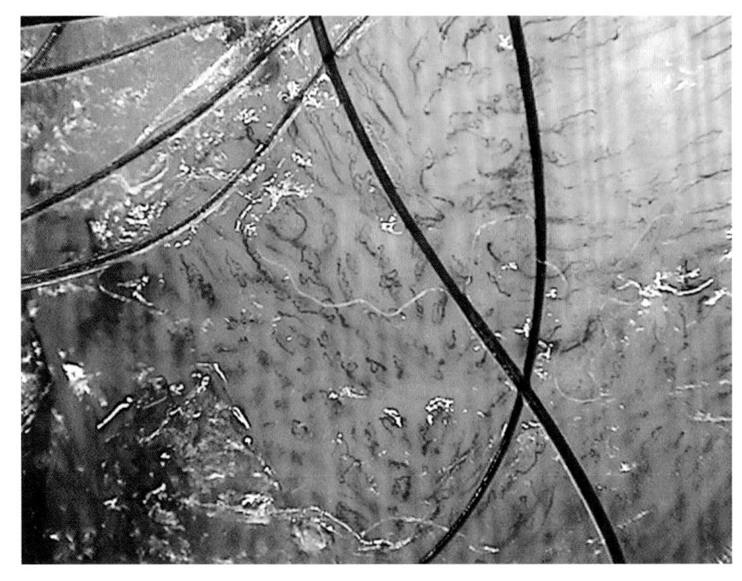

图 44.14 克罗恩病患者的脱发。此例 21 岁女性在应用英夫利昔单抗治疗克罗恩病的过程中出现短暂的脱发和银屑病皮损。此类脱发近来被描述为一种新型非瘢痕性脱发[26-27]。毛发镜检查显示多发细长的线状和蛇形的血管，排列规则、平行（×50）

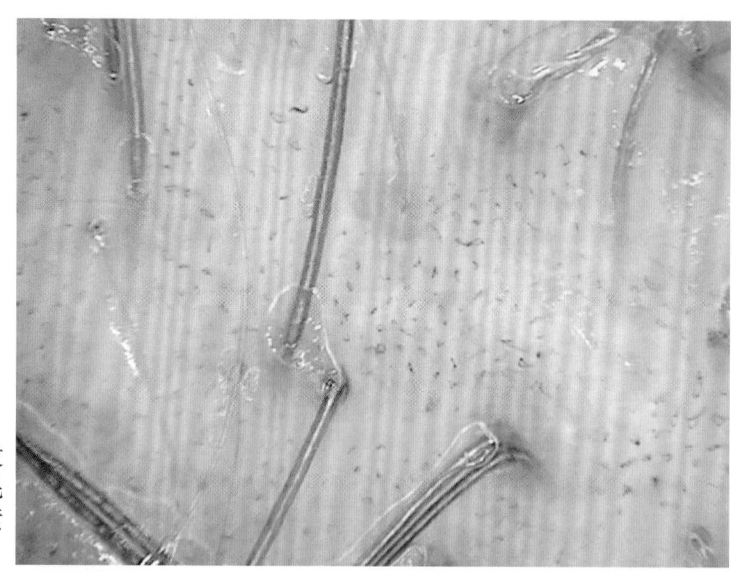

图 44.15 高胆红素血症。图片来自于一例伴发高胆红素血症的 16 岁 Gilbert 综合征男孩。毛发镜检查显示黄色背景色，从而明确高胆红素血症诊断。此患者并无其他黄疸症状（×70）

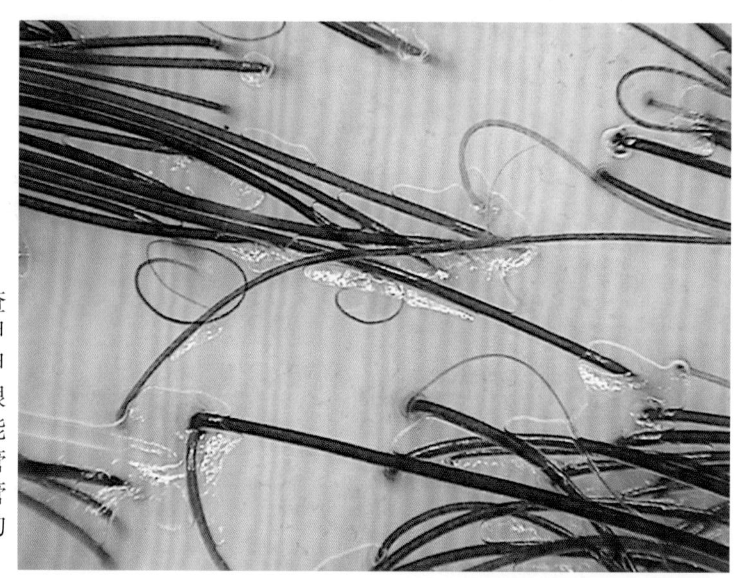

图 44.16 甲状腺功能减退。图片为毛发镜检查图像，来自 45 岁女性桥本甲状腺炎伴随长期甲状腺功能减退的患者。我们的初步数据显示甲状腺功能减退患者的毛干厚度不变，而含 3 根头发的毛囊单位数量显著下降[1]。甲状腺功能减退的最具特征性的毛发镜检查结果包括血管数目减少和存在大片的无血管区。这些无血管区常常缺乏正常粉色皮肤色调，表现为均一的白色（×70）

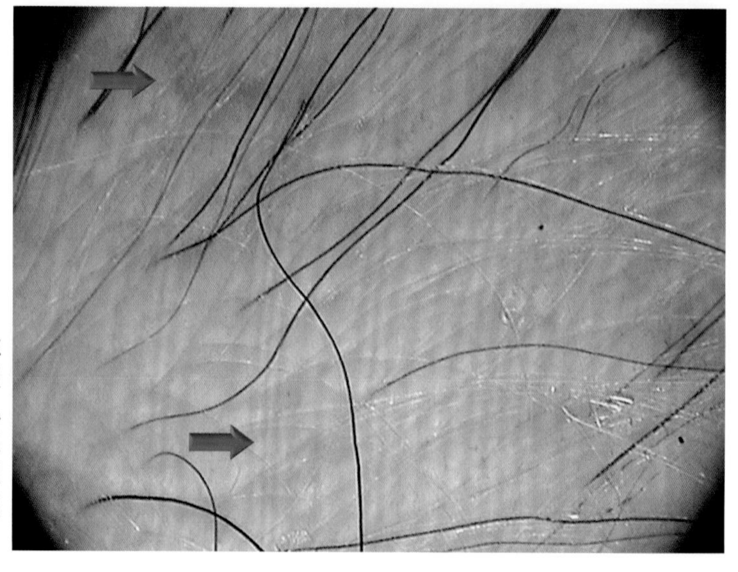

图 44.17 49 岁女性患者，Addison 病（原发性肾上腺功能不全）。毛发镜检查显示弥漫性、淡紫色皮肤色素减退基础上散在分布不规则褐色区域（**箭头**）。在此例灰白头发患者，疾病出现后伴随局部头发复色变黑。相应的毛发镜表现为出现成簇黑色头发，部位与毛囊间褐色区域相同（×20）

参考文献

1. Olszewska M, Warszawik O, Rakowska A, Slowinska M, Rudnicka L. Methods of hair loss evaluation in patients with endocrine disorders. Endokrynol Pol. 2010;61(4):406–11.
2. Trueb RM. Hormones and hair growth. Hautarzt. 2010;61(6):487–95.
3. Camacho-Martinez FM. Hair loss in women. Semin Cutan Med Surg. 2009;28(1):19–32.
4. Redondo P, Guzman M, Marquina M, Pretel M, Aguado L, Lloret P, et al. Repigmentation of gray hair after thyroid hormone treatment. Actas Dermosifiliogr. 2007;98(9):603–10.
5. Kasumagic-Halilovic E. Thyroid autoimmunity in patients with alopecia areata. Acta Dermatovenerol Croat. 2008;16(3):123–5.
6. Kumar KV, Prusty P. Visual vignette. The Hertoghe sign. Endocr Pract. 2011;17(4):666.
7. Daniells S, Hardy G. Hair loss in long-term or home parenteral nutrition: are micronutrient deficiencies to blame? Curr Opin Clin Nutr Metab Care. 2010;13(6):690–7.
8. Trueb RM. Involvement of scalp and nails in lupus erythematosus. Lupus. 2010;19(9):1078–86.
9. Gong Y, Ye Y, Zhao Y, Caulloo S, Chen X, Zhang B, et al. Severe diffuse non-scarring hair loss in systemic lupus erythematosus—clinical and histopathological analysis of four cases. J Eur Acad Dermatol Venereol. 2011. doi:10.1111/j.1468-3083.2011.04388.x.
10. LeBoit PE. Alopecia mucinosa, inflammatory disease or mycosis fungoides: must we choose? And are there other choices? Am J Dermatopathol. 2004;26(2):167–70.
11. Tay LK, Lim FL, Ng HJ, Lee HY, Pang SM, Thirumoorthy T. Cutaneous follicular hyperkeratotic spicules—the first clinical sign of multiple myeloma progression or relapse. Int J Dermatol. 2010;49(8):934–6.
12. Rahman A, Mahmood A. Cutis verticis gyrata secondary to infiltrating ductal carcinoma breast. J Coll Physicians Surg Pak. 2012;22(2):120–2.
13. Satta R, Casu G, Dore F, Longinotti M, Cottoni F. Follicular spicules and multiple ulcers: cutaneous manifestations of multiple myeloma. J Am Acad Dermatol. 2003;49(4):736–40.
14. Lallas A, Apalla Z, Lefaki I, Tzellos T, Karatolias A, Sotiriou E, et al. Dermoscopy of early stage mycosis fungoides. J Eur Acad Dermatol Venereol. 2012. doi:10.1111/j.1468-3083.2012.04499.x.
15. Zalaudek I, Kreusch J, Giacomel J, Ferrara G, Catricala C, Argenziano G. How to diagnose nonpigmented skin tumors: a review of vascular structures seen with dermoscopy: part I. Melanocytic skin tumors. J Am Acad Dermatol. 2010;63(3):361–74; quiz 75–6.
16. Wright TS. Cutaneous manifestations of malignancy. Curr Opin Pediatr. 2011;23(4):407–11.
17. Fogo A, du Vivier A. The cutaneous manifestations of haematological malignancy. Clin Med. 2009;9(4):366–70.
18. Kaul A, Tolat SN, Belgaumkar V, Mhaske CB. Multicentric reticulohistiocytosis. Indian J Dermatol Venereol Leprol. 2010;76(4):404–7.
19. Ben Abdelghani K, Mahmoud I, Chatelus E, Sordet C, Gottenberg JE, Sibilia J. Multicentric reticulohistiocytosis: an autoimmune systemic disease? Case report of an association with erosive rheumatoid arthritis and systemic Sjogren syndrome. Joint Bone Spine. 2010;77(3):274–6.
20. Green WH, Wang SQ, Cognetta Jr AB. Total-body cutaneous examination, total-body photography, and dermoscopy in the care of a patient with xeroderma pigmentosum and multiple melanomas. Arch Dermatol. 2009;145(8):910–5.
21. Malvehy J, Puig S, Marti-Laborda RM. Dermoscopy of skin lesions in two patients with xeroderma pigmentosum. Br J Dermatol. 2005;152(2):271–8.
22. Segura S, Puig S, Carrera C, Lecha M, Borges V, Malvehy J. Non-invasive management of non-melanoma skin cancer in patients with cancer predisposition genodermatosis: a role for confocal microscopy and photodynamic therapy. J Eur Acad Dermatol Venereol. 2011;25(7):819–27.
23. Vazquez-Lopez F, Palacios-Garcia L, Gomez-Diez S, Argenziano G. Dermoscopy for discriminating between lichenoid sarcoidosis and lichen planus. Arch Dermatol. 2011;147(9):1130.
24. Pellicano R, Tiodorovic-Zivkovic D, Gourhant JY, Catricala C, Ferrara G, Caldarola G, et al. Dermoscopy of cutaneous sarcoidosis. Dermatology. 2010;221(1):51–4.
25. Torres F, Tosti A, Misciali C, Lorenzi S. Trichoscopy as a clue to the diagnosis of scalp sarcoidosis. Int J Dermatol. 2011;50(3):358–61.
26. Doyle LA, Sperling LC, Baksh S, Lackey J, Thomas B, Vleugels RA, et al. Psoriatic alopecia/alopecia areata-like reactions secondary to anti-tumor necrosis factor-alpha therapy: a novel cause of noncicatricial alopecia. Am J Dermatopathol. 2011;33(2):161–6.
27. Medkour F, Babai S, Chanteloup E, Buffard V, Delchier JC, Le-Louet H. Development of diffuse psoriasis with alopecia during treatment of Crohn's disease with infliximab. Gastroenterol Clin Biol. 2010;34(2):140–1.

中英文词汇对照

Brocq 假性斑秃	Pseudopelade of Brocq
i 形发	i-Hairs
Pohl-Pinkus 缩窄	Pohl-Pinkus constriction
拔毛癖	Trichotillomania
白点征	White dots
白色区域	White areas
白色晕	Whitish halo
斑秃	Alopecia areata
瘢痕性类天疱疮	Cicatricial pemphigoid
瘢痕性秃发	Cicatricial alopecia
伴白色晕的血管	Vessels with a whitish halo
波浪发	Wavy hair
草莓冰淇淋样区域	Strawberry ice cream areas
丛状毛囊炎	Tufted folliculitis
粗分支状血管	Thick arborizing vessels
粗根样血管	Thick root-like vessels
毳毛	Vellus hairs
单克隆 γ-球蛋白血症	Monoclonal gammopathy
点状血管	Dotted vessels
逗号样发	Comma hairs
逗号样血管	Comma vessels
短生长期综合征	Short anagen syndrome
断发	Broken hairs
发夹状血管	Hairpin vessels
非黑色素瘤性皮肤癌	Nonmelanoma skin cancer （NMSC）
非偏振光	Nonpolarized light
肥皂泡点征	Soap bubble dots
粉红色区域	Pink areas
蜂巢样色素沉着	Honeycomb hyperpigmentation
匐行性血管	Serpentine vessels
干性毛发镜	Dry trichoscopy
管状鳞屑	Tubular scaling
规则的卷曲发	Regularly coiled hairs
黑点征	Black dots
黑色素瘤	Melanoma
红点征	Red dots
红色区域	Red areas
红色小球环	Red globular rings
红色小球线	Red globular lines
化疗引起的脱发	Chemotherapy-induced alopecia
化脓性肉芽肿	Pyogenic granuloma
环纹发	Pili annulati
皇冠样排列的血管	Vessels in a crown arrangement
黄点征	Yellow dots
黄色区域	Yellow areas
黄色渗出	Yellow discharge
灰点征	Gray dots
灰发	Gray hair
火焰状发	Flame hairs
基底细胞癌	Basal cell carcinoma
结节性脆发症	Trichorrhexis nodosa
浸润液	Immersion fluid
惊叹号样发	Exclamation mark hairs
卷曲发	Coiled hairs
块状发	Block hairs

蓝-灰色点	Blue-gray dots	切割性蜂窝织炎	Dissecting cellulitis
朗格汉斯细胞组织细胞增生症	Langerhans cell histiocytosis	染发	Hair colorization
		日光性角化病	Actinic keratosis
老年性秃发	Senile alopecia	乳红色球	Milky red globules
蕾丝样血管	Lace-like vessels	扫帚样发	Broom hairs
裂发症	Trichoschisis	色素沉着	Hyperpigmentation
临床试验	Clinical trials	色素失禁症	Incontinentia pigmenti
鳞屑	Scaling	少毛症	Hypotrichosis
鳞状细胞癌	Squamous cell carcinoma	肾小球状（卷曲）血管	Glomerular（coiled）vessels
螺旋状发	Corkscrew hairs	渗出	Extravasations
毛发扁平苔藓	Lichen planopilaris	生长期毛发松动综合征	Loose anagen syndrome
毛发管型	Hair casts	生长期脱发	Anagen Effluvium
毛发镜	Trichoscopy	视频皮肤镜	Videodermoscope
毛发软化	Trichomalacia	髓质	Medulla
毛发移植	Hair transplants	套叠性脆发症	Trichorrhexis invaginata
毛发纵裂症	Trichoptilosis	天疱疮	Pemphigus
毛干	Hair shafts	头部脓肿性穿掘性毛囊周围炎	Perifolliculitis capitis abscedens et suffodiens
毛干直径	Hair shaft thickness		
毛囊单位	Follicular units	头癣	Tinea capitis
毛囊性脓疱	Follicular pustule	秃发性毛囊炎	Folliculitis decalvans
毛囊针状结构	Follicular spicules	外胚层发育不良	Ectodermal dysplasia
毛细血管渗血	Capillary blood extravasations	微惊叹号样发	Micro-exclamation mark hairs
毛周的	Perifollicular	无菌性脓疱病	Amicrobial pustulosis
毛周褐色色素改变	Brown perifollicular discoloration	无毛症	Atrichia
毛周鳞屑	Perifollicular scaling	洗发	Hair washing
毛周向心性血管	Concentric perifollicular vessels	细长的发夹状血管	Elongated hairpin vessels
毛周征	Peripilar sign	细分支状血管	Thin arborizing vessels
摩斯码样发	Morse code-like hairs	先天性三角秃发	Congenital triangular alopecia
念珠状发	Monilethrix	线状螺旋形血管	Linear helical vessels
扭曲发	Pili torti	线状血管	Linear vessels
盘状红斑狼疮	Discoid lupus erythematosus	项部瘢痕疙瘩性痤疮	Acne keloidalis nuchae
皮肤镜	Dermoscopy	象牙白区	Ivory-white areas
皮肤型红斑狼疮	Cutaneous lupus erythematosus	星爆样增生	Starburst hyperplasia
偏振光	Polarized light	星爆征	Starburst sign
牵拉性秃发	Traction alopecia	雄激素性秃发	Androgenetic alopecia
前额纤维性秃发	Frontal fibrosing alopecia	休止期脱发	Telogen effluvium

血管	Vessels	鱼鳞病	Ichthyosis
血管结构	Vascular structures	郁金香样发	Tulip hairs
血管肉瘤	Angiosarcoma	Z 形发	Z-hairs，Zigzag hairs
血管网	Vessel nets	再生发	Regrowing hairs
蕈样肉芽肿	Mycosis fungoides	脂溢性皮炎	Seborrheic dermatitis
羊毛状发	Woolly hairs	直立再生发	Upright regrowing hairs
药物引起的脱发	Drug-induced alopecia	猪尾样发	Pigtail hairs
异质性	Heterogeneity	锥形发	Tapered hairs
银屑病	Psoriasis	紫外线增强型毛发镜	Ultraviolet-enhanced trichoscopy
隐匿性斑秃	Alopecia areata incognita	棕色区域	Brown areas